Management of the Breast and Axilla in the Neoadjuvant Setting

乳腺癌新辅助治疗的乳腺和腋窝管理

主　编　［美］Atilla Soran

　　　　［美］Faina Nakhlis

主　译　樊　菁　王　廷

副主译　孟慧敏　李松朋　孔　静

译　者　（按姓氏笔画排序）

丁嘉珺　王　喆　王邑迪　巩　雪

吕　博　刘儒玫　孙园园　李孟轩

余　璐　陈宝莹　聂　品　党艳丽

徐　斐

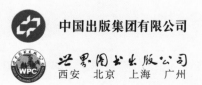

中国出版集团有限公司

世界图书出版公司

西安　北京　上海　广州

图书在版编目（CIP）数据

乳腺癌新辅助治疗的乳腺和腋窝管理 /（美）阿蒂拉·索兰（Atilla Soran），
（美）费恩娜·纳克利斯（Faina Nakhlis）主编；樊菁，王廷主译 . -- 西安：世界图书
出版西安有限公司，2024.9. -- ISBN 978-7-5232-1056-7

Ⅰ. R737.905

中国国家版本馆 CIP 数据核字第 2024RJ5392 号

书　　名	**乳腺癌新辅助治疗的乳腺和腋窝管理**
	RUXIANAI XINFUZHU ZHILIAO DE RUXIAN HE YEWO GUANLI
主　　编	［美］Atilla Soran　　［美］Faina Nakhlis
主　　译	樊　菁　王　廷
责任编辑	杨　莉　张艳侠　李　鑫
装帧设计	西安非凡至臻广告文化传播有限公司
出版发行	**世界图书出版西安有限公司**
地　　址	西安市雁塔区曲江新区汇新路 355 号
邮　　编	710061
电　　话	029-87214941　029-87233647（市场营销部）
	029-87234767（总编室）
网　　址	http://www.wpcxa.com
邮　　箱	xast@wpcxa.com
经　　销	新华书店
印　　刷	陕西金和印务有限公司
开　　本	787mm×1092mm　1/16
印　　张	19.5
字　　数	416 千字
版次印次	2024 年 9 月第 1 版　2024 年 9 月第 1 次印刷
版权登记	25-2024-004
国际书号	ISBN 978-7-5232-1056-7
定　　价	258.00 元

医学投稿　xastyx@163.com|029-87279745　029-87285296
（如有印装错误，请寄回本公司更换）

Atilla Soran

Breast Surgery

University of Pittsburgh Medical Center

Pittsburgh, PA, USA

Faina Nakhlis

Dana-Farber Harvard Cancer Centar

Brigham and Women's Hospital

Boston, MA, USA

Contributors 原著作者

Gabrielle M. Baker   Department of Pathology, Beth Israel Deaconess Medical Center, Boston, MA, USA.
Department of Pathology, Harvard Medical School, Boston, MA, USA

Jose G. Bazan   Department of Radiation Oncology, The Ohio State University Comprehensive Cancer Center-Arthur G. James Cancer Hospital and Solove Research Institute, Stefanie Spielman Comprehensive Breast Center, Columbus, OH, USA

Kristie Bobolis   Department of Medicine, Sutter Roseville Medical Center, Roseville, CA, USA

Adam M. Brufsky   University of Pittsburgh Physicians, Pittsburgh, PA, USA. UPMC Hillman Cancer Center, Magee Women's Hospital, Pittsburgh, PA, USA

Allyson L. Chesebro   Breast Imaging Division, Department of Radiology, Brigham and Women's Hospital, Dana-Farber Cancer Institute, Boston, MA, USA

Stephanie Chung   Division of Breast Imaging, Department of Radiology, Brigham and Women's Hospital, Boston, MA, USA

Beth Z. Clark   UPMC Magee-Women's Hospital, Pittsburgh, PA, USA

Eva C. Gombos   Breast Imaging Division, Department of Radiology, Brigham and Women's Hospital, Dana-Farber Cancer Institute, Boston, MA, USA

Vikram Gorantla   Department of Pathology, University of Pittsburgh School of Medicine, Pittsburgh, PA, USA

John W. Hall IV   UPMC Department of Radiology, Pittsburgh, PA, USA

Tara Hyder   University of Pittsburgh Physicians, Pittsburgh, PA, USA

Ronald R. Johnson   Breast Surgical Oncology, University of Pittsburgh, Pittsburgh, PA, USA

Olga Kantor   Division of Breast Surgery, Department of Surgery, Brigham and Women's Hospital, Boston, MA, USA.
Breast Oncology Program, Dana-Farber/Brigham and Women's Cancer Center, Boston, MA, USA

Joanna S. Lee   Breast Surgical Oncology, University of Pittsburgh, Pittsburgh, PA, USA

Mina Makary   Department of Hematology/Oncology, Geisinger Health System, Danville, PA, USA

Juan Luis Gomez Marti Department of Pathology, University of Pittsburgh School of Medicine, Pittsburgh, PA, USA

Priscilla F. McAuliffe Breast Surgical Oncology, University of Pittsburgh, Pittsburgh, PA, USA

Azadeh Nasrazadani University of Pittsburgh Physicians, Pittsburgh, PA, USA. UPMC Hillman Cancer Center, Magee Women's Hospital, Pittsburgh, PA, USA

Beth Overmoyer Susan F. Smith Center for Women's Cancer, Dana Farber Cancer Institute, Boston, MA, USA

Leah H. Portnow Breast Imaging Division, Department of Radiology, Brigham and Women's Hospital, Dana-Farber Cancer Institute, Boston, MA, USA

Sughra Raza Division of Breast Imaging, Department of Radiology, Brigham and Women's Hospital, Boston, MA, USA

William M. Sikov Breast Health Center, Program in Women's Oncology, Women and Infants Hospital of Rhode Island and Warren Alpert Medical School of Brown University, Providence, RI, USA

Victor G. Vogel Department of Hematology/Oncology, Geisinger Health System, Danville, PA, USA

Uzma Waheed Breast Imaging Division, Department of Radiology, Stanford University, Palo Alto, CA, USA

Adrienne Waks Department of Medical Oncology, Breast Oncology Program, Dana-Farber Cancer Institute, Boston, MA, USA

Anna Weiss Division of Breast Surgery, Department of Surgery, Brigham and Women's Hospital, Boston, MA, USA.
Breast Oncology Program, Dana-Farber/Brigham and Women's Cancer Center, Boston, MA, USA

Julia R. White Department of Radiation Oncology, The Ohio State University Comprehensive Cancer Center–Arthur G. James Cancer Hospital and Solove Research Institute, Stefanie Spielman Comprehensive Breast Center, Columbus, OH, USA

Margarita Zuley Breast Imaging Division, Department of Radiology, University of Pittsburgh Medical Center, Pittsburgh, PA, USA

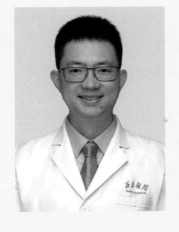

樊 菁 医学博士，副主任医师，副教授。

主要专业方向为甲状腺癌和乳腺癌的综合治疗，特别是液体活检在乳腺癌诊疗中的应用及遗传性乳腺癌（2019 年开设西京医院遗传性乳腺癌门诊）。个人作为主刀的甲状腺及乳腺年手术量为 400 余台。

获得 2014 年中国医师协会主办的第一届甲状腺癌手术视频大赛西部赛区优胜奖、第一届乳腺癌手术视频大赛全国第三名。被评为 2019 年中国医师协会全国住培医师优秀带教老师。承担或参与国家自然科学基金、陕西省社会发展基金、陕西省自然科学基金、吴阶平基金及希思科基金等各项基金项目 8 项。在国际期刊发表专业论文 6 篇，在中文期刊发表论文 10 余篇。在国际、国内学术会议中做口头报告及壁报 10 余次。获得发明专利和实用新型专利 6 项。作为主译或副主译出版专著 9 部。

王 廷 医学博士，副主任医师，副教授，硕士研究生导师。2011 年赴美国 M.D.Anderson 癌症中心做访问学者。

主要专业方向为乳腺癌和甲状腺癌的临床诊治及基础研究。擅长乳腺癌综合治疗、乳腺癌切除术后乳房重建、甲状腺癌诊断、甲状腺癌精细化手术、机器人甲状腺癌手术等。在乳腺癌的发生、免疫微环境、耐药机制以及甲状腺癌的诊断、流行病学等基础研究方面做出了一定的贡献。

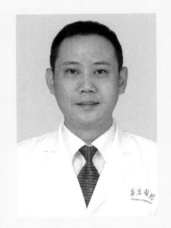

获得中国医师协会主办的全国甲状腺癌手术大赛冠军、乳腺癌手术大赛西部赛区冠军、陕西省创新创业大赛一等奖、陕西省科技进步二等奖等奖项。承担国家重点研发计划重点专项乳腺癌专病队列研究子课题、陕西省卫生健康科研基金、陕西省自然科学基金重点项目等各项基金项目 10 余项。获得发明专利 2 项和实用新型专利 10 余项。发表学术论文 70 余篇，其中 SCI 收录（第一作者和通讯作者）论文 20 篇。作为主编或副主编出版国家规划教材 2 部，出版专著 4 部。

译者名单 Translators

主　译

樊　菁　空军军医大学西京医院甲乳血管外科
王　廷　空军军医大学西京医院甲乳血管外科

副 主 译

孟慧敏　空军军医大学西京医院甲乳血管外科
李松朋　空军军医大学西京医院甲乳血管外科
孔　静　空军军医大学西京医院甲乳血管外科

译　者

（按姓氏笔画排序）

丁嘉珺　空军军医大学西京医院甲乳血管外科
王　喆　西安国际医学中心医院核医学科
王邑迪　空军军医大学西京医院甲乳血管外科
巩　雪　空军军医大学西京医院超声诊断科
吕　博　空军军医大学西京医院放疗科
刘儒玫　西安国际医学中心医院影像诊疗科
孙园园　空军军医大学西京医院超声诊断科
李孟轩　空军军医大学西京医院甲乳血管外科
余　璐　空军军医大学西京医院病理科
陈宝莹　西安国际医学中心医院影像诊疗科
聂　品　西安国际医学中心医院影像诊疗科
党艳丽　西安国际医学中心医院影像诊疗科
徐　斐　空军军医大学研究生院三大队 2021 级

乳腺癌是一种严重影响女性健康的疾病。2022年，全球范围内乳腺癌发病率已经攀升至女性恶性肿瘤的第一位。尽管近年来随着学术界对乳腺癌生物学性质的深入理解，新的治疗方案不断诞生，多学科诊疗观念逐渐被接受，乳腺癌的死亡率已经极大地降低，但是相比国外的女性患者，中国女性乳腺癌患者的死亡率仍相对较高。面对这一差距，国内的专业学术组织，如中国抗癌协会、中国临床肿瘤学会、中华医学会等，每年都会发布新的乳腺癌治疗指南，目的是对不同级别医院的乳腺癌诊疗进行规范，以改善中国女性乳腺癌患者的结局。然而，治疗指南毕竟是高度总结的诊疗手册，有时临床上千变万化的病情使得临床医生很难从简略的推荐意见中及时做出合适的选择。鉴于此，我们从数百本国外乳腺癌专业著作中精心挑选，选择了这本专著——《乳腺癌新辅助治疗的乳腺和腋窝管理》。我们无意为读者选择百科全书类著作，因为我们深知中国临床医生的临床工作负担之重，各种非业务事宜之多。我们希望读者们能用最少的时间获得最新的知识，而这本著作恰好符合我们的需求。本书内容全面，涵盖了早期乳腺癌治疗的各种场景，包括影像学检查、病理学评价和手术处理，既有基础知识也有最新的临床试验结果，语言精练、逻辑清晰，值得一读。

本书作者均为临床一线医生，他们有丰富的乳腺癌治疗经验，特别是书中呈现的治疗场景，所提供的每一个病例都非常经典、实用，影像学检查、病理诊断信息及诊疗过程全面且详细，向读者展示了一个个真实病例的治疗过程和预后转归。那些明显具有肿瘤家族史的患者，多基因检测多为阴性，这一现象非常符合我们的临床经验！这一方面说明乳腺癌的这种现象于国内外都是普遍存在的，另一方面也说明遗传因素与乳腺癌发生之间的关系很复杂，这方面的研究道阻且长。尽管原著主编自谦"本书的目的是向读者介绍新辅助治疗后腋窝的管理策略"，实际上，乳腺癌目前的标准治疗（包括病理学检查、影像学检查、新辅助治疗方案、手术推荐及术后放疗等）在本书中都有极为详细的叙述。毫不夸张地说，这本专著可以帮助读者在头脑中建立现代乳腺癌诊断和治疗的整体框架。当然，对于作者的目的，新辅助治疗后腋窝的管理，本书也用大量篇幅进行了详细的阐述，例如，cN_0 患者，新辅助治疗后前哨淋巴结活检证实 pN_0，则可以安全地放弃腋窝淋巴结清扫；cN+ 患者，如果为 pN_0，则在是否放弃腋窝淋巴结清扫方面存在一定的争议。要保证放弃腋窝手术的安全性，则需要活检时执行一系列的标记措施。至于是否需要放疗，作者明确指出缺乏相关证据。在本书中，诸如此类的细节问题，作者都不厌其烦地进行了详细描述，例如超声引导下穿刺活检的不同方式，no-throw 的适用范围，腋窝淋巴结内标记物的种类及其演变等。我们建议读者先熟悉国内外的乳腺癌诊治指南，在此基础上仔细阅读本书，一定会有更多的收获！

当然，由于专业书籍的撰写需要时间，而新的临床试验结果层出不穷，往往成书之际，部分内容已经更新。例如，本书中 HR 阳性、HER2 阴性乳腺癌新辅助治疗后有残留癌的患者，有些章节就未推荐联合 CDK4/6 抑制剂的辅助内分泌治疗。正如作者坦言："随着正在进行的和计划开展的临床试验结果的逐渐公布，推陈出新理所当然"。相信无论是作者还是读者，怀着这样坦诚的态度去做学问，都能够有所收获！

在本书翻译过程中，感谢世界图书出版西安有限公司的杨莉编辑，你的耐心和专业加速了本书的出版。还要感谢西安国际医学中心医院放射影像中心的陈宝莹教授及其团队、核医学科的王喆教授，空军军医大学西京医院病理科的余璐教授、放疗科的吕博博士及超声诊断科的巩雪、孙园园医生，感谢你们在繁忙的临床工作之余审阅相关专业内容，你们专业而精准的修改，使得本书各个专业内容都翻译得尽善尽美，也让译者们对病理学、影像学和放疗专业的很多细节有了更深刻的理解。

因译者水平有限，译文可能存在不妥之处，敬请读者批评指正。

樊 菁 王 廷

2024.7

过去几十年来，乳腺癌的诊疗获得了极大的进步，这表现在治疗后结局的改善方面，特别是早期乳腺癌。原因一方面是广泛的筛查带来的早诊早治，另一方面是乳腺癌诊疗的进步促成了精密的多学科协作，包括乳腺影像学、乳腺外科、肿瘤内科和放射科。随着多学科更好的合作和理解，治疗策略越来越个体化，大家把诊治的重点都放在了疾病内在的生物学特征上。未来新辅助系统治疗应用范围会更大，相当一部分早期乳腺癌患者能够从中受益，达到缩小手术范围的目的。然而，乳腺癌患者的腋窝处理仍然面临着新的挑战和机遇，局部治疗范围和副作用也需要降低。

当前的早期乳腺癌新辅助治疗后的多学科腋窝处理策略在复杂中体现出科学性和艺术性，本书的目的是为读者呈现这一切。工作在一线的乳腺影像科医生、肿瘤内科医生、外科医生和放疗科医生都会面临本书不同章节所阐述的主题。相关领域的专家负责这些主题的撰写，包括当前明确腋窝疾病程度的策略，选择合适的新辅助方案达到腋窝降期，精心设计后续的腋窝手术和放疗方案，尽可能地降低副作用以保障患者的安全。每个章节都详细回顾了目前已经发表的相关文献，并辅以丰富的插图进行说明。

本书对目前新辅助治疗后腋窝的处理策略进行了汇总，一定会成为读者日常工作中的"良师益友"，本书编辑和作者对此充满了信心。

Atilla Soran　Pittsburgh, PA, USA

Faina Nakhlis　Boston, MA, USA

郑重声明

  本书提供了相关主题准确且权威的信息。医学是不断更新并拓展的领域，因此相关实践操作、治疗方法及药物都有可能发生改变，建议读者审查相关主题的最新信息，包括产品的制造商、建议剂量、配方、方法和疗程、不良反应及相关措施。作者、编辑、出版者或经销商不对书中的错误或疏漏以及应用其中信息所产生的任何后果负责，关于出版物的内容不作任何明确或暗示的保证。作者、编辑、出版者和经销商不承担由本出版物所造成的任何人身或财产损害责任。

Contents 目 录

第VI部分　病理学表现、治疗指南和相关临床试验

Part I

乳腺癌新辅助系统治疗的历史

乳腺癌的新辅助治疗

Mina Makary, Victor G. Vogel

新辅助治疗适应证的发展史

新辅助治疗最初用于局部晚期乳腺癌，现在已经广泛应用于可手术切除的乳腺癌，其使更多患者可以接受保乳手术治疗（breast conserving surgery），并且允许观察治疗反应。患者的临床和病理反应率与长期结局明显有关。2008 年，Rastogi 医生及其同事公布了两项术前化疗的临床试验——NSABP（National Surgical Adjuvant Breast and Bowel Project）B–18 和 B–27 结局的更新数据[1]。NSABP B–18 临床试验的目的是确认 4 周期多柔比星联合环磷酰胺（AC）术前新辅助治疗对比术后辅助治疗能否提高患者的无病生存（disease-free survival，DFS）率和总生存（overall survival，OS）率[2-4]。B–27 临床试验的目的是研究术前 AC 方案联合多西他赛（T）对肿瘤治疗反应、DFS 和 OS 的影响[5-6]。

B–18 临床试验的入组患者为通过空芯针穿刺或细针抽吸（fine-needle aspirate，FNA）确诊、可手术切除且可触及的乳腺癌患者（$T_{1\sim3}$，$N_{0\sim1}$，M_0）。B–27 临床试验开始于 1995 年 12 月，结束于 2000 年 12 月，共计 2 411 例患者接受了随机分组。表 1.1 列出了入组患者的基本特征。入组患者为空芯针或 FNA 确诊的原发性可手术切除乳腺癌患者（$T_{1c\sim3}$，$N_{0\sim1}$，M_0 或 $T_{1\sim3}$，N_1，M_0）。两项试验的分层变量包括年龄、临床肿瘤大小和临床腋窝淋巴结状态。由于 FNA 技术用于入组时的病理学检查，因此随机化分组时缺乏激素受体的信息，因此未包含在分层变量中。

在 B–18 临床试验中，患者被随机分为两组：对照组先进行手术（保乳手术联合腋窝淋巴结清扫或改良根治术）序贯 3 周 AC 方案，共 4 个周期的化疗（多柔比星 $60mg/m^2$ 联合环磷酰胺 $600mg/m^2$），试验组采用同样的化疗方案，术前进行化疗。随机分组前，要求外科医生在不考虑术前化疗可能导致肿瘤降期的情况下确认患者的手

M. Makary · V. G. Vogel (✉)
Department of Hematology/Oncology, Geisinger Health System, Danville, PA, USA
e-mail: mmmakary@geisinger.edu; vgvogel@geisinger.edu

© The Author(s), under exclusive license to Springer Nature Switzerland AG 2022
A. Soran, F. Nakhlis (eds.), *Management of the Breast and Axilla in the Neoadjuvant Setting*, https://doi.org/10.1007/978-3-030-88020-0_1

表 1.1　新辅助治疗中的化疗联合免疫治疗方案 [9]

乳腺癌类型	方案
HER2 阳性	多西他塞，卡铂，曲妥珠单抗和帕托珠单抗（TCHP）
	多西他塞，卡铂，曲妥珠单抗（TCH）
	紫杉醇和曲妥珠单抗
	多柔比星联合环磷酰胺，序贯紫杉醇联合曲妥珠单抗（左心室射血分数下降发生率略高），联合或不联合帕妥珠单抗
雌激素受体阳性	剂量密集型方案的多柔比星联合环磷酰胺，序贯单周或双周紫杉醇
	多西他塞联合环磷酰胺
	表柔比星联合环磷酰胺
	禁忌使用蒽环类药物时，可采用环磷酰胺联合米托蒽醌及 5- 氟尿嘧啶
三阴性	单周紫杉醇联合卡铂及帕博利珠单抗（第 1、4、7、10 周），序贯剂量密集方案的多柔比星和环磷酰胺，联合帕博利珠单抗每 3 周一次

术方案（保乳手术或乳房全切术）。行内分泌治疗时不考虑激素受体状态，年龄 ≥ 50 岁的患者在化疗后应口服他莫昔芬 10mg，每天 2 次，持续 5 年；年龄 <50 岁的患者不接受内分泌治疗。行保乳治疗（breast coservation therapy，BCT）的患者术后应进行全乳放疗 [2-4]。

在 B-27 临床试验中，所有患者术前接受 3 周 AC 方案，共 4 个周期的化疗。1 组和 3 组患者未接受进一步的术前化疗，2 组患者接受 AC 方案后继续行序贯化疗 3 周（多西他塞 100mg/m²），共 4 个周期。术前化疗结束后，患者接受手术治疗（保乳手术联合腋窝淋巴结清扫术或改良根治术）。术后，第 3 组接受多西他塞（100mg/m²）化疗 3 周，共 4 个周期。无需考虑全部患者的年龄或激素受体状态，化疗同时口服他莫昔芬（20mg/d，共 5 年）[5-6]。

在 B-18 临床试验中，751 例患者接受术前 AC 方案化疗，742 例患者接受术后 AC 方案化疗。在 B-27 临床试验中，784 例患者接受先 AC-T 再手术的方案，777 例患者接受先 AC 后手术再序贯 T 的方案。

B18 临床试验的结果显示，两组间的 DFS 和 OS 并无显著差异。在年龄 <50 岁的女性患者中，新辅助治疗组存在 DFS 和 OS 获益的趋势 [DFS：风险比（hazard ratio，HR）=0.85，P=0.09；OS：HR=0.81，P=0.06]。随访 5 年时发现，行新辅助治疗后患者的 DFS 有获益趋势（HR=0.81，P=0.053）。

B-27 临床试验结果显示，AC 方案后序贯 T 并未明显改善患者的 DFS 和 OS。术前三药联合应用的确增加了病理学完全缓解（pathological complete responses，pCR）率（26% vs.13%，P=0.000 1）。两项研究结果显示，与未达到 pCR 的患者相比，达到 pCR 的患者的 DFS 和 OS 得到了持续改善。两项研究的结论是，术前治疗与术后治疗对患者生存的影响相同。B-27 临床试验结果显示，行术前治疗时在 AC 方案的基础上联合紫杉类药物能够提高反应率。这两项研究同其他类似研究一起开启了我们今天对可手术切除乳腺癌的术前治疗时代。

乳腺癌术前治疗策略的发展和临床应用

浸润性乳腺癌的病情程度和生物学侵袭力决定了乳腺癌患者接受化疗后的结局。临床症状和体征病理分期有助于评估疾病的程度，但是任何一项指标用于评估病变程度都不够精确。组织学分级、激素受体状态、HER2 基因扩增以及基因组检测都对评估预后有价值，是制订系统治疗方案的关键因素。临床医生对治疗 Ⅰ 期、Ⅱ 期和 Ⅲ 期乳腺癌的主要方法一直存在争议。新辅助治疗越来越被人们接受，其主要存在以下 3 个潜在优势：①新辅助治疗使系统治疗得以尽早开始，避免首选手术时延误系统治疗；②化疗和（或）免疫治疗能够降低原发灶的大小，使患者达到降期保乳的目的；③术前治疗为患者提供了进行体内药敏检测的机会，有利于评估治疗反应。三阴性乳腺癌和 HER2 扩增型乳腺癌的新辅助治疗反应决定患者是否需要进行术后治疗（即辅助系统治疗），并且有利于制订具体方案。

与激素受体阳性乳腺癌患者相比，激素受体阴性、三阴性或 HER2 阳性乳腺癌患者更易在接受新辅助治疗后达到病理学完全缓解（pathologic complete response，pCR），即乳腺和腋窝淋巴结无浸润性癌残留[7]。达到 pCR 的患者（特别是激素受体阴性乳腺癌患者）的无事件生存（event-free survival，EFS）率和 OS 率均有所提高。

与术后辅助化疗相比，行新辅助化疗后患者的生存结局类似[8-9]。换言之，患者术前接受系统治疗并未使 DFS 或 OS 升高。有随机临床试验显示，术前或术后采用同样的系统治疗方案后患者的死亡率相似[4, 1-21]。1983—2002 年早期乳腺癌临床试验协作组（Early Breast Cancer Trialists' Collaborative Group，EBCTCG）进行的临床试验纳入了 4 756 例乳腺癌患者。试验结果显示，无论是远处复发率（中位随访时间为 15 年，两组的远处复发率为 38%）还是乳腺癌死亡率（34%），新辅助化疗和辅助化疗之间并无差异[22]。虽然新辅助化疗能够提高保乳手术率（65% *vs.* 49%），但是我们也应注意到，该化疗方法也提高了局部复发率 [中位随访时间为 15 年，局部复发率为 21.4% *vs.* 15.9%，HR=1.37，95%CI（1.17，1.61）]。然而，在目前的治疗策略下，已经不存在这种局部复发风险。

新辅助治疗的适用人群

新辅助治疗的适用人群见表 1.2。针对某个特定的患者，肿瘤外科医生、放疗

表 1.2　新辅助系统治疗的适用人群

· 局部晚期乳腺癌
· 早期乳腺癌
　肿瘤乳房比例较大
　肿瘤较大（>4cm）
· 淋巴结阳性乳腺癌
　淋巴结成团或融合
　分期 N_3
· T_4 期乳腺癌
· 患者暂时存在手术禁忌证

科医生和肿瘤内科医生需要一起探讨和评估采用新辅助治疗后可达到的目的与潜在获益，这个过程很重要。

1. 局部晚期乳腺癌

无论局部晚期乳腺癌（locally advanced breast cancer；Ⅲ期、T_3 期或 T_4 期）患者的分子分型如何，都推荐患者接受新辅助治疗。原因包括：因局部晚期导致患者通过手术获得阴性切缘，也无法进行保乳手术（炎性乳腺癌患者即使接受了新辅助治疗，也不能进行保乳手术，而应该进行改良手术），并且为了降低远处复发的风险，患者应尽早开始接受系统治疗。对于原发灶 >5cm（T_3）的患者，即使乳腺癌可被切除，也应被视为局部晚期，临床医生应将其纳入新辅助临床试验进行治疗。

2. 早期乳腺癌

如果早期乳腺癌（Ⅰ期或Ⅱ期）的患者符合以下标准，也应接受新辅助化疗：第一，肿瘤大小与乳房大小的相对比例大，难以行保乳手术；第二，由于肿瘤的位置特殊，行预期保乳手术后乳房外形不理想[23]；第三，对于三阴性或 HER2 阳性乳腺癌，即使原发灶（T_{1c}）较小，也可以考虑进行新辅助治疗。特别是当确认残留癌后，患者能从术后辅助阶段的强化治疗中获益。

激素受体阳性、HER2 阴性的早期乳腺癌患者接受新辅助治疗的意义尚存在争议。新辅助治疗能够缩小肿瘤体积，使患者由不可采用保乳治疗变成可采用保乳治疗。患者的年龄、并发症和临床分期是术者选择新辅助化疗（neoadjuvant chemotherapy，NACT）或新辅助内分泌治疗（neoadjuvant endocrine therapy，NET）的影响因素。明确肿瘤细胞的特征（包括组织学分级和激素受体表达程度），有助于分辨哪些患者能从化疗或内分泌治疗中获益。增殖指数、基因表达谱（如 Oncotype Dx）可能有助于医生选择不同的治疗方案[7]。

3. 临床腋窝淋巴结阳性疾病

新辅助化疗可用于部分临床腋窝淋巴结阳性疾病（cN_1），可以降低腋窝淋巴结病情的分期，特别是那些侵袭程度更高的乳腺癌亚型，在经过新辅助化疗后可以从 cN_1 变成 pN_0。最近一些研究证实，相当一部分此类患者可以从前哨淋巴结活检中获益，其极大地降低了淋巴水肿和其他并发症的发生率[24]。

暂时存在手术禁忌证的患者

有些患者在初诊时存在手术禁忌证，计划晚些时候接受手术，此时新辅助化疗（NACT）不失为一种很好的选择。这类患者包括但不限于妊娠期罹患乳腺癌的女性、接受短期抗凝治疗的患者（如罹患肺栓塞、深静脉血栓或药物洗脱支架置入后的人群）。另外，一些存在明显合并症的老年乳腺癌患者也可采用新辅助化疗。

新辅助治疗方案（表 1.1）

1. HER2 阳性乳腺癌

对 HER2 阳性乳腺癌患者采用的标准新辅助治疗方案包含化疗和 HER2 靶向治疗，主要靶向治疗药物包括曲妥珠单抗（trastuzumab）和（或）帕妥珠单抗（pertuzumab）。以下对包含这些方案的临床试验进行回顾。

化　疗

TRAIN-2 临床试验纳入 438 例 Ⅱ ～ Ⅲ 期 HER2 阳性乳腺癌患者，将其随机分为两组：含蒽环治疗组（3 周期的 5- 氟尿嘧啶、表柔比星和环磷酰胺，序贯 6 周期的紫杉醇联合卡铂）和无蒽环治疗组（9 周期的紫杉醇联合卡铂）。化疗期间同时联合 3 周方案的曲妥珠单抗和帕妥珠单抗治疗[25]。两组间的 pCR 率无差异（67% vs. 68%）。无蒽环治疗组与含蒽环治疗组比较，患者的 3 年 EFS（94% vs. 93%）和 OS（98% vs. 98%）类似[26]。该临床试验结果显示未发现从蒽环治疗中长期获益的人群，接受蒽环治疗的患者因粒细胞缺乏导致发热的比例更高（10% vs. 1%），左心室射血分数下降更明显（36% vs. 22%）。

靶向治疗（生物靶向治疗）

在患者接受新辅助治疗的前提下，无论采用曲妥珠单抗联合拉帕替尼，还是采用曲妥珠单抗联合帕妥珠单抗[27]，化疗联合双靶治疗比化疗联合单靶治疗能够明显提高患者的 pCR 率。

NeoALTTO 临床试验中纳入 HER2 阳性的早期乳腺癌患者，将其随机分为 3 组：第 1 组接受口服拉帕替尼治疗 6 周；第 2 组接受曲妥珠单抗治疗 6 周；第 3 组接受拉帕替尼联合曲妥珠单抗治疗 6 周，随后 12 周继续接受靶向治疗，同时联合单周紫杉醇治疗[28]，最后一次接受紫杉醇治疗后进行手术。术后，患者接受 3 周期的 FEC 方案进行化疗 [氟尿嘧啶（500mg/m^2）+ 表柔比星（100mg/m^2）+ 环磷酰胺（500mg/m^2），每 3 周静脉给予一次化疗]，同时序贯 34 周同样方案的靶向治疗。结果显示，与未达 pCR 者（non-pCR）比较，达到 pCR 者的 3 年无事件生存明显提高 [HR=0.38，95%CI（0.22，0.63），P=0.000 3]，3 年 OS 的趋势相同 [0.35（0.15~0.70），P=0.005]。

曲妥珠单抗

Ⅱ 期临床试验 NOAH 纳入 235 例早期乳腺癌患者，在以蒽环类药物和紫杉类药物为基础的化疗方案上联合 3 周方案的曲妥珠单抗。相比于单独化疗（19%），联合靶向治疗组的 pCR 率达 38%，术后联合组继续使用曲妥珠单抗 1 年[28-29]。随访 5.4 年（中位数）后结果显示，相比于单独化疗组，靶向治疗组患者的 EFS 明显升高 [58% vs. 43%；HR=0.64，95%CI（0.544，0.930）][21]。在获得 pCR 的患者中，靶向组 EFS 明显优于单独化疗组 [HR=0.29（0.11~0.78）]。这说明，即使患者对局部治疗的反应都很不错，但相比于单独化疗，联合治疗能更好地根除潜在的转移灶[29-30]。

帕妥珠单抗

与曲妥珠单抗相比，帕妥珠单抗结合 HER2 的不同肽段可阻止 HER2/HER3 的异源二聚体化。在一般情况下，我们认为这种异源二聚体化会导致患者对曲妥珠单抗耐药。NeoSpHere 是一项多中心、开放的 II 期临床试验，患者接受多西他塞、曲妥珠单抗和帕妥珠单抗的联合治疗后 pCR 率明显提高，耐受性相似[31]。将未经靶向治疗的 HER2 阳性乳腺癌患者按照可手术、局部晚期和炎性乳腺癌以及激素受体表达情况分为 4 组：A 组，曲妥珠单抗（负荷剂量 8mg/kg，随后改为 6mg/kg，3 周方案）联合多西他塞（75mg/m^2，如果可耐受，可将剂量增加至 100mg/m^2，3 周方案）；B 组，在 A 组方案基础上联合帕妥珠单抗（负荷剂量 840mg，后续剂量为 420mg，3 周方案）；C 组，仅使用曲妥珠单抗联合帕妥珠单抗；D 组，使用帕妥珠单抗联合多西他塞。与 A 组相比 [29%，95%CI（20.6，38.5）；P=0.0141]，采用双靶向联合多西他塞方案的 B 组患者的 pCR 率最高，为 45.8%（36.1%~55.7%）。采用帕妥珠单抗联合多西他塞的 D 组患者的 pCR 率为 24%（15.8%~33.7%），采用帕妥珠单抗联合曲妥珠单抗的 C 组患者的 pCR 率为 16.8%（10.3%~25.3%）。

开展 TRYPHAENA 临床试验的目的是，在 HER2 阳性早期乳腺癌中比较含蒽环类药物和不含蒽环类药物的化疗方案联合双靶治疗的长期有效性和心脏安全性。经随访后发现，仅 2%~5% 的患者出现了左心室收缩功能的改变，11%~16% 的患者的左心室射血分数下降（10%~<50%）。两组患者的长期无病生存和无进展生存相似，获得 pCR 患者的无病生存期更长[32]。

2. 激素受体阳性、HER2 阴性乳腺癌

与三阴性和 HER2 阳性乳腺癌患者相比，激素受体阳性乳腺癌患者经新辅助治疗后获得 pCR 的概率相对较低。研究结果显示，这类患者行新辅助内分泌治疗后反应率与新辅助化疗类似。在通常情况下，患者经内分泌治疗 4~6 个月后治疗反应才会比较明显。除非临床试验应将新辅助内分泌治疗的应用场景严格限定在绝经后无法耐受化疗或者不愿意接受化疗的乳腺癌患者[9]。美国国家综合癌症网络（National Comprehensive Cancer Network，NCCN）推荐，应选择激素受体强阳性的患者进行单独新辅助内分泌治疗。内分泌治疗药物包括芳香化酶抑制剂（可抑制绝经前女性的卵巢功能）或他莫昔芬，绝经后妇女应优选芳香化酶抑制剂。

3. 三阴性乳腺癌

三阴性乳腺癌患者接受新辅助化疗后，pCR 率可达 50% 以上[33]。达到 pCR 的三阴性乳腺癌患者的预后与其他亚型乳腺癌患者达到 pCR 时的预后类似[9]。

GeparSixto 是一项随机 II 期临床试验，研究目的是在三阴性和 HER2 阳性乳腺癌患者接受新辅助治疗的过程中评估卡铂的效果[34]。患者接受 18 周紫杉醇（80mg/m^2，单周方案）和非聚乙二醇化的脂质体多柔比星（20mg/m^2，单周方案）治疗。三阴

性乳腺癌患者应同时接受贝伐单抗治疗（15mg/kg，静脉注射，3 周方案）。HER2 阳性乳腺癌患者应同时接受曲妥珠单抗（负荷剂量 8mg/kg，随后改为 6mg/kg，3 周方案）和拉帕替尼（750mg，每天口服）治疗。将 296 例患者随机纳入卡铂治疗组，299 例纳入无卡铂治疗组，其中分别有 295 例和 293 例患者完成治疗。最终分析结果显示，卡铂治疗组的 pCR 率为 43.7%[95%CI（38.1，42.4）]，无卡铂治疗组的 pCR 率为 36.9%（31.3%~42.4%）[OR=1.33，95%CI（0.96，1.85），$P=0.107$]。但是，将三阴性乳腺癌患者进一步分组后可知，在卡铂治疗组中有 53.2% 获得 pCR，在无卡铂治疗组中该比例仅为 36.9%（$P=0.005$）。在新辅助治疗阶段，即使是以紫杉类、蒽环类或靶向治疗为主的方案，加入卡铂能提高患者的 pCR 率。这种提高似乎仅见于三阴性乳腺癌，而非 HER2 阳性乳腺癌。CALGB 40603 研究[35] 和 ADAPT 研究[36] 都提示，以铂为基础的新辅助化疗可以提高三阴性乳腺癌的 pCR 率。

帕博利珠单抗

一项 Ⅲ 期临床试验纳入了未治疗的临床 Ⅱ 期和 Ⅲ 期三阴性乳腺癌患者，将其随机分组后行新辅助治疗。试验组给予 4 周期帕博利珠单抗（200mg，3 周方案）联合紫杉醇和卡铂，序贯 4 周期帕博利珠单抗联合 AC 方案（多柔比星或表柔比星）。对照组给予安慰剂替换帕博利珠单抗，其他与实验组相同[37]。术后，患者接受帕博利珠单抗 3 周方案辅助治疗 9 周期或安慰剂 9 周期。主要终点是手术后的 pCR 率以及目标人群（intention-to-treat，ITT）的 EFS 率。

第一次中期分析结果显示，帕博利珠单抗联合化疗组获得了 64.8% 的 pCR 率，对照组为 51.2%[95%CI（44.1，58.3）]。随访 15.5 个月（中位数）后，试验组中有 7.4% 和对照组中有 11.8% 的患者因疾病进展未能进行手术，包括局部或远处复发、第二原发癌或死亡 [HR=0.63，95%CI（0.43，0.93）]。治疗期间，在试验组中与治疗相关的 3 级以上副作用的发生率为 78%，对照组为 73%，其中分别包括 3 例（0.4%）和 1 例（0.3%）死亡病例。

在美国，对三阴性乳腺癌新辅助治疗联合免疫治疗的效果仍在探索中[38]。IMpassion031 研究评估了阿特丽珠单抗联合新辅助化疗在三阴性乳腺癌中的作用。300 例未经治疗的临床 Ⅱ~Ⅲ 期三阴性乳腺癌患者中，PD-L1 靶向单克隆抗体阿特丽珠单抗联合新辅助化疗提高了患者的 pCR 率（58% *vs.* 41%）。我们还需要开展更多的临床试验以全面评估阿特丽珠单抗在新辅助治疗中的作用。

达到 pCR

经系统治疗后达到 pCR 的患者常伴随绝佳的 DFS 和 OS，尤其是全部治疗都在术前完成时。在三阴性乳腺癌中，这种关系最强，HER2 阳性乳腺癌次之，而激素受体阳性乳腺癌则最弱。采用新辅助治疗后进行临床分期时，会在 T 和 N 分期前加上 "yc" 或 "yp" 的前缀。当患者经新辅助治疗后达到 pCR 时，不能写成 $ypT_0 ypN_0M_0$，此未体现解剖学分期。治疗前对癌灶进行测量时，通常要将细胞纤维化反应纳入考量，但是经新辅助治疗后致密性纤维化通常不作为病理学评估参数，因为这可能会导致过高估计残留癌的体积[27]。

既往文献已经报道了评估术后治疗反应及其与长期预后的关系，以及 pCR 的定义及在不同内在分型（intrinsic breast cancer type）的乳腺癌中其对生存预后的影响[39]。7 项随机对照试验纳入 6 377 例接受以蒽环和紫杉类药物为基础的新辅助化疗的原发性乳腺癌患者，pCR 的定义为原发灶和淋巴结既没有浸润性癌也没有导管原位癌，通过 pCR 能够判断患者预后的好坏。当原发灶没有浸润性癌、局限性浸润性残留癌或者淋巴结有残留时，不应视为 pCR。另外，对于 luminal B 型和（或）HER2 阴性、HER2 阳性（非 luminal 型）以及三阴性乳腺癌，pCR 可作为替代终点，但是 luminal B 型 /HER2 阳性型或 luminal A 型乳腺癌则不可等同。

研究者对三阴性乳腺癌和非三阴性乳腺癌患者接受新辅助化疗后的反应与预后的关系进行了比较[40]。比较的指标包括临床和病理参数、pCR 率、生存指标和器官特异性的复发率。结果显示，255 例（23%）患者为三阴性乳腺癌。与非三阴性乳腺癌比较，三阴性乳腺癌患者的 pCR 率明显更高（22% $vs.$ 11%，$P=0.034$），3 年 PFS 和 OS 更低（$P<0.000\,1$），内脏转移率更高（$P=0.000\,5$），骨转移率更低（$P=0.027$），复发后生存期更短（$P<0.000\,1$）。与非三阴性乳腺癌比较，治疗后前 3 年三阴性乳腺癌的复发率和死亡率最高。当患者达到 pCR 后，二者的生存率类似（$P=0.24$）。当有残留癌时，三阴性乳腺癌患者的总生存率更差（$P<0.000\,1$）。研究结论显示，与非三阴性乳腺癌患者比较，三阴性乳腺癌患者的 pCR 率更高，达到 pCR 者的生存尤其好。然而，在接受新辅助治疗后残留癌的病例中，三阴性乳腺癌患者前 3 年的生存明显更差。

CTNeoBC 临床试验对 12 项国际临床试验进行了汇总，纳入了近 12 000 例患者[41]。仅乳腺原发灶肿瘤消失患者 [ypT$_0$/is；EFS：HR=0.60，95%CI（0.55，0.66）；OS：HR=0.51（0.45~0.58）] 的生存率不如原发灶和腋窝淋巴结都消失患者（ypT$_0$ ypN$_0$ 或 ypT$_0$/is ypN$_0$）的生存率高，后者的 EFS[ypT$_0$ ypN$_0$；HR=0.44，95%CI（0.39，0.51）] 和 OS[0.36（0.30~0.44）；0.36（0.31~0.42）] 都更好。三阴性乳腺癌和 HER2 阳性、激素受体阴性乳腺癌且接受靶向治疗的患者的 pCR 率与长期生存之间的关系最强。对数据进行分析后结果显示，pCR 的频数升高与 EFS 并无关系。研究结论显示，获得 pCR（ypT$_0$ ypN$_0$ 或 ypT$_0$/is ypN$_0$）的患者能够改善生存，其预后价值在侵袭程度高的肿瘤中最明显。汇总分析结果未能验证 pCR 作为 EFS 或 OS 的替代终点。

原发灶或腋窝淋巴结残留癌的治疗

对于接受新辅助化疗后存在残留癌的患者，无论是存在乳腺残留，还是存在腋窝淋巴结残留，都能从强化治疗或免疫治疗中获益（表 1.3）。初诊时乳腺癌的表型决定了术后治疗的特异性。

表 1.3　新辅助化疗 – 免疫治疗和手术后治疗

乳腺癌亚型	病理学完全缓解（pCR）	乳腺 / 腋窝淋巴结有残留癌
雌激素受体阳性（绝经前卵巢功能抑制）	内分泌治疗（芳香化酶抑制剂）	内分泌治疗（芳香化酶抑制剂）
HER2 阳性	术前和术后共 17 个周期的曲妥珠单抗	曲妥珠单抗 – 美坦新偶联物，3 周方案，14 个周期
三阴性	无治疗	卡培他滨，每天 2 次，共 6 个月

1. HER2 阳性残留癌患者

　　Ⅲ 期非盲临床试验 KATHERINE 纳入了 HER2 阳性、新辅助化疗后未达到 pCR 的早期乳腺癌患者，新辅助方案以紫杉和（或）蒽环类药物为基础，联合曲妥珠单抗 [42]。患者被随机分配并接受辅助 T-DM1（曲妥珠单抗 – 美坦新偶联物）或曲妥珠单抗治疗 14 个周期。在 1 486 例患者中，T-DM1 组的浸润性癌复发或死亡率为 12.2%，曲妥珠单抗组为 22.2%。3 年无浸润性癌的比例分别为 88.3% 和 77.0%。前者的无浸润性癌生存率明显较高 [HR=0.50，95%CI（0.39，0.64）；$P<0.000\ 1$]。首次出现浸润性癌远处复发者分别占 10.5% 和 15.9%。研究结论显示，在经新辅助治疗后存在残留癌的 HER2 阳性早期乳腺癌患者中，与辅助曲妥珠单抗治疗相比，辅助 T-DM1 治疗降低了 50% 的浸润性癌复发风险或死亡风险。

2. 激素受体阳性、HER2 阴性乳腺癌

　　CALOR 研究是一项实践性、非盲性的随机对照临床试验，纳入对象为经组织学证实的单侧乳腺癌患者，并且已接受乳房切除术或病灶切除术，切缘无肿瘤累及，术后出现孤立局部复发 [43]。按照复发前化疗方案、雌激素受体和孕激素受体状态以及复发部位进行分层，将患者随机分为化疗组和无化疗组。激素受体阳性患者接受辅助内分泌治疗，镜下切缘阳性患者接受放疗，HER2 阳性患者接受靶向治疗。85 例患者被随机纳入化疗组，77 例患者被纳入无化疗组。

　　随访 4.9 年（中位数）后，化疗组中 DFS 事件比例为 28%，无化疗组为 44%。化疗组的 5 年 DFS 为 69%[95%CI（56%，79%）]，无化疗组为 57%（44%~67%）[HR=0.59，95%CI（0.35，0.99），P=0.046]。雌激素受体阴性的局部复发患者从辅助化疗中获益更多，但是根据原发灶的激素受体状态进行分析，DFS 无统计学意义。基于以上结果可以得出，术后孤立性局部复发完整切除，且雌激素受体阴性的乳腺癌患者更应接受辅助化疗。目前，对新辅助治疗后 ER 阳性残留癌的治疗仍在探索中，但是强化化疗不作为常规推荐 [7]。

3. 三阴性乳腺癌

　　CREATE-X 临床试验纳入了接受新辅助治疗后残留浸润性癌的 HER2 阴性乳腺癌患者，分别接受卡培他滨或安慰剂治疗，新辅助化疗方案以紫杉类和（或）蒽环类药物为基础 [44]，主要研究终点是 DFS，次要研究终点是 OS。与对照组相比，卡培他滨组患者的 DFS 更长 [5 年无复发或第二原发癌的患者分别占 74.1% *vs.*

67.6%；复发、第二原发癌或死亡：HR=0.70，95%CI（0.53，0.92），P=0.01]。患者在 OS 方面也有获益 [5 年生存患者的比例为 89.2% $vs.$ 83.6%；死亡：HR=0.59，95%CI（0.39，0.90），P=0.01]。在三阴性乳腺癌患者中，卡培他滨组的 DFS 率为 69.8%，对照组为 56.1%[复发、第二原发癌或死亡：HR=0.58，95%CI（0.39，0.87）]，总生存率分别为 78.8% 和 70.3%[死亡：HR=0.52；95%CI（0.30，0.90）]。因此，对于已接受紫杉类和（或）蒽环为基础的新辅助治疗且残留浸润性癌的 HER2 阴性乳腺癌患者，行辅助治疗时选择卡培他滨能够安全、有效地延长 DFS 和 OS。

总　结

　　众所周知，在新辅助治疗阶段采用影像学方法预测 pCR 并不精准，不应作为常规检查 [45]。当出现疾病进展的征象时，应该在新辅助治疗中和完成时进行影像学检查，以帮助制订外科治疗策略。尽管这些初始治疗反应差的患者的预后并不佳，但是当出现这种情况后，调整新辅助化疗方案并不能为患者带来具有临床意义的生存改善变化。如上所述，多项研究都表明，新辅助化疗后残留癌的负荷与长期预后有关，但是有关 pCR 的精准定义尚未能达成共识。三阴性乳腺癌患者更可能达到 pCR，达到 pCR 者具有更好的预后 [46]。因此，我们应该基于新确诊的浸润性乳腺癌的临床参数，为合适的手术患者推荐新辅助化疗和免疫治疗。

（徐　斐 译，王　廷 审校）

参考文献

[1] Rastogi P, Anderson SJ, Bear HD, et al. Preoperative chemotherapy:updates of National Surgical Adjuvant Breast and Bowel Project Protocols B-18 and B-27. J Clin Oncol, 2008, 26:778–785.

[2] Fisher B, Brown A, Mamounas E, et al. Effect of preoperative chemotherapy on local-regional disease in women with operable breast cancer:Findings from National Surgical Adjuvant Breast and Bowel Project B-18. J Clin Oncol, 1997, 15:2483–2493.

[3] Fisher B, Bryant J, Wolmark N, et al. Effect of preoperative chemotherapy on the outcome of women with operable breast cancer. J Clin Oncol, 1998, 16:2672–2685.

[4] Wolmark N, Wang J, Mamounas E, et al. Preoperative chemotherapy in patients with operable breast cancer:nine-year results from National Surgical Adjuvant Breast and Bowel Project B-18. J Natl Cancer Inst Monogr, 2001, (30):96–102.

[5] Bear HD, Anderson S, Brown A, et al. The effect on tumor response of adding sequential preoperative docetaxel to preoperative doxorubicin and cyclophosphamide:preliminary results from National Surgical Adjuvant Breast and Bowel Project Protocol B-27. J Clin Oncol, 2003, 21:4165–4174.

[6] Bear HD, Anderson S, Smith RE, et al. Sequential preoperative or postoperative docetaxel added to preoperative doxorubicin plus cyclophosphamide for operable breast cancer:National Surgical Adjuvant Breast and Bowel Project Protocol B-27. J Clin Oncol, 2006, 24:2019–2027.

[7] Caparica R, Lambertini M, Pondé N, et al. Post-neoadjuvant treatment and the management of residual disease in breast cancer:state of the art and perspectives. Ther Adv Med Oncol, 2019, 11:1–23.

[8] Gralow JR, Burstein HJ, Wood W, et al. Preoperative therapy in invasive breast cancer:pathologic assessment and systemic therapy issues in operable disease. J Clin Oncol, 2008, 26:814–819.

[9]　Giuliano AE, Hurvitz SA. Carcinoma of the female breast. In:Current medial diagnosis and treatment. Appleton & Lange, 2021.

[10]　Schwartz GF, Hortobagyi GN. Proceedings of the consensus conference on neoadjuvant chemotherapy in carcinoma of the breast, April 26-28, 2003, Philadelphia, Pennsylvania. Cancer, 2004, 100:2512.

[11]　Kaufmann M, Hortobagyi GN, Goldhirsch A, et al. Recommendations from an international expert panel on the use of neoadjuvant (primary) systemic treatment of operable breast cancer:an update. J Clin Oncol, 2006, 24:1940.

[12]　Scholl SM, Fourquet A, Asselain B, et al. Neoadjuvant versus adjuvant chemotherapy in premenopausal patients with tumours considered too large for breast conserving surgery:preliminary results of a randomised trial:S6. Eur J Cancer, 1994, 30A:645.

[13]　van der Hage JA, van de Velde CJ, Julien JP, et al. Preoperative chemotherapy in primary operable breast cancer:results from the European Organization for Research and Treatment of Cancer trial 10902. J Clin Oncol, 2001, 19:4224.

[14]　Davidson NE, Morrow M. Sometimes a great notion--an assessment of neoadjuvant systemic therapy for breast cancer. J Natl Cancer Inst, 2005, 97:159.

[15]　Gianni L, Baselga J, Eiermann W, et al. Feasibility and tolerability of sequential doxorubicin/paclitaxel followed by cyclophosphamide, methotrexate, and fuorouracil and its effects on tumor response as preoperative therapy. Clin Cancer Res, 2005, 11:8715.

[16]　Mauri D, Pavlidis N, Ioannidis JP. Neoadjuvant versus adjuvant systemic treatment in breast cancer:a meta-analysis. J Natl Cancer Inst, 2005, 97:188.

[17]　Xing Y, Foy M, Cox DD, et al. Meta-analysis of sentinel lymph node biopsy after preoperative chemotherapy in patients with breast cancer. Br J Surg, 2006, 93:539–546.

[18]　Lyman GH, Giuliano AE, Somerfeld MR, et al. American Society of Clinical Oncology guideline recommendations for sentinel lymph node biopsy in early-stage breast cancer. J Clin Oncol, 2005, 23:7703.

[19]　Mieog JS, van der Hage JA, van de Velde CJ. Preoperative chemotherapy for women with operable breast cancer. Cochrane Database Syst Rev, 2007, 2007(2):CD005002.

[20]　Shannon C, Smith I. Is there still a role for neoadjuvant therapy in breast cancer? Crit Rev Oncol Hematol, 2003, 45:77.

[21]　Mamtani A, Barrio AV, King TA, et al. How often does neoadjuvant chemotherapy avoid axillary dissection in patients with histologically confrmed nodal metastases? Results of a prospective study. Ann Surg Oncol, 2016, 23:3467.

[22]　Early Breast Cancer Trialists' Collaborative Group (EBCTCG). Long-term outcomes for neoadjuvant versus adjuvant chemotherapy in early breast cancer:meta-analysis of individual patient data from ten randomised trials. Lancet Oncol, 2018, 19:27.

[23]　Board of Directors, The American Society of Breast Surgeons. Performance and practice guidelines for the use of neoadjuvant systemic therapy in the management of breast cancer. American Society of Breast Surgeons, 2017.

[24]　Cavalcante FP, Millen EC, Zerwes FP, et al. Role of axillary surgery after neoadjuvant chemotherapy. JCO Glob Oncol, 2020, 6:238–241. Published at ascopubs.org/journal/go on February 19, 2020.

[25]　van Ramshorst MS, van der Voort A, van Werkhoven ED, et al. Neoadjuvant chemotherapy with or without anthracyclines in the presence of dual HER2 blockade for HER2-positive breast cancer (TRAIN-2):a multicentre, open-label, randomised, phase 3 trial. Lancet Oncol, 2018, 19:1630.

[26]　van der Voort A, van Ramshorst MS, van Werkhoven ED, et al. Three-year follow-up of neoadjuvant chemotherapy with or without anthracyclines in the presence of dual HER2-blockade for HER2-positive breast cancer (TRAIN-2):a randomized phase Ⅲ trial. J Clin Oncol, 2020, 38S:501.

[27]　National Comprehensive Cancer Network Clinical Practice Guidelines in Oncology. Breast Cancer Version 6. 2020, September 8, 2020.

[28]　de Azambuja E, Holmes AP, Piccart-Gebhart M, et al. Lapatinib plus trastuzumab for patients with early breast cancer (NeoALTTO):survival outcomes of a randomised, open-label, multicentre,

phase 3 trial and their association with pathological complete response. Lancet Oncol, 2014, 15:1137–1146.

[29] Gianni L, Eiermann W, Semiglazov V, et al. Neoadjuvant chemotherapy with trastuzumab followed by adjuvant trastuzumab versus neoadjuvant chemotherapy alone, in patients with HER2-positive locally advanced breast cancer (the NOAH trial):a randomised controlled superiority trial with a parallel HER2-negative cohort. Lancet, 2010, 375:377.

[30] Gianni L, Eiermann W, Semiglazov V, et al. Neoadjuvant and adjuvant trastuzumab in patients with HER2-positive locally advanced breast cancer (NOAH):follow-up of a randomised controlled superiority trial with a parallel HER2-negative cohort. Lancet Oncol, 2014, 15:640.

[31] von Minckwitz G, Procter M, de Azambuja E, et al. Adjuvant pertuzumab and trastuzumab in early HER2-positive breast cancer. N Engl J Med, 2017, 377:122–131.

[32] Schneeweiss A, Chia S, Hickish T, et al. Long-term effcacy analysis of the randomised, phase II TRYPHAENA cardiac safety study:evaluating pertuzumab and trastuzumab plus standard neoadjuvant anthracyclinecontaining and anthracycline-free chemotherapy regimens in patients with HER2-positive early breast cancer. Eur J Cancer, 2018, 89:27–35.

[33] Chopra A, Wojtowicz M, Manikowski J, et al. Pathological complete response rate (pCR) in 33 women with triple negative breast cancer (TNBC) treated with a neoadjuvant carboplatin-based regimen. 2019 ASCO Annual Meeting Proceedings. Abstract No. e12099.

[34] von Minckwitz G, et al. Neoadjuvant carboplatin in patients with triple-negative and HER2-positive early breast cancer (GeparSixto; GBG 66):a randomised phase 2 trial. Lancet Oncol, 2014, 15:747–756. M. Makary and V. G. Vogel 17

[35] Sikov WM, Berry DA, Perou CM, et al. Impact of the addition of carboplatin and/or bevacizumab to neoadjuvant once-per-week paclitaxel followed by dose-dense doxorubicin and cyclophosphamide on pathologic complete response rates in stage II to III triple-negative breast cancer:CALGB 40603 (Alliance). J Clin Oncol, 2015, 33:13–21.

[36] Gluz O, Kolberg-Liedtke C, Prat A, et al. Effcacy of deescalated chemotherapy according to PAM50 subtypes, immune and proliferation genes in triple-negative early breast cancer:primary translational analysis of the WSG-ADAPT-TN trial. Int J Cancer, 2020, 146:262–271.

[37] Schmid P, Cortes J, Pusztai L, et al. Pembrolizumab for early triple-negative breast cancer. N Engl J Med, 2020, 382:810–821.

[38] Mittendorf EA, Zhang H, Barrios CH, et al. Neoadjuvant atezolizumab in combination with sequential nab-paclitaxel and anthracycline-based chemotherapy versus placebo and chemotherapy in patients with early-stage triple-negative breast cancer (IMpassion031):a randomised, double-blind, phase 3 trial. Lancet, 2020, 396(10257):1090.

[39] von Minckwitz G, Untch M, Blohmer J-U, et al. Defnition and impact of pathologic complete response on prognosis after neoadjuvant chemotherapy in various intrinsic breast cancer subtypes. J Clin Oncol, 2012, 30:1796–1804.

[40] Liedtke C, Mazouni C, Hess KR, et al. Response to neoadjuvant therapy and long-term survival in patients with triple-negative breast cancer. J Clin Oncol, 2008, 26:1275–1281.

[41] Cortazar P, Zhang L, Untch M, et al. Pathological complete response and long-term clinical beneft in breast cancer:the CTNeoBC pooled analysis. Lancet. 2014; 384(9938):164–172. Erratum in: Lancet, 2019, 393(10175):986.

[42] von Minckwitz G, Huang CS, Mano MS, et al. Trastuzumab emtansine for residual invasive HER2-positive breast cancer. N Engl J Med, 2019, 380:617–628.

[43] Aebi S, Gelber S, Anderson SJ, et al. Chemotherapy for isolated locoregional recurrence of breast cancer (CALOR):a randomised trial. Lancet Oncol, 2014, 15:156–163.

[44] Masuda N, Lee S-J, Ohtani S, et al. Adjuvant capecitabine for breast cancer after preoperative chemotherapy. N Engl J Med, 2017, 376:2147–2159.

[45] Schott AF, Roubidoux MA, Helvie MA, et al. Clinical and radiologic assessments to predict breast cancer pathologic complete response to neoadjuvant chemotherapy. Breast Cancer Res Treat, 2005, 92:231–238.

[46] Schott AF, Hayes DF. Defning the benefts of neoadjuvant chemotherapy for breast cancer. J Clin Oncol, 2012, 30:1747–1749.

乳腺癌新辅助系统治疗后乳腺和腋窝淋巴结标本的大体检查和镜下评估

Gabrielle M. Baker

新辅助系统治疗后乳腺癌标本的大体检查

在对接受新辅助系统治疗（neoadjuvant systemic therapy，NAST）的乳腺癌标本进行一般检查之前，必须清楚了解患者所有的相关病史，包括初诊时的临床表现、系统治疗的类型、新辅助系统治疗前后的影像学表现，以及有无活检夹和夹子的位置。相关的组织学信息包括：经新辅助治疗前（pre-NAST）组织标本的组织学类型和分级，治疗前患者的受体状态 [雌激素受体（ER）、孕激素受体（PR）和人类表皮生长因子受体 2（HER2）]，评估腋窝淋巴结的方法和结论。如果没有系统地了解相关病史，则会导致标本评估不全，最终的病理报告将无法真实反映患者对 NAST 的治疗反应。

瘤床的表现千变万化，大体检查的结果可能与临床中和（或）影像学下 NAST 的反应不一致。值得注意的是，瘤床的质地比周围的纤维实质柔软，但是在某些标本中瘤床可能出现纤维化，有点儿像先前手术部位的瘢痕。有时进行大体检查时，与瘤床有关的改变可能不明显 [1-3]。在通常情况下，残留的有活性的癌灶可呈棕红色多肉表现，外观多变 [2, 4]。

当观察到残留癌以及与瘤床相似的改变时，需要根据所见病灶提供如下信息：瘤床的尺寸，距边缘的距离，以及残留癌的三维尺寸及距边缘的距离。如果瘤床和（或）残留癌呈多灶状，那么应该详细记录彼此之间的距离。如上所述，在任何标本中，应仔细对比患者接受 NAST 前后的临床和影像学表现，还要明确活检夹的位置。

肿瘤对治疗的反应不同导致残留癌的分布模式多种多样 [3-7]。在 NAST 期间肿瘤持续生长的病例极为罕见。由于患者对 NAST 表现出不同程度的临床和（或）影

G. M. Baker (✉)
Department of Pathology, Beth Israel Deaconess Medical Center, Boston, MA, USA

Department of Pathology, Harvard Medical School, Boston, MA, USA
e-mail: gbaker1@bidmc.harvard.edu

© The Author(s), under exclusive license to Springer Nature Switzerland AG 2022
A. Soran, F. Nakhlis (eds.), *Management of the Breast and Axilla in the Neoadjuvant Setting*, https://doi.org/10.1007/978-3-030-88020-0_2

像学反应，标本上散在分布的残留癌灶可能接近治疗前癌床的大小，也可能位于其中很小的一片区域，甚至肿瘤会向心性退缩，不一定伴随细胞结构的改变。对 NAST 反应良好的患者的瘤床上没有活的残留癌细胞，甚至检查时都找不到瘤床。

许多已接受 NAST 患者的标本十分复杂，镜下所见也未必同临床、影像学和（或）检查所见一致，因此在确认美国癌症联合委员会（American Joint Committee on Cancer，AJCC）分期和残留肿瘤负荷（residual cancer burden，RCB）分级时，构建标本复原图非常重要。标本复原图或标本示意图（a specimen map or diagram）可以采用简笔画的方式完成，也可以与标本照片或影像学照片重叠后构建（图 2.1）[3, 4, 6]。

尽管缺乏临床试验证据支持，但是国际乳腺癌协会北美乳腺癌分会和 RCB 系统的执笔者对经 NAST 后的组织取材路径提出了明确的建议 [2-4, 6, 8]。如果某个标本看起来"小"（某些作者认为，最大直径 <5cm 或重量 <30g），就应该全部用于

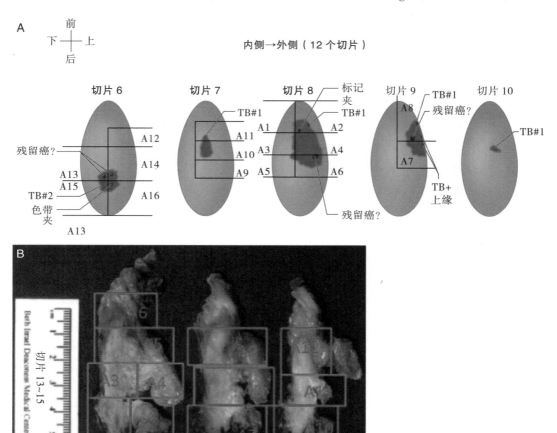

图 2.1　对经新辅助系统治疗后标本进行大体检查和镜下评估很困难，构建标本复原图或示意图以便于准确评估美国癌症联合委员会（AJCC）ypT 分期和残留肿瘤负荷（RCB）分级。A. 用简笔画的方式构建标本示意图。B. 也可以将标本或影像片作为背景，用重叠的方法构建标本复原图

镜下评估[4, 6]。相反，对于体积较大的标本，仅需要在残留癌床的最大横截面上取材，并观察瘤床到所有切缘的组织；需要再次取材的目的就是评估可能存在的其他残留癌灶。如果残留癌看起来"非常大"，为了充分确认 AJCC ypTNM 分期、RCB 分级和评估切缘，参考经 NAST 前的癌灶范围，在残留癌灶的可疑区域中每 1~2cm 取材 5 处，至少取 25 处组织[3, 6]。美国食品药品监督管理局（The United States Food and Drug Administration，FDA）制订的指南指出，应参考经 NAST 前的肿瘤范围对残留癌灶进行取材，每隔 1cm 至少取 1 处，或者在残留癌灶处至少取材 10 处后进行镜下观察。所有指南均推荐对标本多处取材后进行显微镜下检查[7]。与之相反，当肿瘤在新辅助治疗中保持稳定或出现进展时，标本大体观和镜下观类似一个需要评估的未经新辅助治疗的标本[1]，镜下检查的目的是确认瘤床的镜下改变。因此，如果无法确认瘤床所在处置，或者初次取材的切片上没有残留癌时，应该谨慎评估更多的组织。不必考虑标本的大小，此时应该采用更加实用和可靠的取材方法，而不是采用常规整体取材或随机取材[9-10]。

新辅助治疗后乳腺癌标本的镜下评估

与大体检查类似，治疗后浸润性癌、导管原位癌和乳腺实质的镜下表现也千变万化。

瘤床实质的变化多种多样，例如，不同程度的水肿，弹性纤维变性，透明化，纤维化，以及黏液样改变（图 2.2）[1, 2, 4, 7]，还有各种各样的炎性细胞浸润（如泡沫细胞的聚集或成片）[1, 2, 7]。间质中含铁血黄素沉积、含铁血黄素巨噬细胞聚集和小血管增多等表现都很常见[1, 2, 7]。除此之外，瘤床内原有的导管和小叶明显消失[1, 2, 7]。瘤床与周围组织的边界有时清晰，有时模糊、与正常组织融合在一起。

肿瘤治疗后最主要的变化是细胞密度下降和肿瘤缩小[4, 6]。残留癌细胞表现出的各种形态学改变都与治疗效果有关（图 2.3）；与治疗前穿刺标本相比，残留肿瘤细胞毫无变化，这种情况很少见[1, 2, 4-5]。这些形态学变化可表现为细胞和（或）细胞核的增大或减小，即胞浆比的改变，并且细胞和细胞核呈现出各种各样的显著多形性，包括多核形态，甚至奇形怪状的巨细胞形态。残留癌细胞的胞浆还会表现出高嗜酸性或鳞状细胞样形态，以及多种空泡化。有时治疗前呈"导管状"肿瘤的结构会在治疗后变得模糊（图 2.4）[1, 6]，这是治疗导致的形态改变，在绝大多数情况下不应再归类为"小叶状"肿瘤。残留癌细胞可能会呈组织细胞样表现，此时进一步选择细胞角蛋白（如 AE1/AE3）和组织细胞标志物（如 CD68）进行免疫组织化学（immunohistochemistry，IHC；简称免疫组化）染色更合适。在某些标本中，肿瘤附近的剧烈间质反应在镜下表现为类似淋巴血管侵犯（lymphovascular invasion，LVI），此时必须评估上皮细胞标志物（如 D2-40）以确定癌细胞的位置[1, 2]。血管区的残留癌和瘤床的残留癌都会同时表现出上述细胞反应。

NAST 后，许多肿瘤会维持治疗前的组织学分级，但是一小部分肿瘤也可能会

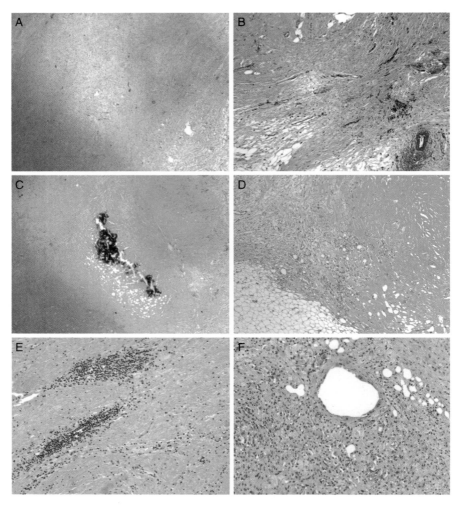

图 2.2 新辅助治疗后瘤床的镜下特征多变。A. 在此例标本中，之前正常的导管和小叶结构消失，间质疏松。B. 含铁血黄素沉积明显，小血管增生。C. 瘤床的细胞密度不均匀，存在钙化和坏死。D. 细胞密度不均匀，某些区域的细胞增多，邻近空泡、透明区有黏液样变性。E. 瘤床中可见少量淋巴细胞聚集，巨噬细胞散在分布，部分吞噬含铁血黄素。F. 脂肪坏死区可见泡沫细胞聚集

表现为更高的分级（通常因核多形性增加导致），或者更低的分级（多因有丝分裂活动减少导致）[1, 11]。某些专家和指南（包括"美国病理学会指南"）明确推荐对 NAST 后的肿瘤进行再分级[11-13]，但是组织学分级改变的意义我们目前仍旧不清楚[6, 11]。如果某个病例治疗后组织学分级较治疗前出现了改变，则建议在最终病理报告中增加治疗前级别的注释，以供临床医生参考。

肿瘤未侵犯的乳腺组织通常不发生结构的变化。与治疗有关的变化很少，最常见的变化是乳腺小叶萎缩，肌上皮细胞和基底膜明显增加。上皮细胞的改变类似放疗后的变化，如胞浆空泡化、核异型性等[1-2]。此外，间质中可能存在各种各样的慢性炎性细胞浸润。

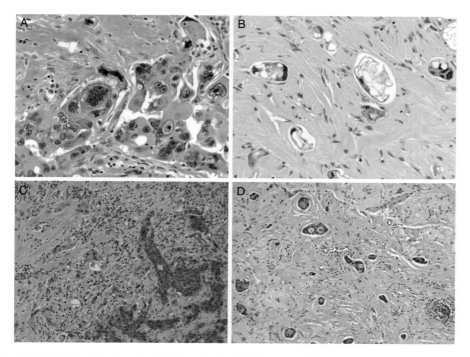

图 2.3　新辅助系统治疗后残留的浸润性癌多种多样的组织学改变。A. 本例残留浸润性癌患者的特点是显著的多形性、多核性改变，以及胞浆嗜酸性增强。B. 散在的残留浸润性癌细胞的胞浆明显空泡化。C. 一部分残留浸润性癌细胞呈鳞状细胞样形态，邻近间质可见以淋巴细胞为主的慢性炎性细胞浸润，细胞增殖不活跃。D. 残留的浸润性癌表现出明显的收缩伪影（retraction artifact），看起来很像血管侵犯

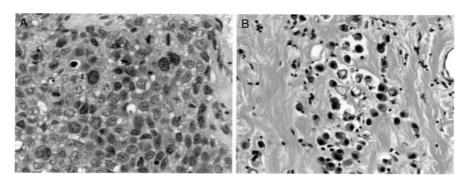

图 2.4　与新辅助系统治疗（NAST）前的活检标本相比，NAST 后的残留癌形态常有不同。治疗前此例患者的标本分级为 3 级浸润性导管癌（A）。治疗后的残留癌呈模糊、单个细胞浸润的表现，如果患者未经 NAST 治疗，则这种表现提示小叶癌（B）。另外，经 NAST 前空芯针穿刺活检标本中存在活跃的有丝分裂活动（A），治疗后残留癌中这种表现消失（B）

高 pCR 率相关原发灶的组织学特点

在接受 NAST 的患者中，少部分达到了 pCR。pCR 率的高低不仅依赖于治疗方案，还与原发肿瘤的特点有关（表 2.1）。pCR 率增加的影响因素包括：三阴性

表 2.1　导致病理学完全缓解（pCR）率升高的原发灶特征

- 组织学分级高 [2, 24]
- 有丝分裂活跃 [2, 24]
- 广泛的肿瘤坏死 [23]
- 在浸润性癌中有大量淋巴细胞或浆细胞浸润 [21-22]
- 三阴性乳腺癌（ER 阴性，PR 阴性，HER2 阴性）[14-18]
- 接受 HER2 靶向治疗的 HER2 阳性肿瘤 [18-20]

乳腺癌（即 ER 阴性、PR 阴性和 HER2 阴性）[14-18]，接受靶向治疗的 HRE2 阳性乳腺癌 [18-20]，在浸润性癌中有大量淋巴细胞或浆细胞浸润（见肿瘤浸润淋巴细胞相关章节）[21-22]，广泛的肿瘤坏死 [23]，较高的组织学分级，有丝分裂活跃 [2, 24]。与之相反，如果原发灶的 ER 阳性 [15, 25-28]，且呈小叶癌形态 [27-32]，有丝分裂活动较弱（图 2.5）[33]，则 pCR 率较低。

新辅助治疗后血管侵犯的意义

NAST 后，绝大多数标本中存在淋巴血管侵犯（LVI）的患者存在乳腺残留癌，

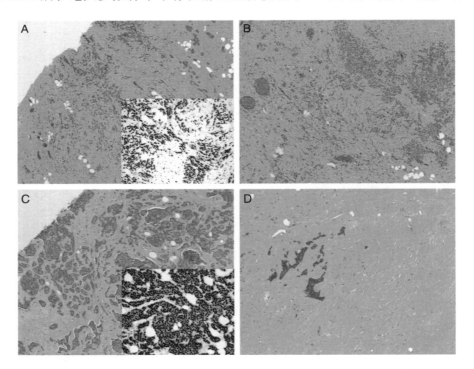

图 2.5　接受新辅助内分泌治疗患者的 pCR 率较低。A. 新辅助系统治疗（NAST）前 ER 阳性（小图）的 1 级浸润性小叶癌患者接受了芳香化酶抑制剂治疗。B. 经 NAST 后，细胞密度无明显下降，没有观察到与治疗有关的改变。C. 经 NAST 前 ER 阳性（小图）的 2 级浸润性导管癌患者，接受芳香化酶抑制剂治疗。D. 经 NAST 后可见明显的残留癌，细胞密度明显下降，间质出现治疗后改变（如透明化）

在腋窝淋巴结中至少 1 枚淋巴结有残留癌[34-38]。既往研究显示，LVI 与预后不良有关[9, 34-35, 39-41]。NAST 后，标本仅存在血管内侵犯，单纯淋巴管内癌（即乳腺内有 LVI，无浸润性癌或导管原位癌，淋巴结内也无转移癌）十分罕见，临床意义不明。但是有几项研究结果显示，单纯淋巴管内癌也与不良预后有关[34-36]。在这种情况下，病理科医生需要对瘤床应检尽检，最好多处取材。如前所述，治疗后的残留癌会出现明显的回缩伪影，此时需要进行免疫组化检查（如 D2-40）以确认是否为血管侵犯。

新辅助治疗后残留导管原位癌的意义

乳腺原发灶浸润性癌消失且仅存在乳腺导管原位癌（ductal carcinoma in situ，DCIS）的临床意义目前仍存在争议。来自美国 FDA 的新辅助治疗临床试验的汇总分析结果显示，根据长期随访结果，患者有无残留 DCIS 对无事件生存（EFS）率和总生存（OS）率无太大影响[26]。MD 安德森癌症中心（MDACC）的研究发现，残留 DCIS 不会导致远处复发率升高[42]。德国和奥地利乳腺学组的研究发现，尽管与仅残留 DCIS 的病例相比，无残留浸润性癌和 DCIS 病例的 DFS 明显更好，但是总生存率无统计学差异[43]。病理科医生应在病理报告中指出患者是否有残留 DCIS，特别是在无浸润性癌残留的情况下。如上所述，尽管残留 DCIS 的预后意义不明确，但无论是美国 FDA、绝大多数临床试验，还是现存的主体病理分级系统，都将残留 DCIS 视为 pCR（治疗后分级系统及 pCR 的定义见后文）。

肿瘤浸润淋巴细胞在新辅助治疗中的意义

国际肿瘤浸润淋巴细胞（Tumor-Infltrating Lymphocytes，TIL）工作组发布了评估乳腺癌中肿瘤浸润淋巴细胞的推荐意见[44]，可以将 TIL 分为肿瘤内 TIL 和间质 TIL。肿瘤内 TIL 位于肿瘤巢内或与癌细胞相邻，间质 TIL 位于肿瘤组织间质内、肿瘤巢间或癌细胞之间[22]。尽管我们会同时评估肿瘤内 TIL 和间质 TIL，但是一般认为间质 TIL 的临床意义更重要[22]。在评估 TIL 时，除中性粒细胞外，应评估其他所有的单核细胞（淋巴细胞和浆细胞）[22]。评估间质 TIL 时需要对浸润性癌中 TIL 所在间质区的百分比进行估计，请注意，并非比较肿瘤细胞与 TIL 的细胞核[21-22]。评估时，应将因坏死和活检导致的改变、DCIS 和人工伪影等排除在外[22]。无论是新辅助治疗后还是治疗前，应将整个肿瘤评估区的平均值作为 TIL 值，并以连续变量表示[22, 44-45]。TIL 的分布存在明显的异质性，这一点我们应做到心中有数，不建议优先选择热点区域进行评估[22, 44-45]。尽管国际 TIL 工作组出版的"推荐意见"中没有提供 NAST 后评估 TIL 的正式建议，但是一些专家认为残留癌附近的 TIL 比远离残留癌的单核细胞的免疫学意义更强[46]。RCB 瘤床区的评估方法也可以用于评估 TIL 的百分比[46]，包括"浸润性边缘（invasive margin）"，后者包绕残留浸润性癌与邻近正常实质分界约 1mm 宽的组织[45, 47]。为了保证与未经 NAST 治疗时的 TIL 评估推荐意见一致，专家们也推荐当没有残留活动性癌细胞时不应将治疗导致的纤维化区或透明化区用来评估 TIL，坏死区亦然[46]。为了在达到 pCR 的情况下评估 TIL，一些专家建议评估与瘤床变化一致的组织区域的 TIL 情况[46]。尽管相关建议很多，但是还没有以 TIL 百分比为参数并基于证据的有临床或预后意义的建议[45]。

越来越多的证据显示，TIL 越明显，pCR 率越高，在某些乳腺癌亚型中，TIL 对评估预后具有意义[10, 21-22, 46, 48-55]。尽管大部分乳腺癌都存在一定程度的 TIL，但是高密度的 TIL 仅见于少部分肿瘤[56]。如果肿瘤间质区的单核细胞浸润范围在 50%~60%以上，这种肿瘤被称为 TIL 丰富型或淋巴细胞优势型乳腺癌（lymphocyte-predominant breast cancer，LPBC），多数是三阴性或 HER2 阳性乳腺癌[10, 21, 45, 48, 51, 56-58]。

化疗具有很多作用，其中一种作用是促进抗肿瘤免疫反应[59]。某些研究结果显示，所有 LPBC 的预后均较好[21, 48, 57-58]，但是也有其他研究结果显示，与激素受体阴性、HER2 阳性 LPBC 比较，三阴性 LPBC 的预后较好[21, 48, 60-62]。有专家指出，在 HER2 阳性乳腺癌患者中，高 TIL 的预后获益可能主要归因于激素受体阴性，而非 HER2 阳性[60]。德国一项汇总了 6 项随机临床试验的研究支持这一假设，德国乳腺癌学组的专家们观察到，高 TIL 是全部分子亚型乳腺癌经 NAST 后评估疗效的预测因子。专家们还发现，尽管 HER2 阳性和三阴性乳腺癌都能从高 TIL 中得到生存获益，但是 Luminal 型乳腺癌（即激素受体阳性乳腺癌）患者的生存反而变差[49]。

几项研究探索了 TIL 与 NAST 后残留癌的关系，包括 NAST 前活检标本和 NAST 后切除标本之间 TIL 变化情况的评估[53, 59, 62-65]。一部分研究者发现，在获得 pCR 患者的标本中 TIL 含量通常下降[62-63]，NAST 后间质 TIL 下降的百分比越大，pCR 率提升的幅度越高[62, 66]。研究者还发现，NAST 后 TIL 的比例越高，pCR 率越低，且 RCB 分级越高[62, 66]。进一步研究后可发现，NAST 后高水平的 TIL 可伴随高 RCB 分级，但是 NAST 前高水平的 TIL 的变化趋势则相反[62]。与之形成鲜明对比的是三阴性乳腺癌，一些研究结果显示，NAST 后残留癌中高 TIL 者的预后更佳，包括无复发生存（recurrence free survival，RFS）、无远处转移生存（distant metastasis free survival，DMFS）和总生存（OS），且 RCB 评分越低[46, 48, 53, 59, 67-71]。总之，NAST 后标本中 TIL 的临床意义非常复杂，尚需要开展更多的研究进行探索。

新辅助治疗后腋窝淋巴结状态的临床意义

有研究显示，经 NAST 后即使乳腺局部无残留癌，淋巴结内存在残留癌也预示预后不良。与淋巴结内无残留癌的患者相比，经 NAST 后淋巴结内残留肿瘤负荷越重，DFS 和 OS 越差，这种关系甚至与乳腺内病灶的治疗反应无关[25, 43, 72-74]。

MD 安德森癌症中心的一项研究发现，NAST 前细胞学病理学检查结果证实腋窝淋巴结有转移但经 NAST 后无残留癌患者的 RFS 和 OS 都更好（与经 NAST 后有残留癌的患者比较）[72]。值得关注的是，该研究中患者腋窝淋巴结内肿瘤消失后，无论乳腺局部是否有残留癌，RFS 和 OS 都不受影响[72]。其他研究也得出了类似的结论，即 NAST 前腋窝淋巴结转移但 NAST 后消失的患者的乳腺局部即使存在残留癌，预后也非常好[43, 72, 73, 75–78]。

现有证据显示，当大体检查提示腋窝淋巴结无残留癌但镜下检查显示肿瘤退缩时，患者的预后优于腋窝淋巴结内有活跃残留癌的患者，但比镜下显示无肿瘤退缩表现的淋巴结阴性患者差[79]。

新辅助治疗后淋巴结标本的大体检查和镜下评估

无论患者是否接受新辅助治疗，都应按照间隔 ≤ 2mm 对腋窝淋巴结制作切片。当大体检查未发现肿瘤证据时，应该将整个淋巴结送显微镜下检查。与治疗有关的常见镜下改变包括淋巴细胞消失，实质纤维化或空泡化，以及黏液样改变（图 2.6）[7, 79]。但是，即使镜下检查结果未提示以上现象，也不能肯定经新辅助治疗前淋巴结内一定没有转移癌。残留转移癌的表现与乳腺癌残留癌的细胞病理改变类似，包括肿瘤细胞数量下降（图 2.3）。与乳腺内的现象类似，腋窝淋巴结的治疗反应也存在异质性。

经 NAST 后孤立肿瘤细胞（ITCs）的存在（即直径 ≤ 0.2mm 且数量 ≤ 200 个细胞）不属于 pCR[80]。参照 AJCC 分期，行非新辅助治疗时 ITCs 分期为 ypN$_0$（i+），世界卫生组织（World Health Organization，WHO）推荐将 ITCs 的淋巴结分类为淋巴结阳性，但是 WHO 没有指出这些淋巴结是否应该被分为微转移 [直径 >（0.2~2）mm 和（或）数量 >200 个细胞] 或宏转移（直径 >2mm）[81]。很可能有一部分经 NAST 前残留癌累及淋巴结的患者出现微转移和（或）宏转移的淋巴结，但经过 NAST 后降期为 ITCs 或微转移[42, 80]。这部分经 NAST 后残留癌累及淋巴结并转为 ITCs 和（或）微转移者的临床意义是否与未经治疗而直接接受手术的淋巴结转移癌分期相同的患者相同，还是更接近宏转移的患者？这还需要更多的研究去证实。

病理报告中应该呈现淋巴结的相关信息，包括评估的淋巴结总数，残留活跃转移癌的淋巴结数目，最大转移灶的大小，出现宏转移、微转移及 ITC 的淋巴结计数，有转移癌和无转移癌（反映治疗效果）的全部淋巴结数目。并且应仔细记录有无淋巴结外侵犯及其程度，有无癌细胞位于淋巴结外纤维脂肪囊内，书写格式可参考未行新辅助治疗直接手术的记录格式。

如果对某个淋巴结已行细针抽吸活检或空芯针穿刺活检，病理科医生在检查切除标本时需要记录这些改变是否由之前的操作引起；如果淋巴结内曾提前放置活检夹，就应该明确指出是否存在由活检夹导致的改变。尽管通常在活检后的淋巴结内放置活检夹，但是实际上并无该操作的标准推荐。如果某个转移淋巴结在 NAST 前已经被切除，那么会导致采用 AJCC 分期系统进行淋巴结分期（即 ypN）时评估不全，也无法使用 RCB 评分进行评估[8]。

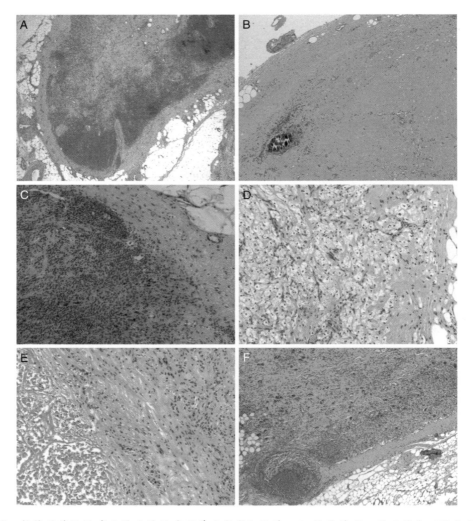

图 2.6 新辅助系统治疗后淋巴结的病理学改变类似乳腺。A. 低倍镜下，淋巴结内可见淋巴细胞消失和实质透明化，这种改变与 NAST 有关。B. 淋巴结内可见广泛的淋巴细胞消失和实质透明化，坏死和炎症会导致局部钙化形成（左下角）。C. 血红素沉积和含铁血黄素巨噬细胞也是治疗反应的一种表现。D. 在此例标本中，淋巴结内广泛存在的成片的泡沫细胞和淋巴细胞消失。E. 血红素沉积和肿瘤坏死明显，无活细胞存在。F. 除了淋巴细胞消失和纤维化，淋巴结内残留转移癌广泛且活跃

评估新辅助治疗后治疗反应的分级系统

评估经 NAST 后治疗反应的分级系统有很多（表 2.2）。绝大多数分级系统要求乳腺和腋窝淋巴结都没有残留癌才能定义为 pCR，但是具体的定义仍多种多样，某些分级系统仅评估乳腺的治疗反应 [1, 5, 8, 80, 82-86]。在整体上，这些系统都将残留 DCIS 视作 pCR [1, 5, 82, 85-88]。采用一些分级系统评估治疗反应时要求必须有治疗前标本，因此要判断和对比治疗前后的细胞密度 [1, 5, 84-85]。本节仅讨论 MP（Miller-Payne）、RCB（Residual Cancer Burden）和 AJCC（American Joint Committee on Cancer Systems）分级系统。

表 2.2 评估新辅助系统治疗（NAST）后治疗反应的代表性分级系统

分级系统	确认 pCR 时，仅评估乳腺还是评估乳腺和腋窝淋巴结	确认 pCR 时，是否可接受残留导管原位癌	评估 NAST 后治疗反应时，是否需要治疗前活检标本
Regression of Sinn[83]	乳腺和腋窝淋巴结	不接受	需要
National Surgical Adjuvant Breast and Bowel Project B-18[81]	仅乳腺	接受	不需要
Sataloff[84]	乳腺和腋窝淋巴结	接受（极少成分的浸润性癌也可接受）	需要
Chevallier[82]	乳腺和腋窝淋巴结	不接受	不需要
Pinder[1]	乳腺和腋窝淋巴结	接受	需要
Residual Disease in Breast and Nodes[85]	乳腺和腋窝淋巴结	接受	不需要
Miller-Payne[5]	仅乳腺	接受	需要
Residual Cancer Burden[88]	乳腺和腋窝淋巴结	接受	不需要
American Joint Committee on Cancer[80]	乳腺和腋窝淋巴结	接受	不需要

pCR：病理学完全缓解

　　MP 分级系统通过对术前空芯针穿刺活检标本和术后切除标本进行对比，评估肿瘤细胞密度下降的情况，共分为 5 级 [5]。该系统中 pCR 的定义是无浸润性癌残留，可有 DCIS 残留。1 级表示整体细胞密度无下降，但是能观察到细胞结构的改变；2~4 级表示残留细胞密度下降程度逐渐增高；5 级表示 pCR。该评估系统存在一定的局限性，即评估时需要对比治疗前的活检标本，也无正式的指南指导应如何评估细胞密度。最重要的是，该分级系统的 pCR 定义中不包含淋巴结状态。

　　RCB 分级系统通过在线计算器计算出一个连续变量，将治疗后反应分为 4 级 [8]。许多研究结果显示，该计算器生成的 RCB 评分和分级已被证明与所有乳腺癌亚型的预后 [远处无复发生存（DRFS）率] 有关联 [43, 89-90]。pCR 的定义是乳腺和腋窝淋巴结均无浸润性癌残留，可有 DCIS 残留。RCB-0 级就是 pCR；RCB Ⅰ~RCB Ⅲ级表示部分治疗反应，从最小残留到广泛残留。注意，RCB 评分和分级并非由病理科医生主观决定，必须通过在线计算器计算得出。

　　RCB 分级系统的参数包括二维瘤床尺寸，瘤床中全部肿瘤细胞的密度（血管区原位癌和浸润性癌），原位癌占整体细胞的比例，以及淋巴结中的肿瘤负荷（累及残留癌细胞的淋巴结总数、最大转移灶的尺寸），见表 2.3。注意，此处的术语"瘤床（tumor bed）"是指乳腺实质中包含残留浸润性癌的范围，而非接受治疗后出现改变的全部组织范围。残留癌的细胞密度是指包含残留浸润性癌的整体区域（即瘤床）的平均值，而非细胞密度较高的热点区域 [4, 6, 89]。残留癌的细胞密度的异质性极高，取整体区域的平均值能够明确整体情况。RCB 网站提供了估计细胞密度的方法，目的是避免 NAST 后估算的细胞密度过高或过低。注意，当细胞密度的差

表 2.3　计算残留肿瘤负荷（RCB）所需的参数

计算残留肿瘤负荷的参数
·原发灶瘤床面积
·全部残留癌的细胞密度（占原发灶瘤床的百分比）
·导管原位癌占全部残留癌的百分比
·残留转移癌的淋巴结数目
·最大淋巴结转移灶的直径

异不大时，不会明显影响 RCB 的评分和分级。如前所述，淋巴结内残留癌的程度代表了与预后有关的最重要的组织学参数，因此这一项指标在 RCB 计算器中进行了加权处理。加权的意义是精确评估淋巴结状态对病情判断更有意义。相比而言，乳腺残留癌的细胞密度评估值会因不同观察者的不同判断出现轻度的波动，但这对判断病情的影响较小 [8, 89]。如果治疗前切除腋窝阳性淋巴结，就无法在治疗后进行 RCB 评估。相对而言，无论对淋巴结进行细针抽吸或空芯针穿刺活检，都不会影响 RCB 的计算。注意，术前活检信息不是 RCB 分级系统评估治疗反应的必需条件。

　　无论是新辅助治疗后（即 ypTNM）还是未经新辅助治疗（即 pTNM）的肿瘤，《AJCC 肿瘤分期手册》中的分期方法都非常类似，都是基于乳腺、淋巴结和远处转移病灶的疾病程度进行解剖学分期 [80]。治疗后乳腺内存在多发浸润灶时，无论患者是否接受新辅助治疗都可使用修饰符（m）标识。在 AJCC 分期系统中，pCR 的定义是乳腺和腋窝淋巴结均无浸润性癌残留，可以接受 DCIS 残留，但存在血管侵犯不属于 pCR。最大的浸润性残留癌的最大线性长度决定了 ypT 分期，淋巴结内最大的连续残留癌的范围决定了 ypN 分期。第 8 版《AJCC 肿瘤分期手册》指出，邻近和（或）介于乳腺残留浸润性癌灶或淋巴结残留转移性癌灶之间的、与治疗相关的纤维化范围不作为 ypT 分期和 ypN 分期的评估依据，这个更新解释了如何测量淋巴结内的残留癌灶，有助于将病灶分为宏转移、微转移或 ITCs。尽管进行 ypN 分期的依据是淋巴结内最大的连续残留癌范围，但是当淋巴结内存在多个残留癌灶时，病理科医生应做出解释，以帮助临床医生理解残留癌的程度。请注意，AJCC 分期系统不用于评价细胞密度的改变，因此也不需要获得治疗前的活检标本信息。

　　与 RCB 分级系统一样，治疗前切除阳性淋巴结会导致无法准确进行 yPN 分期 [80]。如果 NAST 后未切除淋巴结，或者再次切除淋巴结后未发现存在残余转移性癌，那么只能将淋巴结分期写成 ypNX，并附上详细的解释。如果再次切除淋巴结时发现有残留癌，那么可以基于 NAST 后淋巴结的评估情况进行 ypN 分期，并附上对治疗前手术情况的解释。无论 NAST 前是否切除淋巴结，或者切除的淋巴结是否存在转移，AJCC 分级系统都推荐病理科医生在报告中详细描述 NAST 后切除的阳性淋巴结发生了宏转移、微转移或 ITCs。

　　除了解剖分期 [即（y）pTNM] 以外，第 8 版《AJCC 肿瘤分期手册》还引入了临床和病理预后分期系统，该分期系统将生物指标（如肿瘤分级、ER、PR 和 HER2

状态）与解剖分期结合在一起，以便更加精确地评估患者的预后。但是，第 8 版《AJCC 肿瘤分期手册》的作者声明，新的病理预后系统不适合用于轻新辅助治疗后的评估 [80]。在最近发表的文献中，研究者想要了解病理预后分期系统是否可用于 NAST 后的患者，从而为越来越多接受 NAST 的患者进行预后分层 [91]。之前开发的预后系统（即 Neo-Bioscore）结合临床、组织学和生物学指标进行预后分层，研究者们采用该系统对经 NAST 后患者进行预后分层，证实生物学指标和解剖学分期对预后评估很重要。尽管还需要更多研究证实这一点，但是他们的研究结论确实提示第 8 版《AJCC 病理预后分期系统》也可以用于评估新辅助治疗后患者的预后 [91-92]。

关于报告和分期的说明以及第 8 版《AJCC 肿瘤分期手册》的更新

那些治疗后存在残留癌的标本通过显微镜下检查和大体检查所得的结果基本一致，有时镜下检查时可能会发现在大体检查时治疗反应区以内或以外的部位更多的微小残留癌灶。同样地，对于那些大体观提示没有残留癌的标本，或者包括临床和（或）影像学检查提示临床完全缓解的标本，镜下检查仍能在治疗反应区之内和（或）之外发现微小的残留癌灶。对于镜下未发现残留癌的标本，首先应确认与瘤床一致的组织学变化，再确定患者已达到 pCR （定义为 ypT_0N_0 或 $ypTisN_0$），这个过程至关重要 [26, 43, 80]。与未经治疗而直接接受手术的标本检查流程一样，经 NAST 后检查标本时必须将影像学结果和临床发现结合起来，并且根据第一次送检时标本在镜下的表现考虑是否做二次送检。当某个病例的标本非常复杂且很难评估时，病理科医生在报告中附上 ypT 和（或）ypN 分期的解释就很必要，报告中还应附上残留癌的分布范围和程度信息，包括不连续残留癌灶的数目、残留癌的总范围和存在残留癌的组织块数目 [11]。

NAST 后多发残留浸润性癌灶可用修饰符（m）进行标识，无须经组织学、影像学或临床前治疗（clinically pre-treatment）证实，表明存在多灶性残留浸润性癌 [80, 93]。在接受治疗前存在单发浸润性癌的患者在接受新辅助治疗后很可能存在多处小的残留浸润性癌灶，此时应该使用修饰符（m）进行标识。一般来说，当不同残留灶之间的距离大于最大残留灶的直径时，应该将该标本视作不连续的多灶性残留浸润癌 [94]。由于病理科医生在解读这些标本时可能存在明显的主观性，因此病理报告中应附上详细的说明以解释评估的过程。当不连续病灶的细胞密度存在显著差异时，这些解释还能提供更多的病理信息。

如上所述，最大的连续残留浸润灶是决定 ypT 分期的主要因素，当存在多灶性病变时，不能将病灶的长度相加后计算 ypT 分期，也不能用于计算 RCB 评分 [80]。第 8 版《AJCC 肿瘤分期手册》指出，乳腺和腋窝淋巴结中最大、连续和有活性的残留浸润性癌的大小决定了 ypT 和 ypN 分期。在测量过程中应该避开瘤床的穿刺区和治疗反应区 [80]。根据 RCB 评分建议可测量最大、不连续的浸润性残留癌的二维尺寸 [8]。如果治疗前已切除阳性淋巴结，则无法得出 ypN 分期，也无法计算 RCB 评分 [8]。表 2.4 中列出了 RCB 分级和 AJCC ypTNM 分期所需的参数。

NAST 后患者仅存在血管侵犯的情况（即乳腺经充分取材后无残留浸润性癌或 DCIS，淋巴结无转移性癌）很罕见，此时不应将其定义为 pCR，也不适合计算 RCB 评分，应将分期写为 ypTX，同时附详细说明 [4, 6, 35]。根据 AJCC 分期，建议将这种残留癌描述为 ypT_0 而不是 pCR，并附上详细的说明 [80]。只有在临床试验的前提下才会推荐病理科医生将 LVI 的范围作为估算残留癌的替代指标，或者测量血管内肿瘤到标本切缘的距离。

对于炎性乳腺癌患者，无论其对治疗的反应如何，NAST 后仍然诊断为炎性乳腺癌 [80]。应参考残留癌的程度确定具体的 ypT 分期，同时附上治疗前 c/pT_{4d} 分期的相关说明。同样地，如果患者在治疗前出现远处转移，那么无论对治疗反应如何，NAST 后患者的分期仍为 M_1 [80]。

虽然学术界已经对未行新辅助治疗先接受手术的浸润性癌及导管原位癌的标本切缘宽度达成共识 [95-96]。但是对 NAST 后残留的浸润性癌和导管原位癌的理想切缘宽度还存在争议 [37, 97-99]。近期的一项乳腺癌回顾性队列研究评估了切缘与局部复发率和生存期的关系，入组患者接受 NAST（排除仅接受新辅助内分泌治疗的患者）和保乳手术，结果显示，切缘宽度与局部无复发生存（local recurrence free-survival，LRFS）、无病

表 2.4　计算残留肿瘤负荷（RCB）和决定 AJCC ypTNM 分期的数据类型

数据类型	RCB[88]	第 8 版《AJCC 分期手册》[80]
pCR 的定义	RCB-0	ypT_0N_0 或 $ypTisN_0$ 注意：ypN_0（i+）不是 pCR
残留癌的大小	包含残留浸润性癌的最大面积（如果存在多处残留浸润性癌，则使用最大面积计算 RCB）	最大、连续、有活性的残留浸润癌灶，不包括与治疗相关的纤维化
细胞密度	瘤床中包含肿瘤 [浸润性癌、原位癌和淋巴血管侵犯（LVI）] 的百分比，原位癌占全部残留癌的百分比	不评估
残留浸润性癌的多灶性	不评估	使用修饰符 "m" 代表存在多发残留浸润灶（标识方法和未经治疗而先接受手术的标本一样）
阳性淋巴结的数目	需要	需要，用于 ypN 分期
淋巴结转移范围的大小	最大转移淋巴结的直径，包括不同转移灶间、或单独存在的与治疗有关的纤维化范围	有活性的、最大连续性残留转移灶的直径，不包括不同转移灶间、或单独存在的与治疗有关的纤维化范围
NAST 前切除阳性淋巴结是否影响评估结论?	是	是（见其他推荐）
远处转移	不评估	如果 NAST 前确认发生远处转移（c/pM1），那么无论 NAST 后治疗反应如何，患者的分期仍应为 c/pM_1

pCR：病理学完全缓解；AJCC：美国癌症联合委员会；NAST：新辅助系统治疗

生存期（DFS）和总生存期（OS）无关。这提示未行新辅助治疗先手术后进行病理学评估时采用的墨迹切缘法（"no-ink-on-tumor" margin）可能也适用于少部分新辅助治疗后患者[97]。部分研究者建议，当病理科医生在墨染切缘处发现瘤床和治疗反应时应在报告中明确呈现，但是目前尚不清楚这些病理发现的临床意义[4, 6]。

新辅助治疗后再次评估 ER、PR 和 HER2

在 NAST 前后绝大多数乳腺癌患者的 ER、PR 和 HER2 状态相同，但是确实有少部分乳腺癌患者出现了改变。两项 meta 分析确认了这 3 个标志物在 NAST 前后不一致的发生率：ER（13% 和 18%）、PR（32% 和 26%）和 HER2（9% 和 6%）[100-101]。这种改变的发生原因可能有多种，包括肿瘤内在的异质性和治疗的影响。例如，在采用芳香化酶抑制剂治疗后，PR 的表达会丢失；在接受 HER2 靶向治疗后，HER2 的过表达状态会丢失。我们研究中心会常规对残留浸润性癌的三种标志物进行重新评估，但是我们并不了解其他中心的情况。尽管经 NAST 后评估 ER、PR 和 HER2 时尚缺乏统一的推荐和指南，但是美国病理学会（College of American Pathologists）明确推荐，对治疗前上述标志物呈阴性的患者在治疗后应重复检测 ER、PR 和（或）HER2[11]。有丝分裂速率是评估组织学分级的必要指标，同时也可用于评估治疗反应。除此之外，有专家提出将增殖指数（Ki67）的变化作为评估治疗反应的另一种辅助手段。然而，在目前的临床实践中，无论是采用新辅助治疗，还是未行新辅助治疗先手术的背景下，临床医生都不推荐将 Ki67 值的变化作为评估治疗反应的指标，部分原因是缺乏标准化的 Ki67 评估方法[80, 102-108]。

结　论

对接受新辅助治疗患者的乳腺和腋窝淋巴结标本进行大体检查和镜下评估时会面临很多常规工作中不存在和意想不到的困难。本章旨在为评估这些标本提供具有实践性的指导，特别提醒大家注意病理报告中结果的标准化。全面理解新辅助治疗前后的临床、影像学和组织学资料对精准评估治疗反应非常重要，治疗反应可直接影响患者的预后。此外，全面了解患者的病历资料也有助于对现在和未来的临床试验进行有意义的比较，最终造福于乳腺癌患者。

（樊　菁　译，余　璐　审校）

参考文献

[1] Pinder SE, et al. Laboratory handling and histology reporting of breast specimens from patients who have received neoadjuvant chemotherapy. Histopathology, 2007,50(4):409–417. ISSN 0309-0167. Disponível em: https://www.ncbi.nlm.nih.gov/pubmed/17448015.

[2] Sahoo S, Lester SC. Pathology of breast carcinomas after neoadjuvant chemotherapy: an overview with recommendations on specimen processing and reporting. Arch Pathol Lab Med, 2009,133(4):633–642. ISSN 1543-2165. Disponível em: https://www.ncbi.nlm.nih.gov/pubmed/19391665.

[3]   Bossuyt V, Symmans WF. Standardizing of pathology in patients receiving neoadjuvant chemotherapy. Ann Surg Oncol, 2016,23(10):3153–3161. ISSN 1534-4681. Disponível em: https:// www.ncbi.nlm.nih.gov/pubmed/27380637.

[4]   Bossuyt V, et al. Recommendations for standardized pathological characterization of residual disease for neoadjuvant clinical trials of breast cancer by the BIG-NABCG collaboration. Ann Oncol, 2015,26(7):1280–1291. ISSN 1569-8041. Disponível em: https://www.ncbi.nlm. nih.gov/ pubmed/26019189.

[5]   Ogston KN, et al. A new histological grading system to assess response of breast cancers to primary chemotherapy: prognostic signifcance and survival. Breast, 2003,12(5):320–327. ISSN 0960-9776. Disponível em: https://www.ncbi.nlm.nih.gov/pubmed/14659147.

[6]   Provenzano E, et al. Standardization of pathologic evaluation and reporting of postneoadjuvant specimens in clinical trials of breast cancer: recommendations from an international working group. Mod Pathol, 2015,28(9):1185–1201. ISSN 1530-0285. Disponível em: https:// www.ncbi. nlm.nih.gov/pubmed/26205180.

[7]   U.S. Department of Health and Human Services, Food and Drug Administration, Center for Drug Evaluation and Research (CDER). Guidance for industry: pathological complete response in neoadjuvant treatment of high-risk early-stage breast cancer use as an endpoint to support accelerated approval. October 2014. fda.gov.

[8]   Residual Cancer Burden calculator and associated documents (Guide for Measuring Cancer Cellularity, Examples of Gross and Microscopic Evaluation, Pathology Protocol for Macroscopic and Microscopic Assessment of RCB). Disponível em: http://www3.mdanderson.org/app/medcalc/ index.cfm?pagename=jsconvert3. Acesso em: January 1.

[9]   Tamura N, et al. Tumor histology in lymph vessels and lymph nodes for the accurate prediction of outcome among breast cancer patients treated with neoadjuvant chemotherapy. Cancer Sci, 2009,100(10):1823–1833. ISSN 1349-7006. Disponível em: https://www.ncbi.nlm. nih.gov/ pubmed/19604245.

[10]   Würfel F, et al. TILGen: a program to investigate immune targets in breast cancer patients-frst results on the infuence of tumor-infltrating lymphocytes. Breast Care (Basel), 2018,13(1):8–14. ISSN 1661-3791. Disponível em: https://www.ncbi.nlm.nih.gov/ pubmed/29950961.

[11]   Fitzgibbons PL, et al. Protocol for the examination of specimens from patients with invasive carcinoma of the breast. College of American Pathologists, 2017.

[12]   Brain E, et al. Long-term prognostic and predictive factors in 107 stage II/III breast cancer patients treated with anthracycline-based neoadjuvant chemotherapy. Br J Cancer, 1997,75(9):1360–1367. ISSN 0007-0920. Disponível em: https://www.ncbi.nlm.nih.gov/ pubmed/9155059.

[13]   Corben AD, et al. Pathologic response and long-term follow-up in breast cancer patients treated with neoadjuvant chemotherapy: a comparison between classifcations and their practical application. Arch Pathol Lab Med, 2013,137(8):1074–1082. ISSN 1543-2165. Disponível em: https://www.ncbi.nlm.nih.gov/pubmed/23899063.

[14]   Kuerer HM, et al. Clinical course of breast cancer patients with complete pathologic primary tumor and axillary lymph node response to doxorubicin-based neoadjuvant chemotherapy. J Clin Oncol, 1999,17(2):460–469. ISSN 0732-183X. Disponível em: https://www.ncbi.nlm.nih. gov/ pubmed/10080586.

[15]   Rouzier R, et al. Nomograms to predict pathologic complete response and metastasis-free survival after preoperative chemotherapy for breast cancer. J Clin Oncol, 2005,23(33):8331–8339. ISSN 0732-183X. Disponível em: https://www.ncbi.nlm.nih.gov/pubmed/16293864.

[16]   Liedtke C, et al. Response to neoadjuvant therapy and long-term survival in patients with triple-negative breast cancer. J Clin Oncol, 2008,26(8):1275–1281. ISSN 1527-7755. Disponível em: https://www.ncbi.nlm.nih.gov/pubmed/18250347.

[17]   Silver DP, et al. Effcacy of neoadjuvant Cisplatin in triple-negative breast cancer. J Clin Oncol, 2010,28(7):1145–1153. ISSN 1527-7755. Disponível em: https://www.ncbi.nlm.nih. gov/ pubmed/20100965.

[18]   King TA, Morrow M. Surgical issues in patients with breast cancer receiving neoadjuvant chemotherapy. Nat Rev Clin Oncol, 2015,12(6):335–343. ISSN 1759-4782. Disponível em:

https://www.ncbi.nlm.nih.gov/pubmed/25850554.

[19] Gianni L, et al. Neoadjuvant chemotherapy with trastuzumab followed by adjuvant trastuzumab versus neoadjuvant chemotherapy alone, in patients with HER2-positive locally advanced breast cancer (the NOAH trial): a randomised controlled superiority trial with a parallel HER2-negative cohort. Lancet, 2010,375(9712):377–384. ISSN 1474-547X. Disponível em: https://www.ncbi. nlm.nih.gov/pubmed/20113825.

[20] Buzdar AU, et al. Signifcantly higher pathologic complete remission rate after neoadjuvant therapy with trastuzumab, paclitaxel, and epirubicin chemotherapy: results of a randomized trial in human epidermal growth factor receptor 2-positive operable breast cancer. J Clin Oncol, 2005,23(16):3676–3685. ISSN 0732-183X. Disponível em: https://www.ncbi.nlm.nih. gov/ pubmed/15738535.

[21] Denkert C, et al. Tumor-associated lymphocytes as an independent predictor of response to neoadjuvant chemotherapy in breast cancer. J Clin Oncol, 2010,28(1):105–113. ISSN 1527-7755. Disponível em: https://www.ncbi.nlm.nih.gov/pubmed/19917869.

[22] Salgado R, et al. Tumor-infltrating lymphocytes and associations with pathological complete response and event-free survival in HER2-positive early-stage breast cancer treated with lapatinib and trastuzumab: a secondary analysis of the NeoALTTO trial. JAMA Oncol, 2015,1(4):448–454. ISSN 2374-2445. Disponível em: https://www.ncbi.nlm.nih.gov/ pubmed/26181252.

[23] Pu RT, et al. Pathologic features of breast cancer associated with complete response to neoadjuvant chemotherapy: importance of tumor necrosis. Am J Surg Pathol, 2005,29(3):354–358. ISSN 0147-5185. Disponível em: https://www.ncbi.nlm.nih.gov/pubmed/15725804.

[24] Fisher B, et al. Effect of preoperative chemotherapy on the outcome of women with operable breast cancer. J Clin Oncol, 1998,16(8):2672–2685. ISSN 0732-183X. Disponível em: https:// www.ncbi.nlm.nih.gov/pubmed/9704717.

[25] Bear HD, et al. Sequential preoperative or postoperative docetaxel added to preoperative doxorubicin plus cyclophosphamide for operable breast cancer: National Surgical Adjuvant Breast and Bowel Project Protocol B-27. J Clin Oncol, 2006,24(13):2019–2027. ISSN 1527-7755. Disponível em: https://www.ncbi.nlm.nih.gov/pubmed/16606972.

[26] Cortazar P, et al. Pathological complete response and long-term clinical beneft in breast cancer: the CTNeoBC pooled analysis. Lancet, 2014,384(9938):164–172. ISSN 1474-547X. Disponível em: https://www.ncbi.nlm.nih.gov/pubmed/24529560.

[27] Delpech Y, et al. Clinical beneft from neoadjuvant chemotherapy in oestrogen receptorpositive invasive ductal and lobular carcinomas. Br J Cancer, 2013,108(2):285–291. ISSN 1532-1827. Disponível em: https://www.ncbi.nlm.nih.gov/pubmed/23299541.

[28] Petruolo OA, et al. Standard pathologic features can be used to identify a subset of estrogen receptor-positive, HER2 negative patients likely to beneft from neoadjuvant chemotherapy. Ann Surg Oncol, 2017,24(9):2556–2562. ISSN 1534-4681. Disponível em: https://www.ncbi. nlm.nih. gov/pubmed/28560596.

[29] Cristofanilli M, et al. Invasive lobular carcinoma classic type: response to primary chemotherapy and survival outcomes. J Clin Oncol, 2005,23(1):41–48. ISSN 0732-183X. Disponível em: https:// www.ncbi.nlm.nih.gov/pubmed/15625359.

[30] Riba LA, et al. Characterizing response to neoadjuvant chemotherapy in invasive lobular breast carcinoma. J Surg Res, 2019,233:436–443. ISSN 1095-8673. Disponível em: https:// www.ncbi. nlm.nih.gov/pubmed/30502283.

[31] Truin W, et al. Differences in response and surgical management with neoadjuvant chemotherapy in invasive lobular versus ductal breast cancer. Ann Surg Oncol, 2016,23(1):51–57. ISSN 1534-4681. Disponível em: https://www.ncbi.nlm.nih.gov/pubmed/25980321.

[32] Marmor S, et al. Relative effectiveness of adjuvant chemotherapy for invasive lobular compared with invasive ductal carcinoma of the breast. Cancer, 2017,123(16):3015–3021. ISSN 1097-0142. Disponível em: https://www.ncbi.nlm.nih.gov/pubmed/28382636.

[33] Matsubara N, et al. Different prognostic signifcance of Ki67 change between pre- and postneoadjuvant chemotherapy in various subtypes of breast cancer. Breast Cancer Res Treat, 2013,137(1):203–212. ISSN 1573-7217. Disponível em: https://www.ncbi.nlm.nih.gov/

pubmed/23184081.

[34] Rabban JT, et al. Pure and predominantly pure intralymphatic breast carcinoma after neoadjuvant chemotherapy: an unusual and adverse pattern of residual disease. Am J Surg Pathol, 2009,33(2):256–263. ISSN 1532-0979. Disponível em: https://www.ncbi.nlm.nih.gov/pubmed/18936689.

[35] Cheng E, et al. Residual pure intralymphatic breast carcinoma following neoadjuvant chemotherapy is indicative of poor clinical outcome, even in node-negative patients. Am J Surg Pathol, 2017,41(9):1275–1282. ISSN 1532-0979. Disponível em: https://www.ncbi.nlm.nih. gov/pubmed/28654428.

[36] Mc G, Sc L. Lymph-vascular invasion in the absence of stroll invasion after neoadjuvant therapy: a rare pattern of residual carcinoma that lacks an AJCC/UICC T category. San Antonio Breast Cancer Symposium, 2016.

[37] Chen AM, et al. Breast conservation after neoadjuvant chemotherapy: the MD Anderson cancer center experience. J Clin Oncol, 2004,22(12):2303–2312. ISSN 0732-183X. Disponível em: https://www.ncbi.nlm.nih.gov/pubmed/15197191.

[38] Sharkey FE, et al. Effects of preoperative chemotherapy on the morphology of resectable breast carcinoma. Mod Pathol, 1996,9(9):893–900. ISSN 0893-3952. Disponível em: https:// www.ncbi. nlm.nih.gov/pubmed/8878021.

[39] Liu YL, et al. Lymphovascular invasion is an independent predictor of survival in breast cancer after neoadjuvant chemotherapy. Breast Cancer Res Treat, 2016,157(3):555–564. ISSN 1573-7217. Disponível em: https://www.ncbi.nlm.nih.gov/pubmed/27225388.

[40] Uematsu T, et al. Is lymphovascular invasion degree one of the important factors to predict neoadjuvant chemotherapy effcacy in breast cancer? Breast Cancer, 2011,18(4):309–313. ISSN 1880-4233. Disponível em: https://www.ncbi.nlm.nih.gov/pubmed/20574730.

[41] Caudle AS, et al. Local-regional control according to surrogate markers of breast cancer subtypes and response to neoadjuvant chemotherapy in breast cancer patients undergoing breast conserving therapy. Breast Cancer Res, 2012,14(3):R83. ISSN 1465-542X. Disponível em: https://www.ncbi. nlm.nih.gov/pubmed/22621334.

[42] Mazouni C, et al. Residual ductal carcinoma in situ in patients with complete eradication of invasive breast cancer after neoadjuvant chemotherapy does not adversely affect patient outcome. J Clin Oncol, 2007,25(19):2650–2655. ISSN 1527-7755. Disponível em: https://www. ncbi.nlm. nih.gov/pubmed/17602071.

[43] Von Minckwitz G, et al. Defnition and impact of pathologic complete response on prognosis after neoadjuvant chemotherapy in various intrinsic breast cancer subtypes. J Clin Oncol, 2012,30(15):1796–1804. ISSN 1527-7755. Disponível em: https://www.ncbi.nlm.nih.gov/pubmed/22508812.

[44] Salgado R, et al. The evaluation of tumor-infltrating lymphocytes (TILs) in breast cancer: recommendations by an International TILs Working Group 2014. Ann Oncol, 2015,26(2):259–271. ISSN 1569-8041. Disponível em: https://www.ncbi.nlm.nih.gov/pubmed/25214542.

[45] Hendry S, et al. Assessing tumor-infltrating lymphocytes in solid tumors: a practical review for pathologists and proposal for a standardized method from the International Immunooncology Biomarkers Working Group: Part 1: assessing the host immune response, TILs in invasive breast carcinoma and ductal carcinoma in situ, metastatic tumor deposits and areas for further research. Adv Anat Pathol, 2017,24(5):235–251. ISSN 1533-4031. Disponível em: https://www.ncbi.nlm. nih.gov/pubmed/28777142.

[46] Dieci MV, et al. Update on tumor-infltrating lymphocytes (TILs) in breast cancer, including recommendations to assess TILs in residual disease after neoadjuvant therapy and in carcinoma in situ: a report of the International Immuno-Oncology Biomarker Working Group on Breast Cancer. Semin Cancer Biol, 2018,52(Pt 2):16–25. ISSN 1096-3650. Disponível em: https://www.ncbi.nlm. nih.gov/pubmed/29024776.

[47] Mlecnik B, et al. The tumor microenvironment and Immunoscore are critical determinants of dissemination to distant metastasis. Sci Transl Med, 2016,8(327):327ra26. ISSN 1946-6242. Disponível em: https://www.ncbi.nlm.nih.gov/pubmed/26912905.

[48] Loi S, et al. Prognostic and predictive value of tumor-infltrating lymphocytes in a phase III randomized adjuvant breast cancer trial in node-positive breast cancer comparing the addition of docetaxel to doxorubicin with doxorubicin-based chemotherapy: BIG 02-98. J Clin Oncol, 2013,31(7):860–867. ISSN 1527-7755. Disponível em: https://www.ncbi.nlm.nih.gov/pubmed/23341518.

[49] Denkert C, et al. Tumour-infltrating lymphocytes and prognosis in different subtypes of breast cancer: a pooled analysis of 3771 patients treated with neoadjuvant therapy. Lancet Oncol, 2018,19(1):40–50. ISSN 1474-5488. Disponível em: https://www.ncbi.nlm.nih.gov/pubmed/29233559.

[50] Yang X, et al. Evaluation of the predictive and prognostic values of stromal tumor-infltrating lymphocytes in HER2-positive breast cancers treated with neoadjuvant chemotherapy. Target Oncol, 2018,13(6):757–767. ISSN 1776-260X. Disponível em: https://www.ncbi.nlm.nih.gov/pubmed/30406444.

[51] Hwang HW, et al. A nomogram to predict pathologic complete response (pCR) and the value of tumor-infltrating lymphocytes (TILs) for prediction of response to neoadjuvant chemotherapy (NAC) in breast cancer patients. Breast Cancer Res Treat, 2019,173(2):255–266. ISSN 1573-7217. Disponível em: https://www.ncbi.nlm.nih.gov/pubmed/30324273.

[52] Ruan M, et al. Predictive value of tumor-infltrating lymphocytes to pathological complete response in neoadjuvant treated triple-negative breast cancers. Diagn Pathol, 2018,13(1):66. ISSN 1746-1596. Disponível em: https://www.ncbi.nlm.nih.gov/pubmed/30170605.

[53] Luen SJ, et al. Prognostic implications of residual disease tumor-infltrating lymphocytes and residual cancer burden in triple negative breast cancer patients after neo-adjuvant chemotherapy. Ann Oncol, 2019,30(2):236–242. ISSN 1569-8041. Disponível em: https://www.ncbi. nlm.nih.gov/pubmed/30590484.

[54] Zhang L, Wang XI, Zhang S. Tumor-infltrating lymphocyte volume is a better predictor of neoadjuvant therapy response and overall survival in triple-negative invasive breast cancer. Hum Pathol, 2018,80:47–54. ISSN 1532-8392. Disponível em: https://www.ncbi.nlm.nih.gov/pubmed/29883779.

[55] Labrosse J, et al. Chemosensitivity, tumor infltrating lymphocytes (TILs), and survival of postpartum PABC patients treated by neoadjuvant chemotherapy. Breast, 2018,42:61–67. ISSN 1532-3080. Disponível em: https://www.ncbi.nlm.nih.gov/pubmed/30179779.

[56] Stanton SE, Adams S, Disis ML. Variation in the incidence and magnitude of tumorinfltrating lymphocytes in breast cancer subtypes: a systematic review. JAMA Oncol, 2016,2(10):1354–1360. ISSN 2374-2445. Disponível em: https://www.ncbi.nlm.nih.gov/ pubmed/27355489.

[57] Dieci MV, et al. Prognostic and predictive value of tumor-infltrating lymphocytes in two phase III randomized adjuvant breast cancer trials. Ann Oncol, 2015,26(8):1698–1704. ISSN 1569-8041. Disponível em: https://www.ncbi.nlm.nih.gov/pubmed/25995301.

[58] Issa-Nummer Y, et al. Prospective validation of immunological infltrate for prediction of response to neoadjuvant chemotherapy in HER2-negative breast cancer-a substudy of the neoadjuvant GeparQuinto trial. PLoS One, 2013,8(12):e79775. ISSN 1932-6203. Disponível em: https://www.ncbi.nlm.nih.gov/pubmed/24312450.

[59] Dieci MV, et al. Prognostic value of tumor-infltrating lymphocytes on residual disease after primary chemotherapy for triple-negative breast cancer: a retrospective multicenter study. Ann Oncol, 2014,25(3):611–618. ISSN 1569-8041. Disponível em: https://www.ncbi.nlm.nih. gov/pubmed/24401929.

[60] Liu S, et al. CD8+ lymphocyte infltration is an independent favorable prognostic indicator in basal-like breast cancer. Breast Cancer Res, 2012,14(2):R48. ISSN 1465-542X. Disponível em: https://www.ncbi.nlm.nih.gov/pubmed/22420471.

[61] Loi S, et al. Tumor infltrating lymphocytes are prognostic in triple negative breast cancer and predictive for trastuzumab beneft in early breast cancer: results from the FinHER trial. Ann Oncol, 2014,25(8):1544–1450. ISSN 1569-8041. Disponível em: https://www.ncbi.nlm. nih.gov/pubmed/24608200.

[62] Hamy AS, et al. Stromal lymphocyte infltration after neoadjuvant chemotherapy is associated with

aggressive residual disease and lower disease-free survival in HER2-positive breast cancer. Ann Oncol, 2017,28(9):2233–2240. ISSN 1569-8041. Disponível em: https://www. ncbi.nlm.nih.gov/ pubmed/28911063.

[63] Ali HR, et al. Computational pathology of pre-treatment biopsies identifes lymphocyte density as a predictor of response to neoadjuvant chemotherapy in breast cancer. Breast Cancer Res, 2016,18(1):21. ISSN 1465-542X. Disponível em: https://www.ncbi.nlm.nih.gov/ pubmed/26882907.

[64] Ladoire S, et al. Pathologic complete response to neoadjuvant chemotherapy of breast carcinoma is associated with the disappearance of tumor-infltrating foxp3+regulatory T cells. Clin Cancer Res, 2008,14(8):2413–20. ISSN 1078-0432. Disponível em: https://www.ncbi. nlm.nih.gov/ pubmed/18413832.

[65] Pelekanou V, et al. Tumor-infltrating lymphocytes and PD-L1 expression in pre- and posttreatment breast cancers in the SWOG S0800 phase II neoadjuvant chemotherapy trial. Mol Cancer Ther, 2018,17(6):1324–1331. ISSN 1538-8514. Disponível em: https://www.ncbi.nlm. nih.gov/ pubmed/29588392.

[66] García-Martínez E, et al. Tumor-infltrating immune cell profles and their change after neoadjuvant chemotherapy predict response and prognosis of breast cancer. Breast Cancer Res, 2014,16(6):488. ISSN 1465-542X. Disponível em: https://www.ncbi.nlm.nih.gov/ pubmed/25432519.

[67] Loi S, et al. RAS/MAPK activation is associated with reduced tumor-infltrating lymphocytes in triple-negative breast cancer: therapeutic cooperation between MEK and PD-1/PD-L1 immune checkpoint inhibitors. Clin Cancer Res, 2016,22(6):1499–1509. ISSN 1078-0432. Disponível em: https://www.ncbi.nlm.nih.gov/pubmed/26515496.

[68] Miyashita M, et al. Prognostic signifcance of tumor-infltrating CD8+ and FOXP3+ lymphocytes in residual tumors and alterations in these parameters after neoadjuvant chemotherapy in triple-negative breast cancer: a retrospective multicenter study. Breast Cancer Res, 2015,17:124. ISSN 1465-542X. Disponível em: https://www.ncbi.nlm.nih.gov/ pubmed/26341640.

[69] Gennari R, et al. Pilot study of the mechanism of action of preoperative trastuzumab in patients with primary operable breast tumors overexpressing HER2. Clin Cancer Res, 2004,10(17):5650–5655. ISSN 1078-0432. Disponível em: https://www.ncbi.nlm.nih.gov/ pubmed/15355889.

[70] Demaria S, et al. Development of tumor-infltrating lymphocytes in breast cancer after neoadjuvant paclitaxel chemotherapy. Clin Cancer Res, 2001,7(10):3025–3030. ISSN 1078-0432. Disponível em: https://www.ncbi.nlm.nih.gov/pubmed/11595690.

[71] Bianchini G, Gianni L. The immune system and response to HER2-targeted treatment in breast cancer. Lancet Oncol, 2014,15(2):e58–68. ISSN 1474-5488. Disponível em: https:// www.ncbi. nlm.nih.gov/pubmed/24480556.

[72] Hennessy BT, et al. Outcome after pathologic complete eradication of cytologically proven breast cancer axillary node metastases following primary chemotherapy. J Clin Oncol, 2005,23(36):9304–9311. ISSN 0732-183X. Disponível em: https://www.ncbi.nlm.nih.gov/ pubmed/16361629.

[73] Mccready DR, et al. The prognostic signifcance of lymph node metastases after preoperative chemotherapy for locally advanced breast cancer. Arch Surg, 1989,124(1):21–25. ISSN 0004-0010. Disponível em: https://www.ncbi.nlm.nih.gov/pubmed/2910244.

[74] Kuerer HM, et al. Residual metastatic axillary lymph nodes following neoadjuvant chemotherapy predict disease-free survival in patients with locally advanced breast cancer. Am J Surg, 1998,176(6):502–509. ISSN 0002-9610. Disponível em: https://www.ncbi.nlm.nih.gov/ pubmed/9926779.

[75] Rastogi P, et al. Preoperative chemotherapy: updates of National Surgical Adjuvant Breast and Bowel Project Protocols B-18 and B-27. J Clin Oncol, 2008,26(5):778–785. ISSN 1527-7755. Disponível em: https://www.ncbi.nlm.nih.gov/pubmed/18258986.

[76] Rouzier R, et al. Incidence and prognostic signifcance of complete axillary downstaging after primary chemotherapy in breast cancer patients with T1 to T3 tumors and cytologically proven axillary metastatic lymph nodes. J Clin Oncol, 2002,20(5):1304–1310. ISSN 0732-183X. Disponível em: https://www.ncbi.nlm.nih.gov/pubmed/11870173.

[77] Buchholz TA, et al. Predictors of local-regional recurrence after neoadjuvant chemotherapy and mastectomy without radiation. J Clin Oncol, 2002,20(1):17–23. ISSN 0732-183X. Disponível em: https://www.ncbi.nlm.nih.gov/pubmed/11773149.

[78] Klauber-Demore N, et al. Size of residual lymph node metastasis after neoadjuvant chemotherapy in locally advanced breast cancer patients is prognostic. Ann Surg Oncol, 2006,13(5):685–691. ISSN 1068-9265. Disponível em: https://www.ncbi.nlm.nih.gov/ pubmed/16523367.

[79] Newman LA, et al. Histopathologic evidence of tumor regression in the axillary lymph nodes of patients treated with preoperative chemotherapy correlates with breast cancer outcome. Ann Surg Oncol, 2003,10(7):734–739. ISSN 1068-9265. Disponível em: https://www.ncbi.nlm. nih.gov/ pubmed/12900363.

[80] American Joint Committee on Cancer (AJCC). AJCC cancer staging manual. 8th ed. New York: Springer, 2017.

[81] Lakhani EI Sr, Schnitt SJS, et al. WHO classifcation of tumors of the breast. 4th ed. Lyon: International Agency for Research on Cancer, 2012. ISBN 978-92-832-2433-4.

[82] Wolmark N, et al. Preoperative chemotherapy in patients with operable breast cancer: nineyear results from National Surgical Adjuvant Breast and Bowel Project B-18. J Natl Cancer Inst Monogr, 2001,(30):96–102. ISSN 1052-6773. Disponível em: https://www.ncbi.nlm.nih. gov/ pubmed/11773300.

[83] Chevallier B, et al. Lenograstim prevents morbidity from intensive induction chemotherapy in the treatment of infammatory breast cancer. J Clin Oncol, 1995,13(7):1564–1571. ISSN 0732-183X. Disponível em: https://www.ncbi.nlm.nih.gov/pubmed/7541448.

[84] Sinn HP, et al. Histologic regression of breast cancer after primary (neoadjuvant) chemotherapy. Geburtshilfe Frauenheilkd, 1994,54(10):552–558. ISSN 0016-5751. Disponível em: https://www. ncbi.nlm.nih.gov/pubmed/8001751.

[85] Sataloff DM, et al. Pathologic response to induction chemotherapy in locally advanced carcinoma of the breast: a determinant of outcome. J Am Coll Surg, 1995,180(3):297–306. ISSN 1072-7515. Disponível em: https://www.ncbi.nlm.nih.gov/pubmed/7874340.

[86] Chollet P, et al. A new prognostic classifcation after primary chemotherapy for breast cancer: residual disease in breast and nodes (RDBN). Cancer J, 2008,14(2):128–132. ISSN 1528-9117. Disponível em: https://www.ncbi.nlm.nih.gov/pubmed/18391619.

[87] Tordai A, et al. Evaluation of biological pathways involved in chemotherapy response in breast cancer. Breast Cancer Res, 2008,10(2):R37. ISSN 1465-542X. Disponível em: https://www.ncbi. nlm.nih.gov/pubmed/18445275.

[88] Pilewskie M, Morrow M. Axillary nodal management following neoadjuvant chemotherapy: a review. JAMA Oncol, 2017,3(4):549–555. ISSN 2374-2445. Disponível em: https://www. ncbi. nlm.nih.gov/pubmed/27918753.

[89] Symmans WF, et al. Measurement of residual breast cancer burden to predict survival after neoadjuvant chemotherapy. J Clin Oncol, 2007,25(28):4414–4422. ISSN 1527-7755. Disponível em: https://www.ncbi.nlm.nih.gov/pubmed/17785706.

[90] Symmans WF, et al. Long-term prognostic risk after neoadjuvant chemotherapy associated with residual cancer burden and breast cancer subtype. J Clin Oncol, 2017,35(10):1049–1060. ISSN 1527-7755. Disponível em: https://www.ncbi.nlm.nih.gov/pubmed/28135148.

[91] Yi M, et al. Staging for breast cancer patients receiving neoadjuvant chemotherapy: utility of incorporating biologic factors. Ann Surg Oncol, 2020,27(2):359–366. ISSN 1534-4681. Disponível em: https://www.ncbi.nlm.nih.gov/pubmed/31667721.

[92] Mittendorf EA, et al. The neo-bioscore update for staging breast cancer treated with neoadjuvant chemotherapy: incorporation of prognostic biologic factors into staging after treatment. JAMA Oncol, 2016,2(7):929–936. ISSN 2374-2445. Disponível em: https://www.ncbi.nlm. nih.gov/ pubmed/26986538.

[93] Giuliano AE, et al. Breast Cancer-Major changes in the American Joint Committee on Cancer eighth edition cancer staging manual. CA Cancer J Clin, 2017,67(4):290–303. ISSN 1542-4863. Disponível em: https://www.ncbi.nlm.nih.gov/pubmed/28294295.

[94] Baker GM, King TA, Schnitt SJ. Evaluation of breast and axillary lymph node specimens in breast

cancer patients treated with neoadjuvant systemic therapy. Adv Anat Pathol, 2019,26(4):221–234. ISSN 1533-4031. Disponível em: https://www.ncbi.nlm.nih.gov/ pubmed/31149907.

[95] Moran MS, et al. Society of Surgical Oncology-American Society for Radiation Oncology consensus guideline on margins for breast-conserving surgery with whole-breast irradiation in stages I and II invasive breast cancer. J Clin Oncol, 2014,32(14):1507–1515. ISSN 1527-7755. Disponível em: https://www.ncbi.nlm.nih.gov/pubmed/24516019.

[96] Morrow M, et al. Society of Surgical Oncology-American Society for Radiation OncologyAmerican Society of Clinical Oncology consensus guideline on margins for breastconserving surgery with whole-breast irradiation in ductal carcinoma in situ. J Clin Oncol, 2016,34(33):4040–4046. ISSN 1527-7755. Disponível em: https://www.ncbi.nlm.nih.gov/ pubmed/27528719.

[97] Choi J, et al. Margins in breast-conserving surgery after neoadjuvant therapy. Ann Surg Oncol, 2018,25(12):3541–3547. ISSN 1534-4681. Disponível em: https://www.ncbi.nlm.nih. gov/ pubmed/30128902.

[98] Rouzier R, et al. Primary chemotherapy for operable breast cancer: incidence and prognostic signifcance of ipsilateral breast tumor recurrence after breast-conserving surgery. J Clin Oncol, 2001,19(18):3828–3835. ISSN 0732-183X. Disponível em: https://www.ncbi.nlm.nih. gov/ pubmed/11559720.

[99] Jwa E, et al. Locoregional recurrence by tumor biology in breast cancer patients after preoperative chemotherapy and breast conservation treatment. Cancer Res Treat, 2016,48(4):1363–1372. ISSN 2005-9256. Disponível em: https://www.ncbi.nlm.nih.gov/pubmed/26910473.

[100] Jabbour MN, Massad CY, Boulos FI. Variability in hormone and growth factor receptor expression in primary versus recurrent, metastatic, and post-neoadjuvant breast carcinoma. Breast Cancer Res Treat, 2012,135(1):29–37. ISSN 1573-7217. Disponível em: https://www. ncbi.nlm.nih.gov/ pubmed/22484731.

[101] Zhang N, et al. The hormonal receptor status in breast cancer can be altered by neoadjuvant chemotherapy: a meta-analysis. Cancer Invest, 2011,29(9):594–598. ISSN 1532-4192. Disponível em: https://www.ncbi.nlm.nih.gov/pubmed/22011281.

[102] Polley MY, et al. An international Ki67 reproducibility study. J Natl Cancer Inst, 2013,105(24):1897–1906. ISSN 1460-2105. Disponível em: https://www.ncbi.nlm.nih.gov/ pubmed/24203987.

[103] Denkert C, et al. Ki67 levels as predictive and prognostic parameters in pretherapeutic breast cancer core biopsies: a translational investigation in the neoadjuvant GeparTrio trial. Ann Oncol, 2013,24(11):2786–2793. ISSN 1569-8041. Disponível em: https://www.ncbi.nlm.nih. gov/ pubmed/23970015.

[104] Denkert C, et al. Strategies for developing Ki67 as a useful biomarker in breast cancer. Breast, 2015,24(Suppl 2):S67–72. ISSN 1532-3080. Disponível em: https://www.ncbi.nlm.nih.gov/ pubmed/26283598.

[105] Polley MY, et al. An international study to increase concordance in Ki67 scoring. Mod Pathol, 2015,28(6):778–786. ISSN 1530-0285. Disponível em: https://www.ncbi.nlm.nih.gov/ pubmed/25698062.

[106] Coates AS, et al. Tailoring therapies--improving the management of early breast cancer: St Gallen International Expert Consensus on the primary therapy of early breast cancer 2015. Ann Oncol, 2015,26(8):1533–1546. ISSN 1569-8041. Disponível em: https://www.ncbi.nlm. nih.gov/ pubmed/25939896.

[107] Chen R, et al. Assessment of the predictive role of pretreatment Ki67 and Ki67 changes in breast cancer patients receiving neoadjuvant chemotherapy according to the molecular classifcation: a retrospective study of 1010 patients. Breast Cancer Res Treat, 2018,170(1):35–43. ISSN 1573-7217. Disponível em: https://www.ncbi.nlm.nih.gov/pubmed/29480449.

[108] Cabrera-Galeana P, et al. Ki67 changes identify worse outcomes in residual breast cancer tumors after neoadjuvant chemotherapy. Oncologist, 2018,23(6):670–678. ISSN 1549-490X. Disponível em: https://www.ncbi.nlm.nih.gov/pubmed/29490940.

Part II

乳腺癌新辅助治疗前后的影像学表现

乳腺癌新辅助治疗后影像学表现的病例展示

Uzma Waheed, Margarita Zuley

病例 1

女性患者，主因右侧乳房包块就诊。行超声引导下空芯针穿刺活检，病检结果提示右侧乳腺浸润性导管癌，组织学分级为 3 级（ER/PR 阳性，HER2 阴性，Ki67 为 30%）。临床分期为 IA 期（$T_1N_0M_0$）。行 4 周期 T/C 方案化疗后，评估疗效为部分缓解（图 3.1~ 图 3.6）。

病例 2

女性患者，乳腺 X 线摄影检查提示左侧乳腺浸润性导管癌（组织学分级为 2 级，ER/PR 阴性，HER2 阳性，Ki67 为 30%）。接受 6 周期新辅助化疗（TCH-P 方案）后，患者获得影像学完全缓解，经手术证实为病理学完全缓解（pCR），分期为 ypT_0N_0（图 3.7~ 图 3.11）。

病例 3

女性患者，乳腺 X 线摄影显示右侧乳腺包块，经空芯针穿刺活检后证实为三阴性浸润性导管癌（TN IDC）。新辅助化疗（A/C/T 方案）后提示影像学部分缓解。对本病例进行研究后发现，部分缓解的病灶在 MRI 上的表现类似于纤维化，可见持续的流入特征（伪彩覆盖时的蓝色）；治疗后的增强程度也低于我们设置的恶性阈值。实际上，术后残留癌的直径为 1.1cm，与超声检查和 MRI 检查结果一致。2020 年 7 月 28 日经筛查发现该病例，肿瘤分期为 T_2N_0（图 3.12~ 图 3.18）。

U. Waheed (✉)
Breast Imaging Division, Department of Radiology, Stanford University, Palo Alto, CA, USA
e-mail: uzmaw@stanford.edu

M. Zuley
Breast Imaging Division, Department of Radiology, University of Pittsburgh Medical Center, Pittsburgh, PA, USA
e-mail: zuleyml@upmc.ed

© The Author(s), under exclusive license to Springer Nature Switzerland AG 2022
A. Soran, F. Nakhlis (eds.), *Management of the Breast and Axilla in the Neoadjuvant Setting*, https://doi.org/10.1007/978-3-030-88020-0_3

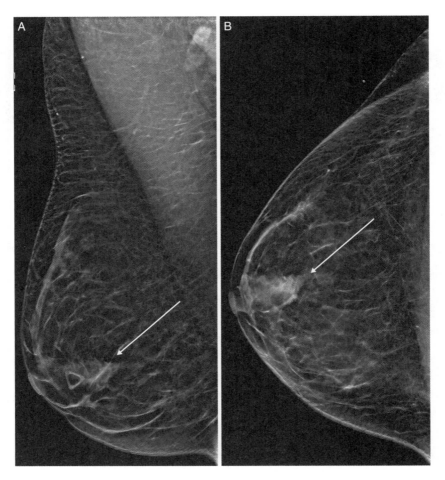

图 3.1　数字乳腺 X 线摄影图像 [内外侧斜位（MLO；A）和头尾位（CC；B）] 显示一个不规则的致密型肿块（细箭头），MLO 图像中可见三角形标志，标识可触及的肿块位置

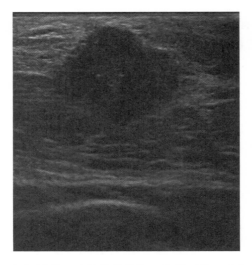

图 3.2　超声灰度图显示一个卵圆形、不规则的肿块，边界不清，后方回声无改变

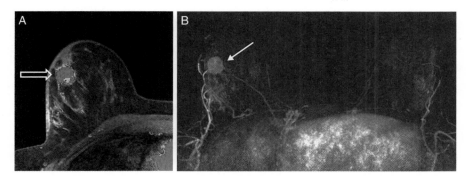

图 3.3　轴位 T1 相对比后脂肪饱和图像（A）和最大密度投影（MIP）处理后图像（B），显示一个不规则的均匀强化肿块（细箭头），伴流出型特征（空心箭头）

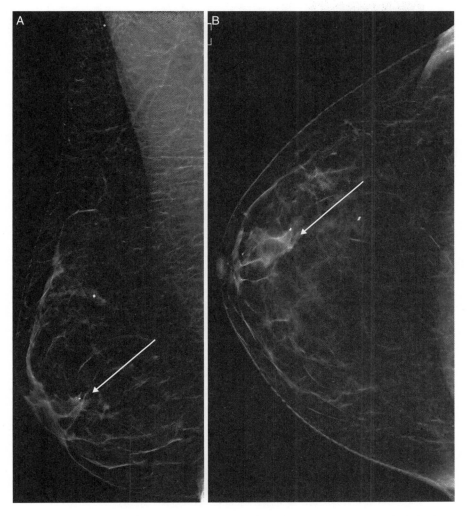

图 3.4　经新辅助化疗后，数字乳腺 X 线摄影的内外侧斜位（MLO；A）和头尾位（CC；B）图像显示肿块缩小，可见因治疗后纤维化导致的结构扭曲（MLO 位更明显），通过超声检查和乳腺 X 线摄影检查很难勾画残留癌的范围

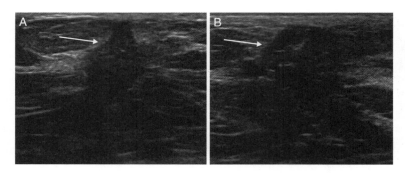

图 3.5 超声灰度图显示，经新辅助治疗后患者获得部分缓解，肿块缩小，呈低回声，局部成角，边缘不规则（箭头）

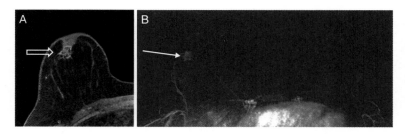

图 3.6 轴位 T1 相对比后脂肪饱和图像（A）和最大密度投影（MIP）处理后图像（B）显示，右侧乳腺残留癌很小（细箭头）。伪彩图显示，与治疗前相比，病灶从均一的流出型特征变成混合型动力学特征（空心箭头）

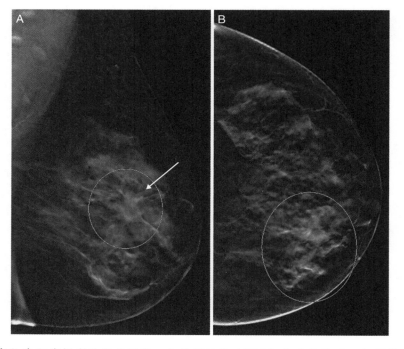

图 3.7 数字乳腺 X 线摄影的断层显像，内外侧斜位（MLO）和头尾位（CC）图像显示左侧乳房内侧存在一个不规则肿块（圆圈内），局部结构扭曲（箭头）

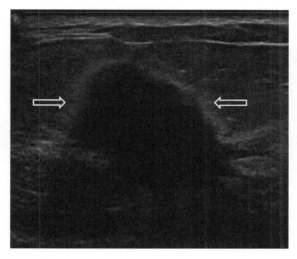

图 3.8 超声灰度图显示，不规则低回声肿块周围存在一圈因肿瘤浸润导致的回声环（空心箭头）

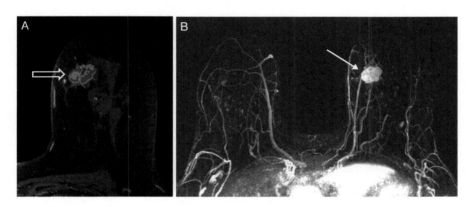

图 3.9 治疗前轴位 T1 相对比后脂肪饱和图像（A）和最大密度投影（MIP）处理后图像（B）显示，左侧乳房内侧存在不规则、均匀强化肿块（细箭头）。肿块呈均匀的流出型特征（空心箭头）

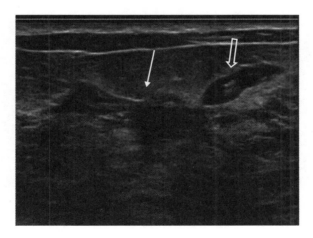

图 3.10 经新辅助化疗后，超声灰度图显示一条低回声肿块样区域（细箭头），很难区分其中哪些是残留癌，哪些是纤维化。附近可见穿刺时留下的亲水活检夹（空心箭头）

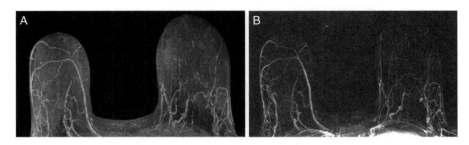

图 3.11　经新辅助化疗后，最大密度投影（MIP）处理图像（A）和无处理图像（B）显示没有增强的肿块残留，也没有非肿块样强化（NME），提示影像学完全缓解。经超声检查发现的低回声区域（图 3.10）更可能是纤维化的表现，而不是残留癌

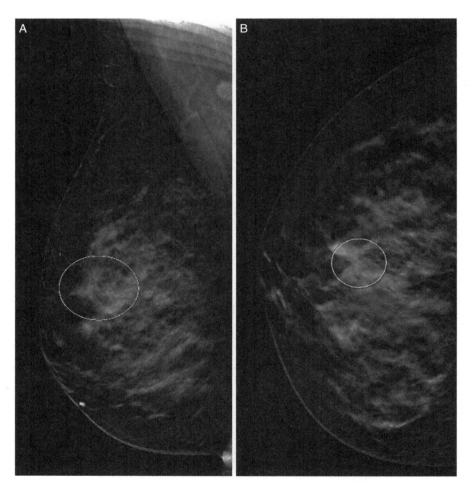

图 3.12　数字乳腺 X 线摄影显示不均匀的致密型乳腺组织，内外侧斜位（MLO；A）和头尾位（CC；B）图像显示，局部非对称性微小结构扭曲，断层成像时很明显（圆圈内）

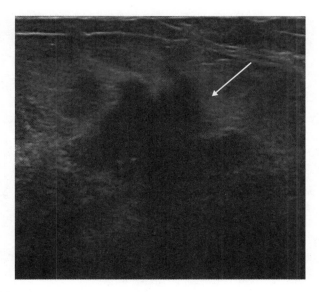

图 3.13　超声灰度图显示对应的不规则低回声肿块（箭头）

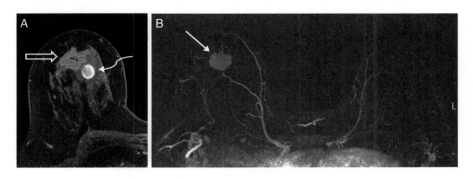

图 3.14　治疗前轴位 T1 相对比后脂肪饱和图像，经伪彩处理（A）和最大密度投影（MIP，B）显示右侧乳房有不规则的均匀强化肿块（细箭头），动力学表现主要为流出型（红色部分；空心箭头）。偶见一个良性圆形蛋白质囊肿（弯曲箭头）

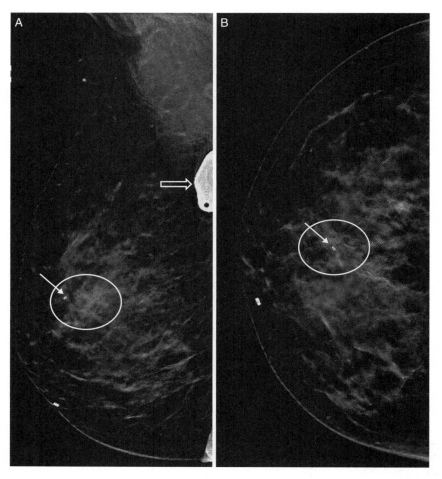

图 3.15　经新辅助化疗后，内外侧斜位（MLO；A）和头尾位（CC；B）图像显示已知肿瘤部位的微小结构扭曲（圆圈内）及穿刺时置入的活检夹（细箭头）。MLO 位可见胸肌前输液港（空心箭头）

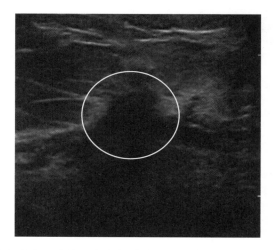

图 3.16　超声灰度图显示原病灶处低回声残留肿块（圆圈内）

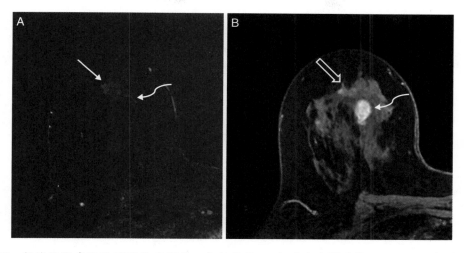

图 3.17　新辅助化疗后的 MRI 检查图像，包括轴位 T1 相对比减影图像（A）和 T1 相对比后脂肪饱和及伪彩处理图像（B），显示在未手术的恶性肿瘤部位存在一处不规则且不均匀增强的残留肿块（细箭头），信号微弱，甚至达不到动力学曲线分析的阈值（空心箭头），并可见良性圆形蛋白质囊肿（弯曲箭头）

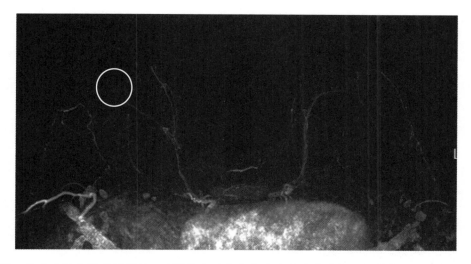

图 3.18　治疗后最大密度投影（MIP）图像显示在未手术的恶性肿瘤部位仅存在点状增强（圆圈内）

　　病例 4　女性患者，57 岁，筛查时确诊左侧乳腺 12 点钟位置浸润性导管癌（组织学分级为 3 级，ER/PR 阴性，FISH 检查提示 HER2 阴性，Ki67 >90%，LVI），见图 3.19。经活检证实左侧腋窝淋巴结转移（图 3.20）。接受 4 周期阿霉素联合环磷酰胺方案治疗后，序贯 12 周期紫杉醇联合卡铂方案治疗。在新辅助治疗后，乳腺和腋窝淋巴结达到影像学完全缓解（图 3.21~ 图 3.23）。

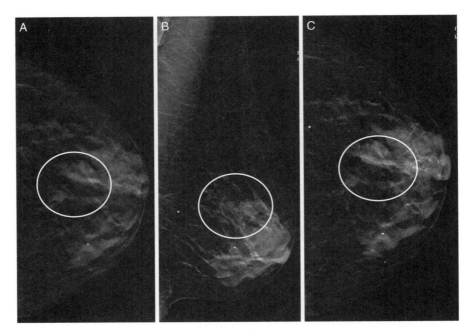

图 3.19 左侧乳腺头尾位（CC；A）、内外侧斜位（MLO；B）和头尾位（CC；C）图像显示两处相邻的不规则肿块，CC 位最明显

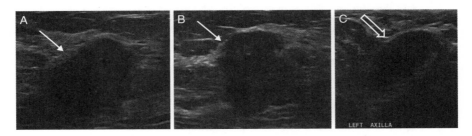

图 3.20 超声灰度图显示乳腺中存在不规则、倾斜生长的肿块（细箭头）。左侧腋窝可见异常肿大的淋巴结，正常淋巴门结构消失（空心箭头），经空芯针穿刺活检证实为转移癌

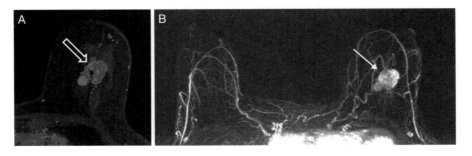

图 3.21 治疗前轴位 T1 相对比后脂肪饱和及伪彩图像（A）和最大密度投影图像（MIP；B）显示左侧乳房内存在分叶状不规则肿块（细箭头），动力学曲线呈流出型（空心箭头）

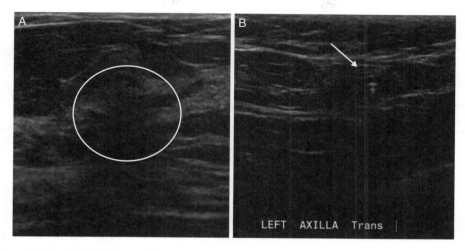

图 3.22　乳腺和腋窝的超声灰度图显示,已知病灶部位未见残留癌,有细微的结构扭曲(圆圈内)。治疗后转移淋巴结的尺寸和形态正常（细箭头显示活检后留下的活检夹）

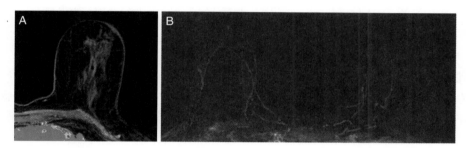

图 3.23　经新辅助化疗后，T1 相对比后脂肪饱和图像（A）和轴位最大密度投影图像（MIP；B）显示影像学完全缓解，无肿块型增强信号，也无非肿块型增强信号

（丁嘉珺　译，陈宝莹　审校）

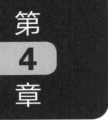

第 4 章

腋窝影像学检查以及淋巴结阳性和阴性的诊断方法

Leah H. Portnow, Allyson L. Chesebro, Eva C. Gombos

哪些情况下推荐行腋窝影像学检查

当患者出现腋窝症状或者近期诊断为乳腺癌时，通常需要进行腋窝影像学检查，检查结果也可以用于腋窝的诊断和指导外科手术。行胸部 CT、PET/CT 检查或者胸部和肩关节 MRI 检查时应常规检查腋窝区域，如果无意中发现腋窝存在问题，则需要进一步检查。

腋窝病变的鉴别诊断很广泛。主要分为良性疾病和原发性恶性腋窝肿瘤，后者包括乳腺癌、肉瘤、颗粒细胞瘤、神经鞘瘤等，还包括皮肤疾病、先天性发育异常、感染 / 炎症性疾病和淋巴结转移、造血系统疾病和手术后改变。腋窝处副乳腺也会出现正常乳腺可能发生的各种疾病。腋窝外的肿块也会生长并挤入或侵犯腋窝区域。

在美国，当 30 岁以上的女性患者发现乳腺或腋窝包块时，首先需要接受乳腺 X 线摄影，对病变部位进行皮肤标记后再针对病变部位进行超声检查[1]。30 岁以下的患者应首选 B 超检查[1]。

浸润性乳腺癌患者的腋窝分期非常重要，因为腋窝淋巴结状态是影响预后的极其重要的因素。在制订治疗计划时，对腋窝进行影像学评估非常关键[2-3]。如果患者有临床指征，应首选超声检查，通常会对异常的淋巴结进行超声引导下活检，并可能放置活检标记夹。不推荐导管原位癌（ductal carcinoma in situ，DCIS）患者接受常规腋窝超声检查[4]。

到目前为止，腋窝淋巴结阳性患者无论是否接受新辅助治疗，都需要接受腋窝淋巴结清扫术（axillary lymph node dissection，ALND）。ALND 会破坏淋巴系统的完整性，术后患者发生淋巴水肿的比例很高，可能影响患者的生活质量。与前哨

L. H. Portnow (✉) · A. L. Chesebro · E. C. Gombos
Breast Imaging Division, Department of Radiology, Brigham and Women's Hospital,
Dana-Farber Cancer Institute, Boston, MA, USA
e-mail: lportnow@bwh.harvard.edu; achesebro@bwh.harvard.edu;
egombos@bwh.harvard.edu

© The Author(s), under exclusive license to Springer Nature Switzerland AG 2022
A. Soran, F. Nakhlis (eds.), *Management of the Breast and Axilla in the Neoadjuvant Setting*, https://doi.org/10.1007/978-3-030-88020-0_4

淋巴结活检（sentinel lymph node biopsy，SLNB）相比，接受 ALND 后患者的淋巴水肿发生率明显升高（13%~19.9% *vs.* 3%~5.6%）[5-6]。

美国外科学会肿瘤学组（American College of Surgeons Oncology Group，ACOSOG）主持的临床试验 Z0011 极大地改变了学术界对腋窝的理解和外科处理策略。这项多中心、前瞻性、随机对照研究证明，临床 T_1~T_2 期乳腺癌、临床腋窝淋巴结阴性（cN_0）病变和行 SLNB 时仅可见 1~2 枚淋巴结转移的患者，可避免行 ALND[7]。如果初诊时临床腋窝淋巴结阳性（cN1）的患者经新辅助化疗（NACT）后腋窝淋巴结达到病理学完全缓解（pCR），则预后有所改善。我们对上述现象背后潜在的肿瘤生物学原理深入理解后，再结合 Z0011 研究的结果，可以推动学术界进一步研究腋窝淋巴结的降期治疗（见"新辅助化疗的反应"一节）。

然而，腋窝淋巴结肿大的患者（即临床阳性）可能仍然会接受 ALND，特别是经新辅助治疗后仍存在残留癌时。

通过腋窝影像学检查评估能够辨识那些腋窝淋巴结负荷较重的患者，哪些患者不适合行 SLNB，哪些患者应该进行 ALND。根据 NCCN 指南，当在腋窝可触及肿大淋巴结时患者应接受腋窝超声检查[8]。

腋窝的影像学结果也会影响 NACT 的实施。对局部晚期乳腺癌或已知腋窝淋巴结阳性的患者进行腋窝淋巴结评估能够帮助监测 NACT 对患者的整体治疗反应。

乳腺 X 线摄影检查

正常的淋巴结呈肾形，淋巴门富含脂肪，X 线摄影图像上呈低密度（图 4.1）。当乳腺 X 线摄影结果显示淋巴结密度增加、淋巴门结构消失、皮质局部广泛增厚或尺寸变大时，提示淋巴结可能出现转移（图 4.2）。在良性疾病和恶性疾病中临床医生都能观察到异常表现的淋巴结，因此组织活检仍然是确认淋巴结状态的金标准。

对腋窝进行影像学检查的最主要目的是明确淋巴结的肿瘤负荷，从而为多学科讨论治疗决策提供参考。这些检查手段包括腋窝超声、超声引导下活检以及负荷较重时采用的 MRI 检查[9]，对新确诊的乳腺癌首先推荐的检查方法是乳腺 X 线摄影和数字乳腺体层合成（digital breast tomosynthesis，DBT）。行乳腺 X 线检查时约半数的患者可见腋窝淋巴结。但是受检查手段所限，检查中只能看到 I 级淋巴结，即使进行乳腺 X 线摄影时采用特殊角度，往往也看不到高于 I 级的或 II 级淋巴结，即便如此，通过乳腺 X 线摄影仍然可以看到皮肤或皮下组织增厚以及融合成团的肿大淋巴结。

通过乳腺 X 线检查能观察到腋窝淋巴结内的钙化。皮肤表面止汗剂也会导致类似的表现，造成假阳性的结果。患者可能会在接受乳腺 X 线筛查后被重新要求进行诊断性检查。将腋窝皮肤清洁干净后，重复行乳腺 X 线内外侧斜位（mediolateral oblique，MLO）检查，图像中的高密度影消失，或者确认高密度影位于淋巴结内或腋窝组织内。在筛查和诊断性检查中，DBT 检查的广泛开展使得高密度影或钙

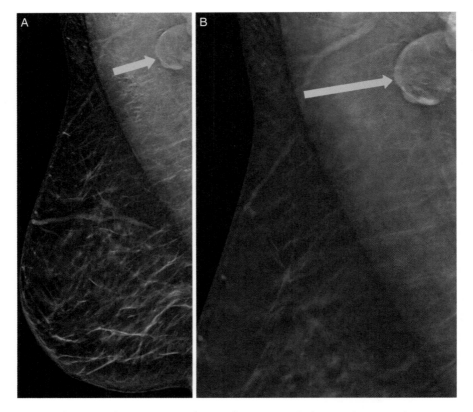

图 4.1　良性腋窝淋巴结在乳腺 X 线摄影上的表现。女性患者，46 岁，无临床症状，行乳腺 X 线摄影筛查。A. 右侧乳房内外侧斜位（MLO）图像显示一枚正常的腋窝淋巴结（黄色箭头），呈肾形，边缘清晰，皮质薄而均匀。B. 断层放大显像时，淋巴门清晰可见（黄色箭头）。注意，尽管淋巴结的长轴大于 2cm，但是局部的脂肪替代和正常结构提示为正常淋巴结。与数年前的乳腺 X 线摄影结果对比，这枚淋巴结稳定且无变化，对侧腋窝也有一枚类似的淋巴结（该图像未显示）

化点在皮肤或淋巴结内的定位变得更容易。

　　淋巴结钙化的鉴别诊断包括肉芽肿性感染，类风湿关节炎的金制剂治疗，胶原血管疾病，以及来自乳腺癌和其他肿瘤的转移癌（如甲状腺癌）。乳腺癌转移灶会导致淋巴结钙化，这种钙化形态通常与原发灶的钙化形态类似[10]。

　　通过乳腺 X 线检查还能发现结外或包膜外侵犯（图 4.3）。淋巴结外侵犯是指浸润性癌突破淋巴结包膜，侵入淋巴结周围的脂肪组织[11]。当淋巴结的边界不清或呈毛刺状时，就有可能存在结外侵犯。多项研究结果证实，结外侵犯与预后不良相关[11–16]。

　　腋窝淋巴结阳性并接受 NACT 的患者需要根据乳腺 X 线摄影、超声和 MRI 检查结果重新进行分期。应该记录治疗后乳腺 X 线图像上的淋巴结大小和活检夹位置，以帮助制订治疗方案。

　　行腋窝手术后，通过腋窝影像学检查可发现多种改变，包括血肿、血清肿、组织结构改变和水肿，并随着时间的推移而改变。术后积液在乳腺 X 线摄影图像上可表现为边界不清的肿块、密度增高影，图像上还可以发现组织结构扭曲、皮肤和皮下组织增厚或脂肪坏死，也可以发现无症状的腋窝复发。

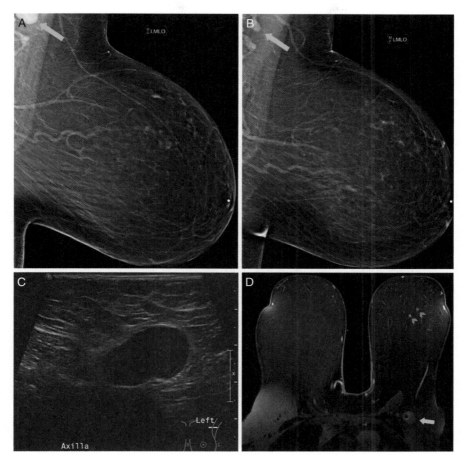

图 4.2　淋巴结转移灶在乳腺 X 线摄影上的表现。女性患者，64 岁，无临床症状，行临床乳腺 X 线摄影筛查。A. 左侧乳房内外侧斜位（MLO）图像显示图像边缘存在一枚高密度、增大的淋巴结（黄色箭头），乳腺无异常发现。B.1 年前患者的 MLO 位显示一枚形态正常的淋巴结（黄色箭头）。C. 腋窝超声检查结果显示存在一枚卵圆形、增大、低回声淋巴结，淋巴门消失。行超声引导下病理学活检证实为原发性乳腺癌的转移癌。D. 行乳腺 MRI 检查明确乳腺原发灶位置，结果显示两处毫米级不规则肿块，边缘呈毛刺状（蓝色箭头）。病理学检查结果显示为组织学分级 2 级的浸润性小叶癌，ER 阳性，HER2 阴性。腋窝淋巴结内可见不显影的活检夹的人工伪影（黄色箭头）

超声检查

　　超声检查可用于对腋窝淋巴结显影。用于乳腺超声检查和腋窝超声检查的探头是同一种高频探头。检查时患者呈仰卧位或对侧卧位，将同侧手臂外展、外旋并置于头顶。超声检查可常规显示 I 级淋巴结（胸小肌外侧和下方淋巴结），在超声灰度图中以直角平面的方式记录淋巴结位置，可行横截面和纵截面以及径向平面和反径向平面扫描。采用彩色多普勒成像时，应选择低速和低壁滤波模式，以便于检测非淋巴门血流[17]。

　　与淋巴结大小相比，淋巴结皮质的形态特点是预测腋窝淋巴结是否转移[18-19]

的重要因素。一项系统综述显示，如果以淋巴结直径 >5mm 作为参数，不可触及淋巴结的超声诊断敏感度为 48.8%~87.1%，特异度为 55.6%~97.3%[19]。当考虑形态学特征时，如圆形、低回声、偏心性皮质增厚、中央淋巴门消失、分叶状等，敏感度升高至 54.7%~92.3%，特异度升高至 80.4%~97.1%[19]。

　　一个正常淋巴结的形态呈肾形或卵圆形，均匀、低回声，皮质厚度 <3mm；中央淋巴门高回声；边界光滑、清晰（图 4.4）。可疑恶性淋巴结的形态多为圆形、皮质增厚 ≥ 3mm、高回声淋巴门消失、皮质局部或偏心性隆起[18, 20]（图 4.5）。在彩色多普勒超声图像中，与良性淋巴结相比，腋窝转移淋巴结更多表现为结周或皮质血流增加[17, 19]（图 4.5）。同侧乳腺癌患者的腋窝淋巴结彩色多普勒图像呈无淋巴门血流时，阳性预测值达 78%[20]。有时淋巴结内可见微钙化，这一现象与原发灶内的微钙化有关[21]。

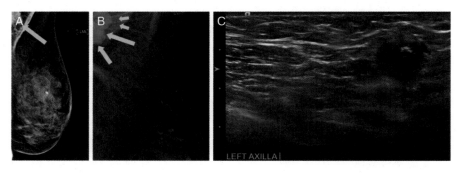

图 4.3　结外侵犯图像。女性患者，69 岁，被诊断为浸润性导管癌，组织学分级 2 级、HER2 阳性，行诊断性乳腺 X 线摄影。A. 左侧乳房内外侧斜位（MOL）摄影结果显示乳房上部浸润性导管癌，组织学分级 2 级，HER2 阳性（以 Tumark 公司的 Q 形靶钉进行标识），多枚肿大的淋巴结，边缘不清（黄色箭头）。B. 放大后断层显像显示，淋巴结边缘与周围脂肪界限不清（黄色箭头），提示肿瘤侵犯腋窝脂肪组织。C. 腋窝超声检查显示不规则肿块，边缘不清，无淋巴门结构。患者接受 6 个月的术前化疗，随后进行左侧腋窝淋巴结清扫和保乳手术。腋窝标本的病理学检查结果显示 4 枚淋巴结转移（4/10），细胞密度下降 20%，结外侵犯的肿瘤最大直径为 6mm，有神经侵犯；肿瘤细胞减少 20%

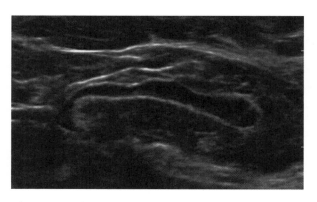

图 4.4　超声检查中正常淋巴结的表现。女性患者，44 岁，右侧腋窝可触及肿大的淋巴结，超声检查结果提示淋巴结外形正常，呈肾形、中央高回声脂肪门、皮质薄且呈均匀的低回声

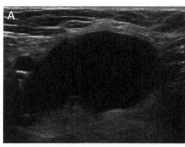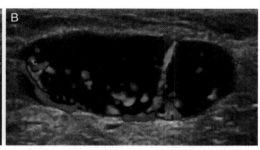

图 4.5　超声检查中异常淋巴结的表现。女性患者，49 岁，被诊断为右侧三阴性乳腺癌，存在腋窝淋巴结转移。行乳房切除术、腋窝淋巴结清扫术后 15 个月。A. 超声检查结果显示，右侧腋窝可见异常形态淋巴结，皮质呈低回声，明显增厚，中央高回声淋巴脂肪门变平。B. 彩色多普勒超声检查结果显示淋巴结皮质血流丰富

乳腺 MRI 检查

对比增强乳腺 MRI 检查并不是评估腋窝的主要工具。乳腺 MRI 检查通常用于高风险患者的筛查、疑难病例诊断、已活检并确诊患者的病情程度评估以及新辅助治疗后的疗效评估。相比于乳腺 X 线和超声检查，MRI 检查能从更加全面的视角观察双侧腋窝。这种横断面成像的影像学方法可用于评估 I 、II 和 III 级淋巴结[22]。I 级淋巴结位于胸小肌外侧，II 级淋巴结包括位于腋窝中央、胸小肌后方以及胸大小肌间的 Rotter 淋巴结；III 级淋巴结位于胸小肌内侧。当采用 MRI 检查从左向右进行相位编码时，由于心脏搏动造成的伪影会导致部分腋窝显示不清[21]。

同腋窝超声检查结果一样，MRI 检查图像上正常的淋巴结呈肾形，边界清晰、淋巴门存在（图 4.6）。T1WI 增强前、无脂肪抑脂序列能清楚地显示淋巴门[22]。T2WI 上皮质呈中、高信号。淋巴结血供丰富，因此 T1WI 增强后呈均匀强化或边缘强化，时间信号曲线呈快进快出状态。由于正常淋巴结也呈 III 型流出型曲线，因此单纯依靠动力学特征不能判断淋巴结的良恶性[21]。

形态异常淋巴结的鉴别诊断包括转移性乳腺癌、白血病 / 淋巴瘤、肺癌、甲状腺癌、胃肠道肿瘤和卵巢癌。患者发生感染和炎症时也会出现淋巴结肿大，如类风湿关节炎、系统性红斑狼疮、银屑病性关节炎和结节病。与乳腺 X 线或超声检查结果类似，MRI 检查图像上判断异常淋巴结的要点也是肾形形态消失，皮质厚度增加（图 4.7）。典型恶性淋巴结呈圆形且增大，纵横比 <2，偏心性皮质增厚，淋巴门消失。淋巴结增强呈不均匀强化，当肿瘤侵犯程度严重时，也可表现为弥漫性增强[22]。如果发生结外侵犯，淋巴结的边缘会变得不规则[22]。Baltzer 等回顾性分析 56 例原发性乳腺癌患者行乳腺 MRI 检查时预测腋窝淋巴结转移的效果[23]。研究结果显示，转移的最重要预测因子是淋巴结边缘不规则、皮质不均匀增厚、局灶周围水肿（T2WI 弛豫时间延长或淋巴结周围软组织 T2 高信号）以及与对侧腋窝淋巴结相比不对称（$P<0.001$）[23]。延长的 T2 弛豫时间是一种顺磁定量特征，除了 T2 弛豫时间之外还考虑了磁场的不均匀性，它不是标准的 MRI 检查协议。有文献报道，

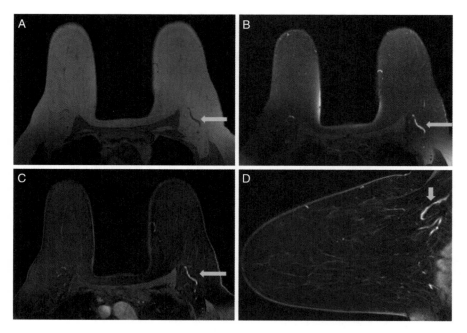

图 4.6　正常腋窝淋巴结的 MRI 检查图像。女性患者，71 岁，新确诊为浸润性小叶癌，行 MRI 检查判断恶性程度。左侧腋窝可见一枚形态正常的淋巴结，皮质均匀、菲薄。A. 增强前 T1 非脂肪饱和轴位图像呈低密度影。B. T2/STIR 轴位图像呈 T2 高密度影。增强后 T1 脂肪饱和轴位图像（C）和矢状位图（D）均呈 T1 高密度影

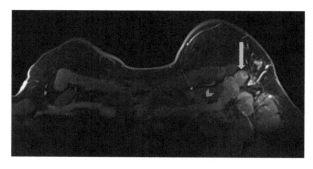

图 4.7　异常腋窝淋巴结的 MRI 检查图像。女性患者，33 岁，被诊断为炎性乳腺癌，MRI 检查显示形态异常的肿大淋巴结。增强后 T1 脂肪饱和图显示腋窝 1 水平（粗箭头）、2 水平（蓝色箭头）和 3 水平（细箭头）处转移淋巴结又圆又大，呈不均匀强化

这一指标的改变与转移相关 [24]。

　　关于良性和恶性淋巴结形态学特征的区分尚未达成共识。即使是在高达 7T 的高解析度磁场中，如果未做活检，仅通过形态学特征无法明确为恶性肿瘤。当皮质厚度 ≥ 3mm 时，诊断敏感度为 88%，特异度为 32%；皮质厚度 <3mm 时，阴性预测值为 91%[24]。

　　尽管专家们对恶性淋巴结图像的形态特征尚未达成共识，但是如果放射科医生发现皮质明显增厚、淋巴门消失、与对侧腋窝淋巴结相比不对称等现象时，并且怀疑淋巴结不正常，特别是在已经确诊某种肿瘤的情况下，采用有针对性的超声

检查和超声引导下细针抽吸活检（FNA）或空芯针穿刺活检（core needle biopsy，CNB）是标准操作。

超声引导下诊断和干预

超声检查是对腋窝淋巴结进行影像学引导下干预的手段之一。

术前，腋窝淋巴结可以通过经皮超声引导下 FNA 或 CNB 进行取样以明确良恶性，两种方法的优点类似。

如果使用 CNB，那么应该选择"不投掷 / 开槽（no throw/open trough）"技术（图 4.8），即保证 14G 针的进针安全性，避免损伤淋巴结周围的腋动脉和腋静脉[20, 25]。如果没有这个设备，或者淋巴结足够大并能够避免发生周围损伤，也可选择"投掷（throw）"设备，针的型号仍选择 14G（图 4.9）。CNB 的阴性预测值（NPV）为89%，敏感度为 94%[20]。

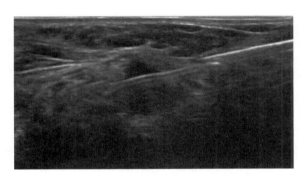

图 4.8　超声引导下空芯针穿刺活检，使用"不投掷"设备。女性患者，64 岁，被诊断为右侧乳腺癌，行保乳手术及腋窝淋巴结清扫术，接受放疗后 30 年。使用不投掷设备进行右侧腋窝空芯针穿刺活检。将活检设备平行于胸壁旋转，将活检针穿过淋巴结，针尖刚好位于淋巴结远端，淋巴结组织恰好进入活检槽内

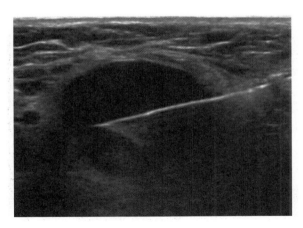

图 4.9　超声引导下空芯针穿刺活检，使用"投掷"设备。女性患者，49 岁，被诊断为三阴性乳腺癌，存在腋窝淋巴结转移，15 个月前行改良根治术及腋窝淋巴结清扫术。由于右侧腋窝淋巴结很大，且皮质增厚明显，因此选择"投掷"设备进行活检。将活检设备平行于胸壁放置，控制针尖在淋巴结内部

行 FNA 时通常采用一根 25~20G 的针，后接一个容量很小的注射器（图 4.10）。实施这项技术后需要一位专业能力很强的细胞病理学专家解读对标本进行译读。阴性预测值为 80.5%，敏感度为 80%，特异度为 85.7%，阳性预测值（positive predictive value，PPV）为 85.2%[26]。在另一项研究中，待查或可疑淋巴结 FNA 的敏感度为 80%，当只评估可疑淋巴结时敏感度陡升至 93%[2]。

对 FNA 和 LCNB 直接进行比较后可知，特异度相同（100%）时两者的敏感度没有明显差异，分别是 82% 和 75%[28]。但是用于 LCNB 的费用远高于 FNA[28]。实施任何一种活检时都不能避免腋窝手术，但是活检结果有利于指导后续的治疗策略，是行新辅助化疗还是手术治疗。

一致性评价

一旦对淋巴结成功取材后，就应明确病理结果。如果样本中细胞的数量不足，需要重复进行 FNA 或 CNB。如果对淋巴结取材后，细胞病理科医生或病理科医生观察到了淋巴细胞，那么无论活检结果阳性还是阴性，结果的一致性都应该得到认可。

新辅助化疗反应

接受新辅助治疗后淋巴结的缓解情况在不同的前瞻性临床试验中都保持高度一致，如 ACOSOG Z1071、SENTINA 和 SN FNAC 试验。ACOSOG Z0011 和 AMAROS 临床试验证实，在对 cT_1~T_2N_0 乳腺癌患者直接进行手术后，如果腋窝淋巴结的肿瘤负荷很少（最多 2 枚前哨淋巴结阳性），接受局限性腋窝淋巴结手术与清扫手术患者的生存获益（DFS 和 OS）类似[29-31]。这些关键数据不适用于新辅助治疗。因此，ACOSOG Z1071 和 SENTINA 临床试验评估了 cT_1~T_4、cN_1~N_2 的原发性乳腺癌患者接受新辅助化疗后的腋窝处理策略[32-34]。尽管 Z1071 试验中 SLNB 的假阴性率（false negative rate，FNR）是 12.6%，但是经亚组分析显示当 FNR<10% 时，SLNB 用于腋

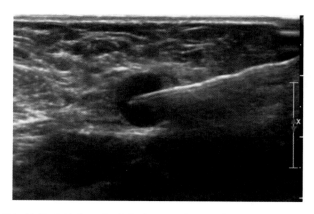

图 4.10　超声引导下细针抽吸活检。女性患者，57 岁，被诊断为转移性非小细胞肺癌，存在腋窝淋巴结肿大。将 20G 活检针连接 5mL 注射器，对右侧腋窝淋巴结进行穿刺，针体与胸壁保持平行

窝淋巴结分期是安全的。如果术中采用双示踪法（即放射性硫胶体法和蓝色染料法）找到 3 枚以上的前哨淋巴结，那么将 SLNB 用于腋窝淋巴结分期是安全的。当然，还需要单独或者与其他前哨淋巴结一起找到初始活检阳性的那枚淋巴结[34]。由于通过靶向腋窝淋巴结切除术（targeted axillary dissection，TAD）能够切除经活检证实的转移淋巴结，其 FNR 也能达到 10% 的安全阈值[32-37]，因此 NACT 后行超声检查评估是常规操作[38]。

　　NACT 后患者的腋窝淋巴结会出现进展、稳定、部分缓解和完全缓解等情况。淋巴结增大、皮质增厚或者淋巴门丢失为进展；未发生改变为稳定；尺寸缩小为部分缓解（图 4.11）；淋巴结形态完全正常，如皮质厚度 <3mm，恢复肾形，淋巴门再现或者整个淋巴结消失，则为完全缓解（图 4.12）。

　　在某些机构，TAD 已经成为主流方法。诊断和评估腋窝异常淋巴结时需要记录位置、深度和数目。在淋巴结活检时，应在淋巴结内置入超声下显影的活检标识。在 NACT 后应进行腋窝超声检查以评估疗效。当根据影像学检查结果评估为部分缓解或完全缓解时，曾经被活检的淋巴结可能很难被观察到，但是活检标识通常还在。术前应该对活检淋巴结和（或）活检标识进行定位。选择性切除活检淋巴结，同时切除不少于 3 枚前哨淋巴结，就可以将 FNR 降低至 7%[36]。此外还有研究报道，约 23% 的病例的活检淋巴结并非前哨淋巴结[36]，所以直接切除活检淋巴结很重要。NCCN 指南指出，只有当 1~2 枚前哨淋巴结或置入活检标识的淋巴结内没有转移癌时，才可以行前哨淋巴结活检[8]。

淋巴结定位

　　能否行活检标识定位淋巴结以进行 TAD 的治疗决策与各医疗单位的规定有关。许多医疗单位的外科医生更愿意使用双示踪剂或蓝色染料进行定位，并在术中取出 3 枚以上的前哨淋巴结，这两种方法可使 FNR 低至 9.1%[34]。他们不太喜欢在活检时定位淋巴结，如果某个单位的外科医生选择 TAD，那么放射科医生一定要在术前定位经活检确诊阳性且用活检标识标记的腋窝淋巴结。

　　乳腺原发灶的定位方法有很多种，腋窝淋巴结的定位方法也很多。为了能尽可能远地观察到腋窝的上方和外侧，更推荐选择超声引导下定位方法。应将活检标识放在淋巴结的皮质内，就像船锚一样。

　　以前通常采用金属丝作为定位标识[39]。20 世纪 70 年代，预载了金属丝标识的针形设备首次被引入临床[40]，金属丝的长度为 3~15cm[40]。金属丝被置入淋巴结，2cm 厚的强化部分穿过皮质，尖端刚好超过目标。该操作的关键是避免损伤腋窝血管。使用这种金属丝标识的缺点是影响局部美观度，可导致手术范围增大，因为外科医生需要沿着金属丝的腔道进行解剖，找到全部金属丝，并且手术当天还需要其他科室协助定位，这是美国的典型工作流程[40]。由于金属丝在腋窝的位置不同，手术时可能出现技术方面的困难。

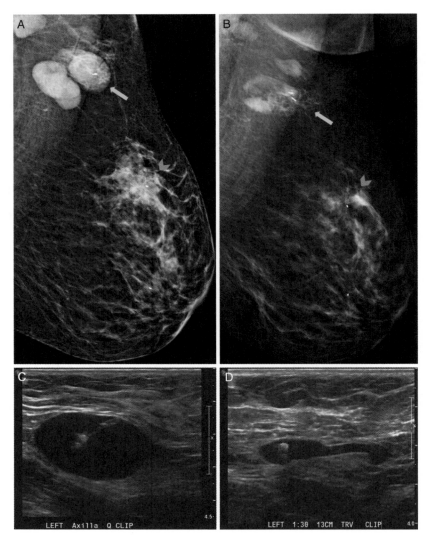

图 4.11　新辅助化疗后影像学检查结果显示部分缓解的 X 线图像。女性患者，48 岁，被诊断为左侧乳房浸润性导管癌，腋窝淋巴结转移。A. 左侧乳房内外侧斜位（MLO）显示多发的肿大淋巴结，组织高密度、淋巴门消失，对其中一枚淋巴结进行活检，放置 Tumark Q 形活检标识（黄色箭头）。乳房内可见不对称高密度影，其内可见圆柱形活检标识（蓝色箭头），为原发灶部位。B. 经 4 个月新辅助治疗后，左侧 MLO 位图像显示淋巴结仍显影，但体积缩小。在术前于已经活检并置入活检标识的淋巴结内再次置入放射性粒子（黄色箭头）。乳腺原发灶的大小和密度都明显下降（蓝色箭头）。C. 左侧腋窝超声检查结果显示，淋巴结呈卵圆形、低回声、形态异常，淋巴门完全消失，其内可见超声下显影的活检标识。D. 经 4 个月新辅助治疗后，腋窝淋巴结的形态仍异常，但体积缩小，呈肾形。皮质厚度为 6mm。行前哨淋巴结活检时，这枚双标记（放射性粒子和活检标识）的淋巴结正是一枚前哨淋巴结之一，病理学检查结果为阴性

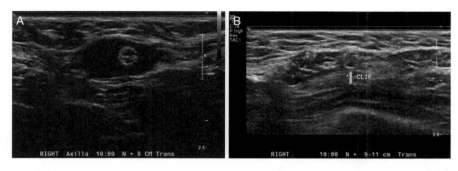

图 4.12　经新辅助化疗后的影像学完全缓解图像。女性患者，46 岁，被诊断为右侧乳腺浸润性导管癌，腋窝淋巴结转移。A. 右侧腋窝超声检查显示一枚卵圆形、低回声、形态异常的淋巴结，淋巴门消失。皮质厚度为 8mm。淋巴结内置入超声可见的活检标识。B. 经 6 个月的新辅助化疗后，超声检查显示淋巴结消失，局部仅存在活检标识（黄色箭头）

　　现在，无金属丝的定位方法使得外科医生可以独立进行外科手术，优化了工作流程，但是很难实现重新定位，并且这些技术不兼容 MRI 检查。

　　1999 年，放射性粒子第一次被报道用于淋巴结定位[40]。它是一个 5mm 长的钛胶囊，内含一个钨棒，表面涂有 ^{125}I（0.075~0.3mCi），半衰期为 59d[40-41]。放射性粒子可以手动放置，也可以预置于穿刺针鞘内，然后用骨蜡封闭开口[40]。放射科医生先引导粒子到达目标位置，然后直接放在腋窝淋巴结皮质内或活检夹旁（图 4.13），推动导丝，释放粒子。放射性粒子的使用由核能管理委员会负责监督，手术后 5~7d 回收粒子[40, 42]。放射性粒子应用的局限性是使用者需要核能管理委员会的资质批准，使用中需要报告详细的使用流程，包括从申请、使用、手术切除、存储到回收处理的全过程[40, 42]。手术室中，医生使用追踪 ^{125}I 的 γ 探测仪检测放射性粒子的位置。

　　2016 年，无放射性微脉冲雷达定位技术（商品名 SVI SCOUT®）首次被用于临床（图 4.14）。这个 12mm 的反射器由红外光接收器、电阻开关和两根天线组成，预置在穿刺针鞘内，可直接置入目标位置。该技术的缺点是不能重复定位，放置深度不能超过 6cm，镍材质可能导致过敏，以及老式的卤素灯可能释放红外辐射干扰检测[40]。术中有配套的手持件和控制台，通过探头发出红外光脉冲和雷达波信号，外科医生通过反射信号确认定位[40, 43-44]。

　　同年，磁力追踪器（商品名 Magseed®）也被用于定位淋巴结。这个 5mm 的不锈钢装置可用于置入粒子，内含磁铁合金，术前最长可放置 30d[40, 45]。Magseed® 被预置在穿刺针鞘内，手术室中使用检测探头寻找和定位。

　　腋窝淋巴结皮肤刺青尚未广泛应用，目前正在研究中。在活检取样时，活检医生可以在取样的淋巴结皮质层放置活性炭（Charcotrace™）或非碳素墨水（Spot™）做刺青[46-49]。有文献报道了一种结核菌素注射器，墨水剂量为 0.1~1mL[47, 49-50]。也有报道显示，该技术最小的操作风险是墨水渗漏到周围淋巴结和血管中[46, 48]。

　　射频识别标签（radiofrequency identification tags）长达 12mm，可以对同一个乳房内的不同病变进行分别标记[40]。美国 FDA 尚未批准将检测探头用于手术室，并且该设备不能用于已配戴心电设备的患者。

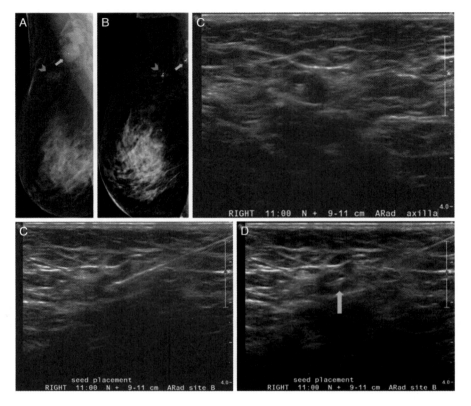

图 4.13　放射性粒子定位（RSL）。女性患者，49 岁，被诊断为右侧乳腺浸润性导管癌，存在腋窝淋巴结转移。A. 右侧乳房内外侧斜位（MLO）图像显示乳房的上象限的深部肿瘤（蓝色箭头），内有带状标志物，可见腋窝异常形态淋巴结（黄色箭头），内有圈状标志物。B. 经 4 个月新辅助治疗后，右侧 MLO 位图像显示乳腺肿瘤和淋巴结缩小。紧邻圈状标志物旁边的皮质内是放射性粒子。右侧腋窝超声检查显示已置入放射性粒子。C. 腋窝超声检查显示，腋窝淋巴结内有超声下显影的活检标识。D. 将内置放射性粒子的穿刺针鞘置入淋巴结的皮质部位。E. 放射性粒子（黄色箭头）被置入淋巴结内

结　论

在最终行手术切除前，影像学检查和影像引导下操作可用于确认腋窝淋巴结的状态。腋窝淋巴结转移对新辅助治疗、整体管理和预后都有影响。尽管乳腺 X 线摄影和 MRI 检查有助于判断淋巴结的恶性特征，但是超声检查是评估淋巴结良恶性的最佳方式。只要怀疑有腋窝淋巴结转移，应随时进行超声检查。如果超声下淋巴结皮质的形态可疑（纵横比改变，皮质增厚 ≥ 3mm，局部或偏心性皮质隆起，高回声淋巴门消失，经彩色多普勒超声检查发现门型血流消失），应立刻行超声引导下细针抽吸活检或空芯针穿刺活检。

腋窝淋巴结分期为 cN_2 的乳腺癌患者经新辅助治疗后部分缓解或完全缓解时就可以接受前哨淋巴结活检。某些医疗机构的外科医生选择双示踪剂或蓝色染料找到

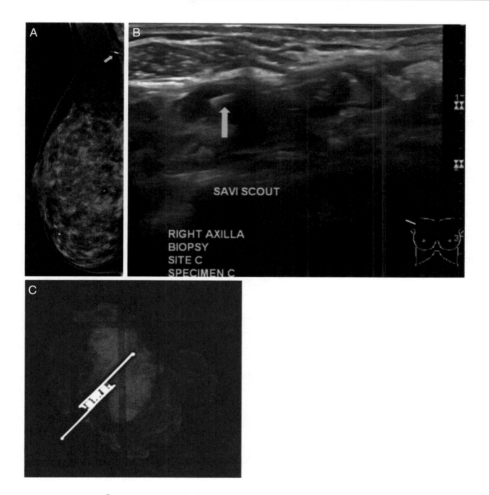

图 4.14　SAVI SCOUT® 定位。女性患者，47 岁，被诊断为右侧多灶性乳腺癌。A. 右侧乳房内外侧斜位（MLO）图像可见乳腺上象限中部浸润性癌，局部可见礼帽形活检标识；乳腺下象限深部浸润性小叶癌，局部可见沙漏型活检标识。在乳晕后置入圆柱形标识，标记复杂的纤维化病灶。腋窝阳性淋巴结内可见 SAVI SCOUT® 标识（黄色箭头）。B. 右侧腋窝超声检查显示异常淋巴结，皮质增厚，超声下可见 SAVI SCOUT® 的线性结构（黄色箭头）。C. 术后标本放大图，可见高密度淋巴结及 SAVI SCOUT® 标识，两根天线的细节均清晰可见

3 枚以上淋巴结，从而使 FNR 降低到可接受的水平。有些医疗机构的外科医生更青睐于靶向腋窝切除法，通过这个方法可在术前对活检淋巴结进行定位，术中行前哨淋巴结活检时可一并切除活检淋巴结。最好能在活检淋巴结的皮质内置入一枚有利于超声检查时显影的活检夹，当然也可以选择其他定位方法。传统的金属丝定位、放射性粒子定位和 SAVI SCOUT® 定位等方法逐渐成为活检淋巴结定位的主流方法，每种方法都具有操作上的优缺点。Magseed® 定位、腋窝淋巴结刺青和射频识别标签等方法还处于研究阶段，期待未来能被广泛应用，成为现有定位方法的替代方案。

（孔　静　译，陈宝莹　王　喆　巩雪　孙园园　审校）

参考文献

[1] Moy L, Heller SL, Bailey L. ACR appropriateness criteria® palpable breast masses. Available at https://acsearch.acr.org/docs/69495/Narrative/. American College of Radiology. Accessed 25 Nov 2020.

[2] Krishnamurthy S, Bevers T, Kuerer HM, et al. Paradigm shifts in breast care delivery: impact of imaging in a multidisciplinary environment. Am J Roentgenol, 2017,208(2):248–255. https://doi.org/10.2214/AJR.16.17130.

[3] Verheuvel NC, Voogd AC, Tjan-Heijnen VCG, et al. Different outcome in node-positive breast cancer patients found by axillary ultrasound or sentinel node procedure. Breast Cancer Res Treat, 2017,165(3):555–563. https://doi.org/10.1007/s10549-017-4342-1.

[4] Ansari B, Boughey JC, Adamczyk DL, et al. Should axillary ultrasound be used in patients with a preoperative diagnosis of ductal carcinoma in situ? Am J Surg, 2012,204(3):290–293.

[5] DiSipio T, Rye S, Newman B, et al. Incidence of unilateral arm lymphedema after breast cancer: a systematic review and meta-analysis. Lancet Oncol, 2013,14:500–515.

[6] Johnson AR, Kimball S, Epstein S, et al. Lymphedema incidence after axillary lymph node dissection: quantifying the impact of radiation and the lymphatic microsurgical preventive healing approach. Ann Plast Surg, 2019,82(4S Suppl 3):S234–241.https://doi.org/10.1097/sap.0000000000001864.

[7] Giuliano AE, McCall L, Beitsch P, et al. Locoregional recurrence after sentinel lymph node dissection with and without axillary dissection in patients with sentinel lymph node metastases. The American College of Surgeons Oncology Group Z0011 Randomized Trial. Ann Surg, 2010,252(3):426–432.

[8] NCCN clinical practice guidelines in oncology (NCCN guidelines®) breast cancer version 6. 2020-September 8, 2020 NCCN.org. Available at https://www.nccn.org/professionals/ physician_gls/pdf/breast.pdf.

[9] Yoshimura G, Sakurai T, Oura S, et al. Evaluation of axillary lymph node status in breast cancer with MRI. Breast Cancer, 1999,6(3):249–258. https://doi.org/10.1007/BF02967179.

[10] Raza S. Axillary adenopathy// Berg WA, Birdwell RL, Kennedy A, et al. Diagnostic imaging: breast. AMIRSYS, 2006. IV.3.30.

[11] Fisher ER, Gregorio RM, Redmond C, et al. Pathologic fndings from the national surgical adjuvant breast project. (Protocol no. 4). III . The signifcance of extranodal extension of axillary metastases. Am J Clin Pathol, 1976,65:439–444. https://doi.org/10.1093/ ajcp/65.4.439.

[12] Mambo NC, Gallagher HS. Carcinoma of the breast: the prognostic signifcance of extranodal extension of axillary disease. Cancer, 1977,39:2280–2285.

[13] Donegan WL, Stine SB, Samter TG. Implications of extracapsular nodal metastases for treatment and prognosis of breast cancer. Cancer, 1993,72:778–782.

[14] Fisher BJ, Perera FE, Cooke AL, et al. Extracapsular axillary node extension in patients receiving adjuvant systemic therapy: an indication for radiotherapy? Int J Radiat Oncol Biol Phys, 1997,38:551–559. https://doi. org/10.1016/S0360-3016(97)89483-7.

[15] Hetelekidis S, Schnitt SJ, Silver B, et al. The signifcance of extracapsular extension of axillary lymph node metastases in early-stage breast cancer. Int J Radiat Oncol Biol Phys. 2000,46:31–34. https:// doi.org/10.1016/S0360-3016(99)00424-1.

[16] Neri A, Marrelli D, Roviello F, et al. Prognostic value of extracapsular extension of axillary lymph node metastases in T1 to T3 breast cancer. Ann Surg Oncol, 2005,12:246–253. https://doi.org/10.1245/ASO.2005.02.029.

[17] Yang WT, Chang J, Metreweli C. Patients with breast cancer: differences in color Doppler fow and gray-scale US features of benign and malignant axillary lymph nodes. Radiology, 2000,215(2):568–573. https://doi.org/10.1148/radiology.215.2.r00ap20568.

[18] Bedi DG, Krishnamurthy R, Krishnamurthy S, et al. Cortical morphologic features of axillary lymph nodes as a predictor of metastasis in breast cancer: in vitro sonographic study. Am J Roentgenol, 2008,191:646–652. https://doi.org/10.2214/AJR.07.2460.

[19] Alvarez S, Añorbe E, Alcorta P, et al. Role of sonography in the diagnosis of axillary lymph node metastases in breast cancer: a systematic review. Am J Roentgenol, 2006,186:1342–1348. https://doi.org/10.2214/AJR.05.0936.

[20] Abe H, Schmidt RA, Kulkarni K, et al. Axillary lymph nodes suspicious for breast cancer metastasis: sampling with US-guided 14-gauge coreNeedle biopsy—clinical experience in 100 patients. Radiology, 2009,250(1):41–49. https://doi. org/10.1148/radiol.2493071483.

[21] Ecanow JS, Hiroyuki A, Newstead GM, et al. Axillary staging of breast cancer: what the radiologist should know. Radiographics, 2013,33:1589–1612.https://doi. org/10.1148/rg.336125060.

[22] Lee JYM, Dershaw DD. Chapter 5: the axilla//Morris EA, Liberman L. Breast MRI: diagnosis and intervention. Springer, 2005:45–50.

[23] Baltzer PAT, Matthias D, Burmeister HP, et al. Am J Roentgenol, 2011,196(5):W641–7. https://doi.org/10.2214/AJR.10.4889.

[24] Korteweg ME, Zwanenburg JJM, Hoogdium JM, et al. Dissected sentinel lymph nodes of breast cancer patients: characterization with high-spatial-resolution 7-T MR imaging. Radiology, 2011,261(1):127–135.

[25] Chesebro AL, Chikarmane SA, Ritner JA, et al. Troubleshooting to overcome technical challenges in image-guided breast biopsy. Radiographics, 2017,37:705–718. https:// doi.org/10.1148/rg.2017160117. L. H. Portnow et al. 83

[26] Vijayaraghavan GP, Vedantham S, Kataoka M, et al. The relevance of ultrasound imaging of suspicious axillary lymph nodes and fne-needle aspiration biopsy in the post ACOSOG Z11 era in early breast cancer. Acad Radiol, 2017,24(3):308–315. https://doi. org/10.1016/j.acra.2016.10.005.

[27] Mainiero MB, Cinelli CM, Koelliker SL, et al. Axillary ultrasound and fneneedle aspiration in the preoperative evaluation of the breast cancer patient: an algorithm based on tumor size and lymph node appearance. Am J Roentgenol, 2010,195:1261–1267. https:// doi.org/10.2214/AJR.10.4414.

[28] Rao R, Lilley L, Andrews V, et al. Axillary staging by percutaneous biopsy: sensitivity of fne-needle aspiration versus core needle biopsy. Ann Surg Oncol, 2009,16:1170–1175. https://doi. org/10.1245/s10434-009-0421-9.

[29] Donker M, van Tienhoven G, Straver ME, et al. Radiotherapy or surgery of the axilla after a positive sentinel node in breast cancer (EORTC 10981-22023 AMAROS): a randomised, multicentre, open-label, phase 3 non-inferiority trial. Lancet Oncol, 2014,15(12):1303–1310.

[30] Giuliano AE, Ballman K, McCall L, et al. Locoregional recurrence after sentinel lymph node dissection with or without axillary dissection in patients with sentinel lymph node metastases: long-term follow-up from the American College of Surgeons Oncology Group (Alliance) ACOSOG Z0011 randomized trial. Ann Surg, 2016,264(3):413–420.

[31] Giuliano AE, Ballman KV, McCall L, et al. Effect of axillary dissection vs no axillary dissection on 10-year overall survival among women with invasive breast cancer and sentinel node metastasis: the ACOSOG Z0011 (Alliance) randomized clinical trial. JAMA, 2017,318(10):918–926.

[32] Kuehn T, Bauerfeind I, Fehm T, et al. Sentinel-lymph-node biopsy in patients with breast cancer before and after neoadjuvant chemotherapy (SENTINA): a prospective, multicentre cohort study. Lancet Oncol, 2013,14(7):609–618.

[33] Boileau JF, Poirier B, Basik M, et al. Sentinel node biopsy after neoadjuvant chemotherapy in biopsy-proven node-positive breast cancer: the SN FNAC study. J Clin Oncol, 2015,33(3):258–264. https://doi.org/10.1200/JCO.2014.55.7827.

[34] Boughey JC, Suman VJ, Mittendorf EA, et al. Sentinel lymph node surgery after neoadjuvant chemotherapy in patients with node-positive breast cancer: the ACOSOG Z1071 (Alliance) Clinical Trial. JAMA, 2013,310(14):1455–1461. https://doi.org/10.1001/jama.2013.278932.

[35] Boughey JC, Ballman KV, Le-Petross HT, et al. Identifcation and resection of clipped node decreases the false-negative rate of sentinel lymph node surgery in patients presenting with node-positive breast cancer (T0–T4, N1–N2) who receive neoadjuvant chemotherapy: results from ACOSOG Z1071 (Alliance). Ann Surg, 2016,263(4):802–807. https://doi.org/10.1097/SLA.0000000000001375.

[36] Caudle AS, Yang WT, Krishnamurthy S, et al. Improved axillary evaluation following neoadjuvant therapy for patients with node-positive breast cancer using selective evaluation of clipped nodes: implementation of targeted axillary dissection. J Clin Oncol, 2016,34(10):1072–1078. https://doi.org/10.1200/JCO.2015.64.0094.

[37] Diego EJ, McAuliffe PF, Soran A, et al. Axillary staging after neoadjuvant chemotherapy for breast cancer: a pilot study combining sentinel lymph node biopsy with radioactive seed localization of pre-treatment positive axillary lymph nodes. Ann Surg Oncol, 2016,23(5):1549–1553. https://doi.org/10.1245/s10434-015-5052-8.

[38] Chang JM, Leung JWT, Moy L, et al. Axillary nodal evaluation in breast cancer: state of the art. Radiology, 2020,295(3):500–515. https://doi.org/10.1148/radiol.2020192534.

[39] Hall FM, Kopans DB, Sadowsky NL, Homer MJ. Development of wire localization for occult breast lesions: Boston remembrances. Radiology, 2013,268:622–627. https://doi.org/10.1148/radiol.13121943.

[40] Cheang E, Ha R, Thornton CM, et al. Innovations in image-guided preoperative breast lesion localization. Br J Radiol, 2018,91(1085):20170740. https://doi.org/10.1259/ bjr.20170740.

[41] Pavlicek W, Walton HA, Karstaedt PJ, et al. Radiation safety with use of I-125 seeds for localization of nonpalpable breast lesions. Acad Radiol, 2006,13:909–915. https://doi.org/10.1016/j.acra.2006.03.017.

[42] Jakub JW, Gray RJ, Degnim AC, et al. Current status of radioactive seed for localization of nonpalpable breast lesions. Am J Surg, 2010,199:522–528. https:// doi.org/10.1016/ j.amjsurg.2009.05.019.

[43] Cox CE, Garcia-Henriquez N, Glancy MJ, et al. Pilot study of a new nonradioactive surgical guidance technology for locating nonpalpable breast lesions. Ann Surg Oncol, 2016,23:1824–1830. https://doi.org/10.1245/s10434-015-5079-x.

[44] Mango V, Ha R, Gomberawalla A, et al. Evaluation of the SAVI SCOUT surgical guidance system for localization and excision of nonpalpable breast lesions: a feasibility study. Am J Roentgenol, 2016,15:W69–72. https://doi.org/10.2214/AJR.15.15962.

[45] Harvey JR, Lim Y, Murphy J, et al. Safety and feasibility of breast lesion localization using magnetic seeds (Magseed): a multi-centre, open-label cohort study. Breast Cancer Res Treat, 2018,169(3):531–536. https://doi.org/10.1007/s10549-018-4709-y.

[46] Nguyen TT, Hieken TJ, Glazebrook KN, et al. Localizing the clipped node in patients with node-positive breast cancer treated with neoadjuvant chemotherapy: early learning experience and challenges. Ann Surg Oncol, 2017,24(10):3011–3016. https://doi.org/10.1245/ s10434-017-6023-z.

[47] Park S, Koo JS, Kim GM, et al. Feasibility of charcoal tattooing of cytology-proven metastatic axillary lymph node at diagnosis and sentinel lymph node biopsy after neoadjuvant chemotherapy in breast cancer patients. Cancer Res Treat, 2018,50(3):801–812. https://doi.org/10.4143/crt.2017.210.

[48] Kim HW, Kim HJ, Jung JH, et al. Ultrasound-guided restaging and localization of axillary lymph nodes after neoadjuvant chemotherapy for guidance of axillary surgery in breast cancer patients: experience with activated charcoal. Ann Surg Oncol, 2018,25:494–500. https://doi.org/10.1245/s10434-017-6250-3.

[49] Choy N, Lipson J, Porter C, et al. Initial results with preoperative tattooing of biopsied axillary lymph nodes and correlation to sentinel lymph nodes in breast cancer patients. Ann Surg Oncol, 2015,22:377–382. https://doi.org/10.1245/s10434-014-4034-6.

[50] Allweis TM, Menes T, Rotbart N, et al. Ultrasound guided tattooing of axillary lymph nodes in breast cancer patients prior to neoadjuvant therapy, and identifcation of tattooed nodes at the time of surgery. Eur J Surg Oncol, 2020,46(6):1041–1045. https://doi.org/10.1016/j. ejso.2019.11.501.

采用新辅助系统治疗乳腺癌患者的影像学检查指南

第 5 章

Uzma Waheed, John W.Hall IV

引 言

新辅助系统治疗（NAST）用于乳腺恶性肿瘤的治疗。局部晚期乳腺癌和（或）基于肿瘤亚型的术前细胞毒性药物治疗，能够降期保乳手术或缩小手术范围，特别是 HER2 阳性乳腺癌和三阴性乳腺癌，能够从短期或长期的新辅助治疗中获益，Luminal B 型肿瘤也可从中获益，只是程度较弱[1]。HER2 阳性和三阴性乳腺癌患者通常能获得病理学完全缓解（pCR），并得到长期生存的获益[2]。腋窝降期可减少对腋窝进行手术的范围，使患者获益更多。影像学检查优于单独体格检查，是 NST 后计划采用手术治疗时评估疗效的重要手段[3-4]。

乳腺 X 线摄影

数字乳腺 X 线摄影（digital mammography，DM）用于初始筛查，是一种经新辅助系统治疗前诊断和评估病变程度的标准检查手段。最近，数字乳腺体层合成（DBT）技术的应用提高了数字乳腺 X 线摄影在治疗前后评估肿瘤特征的能力。当然，当采用 DM 时还需要结合超声和 MRI 检查等方法，以精确评估肿瘤的大小和范围[3]。DM 在多大程度上能用于评估 NST 的治疗反应与肿瘤的初始特征有关。结合其他影像学检查方法，DM 能够提高评估残留癌的准确度。

治疗患侧乳腺癌前采用影像学检查的目的是评估肿瘤的大小、范围以及腋窝淋巴结是否转移。传统的乳腺 X 线摄影检查体位包括头尾位（craniocaudal position，

U. Waheed (✉)
Breast Imaging Division, Department of Radiology, Stanford University, Palo Alto, CA, USA
e-mail: uzmaw@stanford.edu

J. W. Hall IV
UPMC Department of Radiology, Pittsburgh, PA, USA
e-mail: Halljw2@upmc.edu

A. Soran, F. Nakhlis (eds.), *Management of the Breast and Axilla in the Neoadjuvant Setting*, https://doi.org/10.1007/978-3-030-88020-0_5

CC）和内外侧斜位（MLO），在理想状态下还应该包括 DBT[5]。DBT 有助于显示被正常乳腺小叶组织遮盖的潜在恶性病变。在技术层面上，DM 检查不会增加辐射剂量，符合乳腺 X 线摄影质量标准规范（Mammography Quality Standards Act，MQSA）的剂量限值。评估浸润性导管癌和低级别恶性肿瘤时，乳腺 X 线摄影更精确 [低分化浸润性导管癌（IDC）的敏感度为 81%]，在观察不连续病灶时也具有优势，采用此方法时可以从两个方位进行测量（病例 2，图 5.7）。乳腺 X 线摄影实际上不适用于评估浸润性小叶癌（ILC）和高级别恶性肿瘤（ILC 的敏感度为 34%），因为小叶癌的浸润性更强且病灶多呈弥漫性（病例 3，图 5.12；病例 5，图 5.25）[3, 6]。随着乳腺密度的增加，术前采用乳腺 X 线摄影检出肿瘤的敏感度和恶性程度也会明显降低。据报道，乳腺 X 线摄影用于极端致密型乳腺时敏感度降低到 45%[6]。

初始评估后，行空芯针穿刺活检取材的同时应置入活检夹定位。在 NAST 前，优选乳腺 X 线摄影评估活检标识的位置，在 NAST 后也有助于手术定位（病例 6，图 5.36）。在 NAST 后，肿瘤的大小和特征会出现明显的变化，治疗前外科医生应了解这一点会[5]。如前所述，在治疗过程中肿瘤大小会出现变化，因此，如果计划行保乳手术，可能需要重复放置活检夹。这种做法虽然不常见，但是合理的。

选择影像学方法评估 NAST 治疗反应时，各个医疗单位选择的时机不太一致，可能需要针对特定的分子分型进行调整[5]。应明确治疗前临床查体和影像学检查判断的分期和治疗后的最终分期，这是选择的标准。目前相关临床试验正在进行，希望能够借此阐明影像学方法评估治疗反应的频次。临床隐匿性癌和致密型乳腺或组织结构复杂的患者可能需要接受更高频次的影像学随访。NAST 后影像学检查有助于临床医生制订手术方案。

完成 NAST 后，应该再次使用相同的影像学方法评估治疗反应，并与初始疾病程度进行充分的对比（病例 6，图 5.34）。传统数字乳腺 X 线摄影用于精确评估肿瘤大小和范围的能力时好时坏，依赖于初始乳腺 X 线摄影检查的结果。在评估因治疗导致的纤维化或坏死组织时，乳腺 X 线摄影的局限性就变得很明显，它难以区别残留癌和治疗后改变[3]（病例 1），这就很好地解释了如下现象，即当残留癌直径 <1cm 时，乳腺 X 线摄影预测残留癌大小的精确度变化很大，为 32%~70%[7-8]。乳腺 X 线摄影预测 pCR 的能力也不稳定，敏感度为 54.2%，特异度为 86.3%，阳性预测值（PPV）为 54.2%，阴性预测值（NPV）为 86.3%[8]。尽管如此，与体格检查相比，乳腺 X 线摄影用于检出残留癌时还是比较敏感的（79% vs. 49%）[4, 9]。如前所述，初诊时以肿块为表现的患者（即至少 50% 的肿瘤的边缘清晰），与边界不清、结构扭曲或者仅有钙化的患者比较，乳腺 X 线摄影预测残留癌的精确度更高[10]。DBT 对恶性病灶的检出率更高，特别是当病灶存在结构扭曲时[11]。

当完成 NAST 后，使用乳腺 X 线摄影观察肿瘤范围时，恶性钙化的存在会误导观察者。有文献报道，无论是新出现的钙化还是残留的钙化，都不是精确预测治疗反应的指标[12-13]。实际上，新出现或变化的钙化会导致过度估计残留癌的范围，有文献报道这一比例高达 40%[3]。因此，钙化点的出现、消失或者改变都不应作为评价疗效的影响因素。

对导管原位癌（DCIS）进行影像学随访特别困难。在绝大多数情况时，DCIS 在乳腺 X 线摄影图像上表现为钙化（偶尔为结构扭曲、肿块或组织不对称）。用乳腺 X 线摄影评估新辅助化疗对 DCIS 疗效的证据不足，有报道，其敏感度仅为 55%[6]。单纯 DCIS 或伴浸润性癌的患者应该采用更高级的影像学检查方法进行随访，特别是 MRI 检查。完成 NAST 后，应该切除与 DCIS 有关的钙化灶，以便充分评估通过影像学检查未能发现或可能隐匿的病灶。此外，当前的影像学检查方法（包括 MRI 检查）都不足以通过钙化特征区别治疗反应和残留癌，因此切除残留钙化非常重要（病例 6，图 5.31，图 5.34）。采用这种办法处理可以避免日后患者随访时因在治疗后影像学图像上发现可疑钙化点导致患者疑虑不安，或者因此再次接受不必要的活检[13]。

超声检查

乳腺癌的超声检查评估是在 NAST 前、中、后各个时期采用乳腺 X 线摄影检查时最主要的补充检查手段。与传统的乳腺 X 线摄影比较，在治疗前采用超声检查有利于更细致地观察病灶特征，特别是在精确测量孤立肿块的大小时[8]（病例 1，图 5.3；病例 2，图 5.8）。但是当治疗后肿瘤直径 <1cm 时，通过超声检查精准预测残留癌大小的效果就不够理想 [相关系数（correlation coeffcient）为 0.42，准确度为 75%]。预估值过大或过小都不尽如人意，这种现象可能与治疗后肿瘤多变的表现有关 [3, 7–8]。与乳腺 X 线摄影类似，纤维化和坏死也会妨碍对残留癌的评估（病例 3，图 5.15；病例 6，图 5.35，图 5.36）。有文献报道，相比于乳腺 X 线摄影，采用超声检查评估残留癌的大小更准确（超声检查的准确度为 79%）；与 MRI 检查相比，超声检查更准确[3, 5]（表 5.1）。超声检查时预测 pCR 的准确度也有所浮动，敏感度为 45.8%，特异度为 93.8%，阳性预测值（PPV）为 68.8%，阴性预测值（NPV）为 85.2%[8]。因此，通常会使用超声联合乳腺 X 线摄影和（或）MRI 检查以提高初诊时和治疗后评估肿瘤大小和范围的准确度[3]（表 5.2）。

超声检查很难准确评估经活检确诊的 DCIS，在这方面的作用有限，主要原因是 DCIS 最主要的影像学表现是钙化，而超声观察钙化的能力很弱。浸润性癌的最

表 5.1　新辅助系统治疗后残留癌的评估方法比较 [3, 4, 8, 59]

	乳腺 X 线摄影	超声检查	DCE-MRI	临床体格检查
敏感度	79%	89%~90%	86%~92%	49%
特异度	77%	30%~33%	60%~89%	92%
准确度	32%~70%	60%（联合乳腺 X 线摄影为 80%）	76%~90%	54%

表 5.2　病理学完全缓解（pCR）的评估方法比较 [3, 4, 8, 59]

	乳腺 X 线摄影	超声检查	DCE-MRI
敏感度	54%	46%	76%~86%
特异度	86%	94%	45%~49%
准确度	—	—	74%

常见影像学表现是孤立的肿块伴丰富的血供，DCIS 患者的乳腺导管扩张不常见。单纯 DCIS 患者无需常规接受分期或新辅助化疗。

超声检查对于评估腋窝淋巴结很重要。对临床腋窝淋巴结阴性的患者采用腋窝超声检查有利于更好地评估淋巴结的形态，并确定是否发生转移（病例 4，图 5.19）。在评估腋窝淋巴结是否发生转移时，空芯针穿刺活检（CNB）比细针抽吸活检（FNA）的敏感度更高（88% vs. 74%），两者的特异度类似（99% vs. 100%）[3, 14, 15]。有文献报道，在新辅助治疗后，超声检查评估腋窝淋巴结残留癌的敏感度下降至 70%[3]。尽管通过超声检查判断腋窝淋巴结是否发生转移的敏感度很高，但是无论是 CNB 还是 FNA，假阴性率均高达 20%[3, 6, 16-18]。因此，新辅助治疗后前哨淋巴结活检（SLNB）或靶向 SLNB 的手术分期法仍然是明确腋窝淋巴结转移的标准流程。

经活检确诊为腋窝淋巴结阳性且对新辅助治疗有反应的患者，是否还有必要接受腋窝淋巴结切除术？相关临床试验正在进行中。ACOSOG Z1071 临床试验证实，手术中发现 2 枚以上前哨淋巴结（SLN）的假阴性率约为 12.6%。但是，如果采用靶向 SLNB 法（即初始活检时在阳性淋巴结内置入活检标识或活检夹以进行术前再次定位的方法），假阴性率将降低至 6.8%（要求被标识的淋巴结同时也是前哨淋巴结）[19]。

功能成像

动态对比增强磁共振成像（DCE-MRI/MRI）

MRI 检查能够提供肿瘤的形态学和断层分布信息，还可以通过肿瘤的血管系统间接获得生理学信息和增强动力学特征。与乳腺 X 线摄影对比，MRI 检查的敏感性不限于乳腺组织密度[3]（病例 5，图 5.27~ 图 5.29）。无论是治疗前、治疗中还是治疗后肿瘤评估，MRI 检查都是最可靠的方法。因此，根据改良的 RECIST 评价标准，推荐将 MRI 检查作为新辅助系统治疗前后的影像学检查方法[20]。在显示肿瘤对治疗的反应时，无论治疗反应一致或不同，MRI 检查都具有优势。在完成 NAST 后出现治疗反应不同的情况时，MRI 检查能够显示其他影像学检查中隐匿、不连续的残留病灶，从而有助于调整手术方案（病例 5，图 5.30）。与乳腺 X 线摄影、超声检查和临床体格检查比较，通过 MRI 检查观察到的治疗反应与病理改变之间多数能够一一对应，此方法更为精确（表 5.2）。也有一些人提出了批评性的意见，认为 MRI 检查的假阳性率高，会在治疗前增加不必要的活检，还会在治疗后过高估计残留病灶的范围。我们可以从两个方面降低假阳性率，一是增加解读 MRI 检查结果的经验，二是通过降低患者的乳腺背景实质增强（background parenchymal enhancement，BPE）提高图像质量。

应使用 1.5T 或 3.0T 磁体、乳腺专用线圈和基于钆造影剂的标准成像方案，包括轴位 T1 相前对比脂肪饱和图像、轴位动态增强 T1 相脂肪饱和图像以及评估肿瘤血管生成的增强图像[6]。液体敏感的序列（如 T2 相和 STIR 序列）可用于观察治疗前后坏死和治疗相关的纤维化，特异度高（病例 3，图 5.16）。矢状位图像用于观察病变的位置，多选择增强后的延迟相（病例 1，图 5.5）。完成检查后，可以在电脑上观察增强动力曲线或病灶摄取造影剂的方式，这些特征应作为评估病灶形态和影像学特征的补充，而非主要的评估指标。洗脱增强的定义是造影剂快速摄取同时迅速洗脱。具有这种动力学特征的病灶应高度怀疑为恶性，但也可能为良性（如正常淋巴结）。从时间的角度考虑，建议在月经周期的卵泡期进行影像学检查，以尽量减少 BPE，也会出现因担心延误治疗而着急进行分期的情况，这一点通常被忽略。在绝大多数情况下，应在 MRI 检查的同时行乳腺 X 线摄影检查，以便报告中与其对照对与 MRI 检查结果进行解释。

使用 MRI 检查评估肿瘤治疗反应的第一步是完成初始治疗前的基线检查，这非常重要。采用基线检查时可以评估肿瘤的大小和位置，多灶或多中心性。由于 MRI 检查的视野范围大，所以最适合观察胸大肌和胸壁是否受侵犯，内乳淋巴结是否肿大（病例 2，图 5.10）。通过比较治疗前后的 MRI 图像，可以观察腋窝淋巴结肿大的程度。3%~4% 的女性患者会同时伴发对侧乳腺癌，对患侧进行 MRI 检查恰好可以对对侧乳腺进行筛查[3, 21-22]。多项研究显示，在多达 11% 的病例中，MRI 检查可以发现乳腺 X 线摄影图像上隐匿的多中心病灶，这在治疗前会影响手术方案的制订，导致更多患者接受活检[21-22]（病例 5，图 5.28）。

有文献报道，使用 MRI 检查评估基线病灶范围的敏感度很高（90%~96%），特异度不稳定（50%~97%），准确度很高（89%）[3, 21, 23]。最近的一项 meta 分析纳入 14 项回顾性研究，结果显示 MRI 检查的敏感度为 84%，特异度为 83%[24]。MRI 检查的特异度不够稳定的确令人抓狂，特别是在基线检查时，新发现的病灶很难被确诊或疑似恶性时可能需要经皮穿刺活检以明确诊断，这样做可能延误 NAST 的开始时间。然而，浸润性小叶癌患者的 MRI 检查阳性预测值特别高，在判断肿瘤恶性程度时优于乳腺 X 线摄影和超声检查（准确度为 83%~85%）[3, 25]。

NAST 后对残留癌进行评估时，MRI 检查比乳腺 X 线摄影和超声检查更合适，敏感度为 86%~92%，特异度为 60%~89%，准确度为 76%~90%[3]（表 5.2）。这三项指标的波动主要与基线肿瘤特征和亚型有关。在激素受体阳性乳腺癌、低核分级乳腺癌和弥漫性非肿块增强型乳腺癌中，评估残留癌和病理学恶性程度时不同影像学检查图像的差异极大[4, 23, 26]。相反，评估三阴性乳腺癌和 HER2 阳性乳腺癌时，MRI 检查能够很精确地估计残留癌的尺寸，甚至 1mm 以内的癌灶[27]。而且，无论激素受体状态如何，HER2 阳性乳腺癌患者在经 NAST 后行 MRI 检查的结果与术后病理结果的符合度最高（表 5.3）。近期开展的一些临床试验结果显示，当使用容量测量法（与单向或双向测量相比），DCE-MRI 图像上肿瘤的大小与病理学显示的肿瘤大小之间具有更好的相关性[28-30]。其他研究结果显示，评估残留癌时应选择病灶最长径作为参数进行测量，MRI 检查优于乳腺 X 线摄影和临床体格检查[31]。

目前，对于活检或保乳手术后切缘阳性的情况，尚未推荐影像学检查方法。但是确实有一些研究结果显示，DCE-MRI 在评估残留癌时具有一定的效果，敏感度最高为 79.9%，特异度为 75%~90.5%[32]。行活检或保乳手术后 30d 左右，MRI 检查的特异度较高，这是因为随着时间的推移手术后局部组织的改变逐渐消退，与残留癌的差别较大[33]。当然，术后切缘阳性乳腺癌的表现各异，限制了 MRI 检查用于评估残留癌的精确度。

治疗前后 MRI 检查可用于评估腋窝淋巴结状况，观察腋窝淋巴结的转移程度，包括 I 级、II 级和潜在 III 级淋巴结。但是经新辅助治疗后，MRI 检查用于检出腋窝淋巴结残留癌的能力不高，敏感度为 51%~61%，阴性预测值为 83%。超声检查的敏感度更高，为 69.8%[3, 4, 34-35]。因此，超声检查和超声引导下腋窝淋巴结 CNB 和 FNA 在评估腋窝淋巴结中的地位仍然不可撼动。即使超声或 MRI 检查结果提示腋窝淋巴结阴性，也不能轻易放弃腋窝的手术治疗。

无论 NAST 治疗前后，对导管原位癌（DCIS）采用 MRI 检查均有难度。在对 DCIS 进行基线检查时，MRI 检查比乳腺 X 线摄影和超声检查具有更高的敏感度（敏感度为 89%）[6, 36]。当完成新辅助治疗后，MRI 检查对残留 DCIS 的检测敏感度仍然很高（93%），但是特异度很低（35%）[37]。当患者罹患浸润性癌伴 DCIS 时，MRI 检查评估就会变得更加困难。在 MRI 图像上 DCIS 所在区域会出现持续增强，这种增强高于正常小叶组织背景增强的水平，最终导致对真实残留浸润性癌范围的高估[6, 31, 37]。当然，如前所述，有时残留 DCIS 也可能不出现任何增强[13]（病例 6，图 5.34）。

MRI 检查的常见禁忌证和相对禁忌证包括肾衰竭 / 肾功能不全、严重的钆造影剂过敏、体内植入心脏起搏器、幽闭恐惧症和怀孕。对钆造影剂轻、中度过敏是相对禁忌证，根据各医疗机构的具体情况和美国放射学会（American College of Radiology，ACR）指南可选择前驱给药。应对这类患者进行风险获益评估，包括孕妇。尽管未开展以孕妇为研究主体的对照研究，但是也没有孕妇接受钆造影剂后出现已知副作用的报道。轻、中度钆造影剂过敏患者采用前驱给药法后出现严重不良反应的风险很小。曾经出现过严重变态反应的患者不应该接受造影剂检查，包括过敏。

表 5.3　不同乳腺癌亚型患者行新辅助系统治疗后经 MRI 检查预测病理学完全缓解率的比较

	敏感度	特异度	准确度
HR+/HER2–	86%	45%	80%
HR–/HRE2+	83%	47%	69%
HR+/HER2+	77%	49%	70%
TN（三阴性）	81%	49%	69%

+：阳性，–：阴性

对比增强数字乳腺 X 线摄影（CEM/CEDM）

对比增强数字乳腺 X 线摄影（Contrast-enhanced digital mammography，CEM/CEDM）是美国 FDA 批准的一项颇具发展前景的新技术，在敏感度和特异度方面可与 MRI 检查相媲美。与 MRI 一样，CEM 也利用肿瘤新生血管多的特点检测恶性肿瘤。该检查使用双能量技术和含碘造影剂（与 CT 检查一样），对双侧乳腺采用标准的头尾位（CC）和内外侧斜位（MLO），在碘的 K 值（k-edge）上下（"高能量"和"低能量"）单独采集图像。低能量乳腺 X 线图像或断层图像类似于常规乳腺摄影图像。高能量图像不能单独使用或解释，而是用于重组或减影以形成新图像。与 MRI 检查一样，CEM 的解释内容中包括对乳腺背景实质增强（BPE）的评价。对患者而言，CEM 的检查过程类似于乳腺癌筛查时的乳腺 X 线摄影，不同之处在于应注射含碘造影剂以及接受两次 X 线照射（增加的辐射剂量不多），即所谓的双能量技术。已有学者将乳腺 X 线摄影和 MRI 检查的专业术语在 CEM 检查中混用，目前这项技术还没有专门的 BI-RADS® 术语 [38-39]。

在临床实践中，与 MRI 检查相比，CEM 可能更具有优势，因为其实施和操作成本更低。厂家专业人员升级现有乳腺 X 线摄影设备后，具有熟练技术的乳腺 X 线摄影技师就可以操作这些设备，这一点保证了 CEM 在基层单位的日常实践中更易开展。当患者存在 MRI 检查禁忌证（如肾脏疾病，体内植入起搏器或金属植入物）或耐受性差（不能俯卧，患有幽闭恐惧症）时，可以选择 CEM。与 MRI 检查相比，CEM 的主要缺点包括需要使用碘造影剂，对胸壁、内乳淋巴结和腋窝观察不足，以及在 CEM 引导下活检技术不易推广。除此以外，CEM 还具有一处与 MRI 检查的不同点，由于只拍摄一个时间节点的图像，因此 CEM 不显示动态增强的数据。

多项研究证实，术前行基线检查时，CEM 与 MRI 检查在肿瘤检出率、肿瘤大小和范围以及检出更多病灶方面并无差异 [40-42]。CEM 检查的敏感度为 96%~100%，MRI 检查为 96%~98%。而且，CEM 的假阳性率更低，与术后肿瘤大小的相关性更好 [40-41]。CEA 在 NAST 后评估残留癌方面也与 MRI 检查相当，即使是病理学检查结果显示残留灶为 1cm 以内的肿瘤 [43-45]。NAST 后对治疗反应进行评估时，CEM 和 MRI 检查的阳性预测值（PPV）差别不大，CEM 检查的敏感度为 76%~84%，特异度为 87.5%~100%，MRI 检查的敏感度和特异度分别 87%~92% 和 60%~75% [44-45]。前者的特异度较高，优于 MRI 检查经常被批评的缺点——特异性波动太大。当然，这一点还需要进一步的研究证实。尽管 CEM 引导下活检技术尚不可及，但是两个厂家已经获得了美国 FDA（510k）的上市前许可，说明该技术很快就要在美国得到广泛推广。

分子影像技术

分子影像技术（molecular imaging）可在患者接受新辅助系统治疗开始前用于远处转移的分期。根据 NCCN 指南，应该对存在转移性疾病症状或体征的患者（如骨痛、碱性磷酸酶升高、肝功能异常或腹部症状）进行远处转移的分子影像技术评估 [46]。

最常用的分子影像技术是荧光 –18 脱氧葡萄糖正电子发射断层扫描（^{18}F-FDG PET），它利用肿瘤的葡萄糖高代谢特点，与 CT 结合进行检查以获得解剖学细节（病例 4，图 5.22）。该技术使用标准摄取值（standard uptake value，SUV）量化代谢升高的程度，SUV 的升高意味着代谢活动的升高。^{18}F-FDG PET 分子影像检查最主要的益处是评估远处转移灶。尽管近期发表的一些文献指出，完成新辅助治疗后浸润性癌 SUV 值的下降与病理反应相关（敏感度为 84%，特异度为 66%，PPV 为 50%，NPV 为 91%），但是分子影像技术用于评估残留癌的数据仍不充足[47-49]。主要原因是 ^{18}F-FDG PET 存在技术上的局限性，即与其他影像学检查方法（如 MRI 检查）相比，其在厘米级以下的空间分辨率较低。新辅助治疗后对腋窝的评估也一样，^{18}F-FDG PET 检出淋巴结残留癌的敏感度仅为 63.2%，而超声检查为 69.8%[3]，但是其对远处转移病灶的检出敏感度和特异度非常高（100% *vs.* 96%）[48-49]。

当前的 NCCN 指南推荐，当临床中患者出现转移的症状和（或）体征时，包括骨痛、碱性磷酸酶升高、肝功能异常或腹部疼痛，应选择分子影像技术进行评估。这些症状或体征的其他推荐检测方法包括胸、腹和骨盆的 CT 检查以及联合全身 ^{99m}Tc 骨闪烁成像或骨扫描，以评估内脏和骨是否发生转移[46, 50]（病例 6，图 5.33）。特别是存在骨转移时，分子影像技术、CT 和骨扫描的敏感度分别是 71%~100%、96% 和 62%~100%[50-51]。NCCN 指南中显示，^{18}F-FDG PET 适用于评估远处转移，特别是采用 CT 或骨扫描后结果模棱两可时[46]。有文献报道，在评估骨转移时 ^{18}F-FDG PEF 优于骨扫描（二者的特异度分别为 96%~100% *vs.* 78%~100%）[51]。

接受新辅助治疗时，NCCN 指南推荐使用 CT 和骨闪烁成像，但是未对监测频率作出推荐，并且闪烁现象（flare phenomenon；即转移灶在治疗后出现的暂时性代谢活性增高现象）可能会混淆解读结果。无独有偶，NCCN 指南将 ^{18}F-FDG PET 列为评估治疗反应的可选影像学检查方法，理由是其在确定疾病反应标准方面缺乏可重复性[46]。

正电子发射乳腺 X 线摄影（positron emission mammography，PEM）于 2003 年获得美国 FDA 的批准，利用 ^{18}F-FDG 检测乳腺内高代谢病灶，与传统的全身 ^{18}F-FDG PET 相比，整体空间分辨率更高。尽管该技术尚未在临床上得到推广，但有文献报道，在判断肿瘤的病理学程度时，PEM 比 MRI 检查的特异度更高（80% *vs.* 66%），但是敏感度较低（41% *vs.* 53%）[52]。

分子乳腺成像（molecular breast imaging，MBI）和乳腺特异性伽马成像（breast-specific gamma imaging，BGSI）通常在静脉注射甲氧基异丁基异腈（^{99m}Tc-sestamibi）后进行。检查时，患者取坐位，每幅图像的采集时间约为 10min，完成双侧乳腺的常规 CC 位和 MLO 位扫描约用时 40min。与 CEM 和 MRI 检查一样，首先需要以正常的乳腺实质背景摄取为特征。BSGI 的乳腺癌检出率范围为 69%~96%，特异度为 71%~80%[53-55]。MBI 的检出率与 MRI 和 CEM 检查类似[56]。但是，针对 DCIS，无论有无钙化，MRI 检查都比 BGSI 更敏感[54]。至少一项研究结果显示，BGSI 用于评估完全治疗反应时，特异度优于 MRI 检查（90% *vs.* 60%）[57]。与乳腺 X 线摄影对比，就像 MRI 和 CEM 检查一样，MBI/BGSI 检查的敏感度不受乳腺组织密度的影响。然而，敏感性确实随着病变大小的减小而降低，特别是当病变为 1cm 时。无论是筛查乳腺癌还是新辅助治疗后评估残留癌，都不推荐将 MBI 和 BGSI 作为常规检查方法，主要原因是，与 MRI 检查相比，这两种方法用于诊断亚厘米级肿瘤的敏感度较低（84%）[58]。然而，对于有 MRI 检查禁忌证的患者（如对钆造影剂严重过敏或体内有金属植入物），也可以考虑采用这些检查方法。

结　论

我们应该基于肿瘤大小、亚型和临床病史确定适当的成像方式，以评估疾病程度和监测患者对新辅助系统治疗的反应，还要考虑多学科因素。使用影像学方法精确评估残留癌的目的是，选择最好的手术方式以避免阳性切缘、二次手术或不必要的乳房全切术。尽管乳腺 X 线摄影断层显像和超声检查等标准影像学检查是评估疾病程度的必要方法，但是可能会低估疾病程度或高估残留癌范围，特别是致密型乳腺和小叶癌患者。目前已有明确、一致的证据支持常规应用 MRI 检查评估疾病程度、对侧乳腺癌以及 NAST 后的治疗反应。MRI 检查评估治疗反应与 pCR 的符合度因乳腺癌亚型不同而多变，三阴性和 HER2 阳性乳腺癌的符合度最高。但是，由于 DCIS 的增强信号微弱，MRI 检查很难准确预测或排除残留癌，所以务必切除有恶性表现的钙化。

当存在临床指征时，可使用 ^{18}F-FDG PET 或 CT 联合骨闪烁成像等分子影像学检查方法评估远处转移病灶。由于 PET/CT 较 MRI 检查的空间分辨率低，因此并不推荐将其作为 NAST 后评估原发灶治疗反应的主要方法。尽管在评估疾病检出率和治疗反应方面，其他几种检查方法（CEM/MBI）的敏感度和特异度可与 MRI 检查相媲美，但是还需要更多的研究数据证实。同时，广泛开展这些技术还存在困难，包括设备难以普及和人员培训，检查耗时，以及缺乏配套的活检技术。当然，在患者无法接受 MRI 检查时，这些检查方法可作为合适的替代方案。

在判断淋巴结是否转移方面，超声检查与超声引导下 FNA 和 CNB 既敏感又特异。MRI 检查和断层成像技术能够很好地显示腋窝淋巴结转移范围（Ⅰ～Ⅲ级），并评估 NAST 后的淋巴结反应。然而，由于 FNA 或 CNB 的假阴性率高，因此前哨淋巴结活检仍然是诊断淋巴结转移的金标准。

病例 1

老年女性患者，66 岁，乳腺 X 线摄影显示右侧乳房存在圆形不规则肿块伴可疑钙化（图 5.1，图 5.2）。超声检查和超声引导下空芯针穿刺活检（CNB）结果显示两处三阳性浸润性导管癌（IDC），分别位于 8 点钟和 9 点钟位置，Ki67 值分别为 75% 和 90%（图 5.3）。腋窝超声检查结果显示一枚圆形 1 级淋巴结，CNB 活检结果证实为转移淋巴结（图 5.4）。MRI 检查良好地显示了乳腺内两处病灶间存在非肿块型增强（non-mass enhancement，NME），腋窝Ⅱ级淋巴结肿大（图 5.5，图 5.6）。患者已完成联合靶向治疗中的化疗。

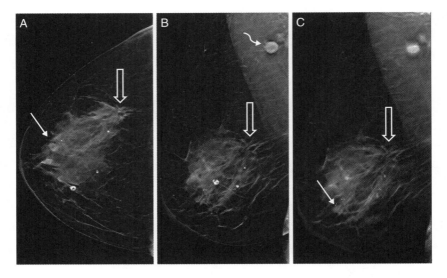

图 5.1 右侧乳腺 X 线摄影头尾位（A）和内外侧斜位（B）以及 1mm 断层显像内外侧斜位图像（C）显示不均质的纤维腺体组织，右侧乳房内可见圆形的（细箭头）不规则肿块（空心箭头）。断层显像清晰地显示病灶模糊的不规则边缘。腋窝淋巴结形态异常，呈圆形（弯曲箭头）

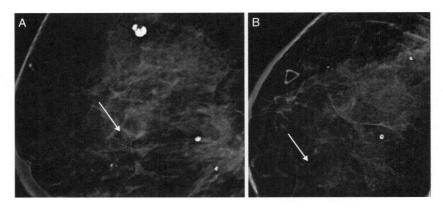

图 5.2 右侧乳腺放大图，乳腺 X 线摄影内外侧斜位（A）和头尾位（B）图像显示成簇的不均质钙化（箭头）

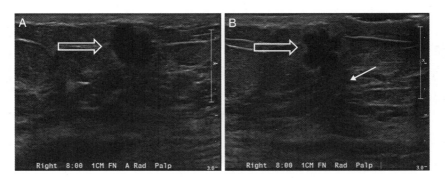

图 5.3 超声灰度图（US）显示不规则的低回声肿块，周围存在声晕（空心箭头），后方存在声影（细箭头）。活检结果提示三阳性浸润性导管癌，Ki67 值为 90%

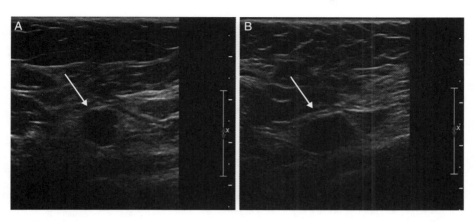

图 5.4　超声灰度图显示右侧腋窝异常肿大的淋巴结（箭头），呈圆形，中央脂肪淋巴门消失

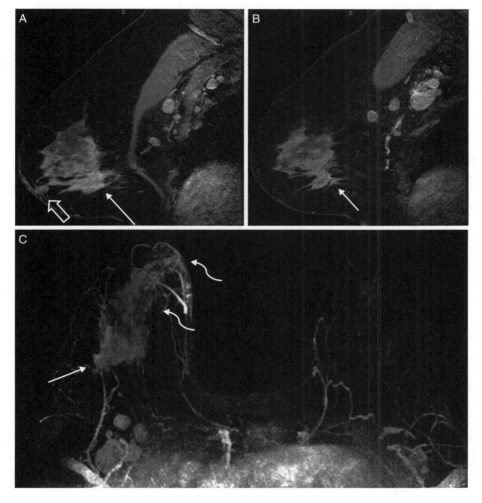

图 5.5　矢状位 T1 增强后脂肪饱和延迟相（A、B）和轴位 MRI-MIP 图像（C），显示不规则的增强肿块（细箭头）和圆形增强肿块（空心箭头），以及之间连续的非肿块型增强一直延伸到乳头后（弯曲箭头）

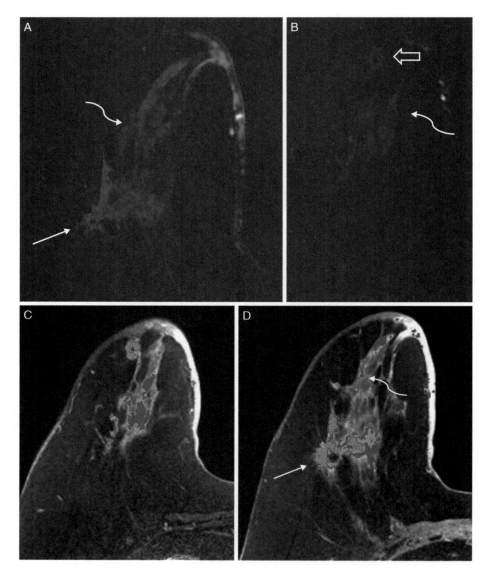

图 5.6   轴位 T1 脂肪饱和相（A、B）和轴位增强后动态伪彩图像（C、D），显示不规则（细箭头）和圆形增强（空心箭头）肿块，伴有洗脱动力学（红色）和异常的非肿块型增强（弯曲箭头）

病例 2

女性患者，47 岁，经常规筛查后确诊为右侧乳腺三阴性浸润性导管癌（IDC），Ki67 值为 75%（图 5.7）。超声灰度图清晰显示肿块的不规则边界（图 5.8），MRI 检查显示内乳淋巴结异常和乳腺内淋巴结肿大（图 5.9，图 5.10）。患者接受新辅助系统治疗，4 周期 A/C 序贯泰素（紫杉醇）和铂类药物，治疗反应为部分缓解（图 5.11）。行保乳手术后显示纤维化瘤床范围约 2.5cm，其中残留癌范围为 1.2cm。前哨淋巴结活检显示 1/4 的淋巴结阳性，1 枚淋巴结存在治疗反应。患者已接受辅助放疗和口服卡培他滨治疗。

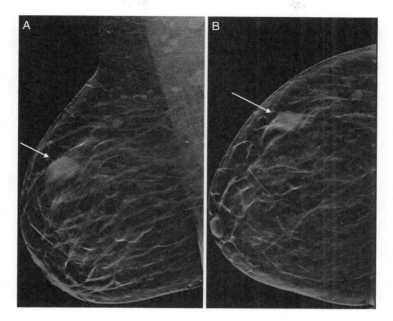

图 5.7　右侧乳房内外侧斜位（A）和头尾位（B）图像显示散在的纤维腺体组织，外上象限可见不规则肿块，边界不清（箭头）

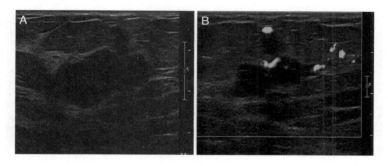

图 5.8　超声灰度图显示不规则的低回声肿块，血供丰富

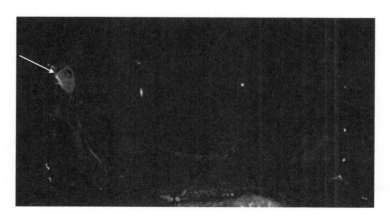

图 5.9　轴位 T1 增强后减影图像显示确诊病灶出现不规则增强（箭头）

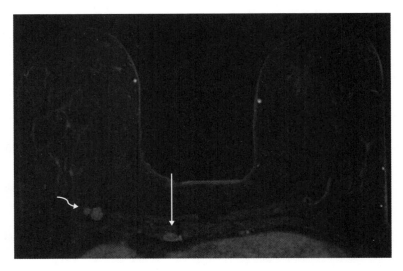

图 5.10 轴位 T1 增强后脂肪饱和图显示右侧内乳淋巴链异常增大（细箭头），右侧乳房淋巴结肿大（弯曲箭头）

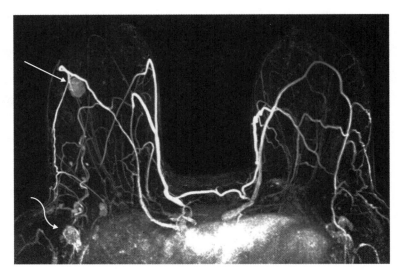

图 5.11 新辅助系统治疗后轴位 MRI-MIP 图像显示不完全治疗反应，残留缩小的卵圆形肿块，增强明显（细箭头）和 I 级腋窝淋巴结肿大（弯曲箭头）

病例 3

女性患者，49 岁，自查发现乳房肿块，被诊断为浸润性小叶癌和小叶原位癌，ER/PR 阳性，HER2 阴性，Ki67 值为 10%。新辅助治疗方案为 AC-T（阿霉素、环磷酰胺序贯紫杉醇）。乳腺 X 线摄影结果显示不均质纤维腺体组织，左侧乳房外上象限可见毛刺样肿块（图 5.12）。超声检查结果显示低回声肿块，边界不清（图 5.13）。MRI 检查显示连续的非肿块型增强区域，疾病范围达 7cm 以上（图 5.14）。在接受 NAST 后，经 MRI 检查确认为残留癌（图 5.15），超声检查无异常发现（图 5.16）。

乳腺区段切除术（segmental mastectomy，SM）后显示残留癌为 ILC，组织学分级为 2 级，纤维化瘤床范围为 3.6cm，其中发现单个癌细胞（最大径 1mm）。由于多处切缘阳性，患者接受乳房全切术，病理学检查结果显示 5mm 的典型 ILC、典型 LCIS 和不典型小叶增生（atypical lobular hyperplasia，ALH）。SLNB 结果显示 1/3 的淋巴结呈阳性（最大直径为 9.5mm），没有结外侵犯。残留肿瘤负荷（RCB）Ⅱ 级。

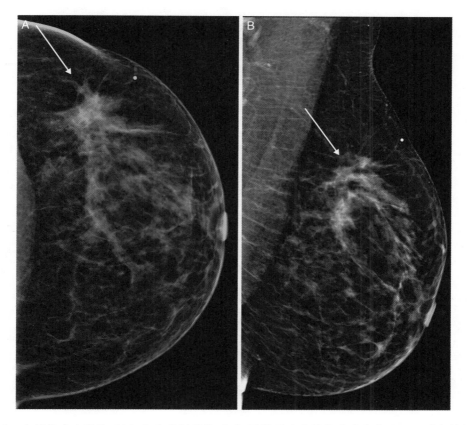

图 5.12 左侧乳房头尾位（A）和内外侧斜位（B）图像显示左侧乳房外上象限不规则毛刺样肿块（箭头）

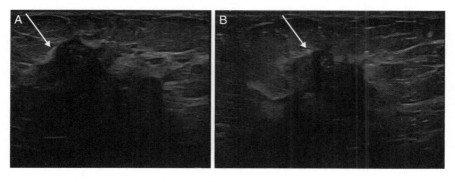

图 5.13 超声灰度图显示边界不规则的低回声肿块，后方声影（箭头）

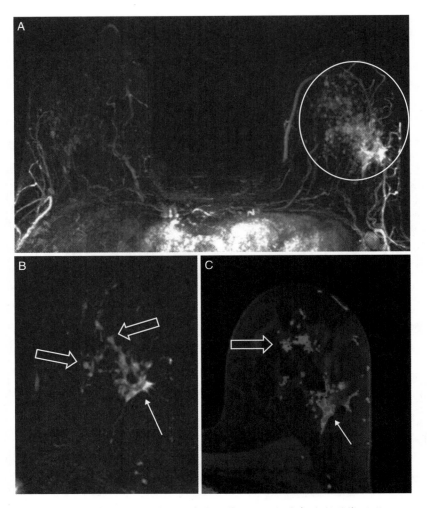

图 5.14　轴位 MRI-MIP 图像（A）、增强后减影图像（B）和动态伪彩图像（C）。MRI 检查结果显示不均匀强化肿块伴结构扭曲（细箭头），流出型曲线（红色，细箭头），前方出现成簇非肿块型增强（空心箭头）与不规则肿块相连，前后位（AP）图像中最大径为 7.2cm。左侧腋窝淋巴结活检结果为阳性

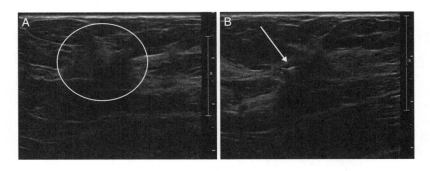

图 5.15　新辅助系统治疗后的超声灰度图，显示不规则的低回声肿块样区域，伴结构扭曲，局部位于原活检区，可见超声显影的活检夹（箭头）。新辅助系统治疗后的超声图像通常很难在治疗后纤维化区域中显示残留癌范围

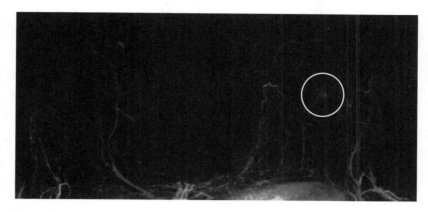

图 5.16　新辅助系统治疗后的轴位 MRI-MIP 图像。左侧乳房外上象限可见小的残留增强肿块，大小约 7mm（圆圈内）。经新辅助系统治疗后，治疗前的非肿块型增强程度有所减轻。经活检证实腋窝淋巴结转移也有所减轻，结果图中未显示

病例 4

女性患者，39 岁，自查发现右侧乳房肿块，被诊断为右侧乳腺三阴性浸润性导管癌，Ki67 值为 45%。数字乳腺 X 线摄影显示一个不规则的肿块伴钙化（图 5.17），超声检查显示边界不清的低回声肿块（图 5.18），MRI 检查显示病变广泛，涉及外上象限和内上象限（图 5.19，图 5.20）。右侧腋窝肿大淋巴结穿刺结果呈阳性（图 5.21）。经 PET/CT 检查明确为局部晚期乳腺癌，无远处转移（图 5.22）。基因检

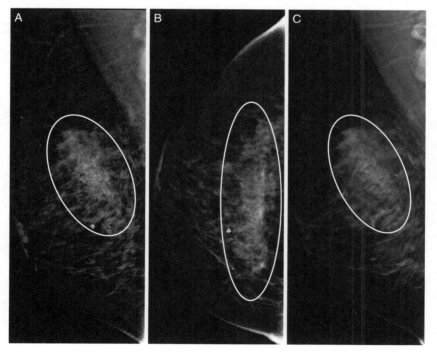

图 5.17　右侧乳房内外侧斜位（A）、头尾位（B）和单层断层显像内外侧斜位（C）图像，显示一个不规则的肿块伴钙化，位于外上象限和内上象限（圆圈内）

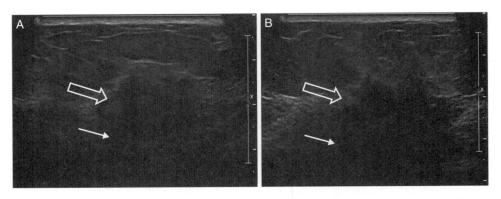

图 5.18 超声灰度图显示右侧乳房 10 点钟（A）和 12 点钟（B）位置不规则的低回声肿块（空心箭头）伴后方声影（细箭头），病灶后方显示不清

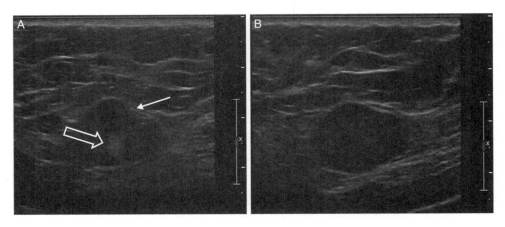

图 5.19 右侧腋窝 I 级异常淋巴结，偏心性皮质增厚（细箭头），中央淋巴门部分消失，活检结果证实转移

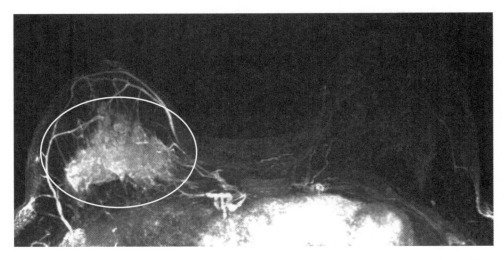

图 5.20 腋窝 MRI-MIP 图像显示，与左侧乳腺相比，右侧乳腺萎缩，从内上象限到外上象限（圆圈内）呈弥漫性不规则增强

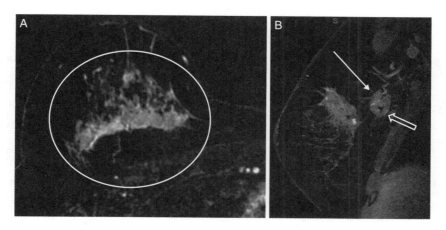

图 5.21　轴位 T1 增强后减影图像（A）和矢状位 T1 增强后脂肪饱和延迟相图像（B）。不规则增强肿块和非肿块型增强遍布右侧乳房上半部分，包括内上象限和外上象限（圆圈内）。动态伪彩图像显示为流出型曲线。活检结果证实腋窝淋巴结转移（细箭头），内有活检夹伪影（空心箭头）

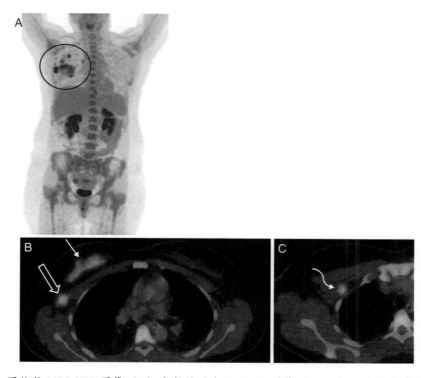

图 5.22　冠状位 MRI-MIP 图像（A）和轴位融合 PET-CT 图像（B、C）。右侧乳腺内 FDG 摄取增加（细箭头，最大 SUV 值为 6.6），右侧腋窝Ⅰ级（空心箭头）和Ⅱ级（弯曲箭头）多发肿大淋巴结（最大 SUV 值为 7.3），无远处转移

测结果显示患者存在 *BRCA*1 致病性突变。患者完成了 4 周期 AC 方案以及紫杉醇联合铂类新辅助化疗，经 MRI 检查确认为影像学完全缓解（图 5.23）。腋窝超声检查显示转移淋巴结内有治疗反应（图 5.24）。由于存在 *BRCA*1 致病性突变，患者接受了保留皮肤的乳房全切术。右侧乳腺标本显示残留 IDC，纤维化的瘤床中 1mm 以

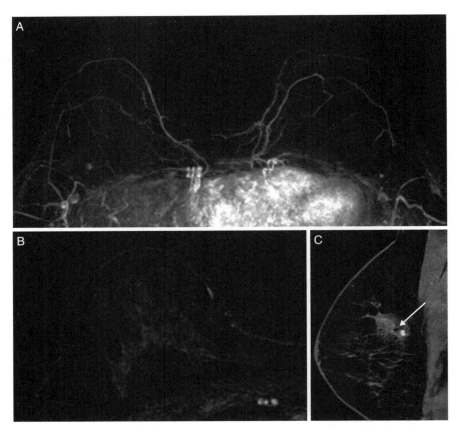

图 5.23 新辅助系统治疗后轴位 MRI-MIP 图像（A）、轴位 T1 增强后减影图像（B）和矢状位 T1 增强后脂肪饱和图像（C），显示影像学完全缓解，再次可见活检夹磁化伪影（细箭头）

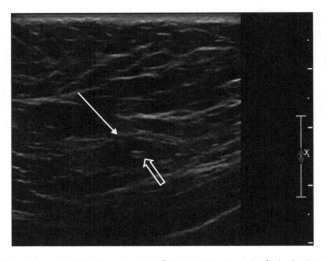

图 5.24 新辅助系统治疗后经活检提示右侧腋窝淋巴结阳性的超声灰度图显示淋巴结缩小，与治疗反应一致（细箭头），淋巴结中央可见超声图像中显影的活检夹（空心箭头）

下范围几乎没有单个细胞，肿瘤成簇存在。结果提示导管原位癌（DCIS），组织学分级为 3 级，实性结构，淋巴血管侵犯（LVI）阳性。SLNB 显示 2/3 的淋巴结阳性，行腋窝清扫术。7/10 淋巴结阳性伴治疗改变，转移淋巴结最大径为 6mm，残留肿瘤负荷（RCB）Ⅱ级。

病例 5

女性患者，51 岁，被诊断为右侧乳房 9 点钟位置浸润性小叶癌（ILC），ER 阳性，PR 阴性，HER2 阳性，Ki67 值为 5%。行乳腺 X 线摄影联合超声检查，数字乳腺 X 线摄影显像未显示孤立性异常（图 5.25），但是超声检查结果显示一个模糊的低回声区伴声影（图 5.26），建议活检。MRI 检查结果显示与疾病程度有关的 5cm 范围的不对称非肿块型增强（图 5.27）。参考 MRI 和超声检查结果，回顾乳腺 X 线摄影检查结果仍未发现异常。基线 MRI 检查结果发现，双侧腋窝淋巴结肿大，左侧乳房 6 点钟位置增强型肿块伴连续的非肿块型增强（图 5.28）。MRI 引导下 CNB 结果显示为经典型 ILC，ER 阳性，PR 弱阳性，HER2 经 FISH 检测呈阳性，组织学分级为 2 级，伴导管原位癌（DCIS）。活检证实双侧腋窝淋巴结转移（图 5.29）。

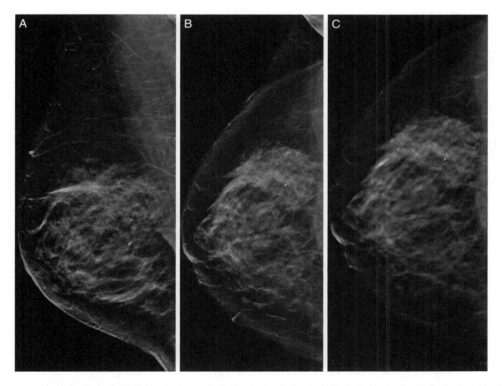

图 5.25　右侧乳房内外侧斜位（A）、头尾位（B）和断层显像头尾位（C）图像显示不均质纤维腺体组织，未发现异常表现

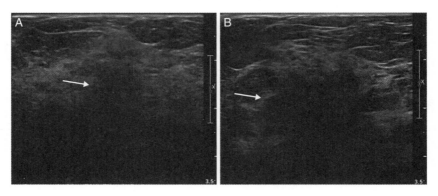

图 5.26 超声筛查发现异常,经二次超声检查确诊,发现一处边界不清的低回声区(箭头)伴声影,活检证实为浸润性小叶癌

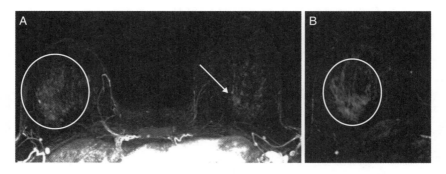

图 5.27 轴位 MRI-MIP 图像(A)和轴位增强后减影图像(B)显示右侧乳腺弥漫性疾病伴不对称的簇状非肿块型增强(NME),位于外上象限,范围 5cm(圆圈内),乳腺 X 线摄影结果提示不可见,范围也很大,经超声检查难以明确范围。左侧乳房内可见增强型肿块和簇状 NME(细箭头),MRI 引导下活检证实为浸润性小叶癌

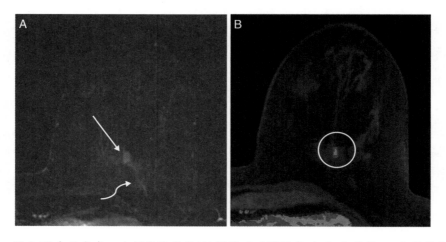

图 5.28 图 5.27 中的患者,左侧乳腺轴位 T1 增强后减影图像(A)和轴位 T1 脂肪饱和伪彩图像(B)。增强肿块(细箭头)后方伴簇状非肿块型增强(弯曲箭头),显示混合型持续和平台型增强动态特征(圆圈内)。MRI 引导下活检结果显示为浸润性小叶癌(ER 阳性,PR 弱阳性,HER2 不确定,FISH 检测结果呈阳性)伴导管原位癌

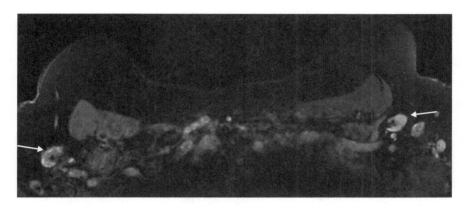

图 5.29 轴位 T1 脂肪饱和增强后图像，显示双侧腋窝 I 级淋巴结肿大，皮质增厚（箭头）。后续双侧腋窝超声检查和活检结果显示双侧腋窝淋巴结转移

　　患者接受以白蛋白联合紫杉醇和赫赛汀为基础的新辅助系统治疗。治疗后的 MRI 检查结果显示微小的残留强化灶，接近完全缓解（图 5.30）。右侧乳腺切除标本提示，5.8cm 纤维化区域中最大 1mm 微小残留 ILC 病灶。左侧乳腺切除标本提示 pCR。右侧腋窝 1 枚淋巴结、左侧腋窝 2 枚淋巴结存在部分纤维化反应，提示为治疗反应。右侧乳腺的临床分期为 $T_{1c}N_1$，左侧分期为 $T_{1b}N_1$。

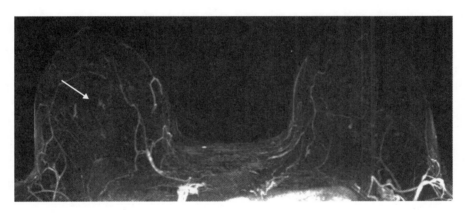

图 5.30 经新辅助系统治疗后 MRI-MIP 图像显示，双侧乳房内异常增强几乎完全消失，右侧乳房内可见残留的小增强灶（箭头）

病例 6

　　女性患者，39 岁，左侧乳房可触及肿块，左侧乳头增厚。乳腺 X 线摄影结果显示左侧不均质纤维腺体组织，线性、区段性多形性钙化分布范围超过 5cm（图 5.31）。乳头和乳晕周围皮肤增厚（图 5.31）。超声检查结果显示左侧乳晕后方存在边界不清的低回声区域，没有明显的肿块。在左侧乳房 2 点钟位置发现小的低回声肿块（图 5.32），超声引导下空芯针穿刺活检结果证实为浸润性导管癌（ER 阳性，PR 阳性，HER2 阴性，Ki67 值为 15%）。对左侧乳房 4 点钟位置的钙化灶

行立体定向活检（图5.31）后证实为浸润性导管癌伴导管原位癌。腋窝Ⅰ级异常淋巴结，经超声引导下空芯针穿刺活检证实发生转移。MRI检查结果显示左侧乳房外侧9.5cm范围的非肿块型增强（图5.34）。CT检查结果显示至少两处腰椎椎体存在溶骨性骨转移（图5.33）。经基因检测未发现致病性突变。患者接受AC-T方案的新辅助系统治疗。尽管术后超声和MRI检查结果都一致认为患者达到了影

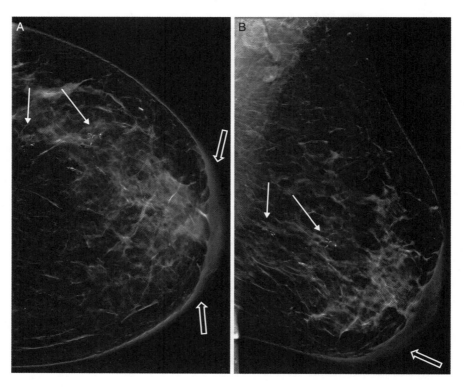

图5.31 左侧乳腺X线摄影的头尾位（A）和内外侧斜位（B）图像，显示不均质纤维腺体组织，皮肤增厚（空心箭头），多形性线状、区段状钙化（细箭头）。对钙化行立体定位活检后提示为浸润性导管癌（组织学分级2级）和导管原位癌（组织学分级2级）

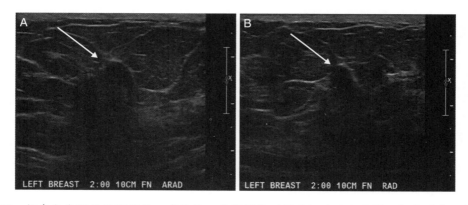

图5.32 超声灰度图显示圆形低回声肿块，边界模糊（箭头）伴后方声影。超声引导下空芯针穿刺活检结果证实，为浸润性导管癌，组织学分级2级，ER阳性，PR阳性，HER2阴性

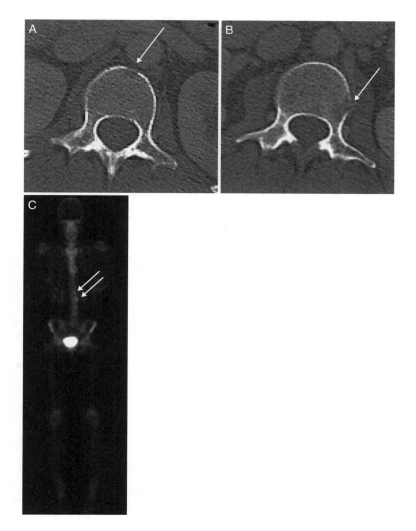

图 5.33　轴位 CT 图骨窗（A、B）和 ^{99}Tc 标记的甲基二磷酸（methyl diphosphate，MDP）骨扫描（C）。CT 检查结果显示 L_1 椎体前侧和 L_2 椎体左外侧有溶骨性病灶（细箭头），皮质不连续，与这例年轻患者的转移情况一致。经骨扫描确认 L_2 椎体处局部异常的放射性核素摄取（弯曲箭头）

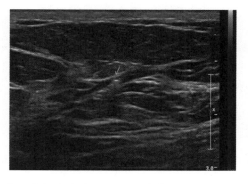

图 5.34　经新辅助系统治疗后的超声灰度图，可见内部不均匀的分支导管，中央为经超声显影的活检夹（细箭头），符合活检结果证实的浸润性导管癌和导管原位癌病灶

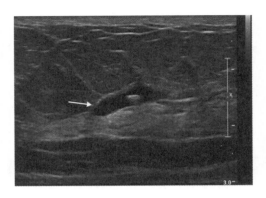

图 5.35 经新辅助系统治疗后的超声灰度图，可见无回声的亲水性活检夹（细箭头），经活检证实的浸润性导管癌病灶处未见残留肿块

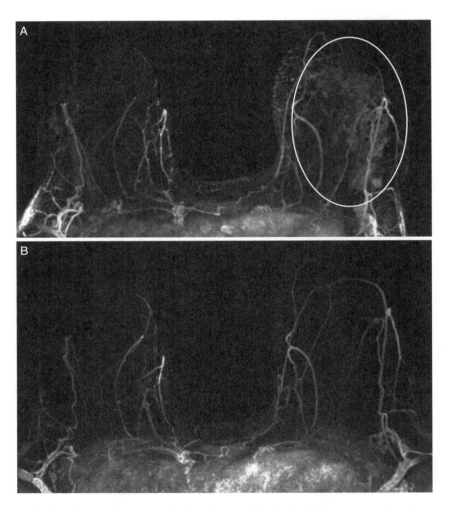

图 5.36 经新辅助系统治疗（NAST）前（A）、后（B）的轴位 MRI-MIP 图。经 NST 治疗前 MRI 检查结果显示，左侧乳腺外侧存在广泛的异常非肿块型增强，范围达 9.5cm（圆圈）。治疗后 MRI 检查结果显示影像学完全缓解。但是乳腺区段切除术（SM）后显示残留浸润性导管癌和导管原位癌，尽管前者仅有一小簇肿瘤细胞。患者最终接受乳房全切术和二期重建

像学完全缓解（图 5.34~ 图 5.36），但是在两处放射性粒子定位（radioactive seed localized，RSL）的帮助下行乳腺区段切除术后，仍然发现残留癌（图 5.37）。因此，结合残留钙化的情况，最终仍然对患者采用了乳房全切术。该病例资料展示了对于接受 NAST 后的患者解读其残留钙化的临床意义所面临的困境。该患者的 MRI 图像缺乏增强信号导致假阴性，术后病理结果提示残留癌，最终采用了乳房全切术。

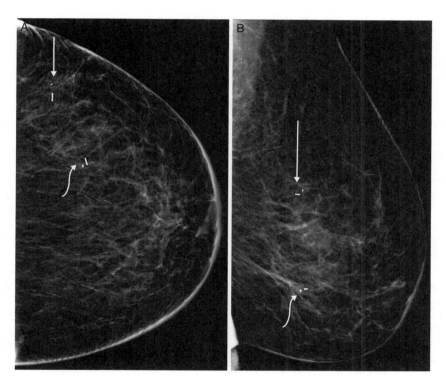

图 5.37　手术定位。新辅助系统治疗后乳腺 X 线摄影头尾位（A）和内外侧斜位（B）图像。对左侧乳腺活检时置入的活检夹与外上象限（细箭头）、外下象限（弯曲箭头）的放射性粒子的置入位置一致，说明该处为经活检证实的恶性病灶，这可为第一次乳腺区段切除术时引导手术方向，左侧乳房皮肤增厚也得到缓解

（李松朋　译，聂　品　审校）

参考文献

[1]　Haque W, Verma V, Hatch S, et al. Response rates and pathologic complete response by breast cancer molecular subtype following neoadjuvant chemotherapy. Breast Cancer Res Treat, 2018,170:559–567.

[2]　Cortazar P, Zhang L, Untch M, et al. Pathological complete response and long-term clinical benfit in breast cancer: the CTNeoBC pooled analysis. Lancet Lond Engl, 2014,384:164–172.

[3]　Slanetz PJ, Moy L, Baron P, et al. ACR appropriateness criteria® monitoring response to neoadjuvant systemic therapy for breast cancer. J Am Coll Radiol, 2017,14:S462–475.

[4]　Dialani V, Chadashvili T, Slanetz PJ. Role of imaging in neoadjuvant therapy for breast cancer. Ann Surg Oncol, 2015,22:1416–1424.

[5] Fowler AM, Mankoff DA, Joe BN. Imaging neoadjuvant therapy response in breast cancer. Radiology, 2017,285:358–375.

[6] Berg WA, Gutierrez L, NessAiver MS, et al. Diagnostic accuracy of mammography, clinical examination, US, and MR imaging in preoperative assessment of breast cancer. Radiology, 2004,233:830–849.

[7] Chagpar AB, Middleton LP, Sahin AA, et al. Accuracy of physical examination, ultrasonography, and mammography in predicting residual pathologic tumor size in patients treated with neoadjuvant chemotherapy. Ann Surg, 2006,243:257–264.

[8] Keune JD, Jeffe DB, Schootman M, et al. Accuracy of ultrasonography and mammography in predicting pathologic response after neoadjuvant chemotherapy for breast cancer. Am J Surg, 2010,199:477–484.

[9] Helvie MA, Joynt LK, Cody RL, et al. Locally advanced breast carcinoma: accuracy of mammography versus clinical examination in the prediction of residual disease after chemotherapy. Radiology, 1996,198:327–332.

[10] Huber S, Wagner M, Zuna I, et al. Locally advanced breast carcinoma: evaluation of mammography in the prediction of residual disease after induction chemotherapy. Anticancer Res, 2000,20:553–558.

[11] Skaane P, Bandos AI, Niklason LT, et al. Digital mammography versus digital mammography plus Tomosynthesis in breast cancer screening: the Oslo Tomosynthesis Screening Trial. Radiology, 2019,291:23–30.

[12] Weiss A, Lee KC, Romero Y, et al. Calcifcations on mammogram do not correlate with tumor size after neoadjuvant chemotherapy. Ann Surg Oncol, 2014,21:3310–3316.

[13] Felicano Y, Mamtani A, Morrow M, et al. Do calcifcations on mammography after neoadjuvant chemotherapy for breast cancer always need to be excised? Ann Surg Oncol, 2017,24:1492–1498.

[14] Henry-Tillman R, Glover-Collins K, Preston M, et al. The SAVE review: sonographic analysis versus excision for axillary staging in breast cancer. J Am Coll Surg, 2015,220:560–567.

[15] Balasubramanian I, Fleming CA, Corrigan MA, et al. Metaanalysis of the diagnostic accuracy of ultrasound-guided fne-needle aspiration and core needle biopsy in diagnosing axillary lymph node metastasis. BJS: Br J Surg, 2018,105:1244–1253.

[16] Khan A, Sabel MS, Nees A, et al. Comprehensive axillary evaluation in neoadjuvant chemotherapy patients with ultrasonography and sentinel lymph node biopsy. Ann Surg Oncol, 2005,12:697–704.

[17] Bedrosian I, Bedi D, Kuerer HM, et al. Impact of clinicopathological factors on sensitivity of axillary ultrasonography in the detection of axillary nodal metastases in patients with breast cancer. Ann Surg Oncol, 2003,10:1025–1030.

[18] Moorman AM, Bourez RLJH, de Leeuw DM, et al. Pre-operative ultrasonographic evaluation of axillary lymph nodes in breast cancer patients: for which group still of additional value and in which group cause for special attention? Ultrasound Med Biol, 2015,41:2842–2848.

[19] Boughey JC, Ballman KV, Le-Petross HT, et al. Identifcation and resection of the clipped node decreases the false negative rate of sentinel lymph node surgery in patients presenting with node positive breast cancer (T0-T4, N1-2) who receive neoadjuvant chemotherapy-results from ACOSOG Z1071 (Alliance). Ann Surg, 2016,263:802–807.

[20] Eisenhauer EA, Therasse P, Bogaerts J, et al. New response evaluation criteria in solid tumours: revised RECIST guideline (version 1.1). Eur J Cancer Oxf Engl, 1990, 2009,45:228–247.

[21] Hollingsworth AB, Stough RG, O'Dell CA, et al. Breast magnetic resonance imaging for preoperative locoregional staging. Am J Surg, 2008,196:389–397.

[22] Lehman CD, Gatsonis C, Kuhl CK, et al. MRI evaluation of the contralateral breast in women with recently diagnosed breast cancer. N Engl J Med, 2007,356:1295–1303.

[23] Ko ES, Han B-K, Kim RB, et al. Analysis of factors that infuence the accuracy of magnetic resonance imaging for predicting response after neoadjuvant chemotherapy in locally advanced breast cancer. Ann Surg Oncol, 2013,20:2562–2568.

[24] Jun W, Cong W, Xianxin X, et al. Meta-analysis of quantitative dynamic contrastenhanced MRI for the assessment of neoadjuvant chemotherapy in breast cancer. Am Surg, 2019,85:645–653.

[25] Yeh ED, Slanetz PJ, Edmister WB, et al. Invasive lobular carcinoma: spectrum of enhancement and morphology on magnetic resonance imaging. Breast J, 2003,9:13–18.

[26] Bouzón A, Acea B, Soler R, et al. Diagnostic accuracy of MRI to evaluate tumour response and residual tumour size after neoadjuvant chemotherapy in breast cancer patients. Radiol Oncol, 2016,50:73–79.

[27] McGuire KP, Toro-Burguete J, Dang H, et al. MRI staging after neoadjuvant chemotherapy for breast cancer: does tumor biology affect accuracy? Ann Surg Oncol, 2011,18:3149–3154.

[28] Henderson SA, Muhammad Gowdh N, Purdie CA, et al. Breast cancer: infuence of tumour volume estimation method at MRI on prediction of pathological response to neoadjuvant chemotherapy. Br J Radiol, 2018, https:// doi.org/10.1259/bjr.20180123.

[29] Hylton NM, Blume JD, Bernreuter WK, et al. Locally advanced breast cancer: MR imaging for prediction of response to neoadjuvant chemotherapy-results from ACRIN 6657/I-SPY trial. Radiology, 2012,263:663–672.

[30] Partridge SC, Gibbs JE, Lu Y, et al. MRI measurements of breast tumor volume predict response to neoadjuvant chemotherapy and recurrence-free survival. Am J Roentgenol, 2005,184:1774–1781.

[31] Scheel JR, Kim E, Partridge SC, et al. MRI, clinical examination, and mammography for preoperative assessment of residual disease and pathologic complete response after neoadjuvant chemotherapy for breast cancer: ACRIN 6657 trial. Am J Roentgenol, 2018,210:1376–1385.

[32] Chae EY, Cha JH, Kim HH, et al. Evaluation of residual disease using breast MRI after excisional biopsy for breast cancer. Am J Roentgenol, 2013,200:1167–1173.

[33] Frei KA, Kinkel K, Bonel HM, et al. MR imaging of the breast in patients with positive margins after lumpectomy. Am J Roentgenol, 2000,175:1577–1584.

[34] Giuliano AE, Ballman KV, McCall L, et al. Effect of axillary dissection vs no axillary dissection on 10-year overall survival among women with invasive breast cancer and sentinel node metastasis: the ACOSOG Z0011 (Alliance) randomized clinical trial. JAMA, 2017,318:918.

[35] Hyun SJ, Kim E-K, Moon HJ, et al. Preoperative axillary lymph node evaluation in breast cancer patients by breast magnetic resonance imaging (MRI): can breast MRI exclude advanced nodal disease? Eur Radiol, 2016,26:3865–3873.

[36] Greenwood HI, Wilmes LJ, Kelil T, et al. Role of breast MRI in the evaluation and detection of DCIS: opportunities and challenges. J Magn Reson Imaging: JMRI, 2020,52:697–709.

[37] Kim HJ, Im Y-H, Kim HJ, et al. Accuracy of MRI for estimating residual tumor size after neoadjuvant chemotherapy in locally advanced breast cancer: relation to response patterns on MRI. Acta Oncol, 2007,46:996–1003.

[38] Kamal RM, Helal MH, Mansour SM, et al. Can we apply the MRI BI-RADS lexicon morphology descriptors on contrast-enhanced spectral mammography? Br J Radiol, 2016,89:20160157.

[39] Travieso-Aja MM, Maldonado-Saluzzi D, Naranjo-Santana P, et al. Evaluation of the applicability of BI-RADS® MRI for the interpretation of contrast-enhanced digital mammography. Radiol Engl Ed, 2019,61:477–488.

[40] Contrast-enhanced spectral mammography versus MRI: initial results in the detection of breast cancer and assessment of tumour size | SpringerLink. https://link.springer.com/article/10.100 7%2Fs00330-013-3007-7. Accessed 19 Dec 2020.

[41] Jochelson MS, Dershaw DD, Sung JS, et al. Bilateral contrast-enhanced dual-energy digital mammography: feasibility and comparison with conventional digital mammography and MR imaging in women with known breast carcinoma. Radiology, 2013,266:743–751.

[42] Chou C-P, Lewin JM, Chiang C-L, et al. Clinical evaluation of contrast-enhanced digital mammography and contrast enhanced tomosynthesis—comparison to contrast-enhanced breast MRI. Eur J Radiol, 2015,84:2501–2508.

[43] Patel BK, Hilal T, Covington M, et al. Contrast-enhanced spectral mammography is comparable to MRI in the assessment of residual breast cancer following neoadjuvant systemic therapy. Ann Surg Oncol, 2018,25:1350–1356.

[44] Iotti V, Ravaioli S, Vacondio R, et al. Contrast-enhanced spectral mammography in neoadjuvant chemotherapy monitoring: a comparison with breast magnetic resonance imaging. Breast Cancer

Res: BCR, 2017,19:106.

[45] Barra FR, Sobrinho AB, Barra RR, et al. Contrast-enhanced mammography (CEM) for detecting residual disease after neoadjuvant chemotherapy: a comparison with breast magnetic resonance imaging (MRI). Biomed Res Int, 2018,2018:8531916.

[46] NCCN imaging appropriate use criteria. https://www.nccn.org/professionals/imaging/default. aspx. Accessed 21 Dec 2020.

[47] Groheux D, Espié M, Giacchetti S, et al. Performance of FDG PET/CT in the clinical management of breast cancer. Radiology, 2013,266:388–405.

[48] Koolen BB, Vrancken Peeters M-JTFD, Aukema TS, et al. 18F-FDG PET/CT as a staging procedure in primary stage II and III breast cancer: comparison with conventional imaging techniques. Breast Cancer Res Treat, 2012,131:117–126.

[49] Wang Y, Zhang C, Liu J, et al. Is 18F-FDG PET accurate to predict neoadjuvant therapy response in breast cancer? A meta-analysis. Breast Cancer Res Treat, 2012,131:357–369.

[50] Broos WAM, van der Zant FM, Wondergem M, et al. Accuracy of 18F-NaF PET/CT in bone metastasis detection and its effect on patient management in patients with breast carcinoma. Nucl Med Commun, 2018,39:325–333.

[51] Hamaoka T, Madewell JE, Podoloff DA, et al. Bone imaging in metastatic breast cancer. J Clin Oncol, 2004,22:2942–2953.

[52] Berg WA, Madsen KS, Schilling K, et al. Breast cancer: comparative effectiveness of positron emission mammography and MR imaging in presurgical planning for the ipsilateral breast. Radiology, 2011,258:59–72.

[53] Brem RF, Petrovitch I, Rapelyea JA, et al. Breast-specifc gamma imaging with ^{99m}Tc-Sestamibi and magnetic resonance imaging in the diagnosis of breast cancer-a comparative study. Breast J, 2007,13:465–469.

[54] Kim JS, Lee SM, Cha ES. The diagnostic sensitivity of dynamic contrast-enhanced magnetic resonance imaging and breast-specifc gamma imaging in women with calcifed and non-calcifed DCIS. Acta Radiol Stockh Swed 1987, 2014,55:668–675.

[55] Zhou M, Johnson N, Gruner S, et al. Clinical utility of breast-specifc gamma imaging for evaluating disease extent in the newly diagnosed breast cancer patient. Am J Surg, 2009,197:159–163.

[56] Sumkin JH, Berg WA, Carter GJ, et al. Diagnostic performance of MRI, molecular breast imaging, and contrast-enhanced mammography in women with newly diagnosed breast cancer. Radiology, 2019,293:531–540.

[57] Kim S, Plemmons J, Hoang K, et al. Breast specifc gamma imaging versus MRI: comparing the diagnostic performance in assessing treatment response after neoadjuvant chemotherapy in patients with breast cancer. Am J Roentgenol, 2019,212:696–705.

[58] Urbano N, Scimeca M, Tancredi V, et al. ^{99m}Tc-sestamibi breast imaging: current status, new ideas and future perspectives. Semin Cancer Biol, 2020, https://doi. org/10.1016/ j.semcancer.2020.01.007.

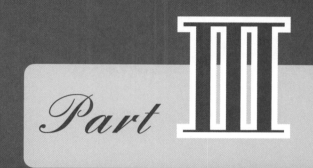

Part **III**

乳腺癌的新辅助系统治疗

第 6 章

基于肿瘤生物学的乳腺癌新辅助系统治疗

William M. Sikov

引 言

　　新辅助系统治疗（NAST）的定义是早期乳腺癌患者在手术前接受的系统治疗。乳腺癌的治疗方案包括化疗、内分泌治疗（用于激素受体阳性 /HER2 阴性乳腺癌）及 HER2 靶向治疗（用于 HER2 阳性乳腺癌），还有一些正在进行临床试验的其他治疗方法，例如分子靶向治疗和免疫治疗。这个领域正在快速进展，本章将回顾当前使用的"基于乳腺癌肿瘤生物学的新辅助系统治疗"方案。

　　尽管新辅助治疗最初只用于局部晚期不能手术切除的乳腺癌患者，但是这种治疗方法在诱导临床和病理反应方面效果相当好，特别是对于侵袭性更强的乳腺癌。因此，研究者也探索了这种治疗方式在疾病程度较轻的患者中的应用，并且该应用在过去的 20 年中飞速发展。当前的新辅助系统治疗的适应证包括：

- 局部晚期或不可手术切除的乳腺癌，包括炎性乳腺癌（T_{4d}）。
- 有保乳手术（BCS）意愿但是条件不合适的患者，或者由于病灶的位置和（或）大小导致术后美容效果不佳的患者。
- 腋窝淋巴结有转移但范围不大（cN_1）的患者，如果选择先手术治疗，则腋窝的标准治疗方案是腋窝淋巴结清扫术（ALND）。如果患者接受了 NAST，腋窝淋巴结可能转变为临床阴性（ycN_0）或病理学阴性（ypN_0），此时腋窝的手术范围较前缩小，就可以采用如前哨淋巴结活检（SLNB）的方式治疗。
- 因为某种原因暂停手术的患者，NAST 可用于解决医疗相关的某些问题，包括怀孕。
- 三阴性乳腺癌（TNBC）或 HER2 阳性乳腺癌患者的新辅助治疗反应会影响

W. M. Sikov (✉)
Breast Health Center, Program in Women's Oncology, Women and Infants Hospital of Rhode Island and Warren Alpert Medical School of Brown University, Providence, RI, USA
e-mail: wsikov@wihri.org

© The Author(s), under exclusive license to Springer Nature Switzerland AG 2022
A. Soran, F. Nakhlis (eds.), *Management of the Breast and Axilla in the Neoadjuvant Setting*, https://doi.org/10.1007/978-3-030-88020-0_6

强化治疗决策，例如，TNBC 患者是否需要给予卡培他滨治疗，HER 阳性乳腺癌患者是否需要给予恩美曲妥珠单抗治疗。

● 还有一些患者接受 NAST 的目的是预测辅助治疗能否使肿瘤降阶梯。某些 HR 阳性 /HER2 阴性乳腺癌患者接受新辅助内分泌治疗，根据治疗反应就能够决定是否豁免辅助化疗。Compass HER-pCR 临床试验（EA1181）中 II ~ III 期 HER2 阳性乳腺癌患者接受紫杉醇联合曲妥珠单抗和帕妥珠单抗治疗后获得病理学完全缓解（pCR），就可以豁免后续化疗。

无论是术前还是术后，无转移的乳腺癌新辅助系统治疗的主要目的是降低远处转移和死亡风险。一开始大家都担心延迟手术、先化疗会导致肿瘤播散，也有人认为不应延迟必要的手术，及时手术治疗能够降低远处转移和死亡风险。然而，几项临床试验（包括 NSABP-B18）的结果显示，无论术前还是术后进行化疗，患者的远处复发率和死亡率没有显著差异[1-5]。一项研究对 10 项将新辅助系统治疗与辅助治疗的临床试验进行了 meta 分析，病例总数达 4 756 例，结果显示，两组间的远处转移和乳腺癌死亡率没有显著差异[6]。更多接受了新辅助化疗（NACT）的患者接受了保乳手术（65% vs. 49%），尽管新辅助化疗组的 15 年局部复发率略高（21% vs. 15%），但是远处转移和死亡风险并没有升高。

新辅助系统治疗不仅开始应用于临床中的各种情况，而且也开展了大量相关临床试验，以评估新药物和新方案的有效性。2014 年，美国 FDA 发布了相关指导，指出如果某个药物在乳腺癌，特别是三阴性和 HER2 阳性乳腺癌的新辅助治疗中，表现出明显的 pCR 率（即乳腺和腋窝淋巴结无残留浸润性癌，或乳腺局部可残留 DCIS，后者的远处复发风险无升高，分期为 ypT_0/isN_0）升高，可以为制药公司加速审批该药。当然，完全通过审批还需要后续的长期生存改善数据，例如无病生存期（DFS）和（或）总生存期（OS）。这样做的原因一定程度上是基于应美国 FDA 的要求进行的一项 meta 分析，该分析证实了 pCR 与远处疾病复发风险和乳腺癌死亡率的大幅降低之间有相关性，特别是对于侵袭性更强的乳腺癌亚型[7]。美国 FDA 发布该指导的目的是鼓励制药公司更快地开发药物，希望出现更多的可以挽救生命的药物，因为研究辅助治疗效果的临床试验通常需要更多的病例、更长的随访时间以证实治疗组的优越性。除此之外，研究者在新辅助治疗阶段应通过连续查体和影像学检查监测临床治疗反应，在治疗的前、中、后期，对于未达到 pCR 的患者以及治疗结束之后，应获取肿瘤组织和血液标本，以便寻找增强治疗效果或抵抗治疗的生物标志物。

新辅助系统治疗方案的选择

不同乳腺癌亚型的新辅助系统治疗方案不同，以下对 HR 阳性 /HER2 阴性、HER2 阳性和三阴性乳腺癌分别进行叙述。

HR 阳性 /HER2 阴性乳腺癌的新辅助治疗

在美国，大约有 2/3 确诊的乳腺癌为雌激素受体阳性和 HER2 阴性乳腺癌，这些肿瘤的生物学性质差异非常大，导致新辅助系统治疗和辅助治疗阶段出现了多种治疗方案。不少 HR 阳性 /HER2 阴性乳腺癌的生物学性质相对温和，增殖活跃的细胞比例相对较低，从而对细胞毒性药物不敏感。Cortazar 及其同事进行的 meta 分析结果显示，新辅助系统治疗后仅 7.5% 的低、中核级的 HR 阳性 /HER2 阴性乳腺癌患者获得了 pCR。尽管那些达到了 pCR 的患者获得了极佳的预后，但是与手术后仍有残留癌的患者相比，结果没有统计学意义[7]。相比较而言，那些高核级的 HR 阳性 /HER2 阴性乳腺癌患者的 pCR 率略高（16.2%），这些获得了 pCR 患者的复发风险显著降低。

对于低风险的 HR 阳性 /HER2 阴性患者，新辅助内分泌治疗（NET）是另一种新辅助系统治疗方法。尽管 NET 在提高 pCR 率方面不如 NACT，但是在精心挑选的患者中，其也可以诱导临床缓解，提高患者的保乳手术成功率，而且相比化疗副作用极轻微[8]。选择合适的患者进行 NET 前，需要先确定其肿瘤生物学特征，明确是否可以从 NET 中获益，但是临床上对于患者的受体状态和肿瘤分级等因素的评估并不准确，特别是在进行肿瘤分级时，病理学专家之间经常出现分歧。更好的评估方式是将活检组织进行基因表达分析，如 Oncotype Dx 分析。Oncotype Dx 复发评分为中、低组的患者，不但不能从 NACT 中获得明显的临床或病理学缓解[9-11]，而且对几项辅助治疗的临床试验也显示，腋窝淋巴结阴性的患者（TAILORx）[12] 或者少量淋巴结阳性（1~3 枚）的患者（RxPONDER）[13]，在内分泌治疗的基础上联合化疗未获得浸润性无复发生存获益。因此，只有局部晚期（cT_4 或 N_2）、病情局限、Oncotype 复发评分为高风险（>26 分）且术后必须接受辅助化疗的患者，应该接受 NACT。

为 HR 阳性 /HER2 阴性乳腺癌患者制定 NACT 化疗方案时，应参考辅助治疗阶段的用药方案。病情严重者通常是序贯给药，方案以蒽环类为基础，例如 4 周期的多柔比星或表柔比星联合环磷酰胺（AC/EC），或者每 2 周一次，或者每 3 周一次，其中 2 周方案被称为"剂量密集型"方案，该方案对侵袭性更强的乳腺癌效果更好[14]。究竟选 2 周方案还是 3 周方案，主要依赖于我们的治疗目的是缩短整体的治疗持续时间，还是给患者更多的治疗间期恢复时间。后续序贯紫杉醇类药物，采用周疗方案（12 周期）或 2 周方案（4 周期）的紫杉醇，或者 3 周方案（4 周期）的多西他塞。尽管有数据显示，首选紫杉醇治疗时，缓解率略高且后续药物减量的可能性更小，主要原因可能是紫杉醇类药物的血液毒性比蒽环类与烷化剂类药物的联合方案低，但是这两种给药顺序都可以接受。当临床腋窝淋巴结阴性，或者数目转移数量有限（<3 枚），但是基因检测提示应该接受化疗时，应该选择多西他塞联合环磷酰胺方案（3 周方案，4~6 周期），因为 ABC（Anthracyclines in Early Breast Cancer）联合分析显示，在 HR 阳性 /HER2 阴性乳腺癌患者的辅助治疗中加入蒽环类药物不能带来有临床意义的 DFS 的提高[15]。

对于绝经后适合 NET 的患者，有研究显示芳香化酶抑制剂比他莫昔芬的缓解率更高 [8, 16]。为了使绝经前女性患者同样获益，需要使用芳香化酶抑制剂联合卵巢功能抑制剂，即长效 LHRH（促黄体激素释放激素）类似物，包括戈舍瑞林或亮丙瑞林。有研究对三种芳香化酶抑制剂（阿那曲唑、来曲唑和依西美坦）的疗效进行了比较，未发现它们在临床或病理学缓解率方面的差异 [17]。当 NET 治疗未出现疾病进展时（这种情况在精心选择的患者中非常少见），内分泌治疗应该至少持续 6 个月，因为延长治疗时间能够提高临床和病理学缓解率 [18]，而且，如果术前新辅助内分泌治疗时间较长，则术后辅助内分泌治疗时间可以缩短。在 NET 期间，应每 2~4 周对肿瘤进行一次活检以评估 Ki67 值，这类研究已经完成 [17, 19]，而且已经有了一些发现，如果 NET 不能使 Ki67 值下降，则患者可能不能通过 NET 获得缓解。但是这种评估方法的临床应用结果为 NET 不能使患者获得缓解时能否改为化疗以提高缓解率，尚无数据支持。因此这种评估方式仍然处于研究阶段，不能常规应用于临床试验之外的环境。

目前尚无数据证实在 NET 阶段，使用其他药物比芳香化酶抑制剂（绝经前联合卵巢功能抑制剂）能更好地提高缓解率，这些药物包括氟维司群替代或联合阿那曲唑 [20]，他莫昔芬联合阿那曲唑 [21] 或者联合靶向药物，如吉非替尼或依维莫司 [8]。在晚期乳腺癌治疗阶段，CDK4/6 抑制剂和 PIK3CA 抑制剂联合内分泌治疗的效果很好，目前有相关临床试验正在进行，以评估在 NET 阶段，上述联合治疗方案的效果。

由于乳腺癌患者 NET 治疗后获得 pCR 很罕见，因此评估治疗后的疗效及其对后续治疗的影响非常重要。针对这个问题，Ellis 及其同事开发了术前内分泌预后指数（Preoperative Endocrine Prognostic Index，PEPI）评分方法，这个评分方法将 NET 后乳腺和腋窝残留癌情况（ypTN）、雌激素受体以及 Ki67 表达情况相结合进行分析 [22-23]。分析认为，如果 PEPI 评分为 0 分，则患者预后极佳，无需辅助化疗；如果 PEPI>0 分，则患者会从辅助化疗中获益。尽管 PEPI 评分可以很好地评价 NET 效果，但是也可以选择其他标准方法帮助判断是否需要辅助治疗，这些标准方法包括临床分期，或者对 N_0~N_1 期患者的穿刺标本进行 Oncotype Dx 复发评分。

HER2 阳性乳腺癌的新辅助治疗

尽管目前我们对 HER2 的正常生理学意义尚不完全清楚，但是该受体胞内段酪氨酸激酶区被激活后，会激活胞内一系列信号转导瀑布，导致与细胞增殖、浸润、血管化和对凋亡信号的抵抗有关的基因大量转录。15%~20% 的乳腺癌患者的第 17 号染色体 HER2-neu 基因的扩增和（或）过表达会导致该跨膜受体的过度表达。我们对这个体系突变的起源尚不清楚，但是 HER2 的增多促进了 HER2 同源二聚体的形成，诱导以上通路的构成性激活，最终表现为这种类型乳腺癌具有更高的侵袭性。阻断这个通路不仅降低了肿瘤细胞的增殖，而且恢复了药物诱导细胞凋亡的敏感性，如化疗药物。激素受体阴性 /HER2 阳性乳腺癌（HR-/HER2+，占全部 HER2 阳性乳腺癌的 40%~45%），相比激素受体阳性 /HER2 阳性乳腺癌（HR+/HER2+），HER2 的表达水平和增殖水平一般更高，对 HER2 激活信号的阻断治疗更敏感。曲妥珠单抗是一种单克隆抗体，可以结合 HER2 的细胞外抗原表位，阻断 HER2 同源二聚体形成所诱导的酪氨酸激酶区的激活。有文献证明，多种化疗药物和曲妥珠单抗在 HER2 阳性乳腺癌细胞系中具有协同的细胞毒性。随机试验表明，在化疗中加入曲妥珠单抗可提高转移性 HER2 阳性乳腺癌患者的缓解率和生存率，并显著降低早期 HER2 阳性乳腺癌患者的远处复发风险，提高生存率[24-25]。

开展新辅助系统治疗时，曲妥珠单抗明显提高了 HER2 阳性乳腺癌患者的 pCR 率。由于获得 pCR 的 HER2 阳性乳腺癌患者的复发率很低，因此 DFS 和 OS 明显提高[7, 26-28]。2016 年的一项包含 36 项新辅助治疗研究的 meta 分析中共有 5 800 例 HER2 阳性乳腺癌患者，结果显示，与残留浸润性乳腺癌患者相比，达到 pCR（ypT_0/isN_0）的患者的不良事件发生率下降 63%，全因死亡率下降 66%，其中 HR 阴性 /HER2 阳性乳腺癌亚群中，不良事件发生率下降 71%[29]。MD 安德森癌症中心的 Symmans 等开发了残留肿瘤负荷（RCB）标准，对不能获得 pCR 的人群按照乳腺和腋窝淋巴结内残留浸润性癌的程度进行分层[30]。结果显示，残留浸润性癌的程度可以预测 5~10 年的无复发生存（RFS），这个结论特别有助于确定哪些患者能从恩美曲妥珠单抗的辅助治疗中获益，具体数据来自 KATHERINE 临床试验[31]（将在后文详述）。

一些 HER2 阳性乳腺癌患者能从单独 HRE2 靶向治疗中获得 pCR（HR 阳性 / HRE2 阳性乳腺癌还需要联合内分泌治疗），只要患者没有新辅助化疗的禁忌证，当前的标准方案就是 NACT 联合 HER2 靶向治疗。以提高 pCR 率和（或）降低 NACT 联合曲妥珠单抗相关毒性为目的的措施主要集中在提高 HRE2 的阻断效果、探索新的化疗方案等方面，下面将详细讨论这些措施。

HER2 靶向治疗

在 II 期 NOAH 临床试验中，以蒽环类、紫杉类药物为基础的新辅助化疗联合 3 周曲妥珠单抗治疗，明显提高了 pCR 率（38% vs. 19%），改善了 5 年的无事件生存率（event free survival，EFS；58% vs. 43%）[32, 33]。在获得 pCR 的人群中，相比没有接受靶向治疗的患者，接受曲妥珠单抗治疗的患者的 EFS 明显提高。这说明联合方案在清除潜在的转移性疾病以及乳腺和腋窝的隐匿性癌方面更有优势[33]。后续的 meta 分析显示，NACT 时联合曲妥珠单抗对 pCR 率和长期预后都有价值，这个结果与辅助治疗阶段化疗联合曲妥珠单抗带来的生存获益是一致的[7]。

拉帕替尼是一种 HER2 受体酪氨酸激酶结构域的小分子抑制剂。接受含曲妥珠单抗治疗后出现进展的转移性 HER2 阳性乳腺癌患者应用该药显示出了切实的效果。这提示在曲妥珠单抗治疗后，利用其他途径激活 HER2 的酪氨酸激酶结构域，恶性细胞亚克隆会演化出现或因选择的治疗方法发展壮大。几项随机研究显示，拉帕替尼联合曲妥珠单抗的新辅助治疗方案显示出 pCR 率升高，但是用拉帕替尼替换曲妥珠单抗会导致 pCR 率下降或持平[34-38]。拉帕替尼的副作用也很明显，特别是腹泻、潮红和肝功能异常，这与拉帕替尼对 HER1 的酪氨酸激酶区的脱靶抑制有关。由于新辅助治疗阶段[39]和辅助治疗阶段[40]拉帕替尼联合曲妥珠单抗及新辅助化疗未能提高患者的长期生存率，因此新辅助治疗阶段没有常规应用的指征，也没有进一步研究的可能。然而，新药图卡替尼的出现，已证实其对 HER2 的特异性远超 HER1，已经获批晚期乳腺癌的适应证，很有可能提高早期 HER2 阳性乳腺癌患者的 pCR 率并使患者从长期结局中获益。

　　帕妥珠单抗是一种结合 HER2 不同抗原表位的单克隆抗体，它可以抑制 HER2/HER3 异源二聚体的形成，生理状态下该二聚体能够激活 HER2 通路，也会促进肿瘤细胞对曲妥珠单抗的抵抗。大约一半的转移性 HER2 阳性乳腺癌患者在应用曲妥珠单抗后会出现进展，此时帕妥珠单抗联合曲妥珠单抗治疗能使病情缓解。这说明一部分肿瘤细胞内的确存在这种耐药机制。尽管早期 HER2+ 乳腺癌患者的这种亚克隆不一定普遍存在（很遗憾，目前没有办法提前发现这些癌细胞），但是它们的存在能够解释某些 HER2 阳性乳腺癌患者接受包含靶向治疗的 NACT 后不能获得 pCR 的原因。为了明确这一点，Ⅱ期临床试验 NeoSphere 对 417 例Ⅱ～Ⅲ期 HER2 阳性乳腺癌患者进行了随机分组，将其分为 4 组，分别为多西他塞联合曲妥珠单抗组（对照组），多西他塞联合帕妥珠单抗组，多西他塞联合曲妥珠单抗和帕妥珠单抗组，以及曲妥珠单抗联合帕妥珠单抗无多西他塞组。所有患者在术后都接受了 3 个周期的氟尿嘧啶（F）、表柔比星（E）和环磷酰胺（C）（单独双靶组也在 FEC 开始前完成了 4 个周期的多西他塞治疗）以及 1 年的曲妥珠单抗治疗。对照组的 pCR 率（ypT_0/is Nany）为 29%，加入帕妥珠单抗后 pCR 率明显提高，达 46%（$P=0.014\,1$），用帕妥珠单抗替换曲妥珠单抗后，pCR 率降低至 24%，仅采用双靶向药物治疗的患者的 pCR 率仅为 17%[41]。多西他塞联合曲妥珠单抗和帕妥珠单抗并没有增加治疗副作用，包括心脏毒性。尽管研究的样本量不足以对试验组的长期预后做出确定的评估，但是相比对照组，多西他塞联合曲妥珠单抗和帕妥珠单抗组的 5 年无进展生存（PFS）率数值上略有增高 [86% vs. 81%，HR=0.69，95%CI（0.34，1.40）][42]。Ⅱ期随机试验 TRYPHAENA 旨在评估包含蒽环的方案和无蒽环方案的心脏毒性及发生率。包含蒽环的方案为，FEC 后序贯多西他塞联合曲妥珠单抗和帕妥珠单抗（FEC-THP），以及 FEC 同时双靶治疗序贯多西他塞联合双靶治疗（FECHP-THP）。无蒽环类的方案为多西他塞联合卡铂、曲妥珠单抗和帕妥珠单抗的 3 周方案（TCHP）。尽管试验效力不足以比较三臂之间的 pCR 率，但是总体来看，三臂的 pCR 率都比无帕妥珠单抗的方案高（FEC-THP 55%，FECHP-THP 56%，TCHP 64%）[43]。TCHP 组的心脏毒性轻微降低，但是这个方案伴随了更高的血液学毒性和腹泻。三组的 3 年 DFS 率类似（87%~90%）[44]。基于这两项研究，美国 FDA 加速审批 NACT 时加入曲妥珠单抗和帕妥珠单抗的适应证。尽管目前还缺乏更大规模的随机试验，也没看到这个方案的长期预后明显提高的数据，但是双靶治疗已经逐渐成为Ⅱ～Ⅲ期 HER2 阳性乳腺癌的标准方案。

　　NACT 阶段联合应用曲妥珠单抗和帕妥珠单抗最常见的毒性是腹泻。发生这种毒性的原因并不清楚，特别是当化疗方案中含卡铂时，腹泻的频率和程度明显升高，后者通常不会引起腹泻。这可能反映了受 HER2/HER3 异源二聚体调节的信号通路被阻断后，其生理功能受到了影响。准备开始这种治疗的患者应该接受适当的腹泻管理建议。

无论是曲妥珠单抗还是曲妥珠单抗或帕妥珠单抗的联合制剂，都有皮下注射（subcutaneous，SC）剂型提供。由于临床试验显示皮下注射的制剂的 pCR 率和毒性与静脉注射制剂接近，因此美国 FDA 已经批准前者可用于新辅助治疗，替代静脉注射制剂，即使有一项研究提示曲妥珠单抗的 SC 剂型的副作用更高，主要是感染率高[45, 46]。尽管 SC 剂型有更节约、方便的优点，例如患者在完成化疗和手术后，可以自己在家治疗，但是不同国家间 SC 疗法的应用策略差异很大，这可能与医保覆盖率和治疗报销比例不同有关。

最近几年，曲妥珠单抗的生物类似物得到了开发，HER2 阳性乳腺癌的 III 期新辅助治疗临床试验显示了与原版药物一致的 pCR 率，它们因此得到了药监部门的批准[47-49]。私营医院、肿瘤中心和医疗机构的采购经理通常会决定是否购买这些生物类似药，但是他们应该对类似药和原版药之间如何互换有所考量。

恩美曲妥珠单抗（T-DM1）是一种抗体偶联药物，由曲妥珠单抗连接一个抗微管药物的前体药物（美坦新，emtansine）构成。当曲妥珠单抗与 HER2 受体结合，被 HER2 阳性肿瘤细胞内吞，链接部分被作为正常细胞成分代谢，药物就被释放。对于曲妥珠单抗靶向治疗方案后进展的 HER2 阳性乳腺癌患者，这个药物表现出令人耳目一新的单药活性，相比标准化疗联合曲妥珠单抗治疗方案，严重副作用（serious adverse events，SAE）很低。美国 FDA 批准该药用于晚期乳腺癌，以及 NACT 时化疗联合曲妥珠单抗和或帕妥珠单抗后存在残留癌的患者（见下文）。在 WGSG ADAPT/T-DM1 研究中，对于 HR 阳性/HER2 阳性乳腺癌，相比于曲妥珠单抗联合内分泌治疗（15%），无论是 T-DM1 单药还是同时联合内分泌治疗，都提高了 pCR 率（41% 和 42%）[50]。瑞典的 PREDIX HER2 临床试验显示，单药 T-DM1 的 pCR 率与多西他塞联合曲妥珠单抗和帕妥珠单抗的 pCR 率接近（44% 和 46%）[51]。然而，在 KRINSTINE/TRIO-021 研究中，T-DM1 联合帕妥珠单抗的 pCR 率明显低于 TCHP 方案（44% *vs.* 56%，P=0.016）。尽管术后的 DFS 率很接近（93% *vs.* 92%），但是 3 年的 EFS 率也很低（85% *vs.* 94%）[52, 53]，这可能与术前更高的局部进展率有关。由于 TCHP 方案更易使患者达到 pCR，因此美国 FDA 未批准在新辅助治疗阶段应用 T-DM1。那些因年龄原因、并发症原因或者拒绝标准新辅助治疗方案的患者才考虑使用这个药物。

当因乳腺癌患者存在的并发症导致不能接受 NACT 时，可以选择单独使用 HER2 靶向治疗。如前所述，在 NeoSphere 研究中，17% 的患者被归入单独接受曲妥珠单抗和帕妥珠单抗治疗组，pCR 率约为 17%，其中 HR 阴性/HER2 阳性乳腺癌的 pCR 率达 27%，而 HR 阳性/HER2 阳性乳腺癌的 pCR 率为 6%[41]。TBCRC023 单臂探索性研究显示，HR 阳性/HER2 阳性乳腺癌患者接受 24 周曲妥珠单抗、拉帕替尼和内分泌治疗后，pCR 率高达 33%，治疗 12 周的 pCR 率仅为 9%。与之相反，HR 阴性/HER2 阳性乳腺癌患者治疗 12 周的 pCR 率为 18%，增加到 24 周时 pCR 率也未升高[54]。

有一种假设，相比 HR 阴性/HER2 阳性乳腺癌，HR 阳性/HER2 阳性乳腺癌的低 pCR 率可能与 HER2 信号通路与雌激素信号通路的"交叉通信（cross talk）"有关。为了验证该假设，NSABP B52 研究纳入了 HR 阳性 /HER2 阳性乳腺癌患者，将其随机分为 2 组：试验组采用新辅助 TCHP 方案联合芳香化酶抑制剂（绝经前联合卵巢功能抑制剂），对照组联合安慰剂。结果显示，联合内分泌治疗没有明显影响 pCR 率。TCHP 的 pCR 率为 41%，联合内分泌治疗后，pCR 率轻微升高到 46%（P=0.39）[55]。因此，虽然 NACT 阶段双靶治疗同时联合内分泌治疗不是禁忌，但是也不被推荐。

HER2 阳性乳腺癌的新辅助化疗

在 HER2 阳性乳腺癌细胞系体外实验中，很多化疗药物都与曲妥珠单抗一起表现出附加或协同的细胞毒作用，因此它们被认为可作为晚期和早期乳腺癌新辅助治疗阶段 HER2 靶向治疗的潜在伴随用药。和辅助阶段增加曲妥珠单抗的早期研究一样，新辅助治疗的绝大多数早期试验方案是蒽环类序贯紫杉醇类联合曲妥珠单抗，或二者顺序相反（由于曲妥珠单抗获批应用于晚期 HER2 阳性乳腺癌的研究数据显示心脏毒性较高，曲妥珠单抗通常不与蒽环类药物联用，但常与紫杉类药物联用）。例如：

● ACOSOG Z1041 研究中，将可手术切除的 HER2 阳性乳腺癌患者随机分为 2 组，试验组为 4 周期 FEC 序贯周疗紫杉联合曲妥珠单抗，对照组顺序不同，总 pCR 率达 55%，两臂之间无差异[56]。

● NSABP B–41 研究中，可手术切除的 HER2 阳性乳腺癌患者接受 4 周期 AC 方案序贯周疗紫杉醇联合曲妥珠单抗，49% 的患者达到了 pCR，43% 的入组患者的腋窝淋巴结临床阳性[36]。

● GeparQuinto（GBG）研究中，患者接受了 4 周期 EC 联合曲妥珠单抗，序贯 3 周多西他塞联合曲妥珠单抗方案治疗，pCR 率达 45%[57]。

所有这些研究中，HR 阴性 /HER2 阳性乳腺癌的 pCR 率都高于 HR 阳性 /HER2 阳性乳腺癌。

BCIRG006 辅助研究中，患者接受去蒽环类方案，即多西他塞联合卡铂及曲妥珠单抗（TCH）3 周方案，结果显示结局与 AC 序贯多西他塞联合曲妥珠单抗组类似（当然，该试验的目的并非直接比较两组，而是这两组的方案优于 AC 序贯多西他塞无靶向治疗组）[58]。研究者也探索了新辅助治疗阶段去蒽环类的化疗方案，随着双靶治疗带来更高的 pCR 率，加速了这种化疗方案的变化趋势。前文已讨论了随机对照 Ⅱ 期临床试验 TRYPHAENA 的结果[43-44]，而且 TRAIN–2 研究也证实，HER2 阳性乳腺癌 NACT 中，去蒽环类方案和包含蒽环类的方案一样有效[59-60]。这项研究由丹麦乳腺研究工作组（Dutch Breast Cancer Research Group，BOOG）主持，纳入 438 例 Ⅱ ~ Ⅲ 期 HER2 阳性乳腺癌患者，并将其随机分为 2 组。试验组为 3 周期 FEC 序贯 6 周期 1、8 方案紫杉醇联合卡铂（AUC6），联合曲妥珠单抗和帕妥珠单抗 3 周方案共 6 周期。对照组为紫杉醇、卡铂、曲妥珠单抗和帕妥珠单抗（无 FEC）共 9 周期。主要目的是证实含蒽环类方案更有优势，遗憾的是，结果显示两组的 pCR 率并无显著差异（67% vs. 68%），3 年 EFS 率（93%）和 OS 率（98%）都很好。两组的急性毒性反应类似，试验组的粒细胞缺乏性发热（febrile neutropenia，FN）的发生率更高（10% *vs.* 1%，$P<0.05$），3 级以上腹泻的发生率类似（17% *vs.* 12%），外周神经毒性类似（7% *vs.* 5%）。随访期间，含蒽环类的试验组的心脏毒性发生率明显更高，2 例患者（1%）出现急性淋巴细胞白血病，对照组则无。基于以上数据，对于Ⅱ～Ⅲ期 HER2 阳性乳腺癌患者，新辅助治疗时更应考虑无蒽环类方案。尚无研究对 3 周以多西他塞为基础的 TCHP 方案与单周以紫杉醇类为基础的方案进行对比，后者类似 TRAIN-2 研究的设计，一般由肿瘤科医生来决定究竟采用哪种方案。

GeparSepto 对 12 周周疗纳米白蛋白结合紫杉醇（nab-paclitaxel），$150mg/m^2$（后续因神经毒性降低为 $125mg/m^2$），与 $80mg/m^2$ 标准溶剂型紫杉醇联合曲妥珠单抗和帕妥珠单抗，序贯 4 周期 EC 进行了研究[61]。尽管无论是在 HR 阳性 /HER2 阳性还是 HR 阴性 /HER2 阳性乳腺癌亚群中，nab-paclitaxel 方案的整体 pCR 率更高（62% *vs.* 54%），但是差异没有统计学意义。去蒽环的新辅助治疗联合曲妥珠和帕妥珠单抗的化疗方案中，纳米白蛋白结合紫杉醇的活性还需要在大样本的 HER2+ 乳腺癌患者中进行研究。

HER2 阳性低风险乳腺癌患者的新辅助治疗选择和并发症

对于低风险的 HER2 阳性乳腺癌患者如（$cT_{1c}N_0$），无论何种原因都是新辅助治疗的适合人群。然而，对于存在合并症的Ⅱ～Ⅲ期患者，不能接受上述的强效治疗方案，是低强度治疗方案的适合人群。根据 APT 辅助研究[62]的结果，比较合适的方案是单周紫杉醇联合 12 周曲妥珠单抗，尽管尚无证据证实加入帕妥珠单抗能够提高长期结局，但是双靶治疗能够提高 pCR 率，因此也可以选择加入帕妥珠单抗。

对于ⅡA 期患者（如 T_2N_0），肿瘤最大径 <3.5cm（APT 研究中未纳入肿瘤直径 >2cm 的患者）时，可以考虑选择有一定强度但耐受性良好的主流方案，例如，4 周期 3 周方案的多西他塞联合环磷酰胺和曲妥珠单抗（可以联合帕妥珠单抗），在辅助治疗中该方案的有效性和患者的耐受性都很好[63]。

三阴性乳腺癌（TNBC）的新辅助治疗

尽管 TNBC 整体上异质性很明显，甚至一小部分 HR 阴性 /HER2 阴性患者的肿瘤生物学性质很温和，但是这类肿瘤绝大部分为高核级，且对细胞毒性药物敏感。通过 NACT 获得 pCR 的 TNBC 患者预后极佳。近期的一项 meta 分析显示，达到 pCR 的 TNBC 患者的 5 年无事件生存率（EFS）达 90%，有残留癌患者的 EFS 仅为 57%[26]。这种绝佳的生存率看似与是否达到 pCR 有关，而与如何达到 pCR 无关。可惜的是，随机多中心研究显示，不到 1/3 的 TNBC 患者能够通过"标准的"NACT 获得 pCR，如单周或双周紫杉醇序贯蒽环为主的方案以及 AC（表 6.1）。因此，一些正在进行的临床试验对加入或更换药物的效果进行了探索，最常见的是抗血管生成单克隆抗体贝伐单抗、卡铂或免疫检查点抑制剂。

表 6.1　三阴性乳腺癌（TNBC）的新辅助化疗：联合或不联合卡铂的病理学完全缓解（pCR）率

研究名称	对照组（无卡铂）			卡铂治疗组		
	N	方案	pCR	N	方案	pCR
CALGB 40603[66]	107	wP → ddAC	39%	111	wPq3Cb → ddAC	49%
	105	（wP → ddAC）+Bev	43%	110	（wPq3Cb→ddAC）+Bev	60%
BrightTNess[76]	158	wP → AC	31%	160	wPq3Cb → AC	58%
				316	wPq3CbVel → AC	53%
GeparSepto[61]	137	wP → EC	26%	NA		
GeparSixto[75, 77]	157	wPwnpLDBev	43%	158	wPwCbwnpLDBev	53%
KEYNOTE-522[81]	NA			84	wPq3Cb → AC/EC	56%
				116	wPwCb → AC/EC	48%
				165	（wPq3Cb → AC/EC）+Pembro	64%
				231	（wPwCb → AC/EC）+Pembro	67%
				466	10~12 周期 wPCb（−/+Pembro）	55%/70%
				132	<10 周期 wPCb（−/+Pembro）	36%/51%
GeparX[80]	NA			159	wnPxCb → EC	60%
				158	nPCb d1、8，q21d → EC	50%
NeoSTOP[82]	NA			52	Txq3Cb×6	52%
				48	wPq3Cb → ddAC	55%

wP：周疗紫杉醇；nP：纳米白蛋白结合型紫杉醇；AC：多柔比星联合环磷酰胺；dd：剂量密集型方案（每 2 周）；Bev：贝伐单抗；q3Cb：每 3 周一次卡铂；wCb：周疗卡铂；Vel：维拉帕利；EC：表柔比星联合环磷酰胺；wnpLD：周疗非 PEG 化脂质体表柔比星；Pembro：帕博利珠单抗；Tx：多西他塞；NA：无数据

4 项大型、随机试验评估了三阴性乳腺癌患者 NACT 阶段加入贝伐单抗的效果[64-67]，其中 3 项试验，即 GeparQuinto、ARTemis 和 CALGB 40603 报道的 pCR 率明显升高（NSABP B-40 试验的结果为阴性）。尽管已经得出了以上结果，并且学术界都期望 pCR 与长期预后的改善有关，但是目前没有一项研究显示，在新辅助治疗阶段联合贝伐单抗能明显提高 TNBC 患者的 DFS 率或 OS 率[68-71]。探索性分析认为，相比单纯化疗获得的 pCR，加入贝伐单抗后获得的 pCR 与预后的关系似乎更差。例如，在 GeparQuinto 研究中，与单纯化疗获得 pCR 的人群相比，联合贝伐单抗获得 pCR 的人群发生 DFS 事件的概率是前者的约 2 倍[68]。在 ARTemis 研究中，单纯化疗获得 pCR 的 TNBC 患者中仅 2% 经历了 DFS 事件，联合贝伐单抗获得 pCR 的人群中有 19% 发生了 DFS 事件。而且，联合治疗组内，获得 pCR 的人群与残留癌人群之间的 DFS 或 OS 并无差异[69]。这些发现促使 ARTemis 试验的研究者假设，尽管 NACT 阶段加入贝伐单抗能够提高血管生成驱动的乳腺癌治疗反应，但是那些潜在的微转移灶可能不太依赖新生血管，因此这个方案的治疗效果并不好。这也能够解释那些辅助试验，如 E5103 和 BEATRICE 试验中[72-73] 加入贝伐单抗未能改善 DFS 或 OS，以及转移性 TNBC 患者新辅助治疗阶段加入贝伐单抗后，反应率很高，延长了疾病进展时间（time to progression，TTP），但是未能改善 OS[74]。由于我们对 TNBC 治疗中 pCR 的预后价值充满了期待，因此我们需要搞清楚哪些患者会从后续的辅助治疗中获益（见后文）。如果联合贝伐单抗获得的 pCR 不是预后改善可靠的预测因子，那么我们在新辅助治疗阶段应避免使用它。

三项大型随机研究——GeparSixto、CALGB 40603 和 BrighTNess 的结果显示，在三阴性乳腺癌以蒽环和紫杉为基础的新辅助治疗中，加入卡铂能够明显提高 pCR 率[66, 75-76]，其他采用类似方案的多中心研究也支持这个结论（表 6.1）。尽管没有一项随机研究能明确加入卡铂能够改善患者的长期生存，但是 GeparSixto 研究的结果鼓舞人心，该研究对 315 例 TNBC 患者进行 NAST，对照组的方案是周疗紫杉醇及非聚乙二醇化的脂质体多柔比星，联合 3 周贝伐单抗，试验组加入了周疗卡铂（初始剂量 AUC 为 2，考虑血液学毒性高，后期 AUC 改为 1.5）后，DFS 明显改善 [HR=0.456，95% CI（0.25，0.83），P=0.008][77-78]。尽管结果没有统计学差异，但试验组的 OS 有所延长 [HR=0.55，95% CI（0.27，1.14），P=0.104]。对比 CALGB 40603 研究，在标准的新辅助化疗方案（如周疗紫杉醇序贯剂量密集型 AC）基础上增加卡铂，并没有发现目标人群（ITT）的 EFS 和 OS 有所提高[79]。在该研究中，虽然两组中都有接近一半的患者接受了贝伐单抗治疗，但是研究结果存在偏倚。该研究方案的剂量调整说明中指出，当单周紫杉醇单独或联合卡铂治疗中患者出现血细胞计数降低或其他毒性时，不能为了恢复推迟治疗时间，导致直接跳过一次治疗，而试验组中一部分患者因为单周紫杉醇联合卡铂治疗时的血液学毒性错过了多次治疗（试验组有 35%，对照组有 15%）[46]。这些患者较卡铂组患者相比，pCR 率明显较低（41% vs. 61%），5 年 EFS 也较差（58% vs. 79%）。如果排除这些患者，结果显示，卡铂的加入明显提高了 5 年 EFS，从 72% 到 79%，具有统计学差异（HR=0.72，P=0.016）[79]。我们期待 BrighTNess 临床试验的长期结果，该试验采用了与 CALGB 40603 临床试验相同的方案，但是容许治疗延迟，从而使卡铂组更多的患者按计划完成治疗[76]。由于该研究中，卡铂组的 pCR 率增加幅度非常高（相比 CALGB 40603 的 13%，pCR 率的绝对增加幅度为 27%），因此，我们有理由乐观地期待该研究中患者的长期预后会有实质性的改善。BrighTNess 研究中还有第三组患者，该组患者接受了卡铂联合 PARP 抑制剂维拉帕利（veliparib）及单周紫杉醇方案，但是相比于单独卡铂治疗，联合组未能表现出 pCR 率的明显升高[76]。GeparX 研究的结果支持在对 TNBC 患者的治疗中紫杉醇 / 卡铂的剂量递送方式对 pCR 有重要意义[80]。在该试验中 TNBC 患者随机接受纳米白蛋白结合紫杉醇（125mg/m^2）和卡铂（AUC 为 2），单周方案共 12 周期，其 pCR 率明显高于那些接受同样方案但给药频次改为 3 周方案（第 1、8 天给药，共 4 周期）的患者（因此紫杉醇最多给药 8 次）。当然，两种方案都序贯 4 周期的 EC 治疗。尽管前一种方案的患者容易早期中断治疗，但是两种方案的 pCR 差异确实存在（pCR 率分别为 60.4% *vs.* 50.0%，*P*=0.056）。

尽管缺乏长期结局的数据，但是多项研究支持在 TNBC 的新辅助治疗阶段蒽环和紫杉的基础上加入卡铂可以获得更高的 pCR 率。具体剂量可以参考指南（如 BrighTNess），避免因剂量原因影响预后。采用单周紫杉醇治疗时，卡铂的理想治疗周期和剂量为单周和 3 周方案，单周 AUC 为 1.5~2，3 周 AUC 为 5~6。目前还没有随机对照研究比较这两种方案。KEYNOTE-522 临床试验（将在免疫治疗章节进行讨论）容许医生自行选择单周和 3 周方案，大多数医生（58%）选择了单周方案[81]。相信在以后的 TNBC 新辅助治疗方案中，卡铂可能会替代蒽环。一项 II 期随机对照研究显示，6 周期的多西他塞联合卡铂的 pCR 率达 52%，其与单周紫杉醇联合 3 周卡铂序贯 4 周期剂量密集型 AC 的 pCR 率类似（55%）[82]。近期的一项 III 期辅助试验纳入了 647 例 TNBC 患者，试验组接受 6 周期周疗紫杉醇联合卡铂，对照组接受 3 周期环磷酰胺、表柔比星和氟尿嘧啶序贯 3 周期多西他塞（CEF-T），结果显示，试验组的 5 年 DFS 率明显提高 [86.5% *vs.* 80.3%，HR=0.65，95%CI（0.44，0.96），*P*=0.03][83]。

三阴性乳腺癌新辅助治疗阶段的免疫治疗

乳腺癌发生发展过程中存在一个迷，即为什么免疫系统不能识别癌细胞并摧毁它们。组织学病理证据显示，至少部分病例中，免疫系统将癌细胞识别为"异物"并募集免疫效应细胞，即肿瘤浸润淋巴细胞（TILs），这些细胞在 HER2 阳性和 TNBC 等浸润性乳腺癌亚型中广泛存在且数量很多。TILs 有预后意义，与远处复发风险和死亡有关，同时也有 NACT 反应的预测意义[84]。如果癌组织中存在 TILs，那么是什么阻止免疫系统攻击癌细胞？这些年的一系列证据显示癌细胞会表达一些配体，与免疫效应细胞表面的受体结合，抑制它们的活性。现在已经开发出了阻断药物，这些药物通常是指免疫检查点抑制剂（immune checkpoint inhibitors，ICIs），一般是单克隆抗体（mAbs），既包括靶向程序性细胞死亡蛋白 1（PD-1）的抗体，该蛋白是 T 淋巴细胞的抑制分子，例如杀伤 T 细胞等效应 T 细胞；还包括该蛋白的配体（PD-L1）的抗体，它们在多种肿瘤的治疗中表现出抗肿瘤效果，包括表达 PD-L1 的晚期 TNBC，也因此通过了美国 FDA 的批准[85]。多项研究显示，HER2 阴性乳腺癌患者在新辅助化疗阶段加入 ICIs 能够提高 pCR 率，特别是 TNBC 患者。学术界希望这种药物的加入不仅能够提高 pCR 率，还能够增强对微转移癌的清除。目前，TNCB 新辅助化疗中联合 ICIs 的临床试验已有结果报道（表 6.2）。

● III 期临床试验 KEYNOTE-522 显示，在 TNBC 的新辅助治疗阶段帕博利珠单抗（pembrolizumab，PD-1 的靶向单抗）联合周疗紫杉醇和卡铂（可选择 3 周或单

表 6.2　三阴性乳腺癌新辅助治疗阶段加入免疫检查点抑制剂的效果

研究	化疗方案	亚组	N	pCR[a] (%)	N	pCR[a] (%)	EFS 结果 (IT *vs.* 对照)
			免疫治疗药物（靶向）		对照组		
			帕博利珠单抗（PD-1）		安慰剂组		
KEYNOTE-522[81]	周疗紫杉醇联合卡铂（周疗或 3 周方案）×12 周期，序贯多柔比星或吡柔比星和环磷酰胺 ×4 周期	整体	784	65	390	51	18 个月 91% *vs.* 85% [HR=0.63，95% CI（0.43，0.97）]
		PD-L1 阳性	656	69	317	55	
		PD-L 阴性	127	45	69	30	
			阿特丽珠单抗（PD-L1）		安慰剂		
Impassion031[86]	周疗白蛋白结合紫杉醇 ×12 周期，序贯多柔比星和环磷酰胺 ×4 周期	整体	165	58	168	41	HR=0.76，95%CI（0.4，1.44）
		PD-L1 阳性	77	69	75	49	
		PD-L 阴性	88	48	93	34	
			阿特丽珠单抗		无		
NeoTRIPaPDL1[87]	白蛋白结合紫杉醇和卡铂，21d 双周方案 ×8 周期	整体	138	44	142	41	未报道
		PD-L1 阳性	79	52	77	48	
		PD-L 阴性	59	32	65	32	
			（PD-L1）		安慰剂		
GeparNUEVO[88]	周疗白蛋白结合紫杉醇 ×12 周期，序贯表柔比星和环磷酰胺 ×4 周期	整体	88	53	86	44	未报道
		PD-L1 阳性	69	58	69	51	
		PD-L 阴性	11	44	9	18	
		窗口[b]	59	61	58	41	

a　pCR：$ypT_0/isN0$

b　GeparNeuvo 中，最早有 117 例患者在开始新辅助治疗前 2 周接受了单剂量的德瓦鲁单抗或安慰剂治疗，随后由于研究的独立数据监测委员会担心化疗启动太晚，这个方案被放弃，随后的 57 例患者未能接受"窗口"治疗

N：病例数；PD-1：程序性细胞死亡蛋白 1；PD-L1：PD-1 配体；pCR：病理学完全缓解率；EFS：无事件生存率；HR：风险比

周方案）序贯 AC 或 EC，可使整体 pCR 率从 51% 提高到 65%[81]。尽管 PD-L1 表达阳性（PD-L1+）的乳腺癌患者，无论是否接受帕博利珠单抗治疗，pCR 率均较高，但是加入帕博利珠单抗确实能够升高 PD-L1 阳性和 PD-L1 阴性乳腺癌患者的 pCR 率。尽管初步的研究数据支持加入帕博利珠单抗还能提高 EFS，但是 2021 年 2 月，

美国 FDA 推迟批准将该药用于新辅助治疗阶段，还需要等待更长时间的随访结果。

● Ⅲ 期临床试验 Impassion031 显示，在 NACT 阶段加入 PD-L1 靶向单抗阿特丽珠单抗，联合周疗白蛋白结合紫杉醇序贯 AC 方案，TNBC 患者的总 pCR 率从 41% 升高到 58%[86]。在 KEYNOTE-522 临床试验中，无论 PD-L1 阳性还是 PD-L1 阴性的患者，pCR 率都明显升高。尽管 EFS 的早期数据让人充满希望，但是该研究还未达到该指标的确切终点。

● 相反，NeoTRIPaPDL1 研究也在 NACT 阶段加入了阿特丽珠单抗，化疗方案为白蛋白结合紫杉醇联合卡铂的 21d 双周方案，共 8 周期。可是无论是整体 TNBC 人群，还是 PD-L1 阳性或 PD-L1 阴性亚群，pCR 率均无明显提高[87]。

● 德国乳腺协作组主持的 Ⅱ 期临床试验 GeparNuevo 中，在 NACT 阶段加入了 PD-L1 靶向单抗德瓦鲁单抗（durvalumab），联合周疗白蛋白结合紫杉醇序贯 EC，尽管在整体 TNBC 人群中，包括 PD-L1 阳性和 PD-L1 阴性人群，德瓦鲁单抗的加入提高了 pCR 率，但是差异没有统计学意义[88]，其中 117 例患者在开始使用白蛋白结合紫杉醇前 2 周接受了单剂量的"窗口"治疗。那些随机纳入德瓦鲁单抗组的患者的 pCR 率明显升高，这说明，"免疫优先"可能会使患者从中获益。

尽管以上的部分研究结果显示，在 TNBC 患者的 NACT 阶段加入 ICIs 的结局激动人心（升高 pCR 率及可能改善 EFS），但是这个方案还是存在不少问题，例如，哪种药物更好（PD-1 还是 PD-L1 靶向药）？理想的治疗时间和时长是什么？选择何种 NACT 方案？合适的靶向治疗人群（特别是 PD-L1 阴性 TNBC 患者）是哪些？免疫治疗对长期预后如 EFS 和 OS 的影响是什么？到目前为止，在能够回答上述部分问题之前，我们不应该在 TNBC 的新辅助治疗阶段将加入 ICIs 作为常规治疗方案。

新辅助系统治疗后的辅助治疗

虽然新辅助治疗后获得 pCR 的患者通常预后很好，但还是需要对绝大多数患者根据肿瘤亚型制订辅助系统治疗方案。HR 阳性 /HER2 阴性乳腺癌患者通常接受辅助内分泌治疗至少 5 年，可能是他莫昔芬或芳香化酶抑制剂，或者二者序贯治疗，这取决于患者的月经状态和对治疗的耐受程度。对于这类患者，尚未研究延长（>5 年）辅助内分泌治疗时间对降低晚期远处复发风险的益处，但考虑到其良好的预后，延长治疗的益处可能很小。同样地，绝经前女性可能会接受长效 LHRH 类似物的卵巢功能抑制治疗，可能是在 NACT 阶段（保护卵巢功能），也可能是作为 NET 治疗的一部分。虽然缺乏术后延长卵巢功能抑制治疗的研究数据，但是在考虑使用该治疗方法时一定要权衡延长治疗的短期和长期副作用与可能的获益。对于在新辅助治疗后获得 pCR 的 HER2 阳性乳腺癌患者，治疗的标准方案与辅助治疗阶段一样，需完成 1 年的曲妥珠单抗治疗（尽管这种方案能否使患者获益也未得到研究），如果 HER2 阳性患者同时存在 HR 阳性，还需要联合辅助内分泌治疗。NACT 联合双靶治疗后获得 pCR 的患者，在曲妥珠单抗的基础上继续联用帕妥珠单抗存在争议，目前尚缺乏此类研究，并且这类方案也会导致治疗毒性和费用升高。此外，在

APHINITY 临床试验中，辅助化疗阶段在曲妥珠单抗的基础上加入帕妥珠单抗后患者的获益很轻微，对患者长期预后的影响存疑[89]。因此，TNBC 患者经 NATC 获得 pCR 后的术后系统治疗目前还没有标准方案。

近年来，对于 NACT 后获得部分缓解的乳腺癌患者并无推荐的治疗方案。HR 阳性患者会接受辅助内分泌治疗，HER2 阳性患者接受辅助曲妥珠单抗治疗。有时 TNBC 患者会接受辅助化疗，但是这样做能否降低疾病复发风险还缺乏证据。2016 年，Masuda 及其同事公布了 CREATE-X 临床研究的结果，910 例 HER2 阴性乳腺癌患者在 NACT 后乳腺或腋窝淋巴结有残留癌时，随机接受 6 个月的卡培他滨辅助治疗或观察[90]。结果显示，卡培他滨组 5 年的 DFS[74.1% *vs.* 67.6%，HR=0.70，95%CI（0.53，0.92），*P*=0.01] 和 OS[89.2% *vs.* 83.6%，HR=0.59，95%CI（0.39，0.90），*P*=0.01] 均有明显改善。按激素受体状态分层后，TNBC 患者明显从治疗中获益，DFS 率提高 42%，OS 率提高 48%；HR 阳性 /HER2 阴性患者的获益并不明显。另外，有趣的是，那些新辅助化疗后反应最差的患者 [按照日本乳腺癌学会反应标准（Japanese Breast Cancer Society Response Criteria）为 0 级、1a 级或 1b 级] 从卡培他滨辅助治疗中获益最多，但是那些中度到明显反应的患者（2 级和 3 级）的 DFS 改善没有统计学意义。这些现象使我们提出了一些问题，包括 TNBC 生物学异质性的问题，以及短期密集型静脉化疗与长期口服化疗哪个更好的问题。

如上所述，HER2 阳性乳腺癌患者新辅助治疗后乳腺或腋窝存在残留癌时，尽管新辅助治疗方案已经包含了曲妥珠单抗，但是标准的辅助治疗药物仍是曲妥珠单抗。对于 HER2 阳性转移性乳腺癌，对比曲妥珠单抗，T-DM1 的疗效更强，毒性特点温和可控。KATHERINE 临床试验纳入了新辅助化疗联合曲妥珠单抗治疗后有残留癌的 1 486 例患者，对恩美曲妥珠单抗（T-DM1）和标准曲妥珠单抗的辅助治疗方案进行了比较[31]。T-DM1 明显改善了浸润性 DFS。T-DM1 组的 3 年无浸润性疾病的发生率高达 88.3%，应用曲妥珠单抗的对照组仅为 77.0%[HR=0.50，95%CI（0.39，0.64），*P*<0.001]。尽管 T-DM1 组的不良反应率更高，但是整体耐受性良好，70% 的患者都完成了计划的 14 周期的治疗。

这两项研究不仅改变了经新辅助治疗未达到 pCR 的 TNBC 和 HER2 阳性乳腺癌患者的标准治疗方案，而且在那些未能获得 pCR、远处复发风险增高的患者中树立了以"新辅助后"状态来验证治疗获益的价值观。几项针对不同乳腺癌亚型正在进行和刚提出方案的研究也采用了这种方案。

HR 阳性 /HER2 阴性乳腺癌 NACT 后未达 pCR 的患者，当初诊时疾病程度严重，或者 Oncotype Dx 复发评分为高风险（>26 分）时，标准的辅助治疗方案是内分泌治疗，使用的药物包括他莫昔芬、芳香化酶抑制剂或二者序贯应用 10 年。在这些高风险患者中，绝经前女性还需要 5 年的卵巢功能抑制剂治疗或卵巢切除治疗（尤其 5 年内可能自然绝经的患者），以及辅助双磷酸盐治疗[91]。

新辅助治疗后争议最大的患者或许是对 NET 无反应的 HR 阳性 /HER2 阴性乳腺癌患者，无论疗效评价是基于临床标准还是手术时的术前内分泌治疗预后指数（preoperative endocrine prognostic index，PEPI）评分。尽管一些学者认为，缺乏治疗反应预示预后差，而这正是辅助化疗的适应证，但是缓慢生长的肿瘤可能并不能从 NET 中获得良好的反应，所以也不大可能从化疗中获益。因此比较合理的方式是，新辅助化疗推荐的原则应与辅助治疗阶段的推荐原则一致，即当广泛淋巴结转移（ypN_{2-3}，包括腋窝淋巴结转移数 ≥ 4 枚）或 Oncotype Dx 复发评分 >26 分（检测基于活检标本，而非术后标本）时，推荐辅助化疗。当 ypN_{0-1} 且 Oncotype Dx 复发评分 <25 分时，仅推荐行辅助内分泌治疗。

结　论

由于新辅助治疗会影响手术治疗决策，直接指导术后治疗，因此未来其作用很可能会更加重要。目前，尽管由激素受体状态和 HER2 表达水平定义的肿瘤亚型极大地限制了个体的新辅助治疗选择，但是随着我们对重要分子机制的深入了解，即决定癌细胞面对治疗的行为和反应的分子机制，未来的治疗就很有希望更加精准化和个体化，效果更好，毒、副作用更低。针对新辅助治疗后未达到 pCR 患者的新的治疗药物已经得到了评估，包括针对 HER2 阳性乳腺癌的图卡替尼（tucatinib，A011801）和德喜曲妥珠单抗（trastuzumab derextecan，DESTINY-Breast05），针对 TNBC 的帕博利珠单抗（pembrolizumab，S1418）。此外，在 HR 阳性 /HER2 阴性乳腺癌中，NET 的作用也变得越来越重要。表6.3总结了当前不同肿瘤亚型的推荐新辅助治疗方案，当然，随着正在进行和计划开展的临床试验结果的逐步公布，推陈出新理所当然。

表 6.3　乳腺癌亚型和推荐的新辅助治疗方案（2021 版）

HR 阳性 /HER2 阴性乳腺癌	局部晚期（临床分期 T_4 或 N_2）或 Oncotype 复发评分为高风险（>25 分）		AC 序贯 4 周期 T（或者 3 周多西他塞 ×4 周期或紫杉醇 2 周或 3 周方案 ×4 周期或单周方案 ×12），不同的周期方案均可	临床 $T_{1-2}N_0$，可考虑 3 周方案 TC×4~6 周期
	临床分期复发评分为 $T_{1-2} N_{0-1}$，Oncotype 复发评分为低风险（<25 分）	绝经后	芳香化酶抑制剂治疗 6 个月或更长时间	
		绝经前	戈舍瑞林（SC）或亮丙瑞林（IM）进行卵巢功能抑制，芳香化酶抑制剂治疗 6 个月或更长时间	
TNBC	单周紫杉醇联合单周或 3 周卡铂 ×12 周，序贯剂量密集型方案的 AC ×4 周期		有蒽环类禁忌证的患者，可考虑 3 周多西他塞和卡铂 ×6 周期	
HER2 阳性乳腺癌	3 周多西他塞、卡铂、曲妥珠单抗和帕妥珠单抗（TCHP）×6 周期，或单周紫杉醇联合单周或 3 周卡铂，联合 3 周曲妥珠单抗和帕妥珠单抗 ×18 周		适合新辅助治疗的低风险患者可以选择低强度的治疗方案，例如临床分期 T_1N_0 的患者，周疗紫杉醇联合曲妥珠单抗（+/- 帕妥珠单抗）×12 周，或者临床分期 T_2（<3.5cm）N_0 的患者，3 周方案多西他塞、环磷酰胺联合曲妥珠单抗（+/- 帕妥珠单抗）×4 周期	

HR：激素受体；HER2：人类表皮生长因子受体 2；TNBC：三阴性乳腺癌

（李孟轩　译，王　廷　审校）

参考文献

[1] van der Hage JA, van de Velde CJ, Julien JP, et al. Preoperative chemotherapy in primary operable breast cancer: results from the European Organization for Research and Treatment of Cancer trial 10902. J Clin Oncol, 2001,19:4224–4237.

[2] Fisher B, Bryant J, Wolmark N, et al. Effect of preoperative chemotherapy on the outcome of women with operable breast cancer. J Clin Oncol, 1998,16:2672–2685.

[3] Gianni L, Baselga J, Eiermann W, et al. Feasibility and tolerability of sequential doxorubicin/ paclitaxel followed by cyclophosphamide, methotrexate, and fuorouracil and its effects on tumor response as preoperative therapy. Clin Cancer Res, 2005,11:8715–8721.

[4] Rastogi P, Anderson SJ, Bear HD, et al. Preoperative chemotherapy: updates of National Surgical Adjuvant Breast and Bowel Project Protocols B-18 and B-27. J Clin Oncol, 2008,26:778–785.

[5] Mauri D, Pavlidis N, Ioannidis JP. Neoadjuvant versus adjuvant systemic treatment in breast cancer: a meta-analysis. J Natl Cancer Inst, 2005,97:188–194.

[6] Early Breast Cancer Trialists' Collaborative Group (EBCTCG). Long-term outcomes for neo-adjuvant versus adjuvant chemotherapy in early breast cancer: meta-analysis of individual patient data from ten randomised trials. Lancet Oncol, 2018,19:27–39.

[7] Cortazar P, Zhang L, Untch M, et al. Pathological complete response and long-term clinical beneft in breast cancer: the CTNeoBC pooled analysis. Lancet, 2014,384:164–172.

[8] Spring LM, Gupta A, Reynolds KL, et al. Neoadjuvant endocrine therapy for estrogen receptorpositive breast cancer: a systemic review and meta-analysis. JAMA Oncol, 2016,2:1477–1486.

[9] Bear HD, Wan W, Robidoux A, et al. Using the 21–gene assay from core needle biopsies to choose neoadjuvant therapy for breast cancer: a multicenter trial. J Surg Oncol, 2017,115:917–923.

[10] Pease AM, Riba LA, Gruner RA, et al. Oncotype DX Recurrence Score as predictor of response to neoadjuvant chemotherapy. Ann Surg Oncol, 2019,26:366–371.

[11] Akashi-Tanaka S, Shimizu C, Ando M, et al. 21-Gene expression profle assay on core needle biopsies predicts responses to neoadjuvant endocrine therapy in breast cancer patients. Breast, 2009,18:171–174.

[12] Sparano JA, Gray RJ, Makower DF, et al. Prospective validation of a 21-gene expression assay in breast cancer. N Engl J Med, 2015,373:2005–2014.

[13] Kalinsky K, Barlow WE, Meric-Bernstam F, et al. First results from a phase III randomized clinical trial of standard adjuvant endocrine therapy (ET) +/− chemotherapy (CT) in patients (pts) with 1–3 positive nodes, hormone receptor-positive (HR+) and HER2-negative (HER2–) breast cancer (BC) with recurrence score (RS)

[14] Berry DA, Cirrincione C, Henderson IC, et al. Estrogen-receptor status and outcomes of modern chemotherapy for patients with node-positive breast cancer. JAMA, 2006,295:1658–1667.

[15] Blum JL, Flynn PJ, Yothers G, et al. Anthracyclines in early breast cancer: the ABC trialsUSOR 06-090, NSABP B-46-I/USOR 07132, and NSABP B-49 (NRG oncology). J Clin Oncol, 2017,35:2647,2655.

[16] Seo JH, Kim YH, Kim JS. Meta-analysis of pre-operative aromatase inhibitor versus tamoxifen in postmenopausal woman with hormone receptor-positive breast cancer. Cancer Chemother Pharmacol, 2009,63:261–266.

[17] Ellis MJ, Suman VJ, Hoog J, et al. Randomized phase II neoadjuvant comparison between letrozole, anastrozole, and exemestane for postmenopausal women with estrogen receptor-rich stage 2 to 3 breast cancer: clinical and biomarker outcomes and predictive value of the baseline PAM50-based intrinsic subtype-ACOSOG Z1031. J Clin Oncol, 2011,29:2342–2349.

[18] Dixon JM, Renshaw L, Macaskill EJ, et al. Increase in response rate by prolonged treatment with neoadjuvant letrozole. Breast Cancer Res Treat, 2009,113:145–151.

[19] Dowsett M, Smith IE, Ebbs SR, et al. Prognostic value of Ki67 expression after short-term presurgical endocrine therapy for primary breast cancer. J Natl Cancer Inst, 2007,99:167–170.

[20] Ma CX, Suman VJ, Leitch AM, et al. ALTERNATE: neoadjuvant endocrine treatment (NET) approaches for clinical stage II or III estrogen receptor-positive HER2-negative breast cancer (ER+ HER2- BC) in postmenopausal (PM) women: alliance A011106. J Clin Oncol, 2020,38(15 suppl):Abstract 504.

[21] Smith IE, Dowsett M, Ebbs SR, et al. Neoadjuvant treatment of postmenopausal breast cancer with anastrozole, tamoxifen, or both in combination: the IMmediate Preoperative Anastrozole, Tamoxifen, or Combined with Tamoxifen (IMPACT) multicenter double-blind randomized trial. J Clin Oncol, 2005,23:5108–5116.

[22] Ellis MJ, Tao Y, Luo J, et al. Outcome prediction for estrogen receptor-positive breast cancer based on postneoadjuvant endocrine therapy tumor characteristics. J Natl Cancer Inst, 2008,100:1380–1388.

[23] Ellis MJ, Suman VJ, Hoog J, et al. Ki67 proliferation index as a tool for chemotherapy decisions during and after neoadjuvant aromatase inhibitor treatment of breast cancer: results from the American College of Surgeons Oncology Group Z1031 trial (Alliance). J Clin Oncol, 2017,35:1061–1069.

[24] Slamon DJ, Leyland-Jones B, Shak S, et al. Use of chemotherapy plus a monoclonal antibody against HER2 for metastatic breast cancer that overexpresses HER2. N Engl J Med, 2001,344:783–792.

[25] Romond EH, Perez EA, Bryant J, et al. Trastuzumab plus adjuvant chemotherapy for operable HER2-positive breast cancer. N Engl J Med, 2005,353:1673–1684.

[26] Spring LM, Fell G, Arfe A, et al. Pathological complete response after neoadjuvant chemo-therapy and impact on breast cancer recurrence and survival: a comprehensive meta-analysis. Clin Cancer Res, 2020,26:2838–2848.

[27] von Minckwitz G, Untch M, Blohmer JU, et al. Defnition and impact of pathologic complete response on prognosis after neoadjuvant chemotherapy in various intrinsic breast cancer subtypes. J Clin Oncol, 2012,30:1796–1804.

[28] Untch M, Fasching PA, Konecny GE, et al. Pathologic complete response after neoadjuvant chemotherapy plus trastuzumab predicts favorable survival in human epidermal growth factor receptor 2-overexpressing breast cancer: results from the TECHNO trial of the AGO and GBG study groups. J Clin Oncol, 2011,29:3351–3357.

[29] Broglio KR, Quintana M, Foster M, et al. Association of pathologic complete response to neoadjuvant therapy in HER2-positive breast cancer with long-term outcomes: a meta-analysis. JAMA Oncol, 2016,2:751–760.

[30] Symmans WF, Wei C, Gould R, et al. Long-term prognostic risk after neoadjuvant chemo-therapy associated with residual cancer burden and breast cancer subtype. J Clin Oncol, 2017,35:1049–1060.

[31] von Minckwitz G, Huang C-S, Mano MS, et al. Trastuzumab emtansine for residual invasive HER2-positive breast cancer. N Engl J Med, 2019,380:617–628.

[32] Gianni L, Eiermann W, Semiglazov V, et al. Neoadjuvant chemotherapy with trastuzumab followed by adjuvant trastuzumab versus neoadjuvant chemotherapy alone, in patients with HER2-positive locally advanced breast cancer (the NOAH trial): a randomised controlled superiority trial with a parallel HER2-negative cohort. Lancet, 2010,375:377–384.

[33] Gianni L, Eiermann W, Semiglazov V, et al. Neoadjuvant and adjuvant trastuzumab in patients with HER2-positive locally advanced breast cancer (NOAH): follow-up of a randomised controlled superiority trial with a parallel HER2-negative cohort. Lancet Oncol, 2014,15:640–647.

[34] Guarneri V, Frassoldati A, Bottini A, et al. Preoperative chemotherapy plus trastuzumab, lapatinib, or both in human epidermal growth factor receptor 2-positive operable breast cancer: results of the randomized phase II CHER-LOB study. J Clin Oncol, 2012,30:1989–1995.

[35] Baselga J, Bradbury I, Eidtmann H, et al. Lapatinib with trastuzumab for HER2-positive early breast cancer (NeoALTTO): a randomised, open-label, multicentre, phase 3 trial. Lancet, 2012,379:633–640.

[36] Robidoux A, Tang G, Rastogi P, et al. Lapatinib as a component of neoadjuvant therapy for HER2-positive operable breast cancer (NSABP protocol B-41): an open-label, randomised phase 3 trial. Lancet Oncol, 2013,14:1183–1192.

[37] Carey LA, Berry DA, Cirrincione CT, et al. Molecular heterogeneity and response to neo-adjuvant human epidermal growth factor receptor 2 targeting in CALGB 40601, a randomized phase III trial of paclitaxel plus trastuzumab with or without lapatinib. J Clin Oncol, 2016,34:542–549.

[38] Hicks M, Macrae ER, Abdel-Rasoul M, et al. Neoadjuvant dual HER2-targeted therapy with lapatinib and trastuzumab improves pathological complete response in patients with early stage HER2-positive breast cancer: a meta-analysis of randomized prospective clinical trials.

Oncologist, 2015,20:337–342.

[39] Huober J, Holmes E, Baselga J, et al. Survival outcomes of the NeoALTTO study (BIG 1-06): updated results of a randomised multicenter phase III neoadjuvant clinical trial in patients with HER2-positive primary breast cancer. Eur J Cancer, 2019,118:169–177.

[40] Piccart-Gebhart M, Holmes E, Baselga J, et al. Adjuvant lapatinib and trastuzumab for early human epidermal growth factor receptor 2-positive breast cancer: results from the randomized phase III Adjuvant Lapatinib and/or Trastuzumab Treatment Optimization trial. J Clin Oncol, 2016,34:1034–1042.

[41] Gianni L, Pienkowski T, Im YH, et al. Effcacy and safety of neoadjuvant pertuzumab and trastuzumab in women with locally advanced, infammatory, or early HER2-positive breastcancer (NeoSphere): a randomised multicentre, open-label, phase 2 trial. Lancet Oncol, 2012,13:25–32.

[42] Gianni L, Pienkowski T, Im YH, et al. 5-year analysis of neoadjuvant pertuzumab and trastuzumab in patients with locally advanced, infammatory, or early-stage HER2-positive breast cancer (NeoSphere): a multicentre, open-label, phase 2 randomised trial. Lancet Oncol, 2016,17:791–800.

[43] Schneeweiss A, Chia S, Hickish T, et al. Pertuzumab plus trastuzumab in combination with standard neoadjuvant anthracycline-containing and anthracycline-free chemotherapy regimens in patients with HER2-positive early breast cancer: a randomized phase II cardiac safety study (TRYPHAENA). Ann Oncol, 2013,24:2278–2284.

[44] Schneeweiss A, Chia S, Hickish T, et al. Long-term effcacy analysis of the randomised, phase II TRYPHAENA cardiac safety study: evaluating pertuzumab and trastuzumab plus standard neoadjuvant anthracycline-containing and anthracycline-free chemotherapy regimens in patients with HER2-positive early breast cancer. Eur J Cancer, 2018,89:27–35.

[45] Ismael G, Hegg R, Muehlbauer S, et al. Subcutaneous versus intravenous administration of (neo) adjuvant trastuzumab in patients with HER2-positive, clinical stage I-III breast cancer (HannaH study): a phase 3, open-label, multicentre, randomised trial. Lancet Oncol, 2012,13:869–878.

[46] Jackisch C, Hegg R, Stroyakovskiy D, et al. Total pathologic complete response (tpCR) and event-free survival (EFS) with subcutaneous (SC) or intravenous (IV) trastuzumab in HER2- positive early breast cancer (EBC). J Clin Oncol, 2015,33(15 suppl):Abstract 585.

[47] Stebbing J, Baranau Y, Baryash V, et al. CT-P6 compared with reference trastuzumab for HER2-positive breast cancer: a randomised, double-blind, active-controlled, phase 3 equivalence trial. Lancet Oncol, 2017,18:917–928.

[48] Pivot X, Bondarenko I, Nowecki Z, et al. Phase III, randomized, double-blind study comparing the effcacy, safety, and immunogenicity of SB3 (trastuzumab biosimilar) and reference trastuzumab in patients treated with neoadjuvant therapy for human epidermal growth factor receptor 2-positive early breast cancer. J Clin Oncol, 2018,36:968–974.

[49] Pivot X, Bondarenko I, Nowecki Z, et al. A phase III study comparing SB3 (a proposed trastuzumab biosimilar) and trastuzumab reference product in HER2-positive early breast cancer treated with neoadjuvant-adjuvant treatment: fnal safety, immunogenicity, and survival results. Eur J Cancer, 2018,93:19–27.

[50] Harbeck N, Gluz O, Christgen M, et al. De-escalation strategies in human epidermal growth factor receptor 2 (HER2)-positive early breast cancer (BC): fnal analysis of the West German Study Group Adjuvant Dynamic Marker-Adjusted Personalized Therapy trial optimizing risk assessment and therapy response prediction in early BC HER2- and hormone receptor-positive phase II randomized trial-effcacy, safety, and predictive markers for 12 weeks of neoadjuvant trastuzumab emtansine with or without endocrine therapy (ET) versus trastuzumab plus ET. J Clin Oncol, 2017,35:3046–3054.

[51] Bergh JCS, Andersson A, Bjohle J, et al. Docetaxel, trastuzumab, pertuzumab versus trastuzumab emtansine as neoadjuvant treatment of HER2-positive breast cancer: Results from the Swedish PREDIX HER2 trial identifying a new potential de-escalation standard? J Clin Oncol, 2019,37(15 suppl):Abstract 501.

[52] Hurvitz SA, Martin M, Symmans WF, et al. Neoadjuvant trastuzumab, pertuzumab, and chemotherapy versus trastuzumab emtansine plus pertuzumab in patients with HER2-positive breast cancer (KRISTINE): a randomised, open-label, multicentre, phase 3 trial. Lancet Oncol, 2018,19:115–126.

[53] Hurvitz SA, Martin M, Jung KH, et al. Neoadjuvant trastuzumab emtansine and pertuzumab in human epidermal growth factor receptor 2-positive breast cancer: three-year outcomes from the

phase III KRISTINE study. J Clin Oncol, 2019,37:2206–2216.

[54] Rimawi MF, Niravath PA, Wang T, et al. TBCRC023: a randomized phase II neoadjuvant trial of lapatinib plus trastuzumab without chemotherapy for 12 versus 24 weeks in patients with HER2-positive breast cancer. Clin Cancer Res, 2020,26:821–827.

[55] Rimawi MF, Cecchini RS, Rastogi P, et al. A phase III trial evaluating pCR in patients with HR+, HER2-positive breast cancer treated with neoadjuvant docetaxel, carboplatin, trastuzumab, and pertuzumab (TCHP) +/− estrogen deprivation: NRG Oncology/NSABP B-52. Cancer Res, 2017,77(4 suppl):Abstract S3-06.

[56] Buzdar AU, Suman VJ, Meric-Bernstam F, et al. Fluorouracil, epirubicin, and cyclophosphamide (FEC-75) followed by paclitaxel plus trastuzumab versus paclitaxel plus trastuzumab followed by FEC-75 plus trastuzumab as neoadjuvant treatment for patients with HER2-positive breast cancer (Z1041): a randomised, controlled, phase 3 trial. Lancet Oncol, 2013,14:1317–1325.

[57] Untch M, Loibl S, Bischoff J, et al. Lapatinib versus trastuzumab in combination with neo-adjuvant anthracycline-taxane-based chemotherapy (GeparQuinto, GBG 44): a randomised phase 3 trial. Lancet Oncol, 2012,13:135–144.

[58] Slamon D, Eiermann W, Robert N, et al. Adjuvant trastuzumab in HER2-positive breast cancer. N Engl J Med, 2011,365:1273–1283.

[59] van Ramshorst MS, van der Voort A, van Werkhoven ED, et al. Neoadjuvant chemotherapy with or without anthracyclines in the presence of dual HER2 blockade for HER2-positive breast cancer (TRAIN-2): a multicentre, open-label, randomised, phase 3 trial. Lancet Oncol, 2018,19:1630–1640.

[60] van der Voort A, van Ramshorst MS, van Werkhoven ED, et al. Three-year follow-up of neoadjuvant chemotherapy with or without anthracyclines in the presence of dual HER2-blockade for HER2-positive breast cancer (TRAIN-2): a randomized phase III trial. J Clin Oncol, 2020,8(15 suppl):Abstract 501.

[61] Loibl S, Jackisch C, Schneeweiss A, et al. Dual HER2-blockade with pertuzumab and trastuzumab in HER2-positive early breast cancer: a subanalysis of data from the randomized phase III GeparSepto trial. Ann Oncol, 2017,28:497–504.

[62] Tolaney SM, Barry WT, Dang CT, et al. Adjuvant paclitaxel and trastuzumab for nodenegative, HER2-positive breast cancer. N Engl J Med, 2015,372:134–141.

[63] Jones SE, Collea R, Paul D, et al. Adjuvant docetaxel and cyclophosphamide plus trastuzumab in patients with HER2-amplifed early-stage breast cancer: a single-group, open-label, phase 2 study. Lancet Oncol, 2013,14:1121–1128.

[64] von Minckwitz G, Eidtmann H, Rezai M, et al. Neoadjuvant chemotherapy and bevacizumab for HER2-negative breast cancer. N Engl J Med, 2012,366:299–309.

[65] Earl HM, Hiller L, Dunn JA, et al. Effcacy of neoadjuvant bevacizumab added to docetaxel followed by fuorouracil, epirubicin, and cyclophosphamide, for women with HER2-negative early breast cancer (ARTemis): an open-label, randomized, phase 3 trial. Lancet Oncol, 2015,16:656–666.

[66] Sikov WM, Berry DA, Perou CP, et al. Impact of the addition of carboplatin and/or bevacizumab to neoadjuvant weekly paclitaxel followed by dose-dense doxorubicin and cyclophosphamide on pathologic complete response rates in stage II-III triple-negative breast cancer: CALGB 40603 (Alliance). J Clin Oncol, 2015,33:13–21.

[67] Bear HD, Tang G, Rastogi P, et al. Bevacizumab added to neoadjuvant chemotherapy for breast cancer. N Engl J Med, 2012,366:310–320.

[68] von Minckwitz G, Loibl S, Untch M, et al. Survival after neoadjuvant chemotherapy with or without bevacizumab or everolimus for HER2-negative primary breast cancer (GBGGeparQuinto). Ann Oncol, 2014,25:2363–2372.

[69] Earl HM, Hiller L, Dunn JA, et al. Disease-free and overall survival at 3.5 years for neoadjuvant bevacizumab added to docetaxel followed by fuorouracil, epirubicin and cyclophosphamide, for women with HER2-negative early breast cancer: ARTemis trial. Ann Oncol, 2017,28:1817–1824.

[70] Bear HD, Tang G, Rastogi P, et al. Neoadjuvant plus adjuvant bevacizumab in early breast cancer [NSABP B-40 (NRG Oncology)]: secondary outcomes of a phase 3, randomised controlled trial. Lancet Oncol, 2015,16:1037–1048.

[71] Sikov WM, Berry DA, Perou CM, et al. Event-free and overall survival following neoadjuvant weekly paclitaxel and dose-dense AC +/− carboplatin and/or bevacizumab in triplenegative breast cancer: Outcomes from CALGB 40603 (Alliance). Cancer Res, 2016,76(4 suppl):Abstract GS2-05.

[72] Miller KD, O'Neill AM, Gradishar W, et al. Double-blind phase III trial of adjuvant chemotherapy with and without bevacizumab in patients with lymph node–positive and high-risk lymph node–negative breast cancer (E5103). J Clin Oncol, 2018,36:2621–2629.

[73] Bell R, Brown J, Parmar M, et al. Final effcacy and updated safety results of the randomized phase III BEATRICE trial evaluating adjuvant bevacizumab-containing therapy in triplenegative early breast cancer. Ann Oncol, 2017,28:754–760.

[74] Miller K, Wang M, Gralow J, et al. Paclitaxel plus bevacizumab versus paclitaxel alone for metastatic breast cancer. N Engl J Med, 2007,357:2666–2676.

[75] von Minckwitz G, Schneeweiss A, Loibl S, et al. Neoadjuvant carboplatin in patients with triple-negative and HER2-positive early breast cancer (GeparSixto, GBG 66): a randomised phase 2 trial. Lancet Oncol, 2014,15:747–756.

[76] Loibl S, O'Shaughnessy J, Untch M, et al. Addition of the PARP inhibitor veliparib plus carboplatin or carboplatin alone to standard neoadjuvant chemotherapy in triple-negative breast cancer (BrighTNess): a randomised, phase 3 trial. Lancet Oncol, 2018,19:497–509.

[77] Hahnen E, Lederer B, Hauke J, et al. Germline mutation status, pathologic complete response, and disease-free survival in triple-negative breast cancer – secondary analysis of the GeparSixto randomized clinical trial. JAMA Oncol, 2017,2:1378–1385.

[78] Loibl S, Weber KE, Timms KM, et al. Survival analysis of carboplatin added to an anthracycline/taxane-based neoadjuvant chemotherapy and HRD score as predictor of response-fnal results from GeparSixto. Ann Oncol, 2018,29:2341–2347.

[79] Sikov WM, Polley M-Y, Twohy E, et al. CALGB (Alliance) 40603: long-term outcomes (LTOs) after neoadjuvant chemotherapy (NACT) +/− carboplatin (Cb) and bevacizumab (Bev) in triple-negative breast cancer (TNBC). J Clin Oncol, 2019,37(15 suppl):Abstract 591.

[80] Blohmer J-U, Link T, Kummel S, et al. Investigating denosumab as an add-on treatment to neoadjuvant chemotherapy and two different nab-paclitaxel schedules in a 2x2 design in primary breast cancer – frst results of the GeparX study. Cancer Res, 2019,80(4 suppl):Abstract GS3-01.

[81] Schmid P, Cortes J, Pusztai L, et al. Pembrolizumab for early triple-negative breast cancer. N Engl J Med, 2020,382:810–821.

[82] Sharma P, Kimler B, O'Dea A, et al. Results of randomized phase II trial of neoadjuvant carboplatin plus docetaxel or carboplatin plus paclitaxel followed by AC in stage I–III triple-negative breast cancer (NCT02413320). J Clin Oncol, 2019,37(15 suppl):Abstract 516.

[83] Yu K-D, Ye F-G, He M, et al. Effect of adjuvant paclitaxel and carboplatin on survival in women with triple-negative breast cancer: a phase 3 randomized clinical trial. JAMA Oncol, 2020,6:1390–1396.

[84] Denkert C, von Minckwitz G, Darb-Esfahani S, et al. Tumour-infltrating lymphocytes and prognosis in different subtypes of breast cancer: a pooled analysis of 3771 patients treated with neoadjuvant therapy. Lancet Oncol, 2018,19:40–50.

[85] Schmid P, Adams S, Rugo HS, et al. Atezolizumab and nab-paclitaxel in advanced triplenegative breast cancer. N Engl J Med, 2018,379:2108–2121.

[86] Mittendorf EA, Zhang H, Barrios CH, et al. Neoadjuvant atezolizumab in combination with sequential nab-paclitaxel and anthracycline-based chemotherapy versus placebo and chemotherapy in patients with early-stage triple-negative breast cancer (IMpassion031): a randomised, double-blind, phase 3 trial. Lancet, 2020,396:1090–1100.

[87] Gianni L, Huang CS, Egle D, et al. Pathologic complete response (pCR) to neoadjuvant treatment with and without atezolizumab in triple negative, early high-risk and locally advanced breast cancer. NeoTRIPaPDL1 Michaelangelo randomized trial. Cancer Res, 2019,80(4 suppl):Abstract GS3-04.

[88] Loibl S, Untch M, Burchard N, et al. A randomised phase II study investigating durvalumab in addition to an anthracycline taxane-based neoadjuvant therapy in early triple-negative breast cancer: clinical results and biomarker analysis of GeparNuevo study. Ann Oncol, 2020,30:1279–1288.

[89] Von Minckwitz G, Procter M, de Azambuja E, et al. Adjuvant trastuzumab and pertuzumab in early HER2-positive breast cancer. N Engl J Med, 2017,377:122–131.

[90] Masuda N, Lee S-J, Ohtani S, et al. Adjuvant capecitabine for breast cancer after preoperative chemotherapy. N Engl J Med, 2017,376:2147–2159.

[91] Early Breast Cancer Trialists' Cooperative Group. Adjuvant bisphosphonate treatment in early breast cancer: meta-analyses of individual patient data from randomised trials. Lancet, 2015,386:1353–1361.

第 7 章

乳腺癌的辅助系统治疗与新辅助系统治疗

Beth Overmoyer

局部晚期乳腺癌：新辅助系统治疗的适用人群

主要的局部治疗：手术和放疗

以往临床上对于不可手术切除的局部晚期乳腺癌（locally advanced breast cancer，LABC），包括临床分期为 T_4 期（cT_{4d}）、腋窝淋巴结分期为 N_2 或 N_3 或者炎性乳腺癌（cT_{4d}），在乳腺癌根治术前或术后给予放疗[1-2]。不可手术切除的 LABC 根治术后 5 年患者的生存率为 2%~28%，单独接受放疗后生存率为 10%~30%（表 7.1）。既往研究显示两种干涉措施对临床分期控制得不好，接受了放疗的患者往往病情很严重，根本不适合手术切除[2]。

绝大多数如此处理的 LABC 在诊断后的 2 年内出现远处转移，局部控制率很差，术后局部复发率（local-regional recurrence，LRR）达 60%，单独放疗后 LRR 达 72%[3, 4]。超过 80% 出现了局部复发的患者都在 2 年内死亡[5]。基于以上研究和其他研究数据，不能选择单独手术或单独放疗作为 LABC 的主要治疗方式。手术前后联合放疗能够提高 LRR，但是这并没有转化为总生存率（OS）的提高[2]。

乳腺癌是一种全身疾病

1960 年左右，Fisher 等学者提出，乳腺癌从一发生就是全身疾病，由活跃和休眠的细胞组成[13]。随机对照临床试验 NSABP B04 将腋窝淋巴结阳性和阴性病例随机化接受不同的局部治疗方案，25 年的随访结果显示两组间的无病生存（DFS）率或 OS 率无显著差异，因此，该临床试验的结果支持这种假设[14]。腋窝淋巴结阴性患者随机接受乳腺癌根治术和乳房切除术联合放疗 [HR=1.08，95%CI（0.91，

B. Overmoyer (✉)
Susan F. Smith Center for Women's Cancer, Dana Farber Cancer Institute, Boston, MA, USA

表 7.1　Ⅲ期乳腺癌患者单独局部治疗的 5 年生存率

参考文献	年份	病例数	生存率
单纯手术治疗			
MacKay[6]	1970 年	587	32%
Sicher[7]	1973 年	604	29%
Haagensen[8]	1986 年	109	3%
单纯放疗			
Langlands[9]	1976 年	165	14%
Zucali[10]	1976 年	321	21%
Rubens[4]	1977 年	184	13%
手术联合放疗			
Delarue[11]	1965 年	299	28%
Fletcher[12]	1965 年	226	29%
Zucali[10]	1976 年	133	45%

经允许引自 Hortobagyi[2]

1.28）]，或者乳腺癌根治术和单纯乳房切除术 [HR=1.03，95%CI（0.87，1.23）]，两者的死亡风险比（HR）类似。腋窝淋巴结阳性患者随机接受乳腺癌根治术和乳房全切术联合放疗，死亡风险比类似 [HR=1.06，95%CI（0.89，1.27）]。这些临床试验结果与 Halstead 医生提出的解剖学原则相悖，奠定了乳腺癌系统治疗的生物学基础 [15]。

　　早期的临床试验对可手术切除的乳腺癌患者术后接受辅助化疗的获益进行了探索，结果显示，DFS 有明显提高 [16-17]。辅助化疗是否使患者获益与其肿瘤负荷（即肿瘤大小和腋窝淋巴结有无转移）、月经状态和雌激素受体状态有关 [18]。这些发现支持如下理论，即乳腺癌是异质性的，且微转移灶对化疗存在不同的反应 [13]。为患者选择非交叉耐药化疗方案，无论是联合还是序贯方式，目的都是在耐药的细胞克隆形成和转移之前将它们"斩草除根"。这种治疗理念对先天耐药的微转移灶的存在不关心也不检测，也不关注一部分可能对化疗非常敏感、并不需要如此高强度化疗的人群。

　　乳腺癌内在的异质性不仅会导致全身化疗失败，而且还与多变的肿瘤细胞和宿主免疫微环境的相互作用一起，导致了靶向治疗和免疫治疗的失败。辅助系统化疗其实传递了这样一种信念，即治疗一定有效，即便不能实时得到治疗反馈。然而，在肿瘤组织还完整时进行辅助（新辅助）化疗，不仅可以直接获得肿瘤对治疗是否敏感的信息，而且可以为疾病后续的管理提供决策依据，当然也包括在中期治疗时修正系统治疗方案。这一观念的建立不仅为不可手术切除的 LABC，也为早期可手术切除的乳腺癌广泛应用新辅助系统治疗提供了理论支持。

主要的系统治疗方法：新辅助系统治疗

术前给予系统化疗的观念与对辅助化疗的探索近乎同时出现。早期的研究将新辅助治疗应用于不可手术切除的 LABC，目的是将不可手术切除变为可手术切除。新辅助治疗的其他优势是在高风险乳腺癌患者产生耐药之前，早期用药物根除微转移灶[19]。

多项研究评估了新辅助化疗的结局，结果显示明确降低 50% 的 LABC 的肿瘤体积[20-21]。这一治疗方案使 70% 以上的乳腺癌患者"降期"，从而使得后续可以进行标准的局部 – 区域治疗。20 世纪 90 年代早期，多种治疗措施开始应用于 Ⅲ 期乳腺癌，包括化疗、手术和放疗，这些都被认为是最好的治疗手段。

相比非炎性 LABC（对新辅助化疗的接受缓慢），新辅助化疗迅速在炎性乳腺癌（inflammatory breast cancer，IBC）的治疗中得到了应用。既往研究显示，单独乳腺癌根治术后 5 年的总生存率（OS）是 1.5%[22]。无论是否手术治疗，放疗都提高了局部疾病控制率，但是对 OS 没有影响，这支持新辅助化疗成为 IBC 的主要治疗手段[10, 23]。尽管新辅助化疗单独联合放疗或手术就能够提高临床结局，但是三种治疗方式结合，即新辅助化疗、手术联合放疗，明显提高了 5 年和 10 年的整体生存率约 55.4% 和 37.3%[24-29]（表 7.2）。当前的指南依旧推荐新辅助化疗为 IBC 的主要疗法。无论系统治疗后临床降期程度如何，乳腺癌改良根治术及其后的全面放疗仍然是提高局部控制率的标准方案[30-31]。

表 7.2　炎性乳腺癌的历史治疗数据：结果支持新辅助系统治疗

研究	病例数	DFS 率	OS 率
Rouesse[26]		4 年	4 年
CT/RT/CT	170	32%~54%	53%~74%
RT	170	15%	42%
Fields[25]		5 年	5 年
CT/S/RT/CT	37	35%	44%
RT/CT	23	<10%	10%
Buzdar[24]		mDFS（月）	mOS（月）
CT/RT	32	22.8	30.1
RT（历史上）	32	9	18
Rueth[29]		NA	5 年 /10 年
CT/S/RT	6 811		55.4%/37.3%
S	500		NA/16.5%
CT/S	2 728		42.9%/28.5%
S/RT	158		40.7%/23.5%

DFS：无病生存；OS：总生存；CT：化疗；S：手术；RT：放疗；mDFS：中位无病生存；mOS：中位总生存；NA：未知

可手术切除的乳腺癌患者行新辅助治疗的获益

新辅助治疗有助于保乳治疗

NSABP B06 临床试验的 20 年随访结果显示，将Ⅰ~Ⅱ期乳腺癌患者随机纳入不同的局部治疗组，例如乳房全切术组、保乳手术组或保乳联合放疗组，其生存率类似[32]。NSABP B06 临床试验的结果改变了可手术切除乳腺癌的治疗方法，促进了之后临床试验的开展，这些试验的目的是使用系统治疗降低临床分期从而实现保乳治疗的目的。

NSABP B18 临床试验纳入了 1 523 例早期可手术切除的乳腺癌患者（$T_{1~3}$，$N_{1~0}$），随机化为手术前化疗组（新辅助治疗组）和手术后化疗组（辅助治疗组），两组的化疗方案完全相同。目的是评估新辅助化疗对临床结局的影响[33]。随访 16 年后，两组的 DFS 和 OS 并无统计学差异，DFS 的 HR 值为 0.99[95%CI（0.85，1.16），P=0.90]，OS 的 HR 值为 0.93[95%CI（0.81，1.06），P=0.27][34]。来自早期乳腺癌试验协作组（EBCTCG）的 meta 分析汇总了多项研究肯定了这些数据。这些研究在 1983—2002 年一共纳入了 4 756 例早期乳腺癌患者，比较了新辅助化疗与辅助化疗之间的结局[35]。结果显示，两组的 15 年远处疾病复发率无显著差异 [RR=1.02，95%CI（0.92，1.14），P=0.66]，乳腺癌特异性死亡率 [RR=1.06，95%CI（0.95，1.18），P=0.31] 和全因死亡率 [RR=1.04，95%CI（0.94，1.15），P=0.45] 均无差异。

由于手术前后给予类似的化疗方案患者会获得类似的结局，因此早期乳腺癌患者可以选择新辅助化疗，无论目的是降期还是降低手术范围，即实现保乳手术目的。很多研究证实，对可手术切除乳腺癌患者使用新辅助化疗能够提高保乳治疗率[36-37]。NSABP B18 是一项开创性研究，该研究发现与辅助化疗组相比，新辅助化疗后保乳手术联合术后放疗的女性患者更多（67.8% *vs.* 59.8%）[33]。EBCTCG 研究也肯定了这一点，即与辅助化疗相比，新辅助化疗的保乳治疗率的确增加了（65% *vs.* 49%），其中 33% 计划行乳房全切术的患者都接受了保乳手术[35]。

新辅助治疗有助于腋窝淋巴结降期

行腋窝淋巴结清扫术（ALND）后患者会出现明显的并发症，包括感觉异常、淋巴水肿、上臂活动受限和感染率增加等[38]。外科手术技巧的进步带来了腋窝手术的降阶梯，前哨淋巴结活检（SLNB）已经成为临床腋窝淋巴结阴性患者病理学评估的标准流程。早期的一些研究中，采用 SLNB 后进行 ALND 的方案，结果显示出 SLNB 对腋窝淋巴结状态的预测度很高，可达 95.6%~97.5%[39-41]。随着 SLNB 技术的广泛开展，乳腺癌患者行腋窝手术后的并发症也减轻了，例如感觉基本正常，上肢及肩部活动自如，淋巴水肿轻微，患者因此生活质量提高[42-43]。更重要的是，无论腋窝淋巴结阳性还是阴性，SLNB 对那些接受了手术及放疗患者的预后没有影响[42, 44-46]。

新辅助治疗不仅能够降低原发灶的大小从而使手术范围更小、切缘阴性，还能够有效使腋窝淋巴结由阳转阴[47-48]。NSABP B18 临床试验显示，与辅助治疗组相比，新辅助治疗组中腋窝淋巴结阴性的患者增加了 16%[49]。在 NSABP B27 临床试验中，这一比例是 6.9%[50]。早期乳腺癌患者新辅助治疗后行 SLNB 属于一种降期手术。在临床腋窝淋巴结阴性的患者中，新辅助治疗后与辅助治疗后，SLN 的数目是类似的。一项 meta 分析汇总了 16 项有关 SLNB 的临床研究，一共纳入 1 456 例临床腋窝淋巴结阴性患者，证实了 SLNB 的可行性，SLNB 的成功率是 96%，假阴性率是 6%[51]。

由于新辅助治疗后腋窝明显降期，SLNB 被患者广为接受，大家开始在腋窝淋巴结阳性患者中探索新辅助化疗后 SLNB 是否可行。几项临床试验（ACOSOG Z1071、SENTINA、SN FNAC 和 GANEA2）证实，新辅助化疗可以使腋窝降期至病理淋巴结阴性，而且新辅助治疗后 SLNB 的成功率令人满意，分别是 92.7%、80.1%、87.6% 和 79.5%[52-55]。技术的进步，如双示踪法最少检出 3 枚 SLN，可以将假阴性率降低到 10% 以下。尽管一部分患者的淋巴结内存在无法检测出的微转移灶，但是新辅助治疗后的腋窝 SLN 复发率 <2%[56-57]。这些研究结果提高了以降期手术为目的的新辅助治疗的接受度，从而使临床医生可以尽力追求保乳手术和行 SLNB。

新辅助治疗的目的：病理学完全缓解（pCR）

pCR 改善临床结局

新辅助治疗的应用使得临床上越来越少使用解剖学参数作为新确诊乳腺癌的预后评估指标，这些解剖学参数包括肿瘤的大小和 ALN 的阳性情况。新辅助治疗后肿瘤的反应是治疗敏感性的直接指标，可以用作疾病预后的替代指标[34]。病理学完全缓解的定义在不同的新辅助治疗临床试验中各不相同，这使得跨临床试验的疗效比较难度很大。pCR 最苛刻的定义是，原发灶和腋窝淋巴结内都没有浸润性癌（ypT$_0$/is，ypN$_0$），但可以有原位癌（Tis）[58-59]。

既往的临床试验中不仅 pCR 的定义不同，也没有基于不同的亚型（雌激素受体状态、孕激素受体状态和 HER2 状态）对临床结局进行评估。最近的数据显示，在 HER2 阳性乳腺癌和三阴性乳腺癌中，pCR 率与临床结局有密切的关系[58-60]。一项对 12 项关于新辅助化疗的临床试验进行汇总的研究共纳入了 11 955 例患者，证实获得 pCR 患者的无事件生存（EFS）率和总生存（OS）率更好[59]。增殖率更高的乳腺癌亚型，例如 HER2 阳性和三阴性乳腺癌，相比激素受体阳性乳腺癌，pCR 率更高。这两种亚型的 pCR 率与 OS 的关联性更强，HR 值分别是 0.34 [95%CI（0.24，0.47）] 和 0.16 [95%CI（0.11，0.25）]，激素受体阳性乳腺癌的 HR 值是 0.49 [95%CI（0.33，0.71）]。然而，pCR 的预测价值在增殖率高的激素受体阳性亚群中更高，例如，组织学分级 3 级或 ER 阳性、PR 阳性和 HER2 阳性乳腺癌[58, 59]。

优化新辅助治疗：找到靶点

HER2 阳性乳腺癌靶向治疗

NOAH 临床试验是第一个评估在标准的新辅助化疗方案中加入曲妥珠单抗的随机研究，治疗对象包括 LABC、IBC 和可手术切除的乳腺癌[61]。结果发现，曲妥珠单抗联合化疗与单独化疗相比，前者的 pCR 率（ypT_0/is，ypN_0）更高，即 87% vs.55%。这个差异最终转化为 5 年 EFS 的差异，58% vs.43% [HR=0.64，95%CI（0.44，0.93），P=0.016]。

随着 NOAH 临床试验结果的发布，几种新的抗 HER2 靶向药物得到了开发，例如小分子抑制剂（拉帕替尼、奈拉替尼和图卡替尼），抗体偶联药物（恩美曲妥珠单抗 T-DM1，DS-8201），以及单克隆抗体（曲妥珠单抗和帕妥珠单抗）[62]。因此，临床上开始将 pCR 作为评估新辅助治疗的患者预后和肿瘤反应的替代标志，以及新辅助治疗对 HER2 阳性乳腺癌的有效性的指标。KRISTINE 临床试验就采用了这种方式去探索新的疗法，结果显示，444 例 Ⅱ~Ⅲ 期 HER2 阳性乳腺癌患者，无论采用哪种新辅助治疗方案，获得 pCR 的患者（ypT_0/is，ypN_0）的浸润性 DFS 率都明显下降 [HR=0.24，95%CI（0.09，0.60）][63]。

三阴性乳腺癌靶向治疗

与激素受体阳性乳腺癌或 HER2 阳性乳腺癌不同，三阴性乳腺癌（TNBC）并无已知的治疗靶点；TNBC 不仅治疗手段缺乏，即仅可行化疗，而且其生物学恶性程度很高，导致患者预后很差[64]。基于这两个原因，临床上将新辅助治疗用于三阴性乳腺癌，并将 pCR 率作为预后指标，评价治疗反应。三阴性乳腺癌的 pCR 率很高，获得 pCR 的患者预后良好，甚至可以与其他亚型乳腺癌获得 pCR 后的预后结局相媲美[59, 65-66]。

对三阴性乳腺癌生物学性质的研究显示，有部分乳腺癌属于 BRCA-ness 表型，这种表型乳腺癌的 DNA 存在同源重组修复缺陷[67, 68]。因此，临床上开始探索在标准的新辅助化疗的基础上加入 DNA 破坏药物，如卡铂，以提高 pCR 率。不同的临床试验显示，相比不含铂类的化疗方案（3.3%~46%），含铂类方案增加了 6.7%~60% 的 pCR 率[69-71]。尽管含铂类的新辅助化疗方案提高了 pCR 率，但是也导致了更多的毒性反应，对临床结局的影响也一言难尽。

大约 10% 的三阴性乳腺癌患者存在 BRCA1 胚系突变以及 DNA 同源重组修复缺陷，结果类似于散发性三阴性乳腺癌患者的获得性 BRCA-ness 表型[72]。新辅助治疗提供了验证 BRCA 相关三阴性乳腺癌患者采用非化疗方案能否获益的机会。他拉唑帕利（talazoparib）是一种聚腺苷二磷酸（ADP）- 核糖聚合酶（PARP）抑制剂，单药方案用于小样本（n=20 例）Ⅱ~Ⅲ 期 BRCA 阳性乳腺癌，总 pCR 率达 53%，三阴性乳腺癌患者的 pCR 率为 57%[73]。这些研究结果支持开展更大规模的临床试验，研究新辅助化疗背景下单药 PARP 抑制剂靶向治疗早期三阴性乳腺癌的效果。

三阴性乳腺癌的另外一个潜在的治疗靶点是免疫微环境。对三阴性乳腺癌来说，肿瘤浸润淋巴细胞（TILs）的存在是预后获益指标，同时也支持采用免疫检查点阻断剂来提高化疗效果[74-75]。几项重要的随机临床试验在新辅助治疗阶段联合使用 PD-1 抑制剂，与标准化疗相比，pCR 率提高了 13.6%~17%[76-77]。无论 PD-L1 是否阳性，pCR 率最终都转化为了 EFS 的提高。尽管目前的研究还在尝试确认最适合"靶向"治疗的三阴性乳腺癌亚群，但是作为一种高风险的乳腺癌，新辅助治疗仍然是其重要的治疗手段。

激素受体阳性乳腺癌靶向治疗

由于激素受体阳性乳腺癌新辅助治疗后乳腺和腋窝淋巴结的降期率很低，因此它是新辅助治疗中最具挑战性的一种乳腺癌亚型[50, 58-59, 78]。什么是理想的新辅助治疗方案？化疗还是内分泌治疗？哪一种治疗会带来最大的病理学分期降期和最高的 pCR 率，从而改变历史上激素受体阳性乳腺癌辅助治疗优于新辅助治疗的模式？关于这些问题，学术界一直争论不休。

在辅助治疗阶段，从早期 ER 阳性 /PR 阳性的乳腺癌人群中，能够通过基因组分析选出采用化疗联合内分泌治疗获益的患者。这些患者接受联合治疗后复发风险降低，总生存率升高[79-81]。通过基因组分析选出的适合辅助治疗的患者也会从新辅助治疗中获益，因为这部分增殖率高的激素受体阳性乳腺癌患者多属于 Luminal B 型乳腺癌，过去的数据显示 pCR 率与临床预后有关[58, 65]。有几项正在进行的研究，通过术前穿刺标本的基因组学分析，预测新辅助化疗的疗效，从而确定哪些患者能从新辅助化疗序贯辅助内分泌治疗中获益[82-85]。

相应地，通过活检标本的基因组分析也能挑选出部分仅采用新辅助内分泌治疗就可以达到降期目的的患者，从而避免患者接受过度化疗[86]。TransNEOS 研究对 295 例腋窝淋巴结阴性的绝经后女性患者验证了 21 基因检测，预测新辅助内分泌治疗的疗效[87]。21 基因检测结果评分低伴随更高的内分泌治疗缓解率，其中 58% 的患者接受了保乳手术（P=0.009）。目前，有学者进一步研究了 21 基因检测应用于腋窝淋巴结阳性和阴性乳腺癌患者中的作用[80, 88-89]。这些研究结果可以应用于新辅助治疗阶段，不仅有助于确认哪些患者适合新辅助内分泌治疗，而且有助于靶向治疗的开展，例如，采用 CDK4/6 抑制剂和 PIK3CA 抑制剂联合内分泌治疗以获得更好的疾病缓解率[90-91]。

新辅助治疗后残留癌的辅助治疗

新辅助治疗后有残留癌的患者的疾病复发风险会升高，不同的乳腺癌亚型疾病复发风险的升高程度不同[59]。因此几位研究者对未能通过新辅助治疗获得 pCR 的人群尝试通过优化辅助治疗改善其临床结局。就像新辅助临床试验一样，这些"新辅助后"研究的开展也依据不同的乳腺癌亚型，目的是确认哪些患者能从标准辅助治疗的改良方案中获益。

高风险疾病：三阴性和 HER2 阳性乳腺癌

一项纳入了 9 项临床试验的 meta 分析共包含 36 480 例三阴性乳腺癌患者，比较了新辅助治疗和辅助治疗的结局。结果显示，获得 pCR 的患者的 OS 明显升高 [HR=0.53，95%CI（0.29，0.98），P=0.04]，而伴残留癌的患者预后相当差[92]。这些结果提示，术后标准护理（即定期复查）不适合这类患者群体，她们会从进一步的辅助治疗中获益。CREATE-X 研究的设计方案是新辅助治疗后存在残留癌的患者接受 6~8 周期卡培他滨化疗[93]，其中三阴性乳腺癌患者的复发风险最高，相比接受定期复查的对照组，接受卡培他滨辅助治疗的试验组的 5 年 DFS 提高约 13.7%，OS 提高约 8.5%。KATHERINE 临床试验也得出了类似的结论，该研究纳入了 HER2 阳性、接受新辅助化疗未达 pCR 的患者。相比接受曲妥珠单抗治疗的对照组，接受 T-DM1 治疗的试验组的 3 年 DFS 提高了 11.3%，OS 提高了 1.8%[94]。

激素受体阳性乳腺癌

MonarchE 临床试验关注大约 30% 的高风险激素受体阳性乳腺癌患者，研究目的是这些复发风险较高的患者能否从辅助治疗阶段 CDK4/6 抑制剂联合标准内分泌治疗中获益[95]。参考新辅助治疗前的临床分期纳入高风险患者，随机分为标准辅助内分泌治疗组和内分泌治疗联合 CDK4/6 抑制剂阿贝西利组。结果显示，联合治疗组的 2 年 DFS 率显著升高约 3.5% [HR=0.75，95%CI（0.60，0.93），P=0.01]。

哪些患者仅接受辅助治疗？

新辅助治疗的应用伴随着初始的预后因素消失，包括病理分期，因此，如果所有患者都接受新辅助化疗，一小部分患者就存在过度治疗的风险。对于肿瘤较小的患者，例如 T_{1a}/T_{1b}，即使不行辅助化疗，或者接受辅助化疗联合或不联合曲妥珠单抗的 5 年 OS 也很好，在 95% 以上[96]。一项前瞻性队列研究纳入了 NCCN 乳腺癌结局数据库中的 4 113 例乳腺癌患者，临床腋窝淋巴结阴性、T_{1a}/T_{1b}，中位随访 5.5 年后生存率极好（表 7.3）。在三阴性乳腺癌中，临床分期 T_{1a} 和 T_{1b} 的患者如果不接受辅助治疗，5 年远处无复发生存率（disease relapse-free survival，DRFS）分别是 93% 和 90%，接受治疗者的 DRFS 分别是 100% 和 98%。

曲妥珠单抗和紫杉醇辅助治疗方案的临床试验（Adjuvant Paclitaxel and Trastuzumab，APT）结果支持那些小的、低风险、HER2 阳性乳腺癌患者单独进行辅助系统治疗[97]。这个 II 期临床试验纳入了 410 例 HRE2 阳性、肿瘤直径 <3cm、腋窝淋巴结阴性或微转移（N_1mic）的乳腺癌患者，先对其进行了手术治疗。随后进行 12 周期紫杉醇周疗联合 1 年的曲妥珠单抗辅助治疗，7 年的 DFS 达 93.3% [95%CI（91.8，97.5）]，7 年的乳腺癌特异性生存（breast cancer-specifc survival，BCSS）率达 98.6% [95%CI（97，100）]。这些数据支持 I 期及部分 II 期（T_1/T_2，N_0/N_1mic）

表 7.3　预后良好、未接受新辅助治疗的乳腺癌患者的临床结局

	T_{1a}, N_0		T_{1b}, N_0	
	未化疗	化疗联合 / 不联合曲妥珠单抗	未化疗	化疗联合 / 不联合曲妥珠单抗
结局	5 年（%）	5 年（%）	5 年（%）	5 年（%）
HR+/HER2–	$N=972$	$N=12$	$N=2\,005$	$N=241$
OS	98%	100%	97%	98%
iDFS	93%	96%	91%	95%
HR+/HER2+	$N=102$	$N=33$	$N=89$	$N=100$
OS	95%	100%	95%	99%
iDFS	86%	00%	86%	90%
HR–/HER2+	$N=49$	$N=32$	$N=17$	$N=88$
OS	93%	100%	100%	95%
iDFS	84%	89%	68%	94%
TNBC	$N=74$	$N=25$	$N=94$	$N=170$
OS	94%	100%	91%	96%
iDFS	86%	91%	81%	25%

引自 Vaz-Luis[96]
HR：激素受体；HER2：人类表皮生长因子受体 2；OS：总生存率；iDFS：无浸润性癌生存率；N：病例数；TNBC：三阴性乳腺癌

HER2 阳性乳腺癌，接受辅助治疗即可获得良好的临床结局，从而避免新辅助治疗可能带来的过度治疗。

结　论

　　乳腺癌新辅助治疗已经从过去的不可手术切除乳腺癌这一个适应证，发展到目前更广泛的适应证，例如，使可手术切除的乳腺癌患者通过新辅助治疗降期，实现保乳手术目的；通过 SLNB 的方法确定腋窝淋巴结的情况，避免 ALND 潜在的副作用，从而使患者从新辅助治疗中获益。除了手术治疗方面的获益以外，新辅助治疗还容许在治疗反应不佳时更换方案，并通过术后残留癌的程度提供预后信息。

　　新辅助治疗后获得 pCR 的患者预后更佳，这些患者可能不需要更多的辅助系统治疗方法。而存在残留癌的患者需要行辅助治疗以改善临床结局。最终一小部分患者通过新辅助治疗获得了进入研究新的治疗方案的临床试验的机会，这种临床研究提供了肿瘤的生物学信息、肿瘤的治疗反应和临床效果。

　　基于以上原因，新辅助治疗逐渐成为早期乳腺癌的主流治疗模式，然而，依然有一小部分患者罹患的肿瘤既小，性质又温和，完全可以避免新辅助治疗，接受标准的手术治疗后联合最小程度的辅助治疗即可。目前，乳腺癌的治疗方法快速迭代，

本书所阐述的指南很可能在未来不再适用，如果这一天真的到来了，就说明我们已经获得了更加理想的乳腺癌治疗效果。

（孟慧敏　译，樊　菁　审校）

参考文献

[1] Hortobagyi G, Connolly JL, D'Orsi C, et al. AJCC cancer staging manual. 8th ed. Chicago: The American College of Surgeons (ACS), Springer, 2017.

[2] Hortobagyi G, Buzdar A. Locally advanced breast cancer: a review including the M.D. Anderson experience//Ragaz J, Ariel I. High-risk breast cancer-therapy. Berlin: Springer, 1991:382–415.

[3] Davila E, Vogel CL. Management of locally advanced breast cancer (stage III): a review. Int Adv Surg Oncol. 1984,7:297–327.

[4] Rubens RD, Armitage P, Winter PJ, et al. Prognosis in inoperable stage III carcinoma of the breast. Eur J Cancer, 1977,13(8):805–811.

[5] Wilson RE. Surgical management of locally advanced and recurrent breast cancer. Cancer, 1984,53(3 Suppl):752–757.

[6] MacKay EN, Sellers AH. A prospective trial of the TNM classifcation of breast cancer by the regional cancer treatment centres in Ontario, 1960–1964. Int J Cancer, 1970,6(3):517–528.

[7] Sicher K, Waterhouse JA. Evaluation of TNM classifcation of carcinoma of the breast. Br J Cancer, 1973,28(6):580–588.

[8] Haagensen CD. Clinical classifcation of the stage of advancement of breast carcinoma//Haagensen CD, editor. Diseases of the breast. Philadelphia: Saunders, 1986:851–863.

[9] Langlands AO, Kerr GR, Shaw S. The management of locally advanced breast cancer by X-ray therapy. Clin Oncol, 1976,2(4):365–371.

[10] Zucali R, Uslenghi C, Kenda R, et al. Natural history and survival of inoperable breast cancer treated with radiotherapy and radiotherapy followed by radical mastectomy. Cancer, 1976,37(3):1422–1431.

[11] Delarue NC, Ash CL, Peters V, et al. Preoperative irradiation in management of locally advanced breast cancer. Arch Surg, 1965,91(1):136–154.

[12] Fletcher GH, Montague ED. Radical irradiation of advanced breast cancer. Am J Roentgenol Radium Therapy, Nucl Med, 1965,93:573–584.

[13] Fisher B. Laboratory and clinical research in breast cancer--a personal adventure: the David A. Karnofsky memorial lecture. Cancer Res, 1980,40(11):3863–3874.

[14] Fisher B, Jeong JH, Anderson S, et al. Twenty-fve-year follow-up of a randomized trial comparing radical mastectomy, total mastectomy, and total mastectomy followed by irradiation. N Engl J Med, 2002,347(8):567–575.

[15] Halsted W. The results of operations for the cure of cancer of the breast performed at the Johns Hopkins Hospital from June, 1889, to January, 1894. Ann Surg,1894,20(5):497–555.

[16] Bonadonna G, Brusamolino E, Valagussa P, et al. Combination chemotherapy as an adjuvant treatment in operable breast cancer. N Engl J Med, 1976,294(8):405–410.

[17] Fisher B, Carbone P, Economou SG, et al. 1-Phenylalanine mustard (L-PAM) in the management of primary breast cancer. A report of early fndings. N Engl J Med, 1975,292(3):117–122.

[18] Fisher B, Redmond C, Fisher ER. The contribution of recent NSABP clinical trials of primary breast cancer therapy to an understanding of tumor biology-an overview of fndings. Cancer, 1980,46(4 Suppl):1009–1025.

[19] Goldie JH, Coldman AJ. A mathematic model for relating the drug sensitivity of tumors to their spontaneous mutation rate. Cancer Treat Rep, 1979,63(11–12):1727–1733.

[20] Hortobagyi GN. Multidisciplinary management of advanced primary and metastatic breast cancer. Cancer, 1994,74(1 Suppl):416–423.

[21] Hortobagyi GN, Ames FC, Buzdar AU, et al. Management of stage III primary breast cancer with primary chemotherapy, surgery, and radiation therapy. Cancer, 1988,62(12):2507–2516.

[22] Treves N. The inoperability of infammatory carcinoma of the breast. Surg Gynecol Obstet, 1959,109(2):240–242.

[23] Perez CA, Graham ML, Taylor ME, et al. Management of locally advanced carcinoma of the breast. I Noninfammatory Cancer, 1994,74(1 Suppl):453–465.

[24] Buzdar AU, Montague ED, Barker JL, et al. Management of infammatory carcinoma of breast with combined modality approach – an update. Cancer, 1981,47(11):2537–2542.

[25] Fields JN, Perez CA, Kuske RR, et al. Infammatory carcinoma of the breast: treatment results on 107 patients. Int J Radiat Oncol Biol Phys, 1989,17(2):249–255.

[26] Rouesse J, Friedman S, Sarrazin D, et al. Primary chemotherapy in the treatment of infammatory breast carcinoma: a study of 230 cases from the Institut Gustave-Roussy. J Clin Oncol, 1986,4(12):1765–1771.

[27] De Lena M, Zucali R, Viganotti G, et al. Combined chemotherapyradiotherapy approach in locally advanced (T3b-T4) breast cancer. Cancer Chemother Pharmacol, 1978,1(1):53–59.

[28] Jaiyesimi IA, Buzdar AU, Hortobagyi G. Infammatory breast cancer: a review. J Clin Oncol, 1992,10(6):1014–1024.

[29] Rueth NM, Lin HY, Bedrosian I, et al. Underuse of trimodality treatment affects survival for patients with infammatory breast cancer: an analysis of treatment and survival trends from the National Cancer Database. J Clin Oncol, 2014,32(19):2018–2024.

[30] Ueno NT, Espinosa Fernandez JR, Cristofanilli M, et al. International consensus on the clinical management of infammatory breast cancer from the Morgan Welch Infammatory Breast Cancer Research Program 10th Anniversary Conference. J Cancer, 2018,9(8):1437–1447.

[31] NCCN clinical practice guidelines in oncology: breast cancer [Internet]. National Comprehensive Cancer Network (NCCN). [cited 12/06/20]. Available from: https://www. nccn.org/professionals/physician_gls/pdf/breast.pdf.

[32] Fisher B, Anderson S, Bryant J, et al. Twenty-year follow-up of a randomized trial comparing total mastectomy, lumpectomy, and lumpectomy plus irradiation for the treatment of invasive breast cancer. N Engl J Med, 2002,347(16):1233–1241.

[33] Fisher B, Bryant J, Wolmark N, et al. Effect of preoperative chemotherapy on the outcome of women with operable breast cancer. J Clin Oncol, 1998,16(8):2672–2685.

[34] Rastogi P, Anderson SJ, Bear HD, et al. Preoperative chemotherapy: updates of National Surgical Adjuvant Breast and Bowel Project Protocols B-18 and B-27. J Clin Oncol, 2008,26(5):778–785.

[35] Early Breast Cancer Trialists' Collaborative Group. Long-term outcomes for neoadjuvant versus adjuvant chemotherapy in early breast cancer: meta-analysis of individual patient data from ten randomised trials. Lancet Oncol, 2018,19(1):27–39.

[36] van der Hage JA, van de Velde CJ, Julien JP, et al. Preoperative chemotherapy in primary operable breast cancer: results from the European Organization for Research and Treatment of Cancer trial 10902. J Clin Oncol, 2001,19(22):4224–4237.

[37] Golshan M, Loibl S, Wong SM, et al. Breast conservation after neoadjuvant chemotherapy for triple-negative breast cancer: surgical results from the BrighTNess randomized clinical trial. JAMA Surg, 2020,155(3):e195410.

[38] Warmuth MA, Bowen G, Prosnitz LR, et al. Complications of axillary lymph node dissection for carcinoma of the breast: a report based on a patient survey. Cancer, 1998,83(7):1362–1368.

[39] Veronesi U, Paganelli G, Galimberti V, et al. Sentinel-node biopsy to avoid axillary dissection in breast cancer with clinically negative lymph-nodes. Lancet, 1997,349(9069):1864–1867.

[40] Krag D, Weaver D, Ashikaga T, et al. The sentinel node in breast cancer--a multicenter validation study. N Engl J Med, 1998,339(14):941–946.

[41] Giuliano AE, Kirgan DM, Guenther JM, et al. Lymphatic mapping and sentinel lymphadenectomy for breast cancer. Ann Surg, 1994,220(3):391–398, discussion 8–401.

[42] Mansel RE, Fallowfeld L, Kissin M, et al. Randomized multicenter trial of sentinel node biopsy versus standard axillary treatment in operable breast cancer: the ALMANAC Trial. J Natl Cancer Inst, 2006,98(9):599–609.

[43] Veronesi U, Paganelli G, Viale G, et al. A randomized comparison of sentinel-node biopsy with routine axillary dissection in breast cancer. N Engl J Med, 2003,349(6):546–553.

[44] Langer I, Guller U, Viehl CT, et al. Axillary lymph node dissection for sentinel lymph node micrometastases may be safely omitted in early-stage breast cancer patients: long-term outcomes of a prospective study. Ann Surg Oncol, 2009,16(12):3366–3374.

[45] Galimberti V, Cole BF, Zurrida S, et al. Axillary dissection versus no axillary dissection in patients with sentinel-node micrometastases (IBCSG 23-01): a phase 3 randomised controlled trial. Lancet Oncol, 2013,14(4):297–305.

[46] Giuliano AE, Hunt KK, Ballman KV, et al. Axillary dissection vs no axillary dissection in women with invasive breast cancer and sentinel node metastasis: a randomized clinical trial. JAMA, 2011,305(6):569–575.

[47] Woeste MR, Bhutiani N, Donaldson M, et al. Evaluating the effect of neoadjuvant chemotherapy on surgical outcomes after breast conserving surgery. J Surg Oncol, 2021,123(2):439–445.

[48] Weiss A, Wong S, Golshan M, et al. Patterns of axillary management in stages 2 and 3 hormone receptor-positive breast cancer by initial treatment approach. Ann Surg Oncol, 2019,26(13):4326–4336.

[49] Fisher B, Brown A, Mamounas E, et al. Effect of preoperative chemotherapy on local-regional disease in women with operable breast cancer: fndings from National Surgical Adjuvant Breast and Bowel Project B-18. J Clin Oncol, 1997,15(7):2483–2493.

[50] Bear HD, Anderson S, Brown A, et al. The effect on tumor response of adding sequential preoperative docetaxel to preoperative doxorubicin and cyclophosphamide: preliminary results from National Surgical Adjuvant Breast and Bowel Project Protocol B-27. J Clin Oncol, 2003,21(22):4165–4174.

[51] Geng C, Chen X, Pan X, et al. The feasibility and accuracy of sentinel lymph node biopsy in initially clinically node-negative breast cancer after neoadjuvant chemotherapy: a systematic review and meta-analysis. PLoS One, 2016,11(9):e0162605.

[52] Classe JM, Loaec C, Gimbergues P, et al. Sentinel lymph node biopsy without axillary lymphadenectomy after neoadjuvant chemotherapy is accurate and safe for selected patients: the GANEA 2 study. Breast Cancer Res Treat, 2019,173(2):343–352.

[53] Boileau JF, Poirier B, Basik M, et al. Sentinel node biopsy after neoadjuvant chemotherapy in biopsy-proven node-positive breast cancer: the SN FNAC study. J Clin Oncol, 2015,33(3):258–264.

[54] Kuehn T, Bauerfeind I, Fehm T, et al. Sentinel-lymph-node biopsy in patients with breast cancer before and after neoadjuvant chemotherapy (SENTINA): a prospective, multicentre cohort study. Lancet Oncol, 2013,14(7):609–618.

[55] Boughey JC, Suman VJ, Mittendorf EA, et al. Sentinel lymph node surgery after neoadjuvant chemotherapy in patients with node-positive breast cancer: the ACOSOG Z1071 (Alliance) clinical trial. JAMA, 2013,310(14):1455–1461.

[56] Piltin MA, Hoskin TL, Day CN, et al. Oncologic outcomes of sentinel lymph node surgery after neoadjuvant chemotherapy for node-positive breast cancer. Ann Surg Oncol, 2020,27(12):4795–4801.

[57] El Hage Chehade H, Headon H, El Tokhy O, et al. Is sentinel lymph node biopsy a viable alternative to complete axillary dissection following neoadjuvant chemotherapy in women with node-positive breast cancer at diagnosis? An updated meta-analysis involving 3,398 patients. Am J Surg, 2016,212(5):969–981.

[58] von Minckwitz G, Untch M, Blohmer JU, et al. Defnition and impact of pathologic complete response on prognosis after neoadjuvant chemotherapy in various intrinsic breast cancer subtypes. J Clin Oncol, 2012,30(15):1796–1804.

[59] Cortazar P, Zhang L, Untch M, et al. Pathological complete response and long-term clinical beneft in breast cancer: the CTNeoBC pooled analysis. Lancet, 2014,384(9938):164–172.

[60] Boughey JC, Ballman KV, McCall LM, et al. Tumor biology and response to chemotherapy impact breast cancer-specifc survival in node-positive breast cancer patients treated with neoadjuvant chemotherapy: long-term follow-up from ACOSOG Z1071 (Alliance). Ann Surg, 2017,266(4):667–676.

[61] Gianni L, Eiermann W, Semiglazov V, et al. Neoadjuvant and adjuvant trastuzumab in patients

with HER2-positive locally advanced breast cancer (NOAH): follow-up of a randomised controlled superiority trial with a parallel HER2-negative cohort. Lancet Oncol, 2014,15(6):640–647.

[62] Patel A, Unni N, Peng Y. The changing paradigm for the treatment of HER2-positive breast cancer. Cancers (Basel), 2020,12(8):2081.

[63] Hurvitz SA, Martin M, Jung KH, et al. Neoadjuvant trastuzumab emtansine and pertuzumab in human epidermal growth factor receptor 2-positive breast cancer: three-year outcomes from the phase III KRISTINE study. J Clin Oncol, 2019,37(25):2206–2216.

[64] Dent R, Trudeau M, Pritchard KI, et al. Triple-negative breast cancer: clinical features and patterns of recurrence. Clin Cancer Res, 2007,13(15 Pt 1):4429–4434.

[65] Chaudhary LN, Wilkinson KH, Kong A. Triple-negative breast cancer: who should receive neoadjuvant chemotherapy? Surg Oncol Clin N Am, 2018,27(1):141–153.

[66] Carey LA, Dees EC, Sawyer L, et al. The triple negative paradox: primary tumor chemosensitivity of breast cancer subtypes. Clin Cancer Res, 2007,13(8):2329–2334.

[67] Turner N, Tutt A, Ashworth A. Hallmarks of 'BRCAness' in sporadic cancers. Nat Rev Cancer, 2004,4(10):814–819.

[68] Nanda R. "Targeting" triple-negative breast cancer: the lessons learned from BRCA1- associated breast cancers. Semin Oncol, 2011,38(2):254–262.

[69] Sikov WM, Berry DA, Perou CM, et al. Impact of the addition of carboplatin and/or bevacizumab to neoadjuvant once-per-week paclitaxel followed by dose-dense doxorubicin and cyclophosphamide on pathologic complete response rates in stage II to III triple-negative breast cancer: CALGB 40603 (Alliance). J Clin Oncol, 2015,33(1):13–21.

[70] Dieci MV, Del Mastro L, Cinquini M, et al. Inclusion of platinum agents in neoadjuvant chemotherapy regimens for triple-negative breast cancer patients: development of GRADE (Grades of Recommendation, Assessment, Development and Evaluation) Recommendation by the Italian Association of Medical Oncology (AIOM). Cancers (Basel), 2019,11(8):1137.

[71] Pandy JGP, Balolong-Garcia JC, Cruz-Ordinario MVB, et al. Triple negative breast cancer and platinum-based systemic treatment: a meta-analysis and systematic review. BMC Cancer, 2019,19(1):1065.

[72] Couch FJ, Hart SN, Sharma P, et al. Inherited mutations in 17 breast cancer susceptibility genes among a large triple-negative breast cancer cohort unselected for family history of breast cancer. J Clin Oncol, 2015,33(4):304–311.

[73] Litton JK, Scoggins ME, Hess KR, et al. Neoadjuvant talazoparib for patients with operable breast cancer with a germline BRCA pathogenic variant. J Clin Oncol, 2020,38(5):388–394.

[74] Denkert C, von Minckwitz G, Darb-Esfahani S, et al. Tumour-infltrating lymphocytes and prognosis in different subtypes of breast cancer: a pooled analysis of 3771 patients treated with neoadjuvant therapy. Lancet Oncol, 2018,19(1):40–50.

[75] Hida AI, Watanabe T, Sagara Y, et al. Diffuse distribution of tumor-infltrating lymphocytes is a marker for better prognosis and chemotherapeutic effect in triple-negative breast cancer. Breast Cancer Res Treat, 2019,178(2):283–294.

[76] Schmid P, Cortes J, Pusztai L, et al. Pembrolizumab for early triple-negative breast cancer. N Engl J Med, 2020,382(9):810–821.

[77] Mittendorf EA, Zhang H, Barrios CH, et al. Neoadjuvant atezolizumab in combination with sequential nab-paclitaxel and anthracycline-based chemotherapy versus placebo and chemotherapy in patients with early-stage triple-negative breast cancer (IMpassion031): a randomised, double-blind, phase 3 trial. Lancet, 2020,396(10257):1090–1100.

[78] Livingston-Rosanoff D, Schumacher J, Vande Walle K, et al. Does tumor size predict response to neoadjuvant chemotherapy in the modern era of biologically driven treatment? A nationwide study of US breast cancer patients. Clin Breast Cancer, 2019,19(6):e741–e747.

[79] Paik S, Tang G, Shak S, et al. Gene expression and beneft of chemotherapy in women with node-negative, estrogen receptor-positive breast cancer. J Clin Oncol, 2006,24(23):3726–3734.

[80] Sparano JA, Gray RJ, Makower DF, et al. Adjuvant chemotherapy guided by a 21-gene expression assay in breast cancer. N Engl J Med, 2018,379(2):111–121.

[81] Cardoso F, van't Veer LJ, Bogaerts J, et al. 70-gene signature as an aid to treatment decisions in early-stage breast cancer. N Engl J Med, 2016,375(8):717–729.

[82] Pease AM, Riba LA, Gruner RA, et al. Oncotype DX(R) recurrence score as a predictor of response to neoadjuvant chemotherapy. Ann Surg Oncol, 2019,26(2):366–371.

[83] Bear HD, Wan W, Robidoux A, et al. Using the 21-gene assay from core needle biopsies to choose neoadjuvant therapy for breast cancer: a multicenter trial. J Surg Oncol, 2017,115(8):917–923.

[84] Prat A, Galvan P, Jimenez B, et al. Prediction of response to neoadjuvant chemotherapy using core needle biopsy samples with the prosigna assay. Clin Cancer Res, 2016,22(3):560–566.

[85] Soliman H, Wagner S, Flake DD 2nd, et al. Evaluation of the 12-gene molecular score and the 21-gene recurrence score as predictors of response to neo-adjuvant chemotherapy in estrogen receptor-positive, HER2-negative breast cancer. Ann Surg Oncol, 2020,27(3):765–771.

[86] Kantor O, Barrera E, Kopkash K, et al. Are we overtreating hormone receptor positive breast cancer with neoadjuvant chemotherapy? Role of OncotypeDx(R) for hormone receptor positive patients undergoing neoadjuvant chemotherapy. Ann Surg Oncol, 2019,26(10):3232–3239.

[87] Iwata H, Masuda N, Yamamoto Y, et al. Validation of the 21-gene test as a predictor of clinical response to neoadjuvant hormonal therapy for ER+, HER2-negative breast cancer: the TransNEOS study. Breast Cancer Res Treat, 2019,173(1):123–133.

[88] Ramsey SD, Barlow WE, Gonzalez-Angulo AM, et al. Integrating comparative effectiveness design elements and endpoints into a phase III, randomized clinical trial (SWOG S1007) evaluating oncotypeDX-guided management for women with breast cancer involving lymph nodes. Contemp Clin Trials, 2013,34(1):1–9.

[89] Andre F, Ismaila N, Henry NL, et al. Use of biomarkers to guide decisions on adjuvant systemic therapy for women with early-stage invasive breast cancer: ASCO clinical practice guideline update-integration of results from TAILORx. J Clin Oncol, 2019,37(22):1956–1964.

[90] Cottu P, D'Hondt V, Dureau S, et al. Letrozole and palbociclib versus chemotherapy as neoadjuvant therapy of high-risk luminal breast cancer. Ann Oncol, 2018,29(12):2334–2340.

[91] Saura C, Hlauschek D, Oliveira M, et al. Neoadjuvant letrozole plus taselisib versus letrozole plus placebo in postmenopausal women with oestrogen receptor-positive, HER2-negative, early-stage breast cancer (LORELEI): a multicentre, randomised, double-blind, placebo-controlled, phase 2 trial. Lancet Oncol, 2019,20(9):1226–1238.

[92] Xia LY, Hu QL, Zhang J, et al. Survival outcomes of neoadjuvant versus adjuvant chemotherapy in triple-negative breast cancer: a meta-analysis of 36 480 cases. World J Surg Oncol, 2020,18(1):129.

[93] Masuda N, Lee SJ, Ohtani S, et al. Adjuvant capecitabine for breast cancer after preoperative chemotherapy. N Engl J Med, 2017,376(22):2147–2159.

[94] von Minckwitz G, Huang CS, Mano MS, et al. Trastuzumab emtansine for residual invasive HER2-positive breast cancer. N Engl J Med, 2019,380(7):617–628.

[95] Johnston SRD, Harbeck N, Hegg R, et al. Abemaciclib combined with endocrine therapy for the adjuvant treatment of HR+, HER2-, node-positive, high-risk, early breast cancer (monarchE). J Clin Oncol, 2020,38(34):3987–3998.

[96] Vaz-Luis I, Ottesen RA, Hughes ME, et al. Outcomes by tumor subtype and treatment pattern in women with small, node-negative breast cancer: a multi-institutional study. J Clin Oncol, 2014,32(20):2142–2150.

[97] Tolaney SM, Guo H, Pernas S, et al. Seven-year followup analysis of adjuvant paclitaxel and trastuzumab trial for node-negative, human epidermal growth factor receptor 2-positive breast cancer. J Clin Oncol, 2019,37(22):1868–1875.

第 8 章

乳腺癌患者的分子检测与个体化新辅助治疗

Adrienne Waks

引 言

　　早期乳腺癌患者接受新辅助系统治疗的获益很多。无论何种亚型的乳腺癌，新辅助治疗都能使乳腺和腋窝降期，优化手术治疗结局并减少手术并发症。HER2 阳性和三阴性乳腺癌新辅助治疗后残留癌的程度与远期生存密切相关[1]。因此，新辅助治疗（HER2 阳性乳腺癌需联合 HER2 靶向治疗）后，手术时是否存在残留癌决定了辅助治疗方案的选择，伴残留癌患者的辅助治疗方案需升级。激素受体阳性、HER2 阴性乳腺癌新辅助治疗后是否达到病理学完全缓解（pCR）与预后的关系不大[1]，所以当前残留癌的程度不是制订辅助治疗计划的标准参考因素。

　　为乳腺癌患者选择系统治疗方案时，离不开三个标准的参考因素，即雌激素受体（ER）、孕激素受体（PR）和人类表皮生长因子受体 2（HER2）。除此之外，新的分子标志物，为每个患者提供个体化治疗。由于新辅助治疗提供了独一无二的在体观察肿瘤治疗反应的机会，因此新辅助治疗阶段是开发这类个体化分子标志物的理想平台。本章我们将讨论分子标志物，包括能够预测 HR 阳性 /HER2 阴性乳腺癌新辅助治疗反应的标志物 [基因组风险评分（genomic risk scores）和 Ki67 值]，DNA 破坏方案（含铂类化疗和 PARP 抑制剂）的新辅助疗效以及 DNA 损伤修复能力的相关生物标志物，并对正在进行的在新辅助治疗阶段应用 CDK4/6 抑制剂和免疫检查点阻断剂的研究进行探索。

A. Waks (✉)
Department of Medical Oncology, Breast Oncology Program, Dana-Farber Cancer Institute, Boston, MA, USA
e-mail: adrienne_waks@dfci.harvard.edu

© The Author(s), under exclusive license to Springer Nature Switzerland AG 2022
A. Soran, F. Nakhlis (eds.), *Management of the Breast and Axilla in the Neoadjuvant Setting*, https://doi.org/10.1007/978-3-030-88020-0_8

基因组风险评分和激素受体阳性 /HER2 阴性乳腺癌的新辅助治疗

新辅助化疗的治疗反应和基因组风险评分

为 HR 阳性 /HER2 阴性早期乳腺癌制订治疗计划时存在一个核心问题，即化疗能否超过内分泌治疗使患者获益。基因组风险评分是基于乳腺癌基因表达特征的量表，该评分是与长期预后有关的预后标志，在某些情况下也是 HR 阳性 /HER2 阴性乳腺癌能否从化疗中获益的预测因子。21 基因 OncotypeDX 复发风险评分（Genomic Health，Redwood City，CA）和 70 基因 MammaPrint 检测（Agendia，Irvine，CA）都是临床上广泛应用的预后标志，可用于评估一部分 HR 阳性 /HER2 阴性早期乳腺癌能否从辅助化疗中获益。大型、随机化、前瞻性临床试验 TAILORx、MINDACT 和 RxPONDER 显示，基因组风险评分的临床应用可为患者提供能否从辅助化疗中获益的决策依据 [2-4]。

尽管大量的高质量数据都支持在辅助治疗阶段应用基因组风险评分，并不支持在新辅助治疗阶段应用，但是不少队列研究显示，基因表达特征或基因组风险评分与新辅助治疗后的 pCR 率之间具有密切的相关性。21 基因复发评分来自 4 个主要的基因集，即雌激素受体（ER）相关集、增殖基因集、HER2 相关基因集和浸润基因集。2005 年，米兰国家癌症中心进行了一项里程碑式的研究，分析了 89 例早期乳腺癌患者的数据（ER 阳性和 ER 阴性），发现 21 基因复发评分与新辅助化疗（紫杉醇联合多柔比星）后的 pCR 之间存在明确的正相关（图 8.1A）。同样队列的无监督分析显示，pCR 率与 3 个主要的生物学过程的基因表达间关联密切：增殖和免疫相关的基因与 pCR 率呈正相关，ER 相关的基因与 pCR 率呈负相关 [5]。西德研究组的 ADAPT 研究是第一个关注两者关系的大型前瞻性临床试验，结果显示 21 基因复发评分高（>25 分）与新辅助化疗后 pCR 率呈正相关，差异有统计学意义 [6]。

21 基因复发评分预测新辅助化疗后腋窝淋巴结疗效的研究也有报道。一项回顾性队列研究纳入了美国国立癌症数据库中临床腋窝淋巴结阳性（$cN_1 \sim N_2$）、ER 阳性 /HER2 阴性的乳腺癌患者，这些患者接受了新辅助化疗及 21 基因检测（n=158 例）。根据检测得出的分数，将患者分为低分组（<18 分）、中分组（18~30 分）和高分组（>31 分）三组。腋窝淋巴结的整体 pCR 是 14.6%，三组的 pCR 率分别是 10.7%、9.7% 和 27.5%。高分组和腋窝淋巴结 pCR 率之间呈正相关，统计学差异显著 [7]。

与 21 基因 Oncotype DX 复发评分一样，70 基因 MammaPrint 评分也与新辅助化疗后的 pCR 率密切相关。在前瞻性 NBRST 临床试验中，405 例 HR 阳性 /HER2 阴性乳腺癌患者接受了 70 基因检测和新辅助化疗，高评分与 pCR 率呈显著正相关（$P<0.001$；图 8.1B）。整体 pCR 率是 11%，低分组的 pCR 率为 2%，而高分组高达 13%。尽管标准的临床检测提示患者都是 HR 阳性 /HER2 阴性乳腺癌，但是研究者还是使用 80 基因 BluePrint 检测对队列中的患者进行了内在亚型检测，即

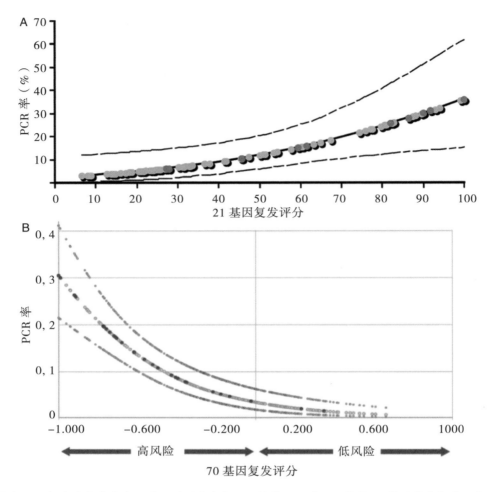

图 8.1 A. 米兰国家癌症中心的队列研究数据，Y 轴是 pCR 率，X 轴是 21 基因复发评分。红点是获得 pCR 的患者，黄点是未获得 pCR 的患者（经允许引自参考文献 5。https: //pubmed.ncbi.nlm.nih. gov/16145055/ ©American Society of Clinical Oncology）。B. 乳腺癌新辅助治疗登记试验队列（Neoadjuvant Breast Registry Symphony Trial cohort，NBRST）的数据，Y 轴是 pCR，X 轴是 MammaPrint 70 基因复发评分。红点是获得 pCR 的患者，黄点是未获得 pCR 的患者（经允许引自参考文献 8）

Luminal 型、HER2 型和基底型乳腺癌。结果显示，相比 Luminal 型乳腺癌（pCR 为 5%），基底型乳腺癌新辅助治疗后的 pCR 率更高（32%）[8]。

　　总之，在 HR 阳性 /HER2 阴性乳腺癌中，无论回顾性还是前瞻性研究都支持基因组风险评分高是新辅助化疗后治疗反应的高预测因子。然而，纳入了 15 000 例以上乳腺癌患者的大型随机前瞻性临床试验主要显示了基因组风险评分在辅助治疗阶段指导化疗决策的应用。因此，2021 年美国临床癌症学会（American Society of Clinical Oncology，ASCO）的指南指出，使用基因组风险评分去决策是否接受新辅助化疗尚欠缺足够的证据[9]。在临床实践中，那些 HR 阳性 /HER2 阴性、可能从乳腺癌术前降期治疗中获益的乳腺癌患者，需要以多学科会诊（MDT）的方式，在个体化（case-by-case basis）的基础上制定治疗策略。

新辅助内分泌治疗的临床反应和基因组风险评分

　　基因组风险评分的主要目的是预测新辅助化疗的长期预后获益，有些学者提出该评分可用于预测新辅助化疗的临床反应，也有一些学者提出该评分能否预测新辅助内分泌治疗的临床反应。针对这个问题开展的规模最大的研究是 TransNEOS，这是一项 Ⅲ 期 NEOS（New Primary Endocrine-Therapy Origination Study，NEOS）临床试验的转化亚组，目的是在 21 基因复发评分的基础上观察新辅助治疗阶段采用 6 个月来曲唑的临床反应和手术结局，除了临床试验外，新辅助内分泌治疗是绝经后女性的标准治疗方案。TransNEOS 试验纳入了 295 例绝经后 ER 阳性 /HER2 阴性临床腋窝淋巴结阴性的乳腺癌患者。结果显示，不同的复发评分（低分组 <18 分，中分组 18~30 分，高分组 >31 分）与新辅助来曲唑治疗的临床反应明显相关，临床反应率分别是 55%、42% 和 22%（图 8.2）。新辅助内分泌治疗后疾病进展（progress disease，PD）的风险也不相同（低分组仅为 1%，高分组为 17%）。最终与高分组患者相比，低分组患者接受保乳手术更多，这种差异在新辅助内分泌治疗后更明显[10]。尽管这些数据颇为有趣且使人浮想联翩，但是还是应该强调基因组风险评分的主要目的是评价化疗获益，而不是内分泌治疗获益。

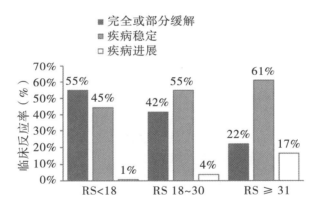

图 8.2　TransNEOS 研究中不同 21 基因复发评分组接受来曲唑新辅助治疗后的临床反应率（经允许引自参考文献 10）。RS：复发评分

动态 Ki67 检测指导激素受体阳性 /HER2 阴性乳腺癌的新辅助治疗

　　有文献报道，新辅助内分泌治疗后，增殖蛋白 Ki67 可作为治疗决策和长期预后的参考指标。当前仅在临床试验背景下动态检测 Ki67 值以帮助制订乳腺癌治疗决策。这是部分已完成正还在进行的新辅助内分泌治疗临床试验的主要目的。相比于基因组风险评分，Ki67 检测作为预测工具的一个主要优势是其既便宜又简单易行，因此更可能被广泛应用[11]。未经治疗的 HR 阳性 /HER2 阴性乳腺癌伴低 Ki67 值（<10%），长期预后极佳[11]。2~4 周新辅助内分泌治疗后再次检测 Ki67 值，结果可以量化内分泌治疗的反应敏感度（Ki67 值下降越多，说明内分泌治疗的敏感

度越高），相比基线时的 Ki67 值能提供更多的预后信息 [11-12]。Ki67 值也是术前新辅助内分泌治疗预后指数（PEPI）的主要参数之一，PEPI 是一个经过验证的、新辅助治疗后手术时计算的预后指标，它由病理分期、Ki67 值和 ER 表达的 Allred 评分组成。相比 PEPI 高评分，评分为 0（$pT_{1/2}$，pN_0，Ki67<2.7%，Allred ER 评分 > 2 分）的乳腺癌患者能够获得相当不错的长期预后 [12]。

POETIC（Peri-Operative Endocrine Therapy—Individualising Care）临床研究很好地展示了动态 Ki67 检测在新辅助内分泌治疗中的预后价值 [11]。在这项 Ⅲ 期临床试验中，将绝经后 HR 阳性可手术切除乳腺癌患者随机分为两组，试验组术前和术后分别接受 2 周的芳香化酶抑制剂治疗，对照组术前无内分泌治疗。检测乳腺癌组织基线和手术时的 Ki67 值（如果随机化后就开始治疗，那么手术时间应该是采用芳香化酶抑制剂治疗 2 周后）。基线时，33% 的 HR 阳性 /HER2 阴性乳腺癌患者（2 235 例）的 Ki67 值 <10%，67% 的患者的 Ki67 值 >10%。基线和术后的 Ki67 值都低的患者预后最好（5 年乳腺癌复发风险为 4.3%）。Ki67 值基线高的患者中，2 周期芳香化酶抑制剂治疗后 Ki67 值下降者比未下降者预后要好（5 年复发率分别是 8.4% 和 21.5%）。POETIC 临床试验中的患者接受了标准的辅助治疗方案 [11]。整体而言，动态 Ki67 检测可以评估仅 2 周的新辅助芳香化酶抑制剂治疗的疗效，并具有预后价值。

把动态 Ki67 检测转化为指导治疗的生物学指标，特别是指导那些可能从新辅助化疗中获益的 HR 阳性 /HER2 阴性乳腺癌患者，是一个非常活跃的研究领域。由 WGSG（West German Study Group）主持的 ADAPT HR 阳性 /HER2 阴性乳腺癌临床试验，纳入了绝经前后的 $cT_{1~4}$ 和 $cN_{0~3}$ HR 阳性 /HER2 阴性早期乳腺癌患者，参考传统标准，她们应该接受化疗，因为既往的证据都支持在绝经后女性中进行新辅助内分泌治疗和动态 Ki67 检测，因此这个临床试验纳入了绝经前女性，这一点引人瞩目。该试验对全部乳腺癌患者都检测了 21 基因复发评分并记录了基线 Ki67 值，2~4 周新辅助内分泌治疗后再次重复检测 Ki67。研究的主要目的是比较两组共 2 290 例患者的 5 年无浸润性癌生存率（invasive disease-free survival，iDFS）：$cN_0~N_1$，基线 21 基因复发评分为 0~11 分，仅接受内分泌治疗，定义为试验组；$cN_0~N_1$，基线 21 基因复发评分为 12~25 分，2~4 周期新辅助内分泌治疗后，Ki67<10% 者，接受新辅助及辅助内分泌治疗，定义为对照组；2~4 周期新辅助内分泌治疗后，Ki67>10% 者，更换为新辅助化疗。换言之，研究者将新辅助内分泌治疗后 Ki67 值下降视作内分泌治疗敏感的标志，认为即使 21 基因复发评分为 21~25 分的患者也能够豁免化疗。该研究中 30% 的入组患者是绝经前女性。研究达到了设计的主要目的，结果显示，21 基因复发评分为 21~25 分且内分泌治疗后 Ki67 下降的患者，5 年的 iDFS 与 21 基因复发评分为 0~11 分者不相上下（92.6% vs. 93.9%）[13]。整体看来，这些结果支持这种观点，即新辅助治疗后动态 Ki67 检测能够代表内分泌治疗的敏感性，这有助于选择哪些患者可以仅接受内分泌治疗。但是，由于 ADAPT 临床试验中化疗并没有随机化，所以还不能得出与内分泌治疗相同的肯定性的结论。

由于研究者担心短期新辅助内分泌治疗后，Ki67 表达不降低的患者对内分泌治疗不敏感，因此，两项前瞻性临床试验评估了这部分患者的化疗敏感性，美国外科学会肿瘤学组（ACOSOG）的小型前瞻性研究 Z1031B 就是其中一项。该研究纳入了绝经后 ER 阳性的 II 期和 III 期乳腺癌患者，将接受 2~4 周新辅助芳香化酶抑制剂治疗后 Ki67>10% 的患者交换到新辅助化疗组。交换的患者的 pCR 率相当低（5.7%，2/35 例）[12]。另一项研究 ALTERNATE 纳入了绝经后 ER 阳性 /HER2 阴性早期乳腺癌患者，全部患者都接受了芳香化酶抑制剂、氟维司群或二者联合的新辅助内分泌治疗。经 4 周或 12 周新辅助内分泌治疗后，将持续高 Ki67 值（>10%）的患者交换入新辅助化疗组（N=168 例），结果显示，与 Z1031B 临床试验一样，pCR 率低至 4.8%，获得了最小残留癌率（RCB I 级者仅占 9.8%）[14]。这些经新辅助内分泌治疗后 Ki67 值不下降的患者对化疗的敏感性也不高，预后很不理想，这些患者是探索新疗法的理想人群。

DNA 破坏修复状态引导新辅助治疗

同源重组修复是一种 DNA 修复程序，同源重组修复缺陷伴随着 *BRCA*1 和 *BRCA*2 胚系突变，是肿瘤的标志性事件。*BRCA1/BRCA2* 胚系突变的肿瘤对 PARP 抑制剂敏感，后者可以破坏其他的 DNA 损害修复过程。PARP 抑制剂呈现出的效果促使美国 FDA 批准将其用于伴随胚系 *BRCA1/BRCA2* 突变的多种转移性肿瘤，如卵巢癌、前列腺癌、胰腺癌和乳腺癌。即使 *BRCA1/BRCA2* 突变，一部分三阴性乳腺癌在分子水平也会出现同源重组缺陷（homologous recombination deficiency，HRD）。这引发了是否 DNA 破坏治疗（含铂类方案的化疗和 PARP 抑制剂）可能会对这种疾病有治疗效果的讨论。2010 年，一项小型先导性临床试验显示，三阴性乳腺癌患者应用顺铂有一定的疗效[15]。之后多项前瞻性临床试验已经在存在 *BRCA1/BRCA2* 突变的乳腺癌患者和更大范围的三阴性乳腺癌患者中探索了铂类化疗或 PARP 抑制剂的新辅助治疗效果。

新辅助 PARP 抑制剂治疗

一项先导性研究显示，采用 PARP 抑制剂他拉唑帕利（talazoparib）的新辅助治疗用于可手术切除的 HER2 阴性伴胚系 *BRCA1/BRCA2* 突变的乳腺癌疗效良好。这项研究入组人数很少，仅 20 例（15 例三阴性乳腺癌；5 例 HR 阳性 /HER2 阴性乳腺癌），口服他拉唑帕利 6 个月后，pCR 率达 53%[16]，结果令人惊喜，目前 II 期临床试验正在进行中（NCT03499353）。另一项 III 期随机对照研究 BrigTNess 纳入了三阴性乳腺癌患者（*BRCA1/BRCA2* 野生型和 *BRCA1/BRCA2* 突变型），将其随机分为三组，为新辅助紫杉醇治疗，新辅助紫杉醇联合卡铂治疗，以及新辅助紫杉醇、卡铂联合维拉帕利（veliparib）治疗。三组患者全部序贯阿霉素和环磷酰胺（AC）。后两组间的 pCR 率差异不显著（58% *vs.* 53%），说明这类人群使用维拉帕利的疗效不佳[17]。两项临床试验的结果不同，关于此存在很多解释，包括 BrighTNess 研究中患者主体为 *BRCA1/BRCA2* 野生型，且维拉帕利是作为化疗方案的补充，维拉帕利和他拉唑帕利的药代动力学不同等[16]。在存在 *BRCA1/BRCA2* 突变的乳腺癌患者中应用 PARP 抑制剂的效果还需要进一步探索。当前，就整体三阴性乳腺癌患者的治疗而言，PARP 抑制剂尚未"登堂入室"。

新辅助铂类化疗和 DNA 修复缺陷的生物标志物

三阴性乳腺癌新辅助治疗阶段加用铂类有可能提高 pCR 率。肿瘤和白血病 B 学组（Cancer and Leukemia Group B，CALGB）的 40603 临床试验纳入了 443 例 Ⅱ~Ⅲ 期三阴性乳腺癌患者，这些患者随机接受含铂或无铂的新辅助化疗方案（主体药物为 AC-T）。加入铂类能够显著提高 pCR 率（卡铂组 54% *vs.* 无铂组 41%；$P=0.002\,9$）[18]。GeparSixto 临床试验纳入了相似的三阴性乳腺癌患者 315 例，随机接受含铂或无铂的新辅助化疗方案，主体药物为紫杉醇、非聚乙二醇化的脂质体多柔比星和贝伐单抗。加入卡铂后，pCR 率明显提高（卡铂组 53.2% *vs.* 无铂组 42.7%；$P=0.015$）[19]。两项试验中的 pCR 率定义均为 ypT_0/isN_0。

尽管在三阴性乳腺癌新辅助化疗方案中加入铂类有助于获得更好的临床反应率，但是患者能否因此获得长期生存仍未可知。CALGB 40603 研究中，卡铂的加入未能提高 3 年无事件生存率，相反，GeparSixto 研究中，卡铂的加入明显提高了 DFS[20, 21]。GeparSixto 研究中采用的化疗方案并非标准方案，CALGB 40603 研究未能改善无事件生存率，这些研究结果都说明将卡铂应用于三阴性乳腺癌的治疗对长期预后的作用尚不明确。

DNA 损伤剂铂类在三阴性乳腺癌的新辅助治疗中显示出活性，部分原因可能是肿瘤的 DNA 修复缺陷。因此，随后的一项前瞻性 Ⅱ 期研究，即乳腺癌转化研究组（Translational Breast Cancer Research Consortium，TBCRC）030 临床试验，其目的是评估同源重组缺陷（HRD）是否是三阴性乳腺癌新辅助治疗（单药顺铂或紫杉醇）的疗效预测标志。HRD（Myriad Genetics，Inc.）是一种基于测序的基因检测结果，用于评估基因组的不稳定性。既往的回顾性研究认为，高 HRD 状态有利于接受含铂的新辅助化疗方案。TBCRC 030 临床试验中，几乎全部患者都是胚系 *BRCA1/BRCA2* 野生型，试验目的是在更广泛的三阴性乳腺癌人群中评估 HRD 作为生物标志物的意义，其中 71.1% 的病例是高 HRD 状态。12 周期单药顺铂新辅助化疗的 pCR 率是 15.3%，而 12 周期单药紫杉醇新辅助化疗的 PCR 率是 11.9%。无论采用哪一种化疗方案，高 HRD 状态与 pCR 都没有显著的相关性[22]。对 GeparSixto 和 BrighTNess 研究的二次分析显示，HRD 状态与铂类获益并无交互作用[21, 23]。因此，三阴性乳腺癌患者选择新辅助化疗方案时，不应将 HRD 作为选择铂类的依据。

即使存在胚系 *BRCA1/BRCA2* 突变的患者，采用含铂类的新辅助化疗方案的效果也不一致。在前瞻性 Ⅱ 期 INFORM 临床试验（TBCRC 031）中，将 *BRCA1/BRCA2* 相关的乳腺癌患者随机分入新辅助顺铂组或 AC 组，该试验的主要目的是比较两组的 pCR 率。共入组 117 例三阴性及 HR 阳性 /HER2 阴性乳腺癌患者。结果显示，相比于 AC 组，顺铂组的 pCR 率并未显著提高（26% *vs.* 18%）。无论是三阴性乳腺癌，还是 HR 阳性 /HER2 阴性乳腺癌，AC 组的 pCR 都略高[24]。对 GeparSixto 临床试验的二次分析评估了 *BRCA1/BRCA2* 突变是否影响新辅助铂类化疗的效果。亚组研究共包含 291 例患者，17.2% 的患者存在胚系 *BRCA1/BRCA2* 突变。新辅助化疗方案都不含铂类，突变组患者的 pCR 率似乎比野生型患者高。采用新辅助铂类化疗方案时，野生型患者的 pCR 反而比突变组更高[25]。因此，这些数据反对对存在 *BRCA1/BRCA2* 突变的患者增加使用含铂的新辅助化疗方案。

　　总之，含铂类药物的新辅助化疗方案提高了三阴性乳腺癌的 pCR 率，但是长期生存是否获益尚存在争论。尽管初步的数据都支持，HRD 或 *BRCA1/BRCA2* 突变状态是预测含铂类新辅助化疗方案效果的生物标志物，但是到目前为止，还缺乏前瞻性的试验数据来证实这些观点。

新辅助治疗方案的进展

HR 阳性 /HER2 阴性乳腺癌：新辅助治疗阶段应用 CDK4/6 抑制剂

　　为了能在新辅助治疗阶段更有效地使 HR 阳性 /HER2 阴性乳腺癌降期，参考转移性 HR 阳性 /HER2 阴性乳腺癌应用细胞周期蛋白依赖性激酶 4 和 6（CDK4/6）抑制剂治疗后的获益，研究者们开始尝试在新辅助治疗阶段使用 CDK4/6 抑制剂。很多临床试验结果都一致，在新辅助芳香化酶抑制剂治疗时联合 CDK4/6 抑制剂能够显著降低治疗中多次活检标本的 Ki67 值[26-28]。然而，新辅助内分泌治疗中加入 CDK4/6 抑制剂并没有提高临床缓解率或增加保乳率。PALLET 是一项 Ⅱ 期随机临床试验，纳入了 307 例绝经后可手术切除的 ER 阳性 /HER2 阴性乳腺癌患者，随机入单独来曲唑治疗组或来曲唑联合帕博西利治疗组，分别治疗 14~16 周。临床反应率分别是 49.5% 和 54.4%（*P*=0.20）。两组中从乳房全切术转换为保乳手术的患者比例相同[26]。尽管晚期阶段的数据都提示临床缓解率有明显改善，但是新辅助治疗阶段使用 CDK4/6 抑制剂联合内分泌治疗未能提高临床缓解率的原因仍未可知。当前除了临床试验，尚不推荐对乳腺癌患者的新辅助治疗阶段使用 CDK4/6 抑制剂。

三阴性乳腺癌：新辅助治疗阶段应用免疫检查点抑制剂

　　对于晚期三阴性乳腺癌，靶向免疫检查点蛋白，如程序性细胞死亡蛋白 1（PD-1）和程序性细胞死亡蛋白配体 1（PD-L1）的抗体联合化疗表现出一定的疗效，因此得到了美国 FDA 的批准。两项大型、随机化、Ⅲ 期临床试验评估了 PD-1/PD-L1 抑制剂联合化疗的新辅助治疗对三阴性乳腺癌的临床效果。尽管无事件生存率（EFS）的随访数据还不够成熟，但是该研究已经呈现出 PD-1/PD-L1 具有一定的临床效果。IMpassion031 研究纳入了 Ⅱ~Ⅲ 期三阴性乳腺癌患者进行新辅助化疗，方案为白蛋白结合紫杉醇序贯 AC，试验组联合阿特丽珠单抗，对照组为安慰剂。主要观察终点为 pCR 率，两组的 pCR 率分别是 58% 和 41%，差异有统计学意义（*P*=0.004

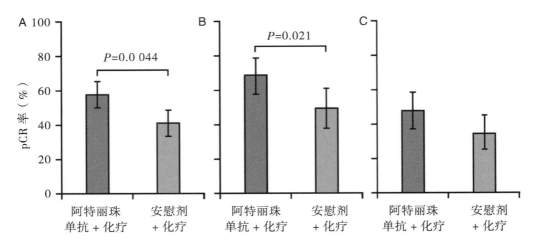

图 8.3 IMpassion031 临床试验中，三阴性乳腺癌在标准新辅助治疗方案的基础上联合阿特丽珠单抗或安慰剂，不同 PD-L1 表达状态的患者的病理学完全缓解（pCR）率。A. 全部随机化人群和 PD-L1 人群。B. PD-L1 阳性人群。C. PD-L1 阴性人群。PD-L1 阴性人群中两组患者并未进行统计学比较（经允许引自参考文献 29，经 Elsevier 授权）

4）。无论肿瘤是否表达 PD-L1，阿特丽珠单抗都能够提高 pCR 率（图 8.3）[29]。晚期三阴性乳腺癌的临床试验显示，PD-L1 阳性的患者才能从免疫治疗中获益[30-31]。KEYNOTE-522 临床试验纳入了 Ⅱ~Ⅲ 期三阴性乳腺癌患者，将其随机分为抗 PD-1 抗体帕博利珠单抗（pembrolizumab）组和安慰剂治疗组，新辅助化疗方案为紫杉醇联合卡铂序贯 AC。和 IMpassion031 研究一样，联合帕博利珠单抗的试验组的 pCR 率高于对照组（64.8% *vs.* 51.2%，$P<0.001$），无论 PD-L1 阳性或阴性的亚组，这种差异都存在。KEYNOTE-522 研究的 EFS 数据还不成熟，但是目前看来联合组的 EFS 有所提高[32]。

目前虽然关于免疫检查点抑制剂是否会成为三阴性乳腺癌的标准新辅助治疗方案尚未可知，但是它们提高手术后缓解率的作用是肯定的，其对长期预后的影响还不清楚，PD-L1 阳性是否是治疗获益的生物标志物也不明确。为了能够对精心挑选的患者进行理想的新辅助免疫检查点治疗，避免罕见但是严重的副作用，明确哪些患者会从治疗中获益和确定预测性的生物标志物是关键。

结 论

新辅助治疗是寻找生物标志物的理想平台。通过对术后病理标本治疗反应的定量分析，我们可以快速确认新药和新方案的主要疗效特征。观察基线或治疗后肿瘤特征与术后反应之间的关系同样可以评估生物标志物。当然，本章讨论的很多新辅助治疗方案和相关的生物标志物都还在探索阶段，它们对长期生存的影响尚不清楚。随着研究的深入和时间的推移，无论是哪一种亚型，生物标志物引导的新辅助治疗将在更加个体化、更加理想的乳腺癌治疗中发挥更大的作用，这一点毋庸置疑。

（王邑迪 译，王 廷 审校）

参考文献

[1]　Cortazar P, Zhang L, Untch M, et al. Pathological complete response and long-term benefit in breast cancer: the CTNeoBC pooled analysis. Lancet, 2014,384(9938):164–172.

[2]　Sparano JA, Gray RJ, Makower DF, et al. Adjuvant chemotherapy guided by a 21-gene expression assay in breast cancer. N Engl J Med, 2018,379(2):111–121.

[3]　Cardoso F, van't Veer LJ, Bogaerts J, et al. 70-gene signature as an aid to treatment decisions in early-stage breast cancer. N Engl J Med, 2016,375(8):717–729.

[4]　Kalinsky K, Barlow WE, Meric-Bernstam F, et al. First results from a phase III randomized clinical trial of standard adjuvant endocrine therapy (ET) +/− chemotherapy (CT) in patients (pts) with 1-3 positive nodes, hormone receptor-positive (HR+) and HER2-negative (HER2-) breast cancer (BC) with recurrence score (RS) < 25: SWOG S1007 (RxPonder). San Antonio Breast Cancer Symposium, 2020:GS3-00.

[5]　Gianni L, Zambetti M, Clark K, et al. Gene expression profiles in paraffin-embedded core biopsy tissue predict response to chemotherapy in women with locally advanced breast cancer. J Clin Oncol, 2005,23(29):7265–7277.

[6]　Kuemmel S, Gluz O, Nitz U, et al. Neoadjuvant nab-paclitaxel weekly versus dose-dense paclitaxel followed by dose-dense ED in high risk HR+/HER2- early BC: results from the neoadjuvant part of the ADAPT HR+/ HER2- trial. San Antonio Breast Cancer Symposium, 2020:GS4-03.

[7]　Pardo JA, Fan B, Mele A, et al. The role of oncotype DX(®) recurrence score in predicting axillary response after neoadjuvant chemotherapy in breast cancer. Ann Surg Oncol, 2021,28(3):1320–1325.

[8]　Whitworth P, Beitsch P, Mislowsky A, et al. Chemosensitivity and endocrine sensitivity in clinical luminal breast cancer patients in the prospective Neoadjuvant Breast Registry Symphony Trial (NBRST) predicted by molecular subtyping. Ann Surg Oncol, 2017,24(3):669–675.

[9]　Korde LA, Somerfeld MR, Carey LA, et al. Neoadjuvant chemotherapy, endocrine therapy, and targeted therapy for breast cancer: ASCO guideline. J Clin Oncol, 2021:Jco2003399.

[10]　Iwata H, Masuda N, Yamamoto Y, et al. Validation of the 21-gene test as a predictor of clinical response to neoadjuvant hormonal therapy for ER+, HER2-negative breast cancer: the TransNEOS study. Breast Cancer Res Treat, 2019,173(1):123–133.

[11]　Smith I, Robertson J, Kilburn L, et al. Long-term outcome and prognostic value of Ki67 after perioperative endocrine therapy in postmenopausal women with hormone-sensitive early breast cancer (POETIC): an open-label, multicentre, parallelgroup, randomised, phase 3 trial. Lancet Oncol, 2020,21(11):1443–1454.

[12]　Ellis MJ, Suman VJ, Hoog J, et al. Ki67 proliferation index as a tool for chemotherapy decisions during and after neoadjuvant aromatase inhibitor treatment of breast cancer: results from the American College of Surgeons Oncology Group Z1031 Trial (Alliance). J Clin Oncol, 2017,35(10):1061–1069.

[13]　Harbeck N, Gluz O, Kuemmel S, et al. Endocrine therapy alone in patients with intermediate or high-risk luminal early breast cancer (0-3 lymph nodes), recurrence scorerates in stage II to III triple-negative breast cancer: CALGB 40603 (Alliance). J Clin Oncol, 2015,33(1):13–21.

[14]　Ma CX, Suman VJ, Leitch M, et al. Neoadjuvant chemotherapy (NCT) response in postmenopausal women with clinical stage II or III estrogen receptor-positive (ER+) and HER2 negative (HER2-) breast cancer (BC) resistance to endocrine therapy (ET) in the ALTERNATE trial (Alliance A011106). San Antonio Breast Cancer Symposium,2020:GS4-05.

[15]　Silver DP, Richardson AL, Eklund AC, et al. Efficacy of neoadjuvant Cisplatin in triple-negative breast cancer. J Clin Oncol, 2010,28(7):1145–1153.

[16]　Litton JK, Scoggins ME, Hess KR, et al. Neoadjuvant talazoparib for patients with operable breast cancer with a germline BRCA pathogenic variant. J Clin Oncol, 2020,38(5):388–394.

[17]　Loibl S, O'Shaughnessy J, Untch M, et al. Addition of the PARP inhibitor veliparib plus carboplatin or carboplatin alone to standard neoadjuvant chemotherapy in triple-negative breast

cancer (BrighTNess): a randomised, phase 3 trial. Lancet Oncol, 2018,19(4):497–509.

[18] Sikov WM, Berry DA, Perou CM, et al. Impact of the addition of carboplatin and/or bevacizumab to neoadjuvant once-per-week paclitaxel followed by dose-dense doxorubicin and cyclophosphamide on pathologic complete response 8 Molecular Testing and Personalized Neoadjuvant Treatment 182 rates in stage II to III triple-negative breast cancer: CALGB 40603 (Alliance). J Clin Oncol, 2015,33(1):13–21.

[19] von Minckwitz G, Schneeweiss A, Loibl S, et al. Neoadjuvant carboplatin in patients with triple-negative and HER2-positive early breast cancer (GeparSixto, GBG 66): a randomised phase 2 trial. Lancet Oncol, 2014,15(7):747–756.

[20] Sikov WM, Berry DA, Perou CM, et al. Event-free and overall survival following neoadjuvant weekly paclitaxel and dose-dense AC +/− carboplatin and/or bevacizumab in triple-negative breast cancer: outcomes from CALGB 40603 (Alliance). San Antonio Breast Cancer Symposium, 2015:abstr S2-05.

[21] Loibl S, Weber KE, Timms KM, et al. Survival analysis of carboplatin added to an anthracycline/taxane-based neoadjuvant chemotherapy and HRD score as predictor of response-fnal results from GeparSixto. Ann Oncol, 2018,29(12):2341–2347.

[22] Mayer EL, Abramson V, Jankowitz R, et al. TBCRC 030: a phase II study of preoperative cisplatin versus paclitaxel in triple-negative breast cancer: evaluating the homologous recombination defciency (HRD) biomarker. Ann Oncol, 2020,31(11):1518–1525.

[23] Telli ML, Metzger O, Timms K, et al. Evaluation of homologous recombination defciency (HRD) status with pathological response to carboplatin +/− veliparib in BrighTNess, a randomized phase 3 study in early stage TNBC. J Clin Oncol, 2018,36(15_suppl):519.

[24] Tung N, Arun B, Hacker MR, et al. TBCRC 031: randomized phase II study of neoadjuvant cisplatin versus doxorubicin-cyclophosphamide in germline BRCA carriers with HER2-negative breast cancer (the INFORM trial). J Clin Oncol, 2020,38(14):1539–1548.

[25] Hahnen E, Lederer B, Hauke J, et al. Germline mutation status, pathological complete response, and disease-free survival in triple-negative breast cancer: secondary analysis of the GeparSixto randomized clinical trial. JAMA Oncol, 2017,3(10):1378–1385.

[26] Johnston S, Puhalla S, Wheatley D, et al. Randomized phase II study evaluating palbociclib in addition to letrozole as neoadjuvant therapy in estrogen receptor-positive early breast cancer: PALLET trial. J Clin Oncol, 2019,37(3):178–189.

[27] Hurvitz SA, Martin M, Press MF, et al. Potent cell-cycle inhibition and upregulation of immune response with abemaciclib and anastrozole in neo-MONARCH, phase II neoadjuvant study in HR(+)/HER2(−) breast cancer. Clin Cancer Res, 2020,26(3):566–580.

[28] Ma CX, Gao F, Luo J, et al. NeoPalAna: neoadjuvant palbociclib, a cyclin-dependent kinase 4/6 inhibitor, and anastrozole for clinical stage 2 or 3 estrogen receptor-positive breast cancer. Clin Cancer Res, 2017,23(15):4055–4065.

[29] Mittendorf EA, Zhang H, Barrios CH, et al. Neoadjuvant atezolizumab in combination with sequential nab-paclitaxel and anthracycline-based chemotherapy versus placebo and chemotherapy in patients with early-stage triple-negative breast cancer (IMpassion031): a randomised, double-blind, phase 3 trial. Lancet (London, England), 2020,396(10257):1090–1100.

[30] Schmid P, Adams S, Rugo HS, et al. Atezolizumab and nab-paclitaxel in advanced triple-negative breast cancer. N Engl J Med, 2018,379(22):2108–2121.

[31] Cortes J, Cescon DW, Rugo HS, et al. Pembrolizumab plus chemotherapy versus placebo plus chemotherapy for previously untreated locally recurrent inoperable or metastatic triple-negative breast cancer (KEYNOTE-355): a randomised, placebo-controlled, double-blind, phase 3 clinical trial. Lancet (London, England), 2020,396(10265):1817–1828.

[32] Schmid P, Cortes J, Pusztai L, et al. Pembrolizumab for early triple-negative breast cancer. N Engl J Med, 2020,382(9):810–821.

Part IV

接受新辅助系统治疗
乳腺癌患者的手术考量

乳腺癌新辅助系统治疗前后的影像学检查

第 9 章

Stephanie Chung, Sughra Raza

引 言

　　由于乳腺癌筛查的普及和治疗效果的提升，全年龄和全人种女性乳腺癌的死亡率已经从 1989 年的 33.2/10 万降低到 2017 年的 19.9/10 万 [1, 2]。早期乳腺癌的治疗目标是消除乳腺和腋窝淋巴结中的病变，阻止疾病蔓延。早期乳腺癌的局部治疗方法有手术、放疗和系统治疗，目的是完整切除肿瘤，减少复发风险。基于肿瘤的亚型、分期和患者特点，系统治疗可在新辅助治疗阶段或辅助治疗阶段进行。通常情况下，激素受体阳性乳腺癌可接受内分泌治疗或细胞毒性药物治疗（化疗）。具有不同生物标志的其他分子亚型乳腺癌，如 ERBB2（HER2）过表达型或激素受体及 ERBB2（HER2）缺乏型（三阴性），可单独或联合应用细胞毒性药物治疗和抗体靶向治疗 [3]。在乳腺癌的治疗过程中，影像学检查起着非常重要的作用，包括确认病灶位置、判断乳腺和腋窝疾病的范围以及术前预测治疗效果。

　　新辅助治疗的典型适应证是局部晚期乳腺癌（Ⅲ 期、T_3 或 T_4，无论亚型）或炎性乳腺癌，近些年来其应用范围越来越广泛。现在，即使是初诊时可手术切除的乳腺癌患者也被推荐接受新辅助治疗，目的是降低肿瘤乳腺比或者评估某种特殊治疗后的反应。新辅助治疗的另外一个重要的作用是，当肿瘤在体时给予系统治疗，通过查体或影像学检查可以评估治疗反应，当肿瘤被切除后进行辅助治疗就不能进行此类评估了。评估治疗反应的目的是实现更加精准、个体化地选择术后治疗方案。新辅助治疗的另一个作用是淋巴结阳性患者经治疗转阴后也许能够豁免术后的腋窝放疗。初诊时不适合手术切除的患者，可能会被推荐接受新辅助治疗，如果肿瘤大小和腋窝淋巴结负荷明显减少，手术就可以顺利实施。最后，新辅助治疗使得医生有更多的时间对患者的状态进行评估，包括基因检测和相关咨询。如果基因检测的

S. Chung (✉) · S. Raza
Division of Breast Imaging, Department of Radiology, Brigham and Women's Hospital, Boston, MA, USA
e-mail: chung-stephanie@cooperhealth.edu; sughra.raza1@umassmed.edu

© The Author(s), under exclusive license to Springer Nature Switzerland AG 2022
A. Soran, F. Nakhlis (eds.), *Management of the Breast and Axilla in the Neoadjuvant Setting*, https://doi.org/10.1007/978-3-030-88020-0_9

结果发现患者未来的新发乳腺癌风险很高，那么制订手术方案时就可能需要考虑预防性对侧乳腺切除手术。

随着学术界对特殊分子分型乳腺癌生物学行为认识的不断深入，确认受体亚型将有助于为每一个特殊的肿瘤患者选择理想的新辅助治疗方案。更重要的是，新辅助治疗后肿瘤的反应，特别是病理反应是预后的替代指标。例如，三阴性乳腺癌（TNBC）和 HER2 阳性乳腺癌对化疗的反应非常稳定。这类肿瘤更容易在治疗后获得完全缓解，新辅助治疗后的病理学完全缓解（pCR）是 luminal B/HER2 阴性、HER2 阳性和三阴性乳腺癌很好的替代终点指标[4]。而且，新辅助乳腺癌联合试验（CTNeoBC）汇总了 11 项国际上的乳腺癌新辅助治疗的临床试验，结果发现，pCR（乳腺和腋窝淋巴结无肿瘤）与生存改善有关[5]。因此，新辅助治疗的这些作用使其越来越受推崇，同时，用来监测肿瘤反应的影像学检查也日益受到重视。

监测治疗反应

肿瘤负荷的确认主要基于临床评估和影像学检查。当开始新辅助治疗后，肿瘤负荷的改变需要客观测量肿瘤的大小，其中当然也包括病情出现进展时的测量。为了使这种被广泛接受的评估手段标准化，世界卫生组织（WHO）于 2000 年推动了实体瘤疗效评价标准（Response Evaluation Criteria in Solid Tumors，RECIST）的开发，并于 2009 年进行了修订[6]。但是，研究者后来发现这个标准更适合非乳腺癌的其他实体肿瘤，也更多地用于研究环境。临床上最常使用的治疗反应评估指标是残留肿瘤负荷（RCB），其具有非常可靠的预后价值[7-9]。RCB 的获得是基于多个参数，包括原发灶肿瘤大小，原发灶中浸润灶和原位癌的比例，以及淋巴结是否转移。美国 MD 安德森癌症中心开发的网络计算器，可计算单个患者的 RCB，病理反应可分为轻微（RCB-Ⅰ）、中度（RCB-Ⅱ）或显著（RCB-Ⅲ）[7]。肿瘤反应的诊断金标准基于组织病理学，理想的 pCR 定义为无活的肿瘤细胞残留。

临床评估

为了在初诊和新辅助治疗后获知肿瘤的大小，对乳腺的临床查体仍然非常重要。简单的方法是触诊，也可以用卡尺，更精确，重复性也更好。但是，与影像学检查相比，物理检查就显得不那么精确了。Croshow 等进行了一项回顾性研究，纳入了 61 例局部晚期乳腺癌患者，在新辅助治疗后采用查体、乳腺 X 线摄影和超声检查评估 pCR，准确率分别是 54%、74% 和 79%[10]。Yeh 等报道了新辅助治疗后用影像学检查如乳腺 X 线摄影、超声和 MRI，以及物理检查预测 RCB 的程度，结果显示这些方法与病理报告的符合度分别是 26%、35%、71% 和 19%[11]。其他研究显示，乳腺 MRI 检查在判断新辅助治疗反应方面准确度更高[12-16]。对致密型乳腺仅查体很难评估肿瘤大小，某些肿瘤化疗后瘤灶周围会出现纤维化，导致很难准确测量大小，甚至可能会误认为肿瘤增大。

影像学检查

目前还没有针对初诊乳腺癌拟接受新辅助治疗患者的影像学检查指南。目前的影像学检查方法都存在低估和高估残留癌的情况。美国放射学会（American College of Radiology，ACR）每年会发布基于证据的、监测乳腺癌新辅助治疗反应的指南（表 9.1）[17]。开始新辅助治疗之前，传统的乳腺影像学检查包括乳腺 X 线检查和

表 9.1　美国放射学会（ACR）影像学检查适用性指南：监测乳腺癌新辅助系统治疗后反应

方案	影像学检查	适用性 [a]	相对辐射水平 [b]	说明
新辅助治疗前确认肿瘤大小和浸润程度	诊断性乳腺 X 线摄影 / DBT [c]	9	0.1~1	常联合超声和 MRI
	超声	9	0	常联合乳腺 X 线图像，如果肿瘤在乳腺 X 线图像中不显影，可使用超声
	MRI 平扫和增强 MRI	9	0	治疗后复查 MRI
	BSGI（^{99m}Tc）[d]	2	1~10	
	^{18}FDG PET/CT	1	10~30	评估乳腺以外病灶情况
	^{18}FDG PEM	1	10~30	
新辅助治疗开始后或完成后主要的影像学检查	平扫和增强 MRI	9	0	需要术前 MRI 检查作为对比
	超声	8	0	手术前后对照很有用
	诊断性乳腺 X 线摄影 /DBT	7	0.1~1	
	BSGI（^{99m}Tc）	2	1~10	
	MRI 平扫和增强 MRI	1	0	
	^{18}FDG PET/CT	1	10~30	
	^{18}FDG PEM	1	10~30	
当临床怀疑乳腺癌出现远处转移时的影像学检查。新辅助治疗后分期或评估治疗反应	全身骨扫描（^{99m}Tc）	9	1~10	
	全身 ^{18}FDG PET/CT	9	10~30	
	胸、腹、盆腔增强 CT	8	10~30	担心有远处转移时
	胸、腹、盆腔 CT 平扫和增强 CT	7	10~30	平扫和增强通常不用于分期
	胸、腹、盆腔 CT 平扫	1	10~30	
	胸、腹、盆腔 CT 平扫和增强 MRI	1	0	
	胸、腹、盆腔 MRI 平扫	1	0	

a　1、2、3：通常不合适；4、5、6：可能合适；7、8、9：通常很合适
b　成人有效剂量范围（mSv）
c　数字乳腺体层合成
d　乳腺特异性伽马射线成像（^{99m}Tc）
e　正电子发射 X 线摄影

超声检查。初诊后，必须进行双侧乳腺 X 线检查，明确患侧疾病的程度和分期，筛查对侧有无潜在的病灶。超声可以提供肿块的更多细节特征，还可以评估同侧腋窝淋巴结以排除可能的转移[18]。在初筛乳腺癌和判断疾病程度方面，MRI 检查是最敏感的方法，如判断腋窝和内乳淋巴结有无转移，或者乳腺以外器官或组织的病情程度，如皮肤、胸壁，偶尔也包括肺、肝脏等。MRI 还是最敏感的对侧乳腺筛查工具，有文献报道，临床表现阴性、乳腺 X 线摄影和超声检查一无所获时，MRI 检查的对侧乳腺癌诊断率是 3%~5%[19-20]。但是，MRI 的临床使用情况却因其可及性和其他原因差异很大。参考美国 NCCN 乳腺癌治疗指南，系统治疗前后应用乳腺 MRI 检查有很多益处，包括确定疾病程度、治疗反应和是否可以手术。指南还建议在新辅助治疗过程中，除非怀疑疾病进展，否则不应该常规进行影像学检查。术前是否进行影像学检查应该由多学科团队讨论决定。指南还指出，术前系统治疗效果的精确评估非常困难，所采用的检查手段应该包括初诊时检出异常的影像学检查，也包括体格检查[21]。值得注意的是，目前对乳腺癌的新辅助治疗有大量正在进行的药物试验，包括治疗前、治疗中和术前各种影像学检查方法，如传统的 2D 乳腺 X 线摄影、数字乳腺断层成像（3D 乳腺 X 线摄影）、超声以及对比增强 MRI（CE-MRI）。此处需要提到一个特殊情况，就是浸润性小叶癌（invasive lobular carcinoma，ILC），由于这种肿瘤的生长模式特殊，导致各种影像学检查的病灶表现都很细微，即便是治疗后，判断病情改变也很困难。绝大多数 ILC 亚型是激素受体阳性型，术前给予化疗的目的仅见于化疗能够使腋窝淋巴结降期，从而使手术范围缩小，使患者获益，此时即便原发灶在任何影像学检查中都显示不清，腋窝的超声检查也可能会有明显发现。

乳腺 X 线摄影

新确诊乳腺癌的患者应在任何治疗（包括新辅助化疗）开始前完成双侧乳腺 X 线摄影检查的评估。检查内容应包括对患侧乳腺的疾病程度评估[包括完整的内外侧斜位（MLO；图 9.1）和头尾位（CC）]，还可以补充拍摄外侧位和局部点压或放大像，以便更好地评估恶性病灶和（或）钙化。如果疾病的表现包括钙化，那么高质量的局部点压和放大像就非常重要，观察范围应该包括整个象限或预期导管分布区域，从而观察任何潜在的、可能忽略的病灶或广泛的导管内病变（extensive intraductal component，EIC）。如果患者确诊前 6 个月内未行乳腺 X 线摄影检查，那么应该在确诊患侧疾病的同时，对对侧乳腺进行乳腺 MLO 位和 CC 位摄影并行完整的筛查和评估；也可以应用 3D 数字乳腺断层成像技术，其比 2D 乳腺 X 线摄影能更准确地测量病灶，也能更清楚地观察病灶特征[22]。

乳腺 X 线摄影的局限性包括：致密型腺体会掩盖病灶，当病灶边缘呈毛刺状时很难界定边界，不能对腋窝进行完整的评估，以及无法确定钙化点究竟代表有活性的病灶还是治疗导致的细胞死亡。不考虑病理反应，治疗后微钙化通常不会消失，因此，即使达到 pCR，微钙化仍然可见，甚至有时因为治疗导致的细胞坏死，之前未钙化的肿瘤范围内会出现新的钙化（图 9.2~ 图 9.4）。乳腺 X 线摄影图像上残留的钙化与疾病的病理学分级无关，且有 22%~40% 的患者因此被高估病情[23-24]。

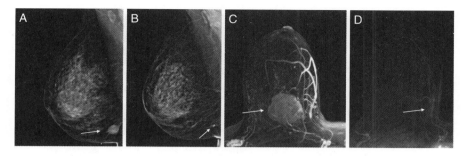

图 9.1　女性患者，42 岁，被诊断为右侧乳房内下象限肿块。右侧乳腺 X 线摄影内外侧斜位（A）图像可见高密度卵圆形肿块（箭头）。活检结果为低分化浸润性导管癌（IDC）、ER/PR 阳性和 HER2/neu 阴性。卵巢功能抑制联合新辅助治疗后，右侧乳腺 X 线摄影内外侧斜位（B）显示肿块完全消退，原病灶处仅见活检后活检夹（箭头）。随后患者失访，12 个月后再次就诊，增强 MRI 的最大密度投影图（C）见一个 4cm 大小的肿块（箭头）。患者再次接受卵巢功能抑制治疗，治疗后 5 个月再次随访 MRI 检查（D）显示病灶消失，瘤床处仅残留微小的非肿块样强化影（NME），最大径达 2.7cm（箭头）。保乳手术后 X 线摄影显示患者达到 pCR，瘤床处未发现残留浸润性癌或导管原位癌

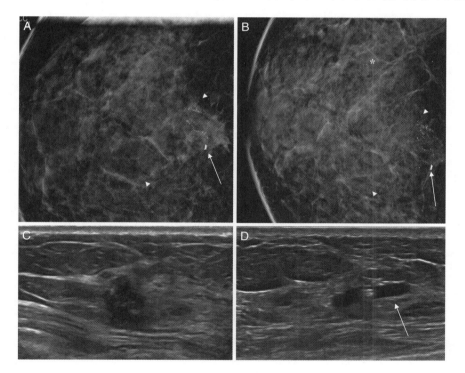

图 9.2　女性患者，60 岁，右侧乳房上部可触及肿块。乳腺 X 线摄影头尾位（MCC）放大图像（A）显示乳房中上部深部一个毛刺状的肿块（箭头），伴团簇状分布的多形性钙化（三角箭头）。超声检查显示一个不规则低回声肿块，大小为 1.2cm（B；箭头），超声引导下空芯针穿刺活检诊断为低分化浸润性导管癌（IDC）、ER 轻微阳性、PR 阴性和 HER2/neu 阴性，按三阴性乳腺癌治疗。活检时肿块中置入 Hydromark 活检夹（箭头）。从肿块处可见可疑钙化点向前方延伸（三角形箭头）。新辅助化疗（AC-T）后乳腺 X 线摄影放大图像（C）显示肿块消退，可见活检夹（箭头），钙化未见改变（三角箭头），外侧部分新出现钙化，这可能代表了之前未钙化的恶性病灶（星标）。新辅助系统治疗后病灶处超声图（D）显示仅存在活检夹，没有残留癌（箭头）。乳房全切术后超声检查显示瘤床范围约为 4.8cm，内见残留多灶浸润性导管癌和导管原位癌

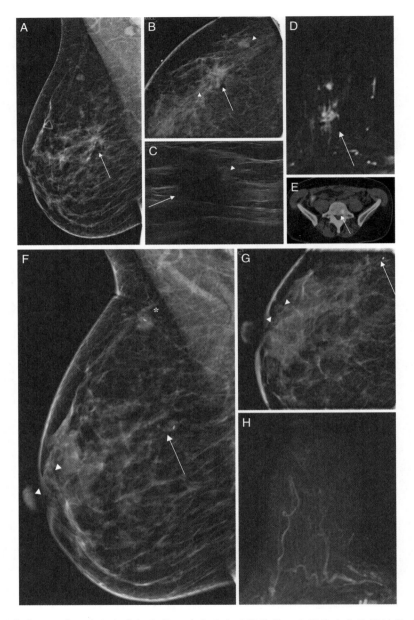

图 9.3 女性患者，45 岁，右侧乳房初诊触及肿块后出现寡转移。右侧乳房内外侧斜位（A）、头尾位放大图像（B）显示一个毛刺状肿块（箭头）和多形性钙化，最大前后径达 7.1cm（三角箭头）。C. 超声检查显示 1.9cm 大小的不规则低回声肿块（箭头），边界不清，高回声晕（三角箭头）。活检结果为低分化、ER 阳性 /PR 阳性 /HER2 阳性浸润性导管癌。乳腺和腋窝淋巴结阳性（未显示）。D. 右侧乳腺轴位 T1 加权（T1–W）剪影图像显示不规则的明显强化肿块（箭头）。病灶向前延伸，呈肿块样和非肿块样强化，前后径约为 6.6cm。E. 轴位融合 ^{18}FDG-PET/CT 图像显示，第 5 腰椎（L$_5$）椎体左侧存在活跃病灶（箭头），后续活检证实为孤立转移。由于其他部位无转移，局部治疗方案为手术切除病灶。系统治疗使用紫杉醇联合曲妥珠单抗或帕妥珠单抗，并用影像学检查监测治疗反应。右侧乳房内外侧斜位（F）和头尾位放大像（G）显示肿瘤缩小，瘤体内可见线圈型活检夹（箭头），乳晕下新出现钙化（三角箭头）。活检阳性的淋巴结内也可见标记夹（星号）。H. 轴位 T1–W 剪影（MIP）图像显示无残留病灶增强影，说明达到了 pCR。考虑影像学呈现的治疗反应，患者决定放弃乳腺手术治疗

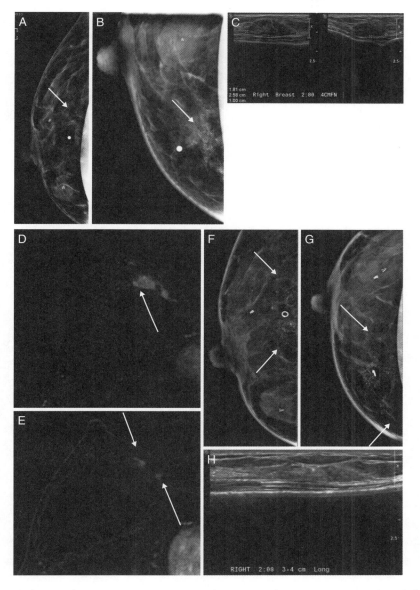

图 9.4　女性患者，34 岁，既往行假体植入隆乳手术，现确诊右侧浸润性小叶癌和导管原位癌。查体乳房可触及肿块，同侧腋窝淋巴结肿大。右侧乳房 X 线摄影内外侧斜位（A）和局部放大头尾位（B）图像显示假体移位，表现为稍高密度模糊影和多发的多形性钙化（箭头），以 BB 标记该位置。A、B. 乳房中下部可见肿块（星号），经活检证实为纤维腺瘤。C. 超声检查显示了乳腺 X 线摄影上提示的不规则异质性肿块，边界不清（用卡尺测量），活检证实为中分化浸润性小叶癌，ER 阳性 /PR 阳性 /HER2 阳性，伴中等核级导管原位癌，呈筛状。D. 轴位 T1 加权剪影 MR 图像显示 2 点钟位置不规则的肿块样强化，大小约为 4.2cm（箭头），与乳腺 X 线摄影和超声检查结果一致。E. 经过抗 HER2 治疗（卵巢功能抑制联合 THP 方案 12 个周期），MRI 检查显示残留非肿块样强化病灶，大小为 2.8cm（箭头），提示影像学部分缓解。局部内外侧斜位放大像（F）和头尾位（G）图像显示钙化密度降低，但部分区域钙化程度增强（箭头）。H. 超声检查显示无残留癌（H），临床查体阴性。患者接受了保留乳头的乳腺切除术和前哨淋巴结活检，术后病理结果显示 1.5cm 的残留浸润性小叶癌，1/3 前哨淋巴结阳性，随后的腋窝淋巴结清扫显示其余淋巴结阴性

　　患者初诊时的标准流程是，在空芯针穿刺活检和（或）新辅助治疗开始前应在活检处置入放射线显影的标记夹，或以多枚标记夹标注病灶范围（图 9.1）。这样做的益处很多，包括可以在不同的影像学检查之间进行对照，发现影像学检查和病理学检查的不一致之处；治疗后还能精确评估肿瘤反应；治疗后影像学检查为肿瘤或瘤床的精准手术切除提供了方向；方便病理科医生对标本进行精确的病理学评估。

　　采用治疗后乳腺 X 线摄影评估术前疾病程度的准确度与很多因素有关，包括乳腺 X 线摄影图像上肿瘤是否可见，各种各样的治疗后反应如纤维化、坏死和肿瘤退缩方式（如筛状退缩）见图 9.1。对于致密型乳腺女性，乳腺 X 线摄影图像上的恶性病变容易被遮盖，也不容易评估治疗反应（图 9.5）。Huber 等发现，如果乳腺 X 线摄影图像上显示肿瘤有超过 50% 的边界清晰可辨，那么影像学测量和病理检查测量的肿瘤大小相关性就比较强（r=0.77）。Helvie 等对 56 例接受了新辅助化疗的女性患者的研究发现，乳腺 X 线摄影预测残留癌的敏感度是 79%，特异度是 77%。与体格检查相比，乳腺 X 线摄影的敏感度更高（79% vs. 49%），但是特异度较低（77%

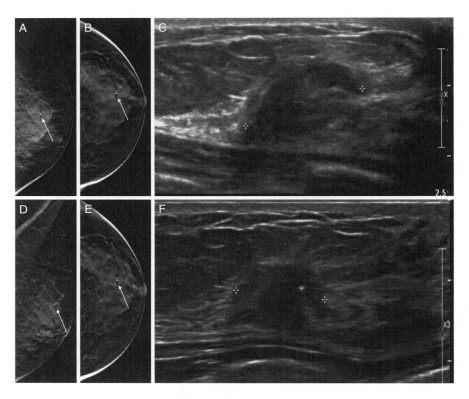

图 9.5　老年女性患者，62 岁，左侧乳房可触及肿块，病理结果显示为三阴性浸润性导管癌（IDC）。左侧乳腺 X 线摄影断层显像 MLO 位（A）和 CC 位（B）显示了一个活检后置入的标记夹（箭头处），该病灶位于乳腺上部，普通乳腺 X 线摄影不显影。超声（C，卡尺测量）可见该处有一大小为 2.2cm 的肿块。新辅助（AC-T）后左乳 MLO 位和 CC 位（D、E）可见标记夹（箭头），超声（F，卡尺测量）显示残留癌为大小 1.4cm 的不规则肿块。保乳手术后证实无癌残留，改变范围同瘤床大小一致（0.9cm×0.6cm），这些改变包括间质纤维化、慢性炎症、含色素的巨噬细胞以及穿刺改变，符合 pCR 的定义

vs. 92%）。炎性乳腺癌行乳腺 X 线摄影的敏感度是 78%，特异度是 83%（体格检查的敏感度和特异度分别是 39% 和 83%）[26]。

超　声

相比乳腺 X 线摄影，超声检查预测肿瘤大小的效果更好[10, 27-28]。乳腺 X 线摄影预测残留癌的准确度是 31.7%~70%，超声的预测准确度是 59.6%~80%[10, 29]。用超声测量肿块大小时，超声科医生应该将可见的最长轴记录为肿块最长径（图 9.6）。使用卡尺测量时应包括高回声声晕（图 9.3），这比仅测量低回声部分更精确（图 9.6）。和临床查体、乳腺 X 线摄影一样，超声检查也常常面临治疗后解释低回声肿块的窘境，这种影像学表现可以是治疗后改变或残留癌，或者二者皆有（图 9.5）。而且，如果肿瘤明显消退，几乎不可能观察到残留癌或活检后放置的、用来标记肿瘤位置的、超声可见的标记夹。临床上不常使用全乳腺超声评估患侧乳腺的疾病程度，或者用于对侧乳腺癌筛查，特别是当患者不能接受乳腺 MRI 检查时。

超声是观察腋窝最好的影像学方法。形态异常淋巴结的超声诊断标准早已建立[30-35]，超声可以显示多枚淋巴结，并对其进行形态学评价。需要注意的是，主要的淋巴管会把肿瘤细胞直接送到淋巴结的皮质部位，淋巴结皮质局部增厚超过 3mm 是转移的一种早期征象。因此，外观正常的淋巴结皮质，当出现局部隆起或突出时，准确的超声检查图像能提示肿瘤转移[32, 35-36]。超声探头完整扫视整个腋窝

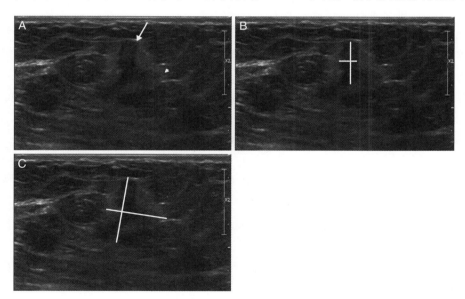

图 9.6　老年女性患者，83 岁，有左侧乳腺癌病史，保乳治疗后，新发左侧乳腺可触及病变。A、B 超静态灰度横断面图像显示左乳 2 点钟方向，距离乳头 8~9cm 处有不规则低回声肿块（箭头）和高回声晕（三角箭头），符合可触及的病变和乳腺 X 线摄影提示的可疑肿块（未显示）位置。B. 同一静态灰度横断面图像，测量方法不正确，长轴测量与图像帧平行，短轴只测量了低回声距离（线）。C. 相同的静态灰度横图像，使用正确的方法测量，短轴应包括高回声晕（线）。该患者随后的活检证实为浸润性导管癌

并记录异常淋巴结的数目非常重要，能够帮助指导制订手术方案。那些形态明显异常或最表浅的淋巴结应接受细针穿刺或空芯针穿刺活检，随后即刻在异常皮质处置入超声可见的标志物或定位装置。如果治疗后淋巴结完全恢复正常，活检夹或定位装置就能在术前引导外科医生定位转移的淋巴结并将其切除。

磁共振成像

对比增强乳腺磁共振成像（MRI）被公认为评估新辅助治疗反应最精确的影像学方法，报道显示，其比乳腺 X 线摄影、超声或临床查体更准确。多项研究显示，MRI 评估疾病程度的敏感度高达 90%，特异度为 60%~100%，准确度高达 91%[11-13, 15, 17, 37-40]。50 岁以下女性的乳腺 X 线摄影常显示属于致密型腺体，这种乳腺组织类型对 MRI 检查特别敏感（图 9.4）。多达 16% 的乳腺癌患者行 MRI 检查可检出其他影像学方法未发现的患侧乳腺潜在的多灶性病变和多中心病灶[41]。Lehman 等对 969 例乳腺癌患者 MRI 检查结果的研究发现，对侧乳腺癌的发现率为 3.1%，敏感度为 91%，特异度为 88%[42]。MRI 是唯一可以评估内乳淋巴结是否转移的影像学方法，也能观察深部病灶与后侧胸肌和胸壁的关系，当存在肿瘤侵犯时这些位置会有异常强化影。

乳腺癌新辅助治疗后的反应多种多样，既有共性也有特性。即使初始病灶都是均匀的实性肿块，治疗后也可能存在向心性退缩或筛状退缩两种模式。已证明 MRI 可用于观察不同亚型乳腺癌新辅助治疗后的反应。一项研究显示，三阴性乳腺癌更易出现向心性退缩，HER2 阳性乳腺癌治疗后体积变化很大，但多为筛状退缩。ER 阳性 /HER2 阴性乳腺癌新辅助治疗后 MRI 增强信号的最大径与残留癌的大小无关[43]。退缩模式可能会影响影像学表现和影像学检查结果与病理检查结果之间的一致性，三阴性乳腺癌和 HER2 阳性乳腺癌的残留癌大小明显与晚期病变的 MRI 增强信号的最大径的动态对比增强（DCE）改变有关[43-44]。2018 年，一项回顾性研究评估了低核级 Luminal 型乳腺癌（HR 阳性，HER2 阴性，核级 1~2 级）新辅助治疗后的肿瘤退缩模式（向心性或非向心性），结果显示，向心性退缩与更长的 DFS 显著相关[45]。Luminal 型乳腺癌并不常规接受新辅助治疗，因为术后的影像学检查很少观察到 pCR。但是，这项研究揭示了退缩模式与无病生存期的关系，描述了一种潜在的可能，即能够根据治疗反应模式区分可能从新辅助治疗中获益的患者，并且可以基于这种反应模式修正治疗方案[46]。

新辅助治疗后计划行 MRI 检查评估治疗效果时，治疗前患者就应该做 MRI 检查。这类患者（包括被纳入观察性研究的患者）往往有特殊的 MRI 检查需求，如治疗前基线 MRI 检查，炎性乳腺癌间期 MRI 检查（图 9.7），以及新辅助治疗后术前 MRI 检查。

在一项联合分析中，Crowsha 等报告 MRI 对残留癌的阳性预测值（PPV）是 93%，但是阴性预测值（NPV）仅为 65%。2008 年，欧洲乳腺癌专家协会（European Society of Breast Cancer Specialists，EUSOMA）指南对 40 项研究共 1 513 例患者进行了 meta 分析，评估了 MRI 评估治疗反应的效果。患者在基线、新辅助治疗后

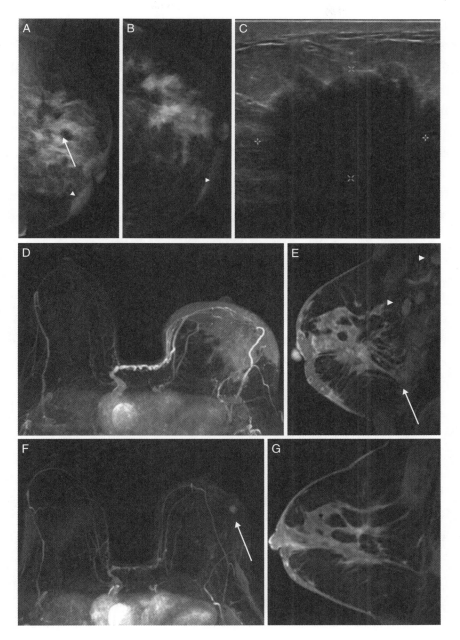

图 9.7　女性患者，59 岁，左侧乳房弥漫性皮肤增厚和广泛红斑，疑似有持续症状的乳腺炎，使用抗生素治疗。左侧乳房内外侧斜位（A）和头尾位（B）X 线摄影显示乳晕周围皮肤明显增厚（箭头），乳房 12 点钟处可见局灶性不对称（箭头）。C. 超声检查见直径 4.0cm（卡尺测量）的低回声肿块，边缘呈毛刺状，声影密集。经皮穿刺活检结果为低分化的浸润性导管癌（IDC）浸润皮下淋巴血管。超声引导下肿块活检结果证实为微乳头状浸润性导管癌（IDC），ER 阳性 / PR 阴性 /HER2 阳性。轴位 T1-W 减影最大密度投影（MIP）图像（D、E）显示一个巨大的肿块，累及左侧乳房前外侧（箭头）和邻近皮肤。E. 矢状位 T1-W 脂肪抑制 CE 序列图像显示胸肌受累（箭头），腋窝异常强化和胸壁前腺病（三角箭头）。治疗后轴位 T1-W MIP 图（F）和矢状位 T1-W 脂肪抑制增强图像（G）显示小残留癌（箭头），剩余乳腺未见异常强化，腺病和胸肌异常强化消失。随后对切除的标本的病理检查显示乳腺内、乳头和皮肤均未见残留癌

2 周和术前 2 周内都进行了 MRI 检查，结果显示，36 项研究都认为 MRI 对治疗反应的评估比乳腺 X 线摄影、超声和临床查体都准确，对临床工作很有帮助，但也存在过度估计和估计不足的情况，特别是当肿瘤初始表现即为非肿块样强化（non-mass enhancement，NME）或治疗后出现筛状退缩（EUSOMA）时。

美国放射影像学会（American College of Radiology Imaging Network，ACRIN）主持的 6657 临床试验是一项前瞻性、纳入 Ⅱ~Ⅲ 期接受新辅助治疗的乳腺癌患者的研究，旨在评估 MRI 预测治疗反应和复发风险的效果。通过对术前影像学方法的比较发现，MRI 显示的异常增强范围的最长径是预测 pCR 最准确的参数，无论是 MRI 显示的肿块大小，还是乳腺 X 线摄影或临床查体得到的病变最长径，都不够准确。无论是单病灶还是多病灶，无论是否伴随导管原位癌（DCIS），包括非肿块样强化，结果都一致。无论病灶类型，MRI 显示病灶完全缓解（CR）的受试者曲线下面积（receiver operator curve，AUC）是 0.76，非肿块样强化的 AUC 是 0.84。存在残留癌的患者，MRI 显示的最长径与病理学检查得出的病灶大小的相关性最高[48]。I-SPY 1 研究的结果显示，功能性肿瘤体积以及设定增强阈值后的半自动对比增强分析能够预测 pCR 和无复发生存期[49-50]。

尽管存在以上优点，但是目前学术界还未就将 MRI 作为新确诊乳腺癌患者的常规评估手段达成共识。同一个国家的不同区域、不同的诊疗中心、不同的文化态度以及不同的保险覆盖率导致 MRI 的应用差异很大。乳腺癌 MRI 检查的低特异度、高假阳性率始终是一个有争议的话题，后者会导致客观上的治疗延迟，因为在开始确定性治疗之前，必须完成患侧或对侧乳腺的活检。MRI 检查是否能够作为 pCR 的替代标志，不同的研究有不同的观点。最近，一项单中心回顾性研究纳入了 102 例患者，通过将 MRI 检查结果与病理学检查结果进行对比，发现 27.3% 的患者获得影像学完全缓解，但术后病理学检查发现残留癌，研究得出的 MRI 检查残留癌的准确度是 78.6%[51]。一部分患者无法接受 MRI 检查，原因可能是有幽闭恐惧症、体内存在强磁场下安全性受影响的植入物或存在注射造影剂发生危险的情况。因此，新的功能性 MRI 检查正在研究中，其可以更好地监测乳腺癌新辅助治疗后反应。扩散加权图像（diffusion-weighted imaging，DWI）是 MRI 的一种检查序列，该序列主要是基于水分子的布朗运动的差异获得信号，它可以用于观察异常的细胞密度和肿瘤性水肿。肿瘤内水分子的相对运动用表观扩散系数（apparent diffusion coefficient，ADC）来表示。由于无需造影剂，因此 DWI 技术可以用于无法接受钆造影剂的患者，比如肾功能不全的患者等。2012 年，Wu 等对预测新辅助治疗后 pCR 的研究的 meta 分析发现，扩散加权 MRI（DW-MRI）对 pCR 高度敏感，对比增强 MRI 对 pCR（CE-MRI）高度特异[14]，二者相结合，能够提高 MRI 评估新辅助治疗后治疗反应的准确率。2010 年，Woodhams 等的研究发现，在评估残留肿瘤负荷（RCB）方面，DW-MRI 比 CE-MRI 更准确（96% vs. 89%）[52]。尽管小规模研究的结果令人满意，例如使用 DW-MRI 技术预测 pCR，但是到目前为止，该技术的效果尚未得到验证，仍需等待 ACRIN6698 研究的后续分析。这个临床试验的目的是评价 DWI 和 ADC 是否可以作为肿瘤特征和新辅助治疗反应的生物标志物[53]。

功能性成像技术和未来发展方向

监测新辅助治疗后反应最常用的影像学检查方法包括乳腺 X 线摄影、超声和 MRI，这些检查方法都是用病灶尺寸的变化作为治疗反应的替代指标，但是病灶尺寸的变化可能是延迟的，因为治疗首先要达到一定的水平才能诱导细胞死亡和肿瘤退缩等各种反应。功能性成像技术可以评价组织的生理性改变，从而使我们更早地确认肿瘤的变化，指导手术或者更改当前的治疗方案[18]。目前，功能性成像技术包括标准的 CE-MRI。关注多参数的图像序列的 MRI 研究正在进行，旨在为常规应用进行技术优化。除此之外，乳腺对比增强能谱 X 线摄影（contrast-enhanced spectral mammography，CESM）和放射性核素显像技术[如乳腺特异性伽马成像（breast-specifc gamma imaging，BSGI）]的研究也在进行中，在某些 MRI 不可及的地区应用。未来这些方法可能会常规应用于评估系统治疗的生理性变化，并且发挥更大的作用。

乳腺对比增强能谱 X 线摄影

这项技术是基于一个假设，即通过静脉注射碘造影剂，结合数字乳腺 X 线摄影能够发现隐匿性病灶。当前对技术进行的优化是，在注射造影剂后，使用双能量剪影进行乳腺 X 线摄影对比成像。在发现肿瘤的敏感度方面，CESM 类似或优于 MRI，但是在估计肿瘤大小方面，两者类似[54]。在观察疾病程度和监测新辅助治疗后反应方面，这项技术的准确度很高。对于 MRI 触手可及，检查费用低廉的地区，这个技术可以作为疾病诊断、疾病程度评估和监测新辅助治疗反应的一种可以选择的影像学方法。当然，碘造影剂禁忌的患者无法接受这个检查。

乳腺分子成像

乳腺癌特异性伽马成像（BSGI）使用锝 99（^{99m}Tc）– 甲氧基异丁基异腈和乳腺专用的伽马摄像机，采集与血流和细胞代谢有关的示踪剂信号[55]。与传统的乳腺影像学检查方法相比，诊断效力很高，敏感度为 95%，特异度为 80%~84%[56-57]。然而，BSGI 因为以下两个原因未能得到广泛应用，第一个原因是辐射剂量，尽管随着技术的进步，辐射剂量一直在降低，但仍然有专家对此有疑虑；第二个原因是任何的放射性核素显像都需要高昂的设备和充足的人力，才能满足放射性安全规定和质控的要求。当然，如果环境条件合适，BSGI 的可行性可能优于 MRI，可以用于检测病变、评估进行分期和监测治疗反应。2016 年 Guo 等进行了一项 meta 分析，纳入了 14 项研究共 503 例乳腺癌患者。结果发现，全身成像和乳腺专用成像系统的混合敏感度是 86%，特异度是 69%，AUC 是 0.86，其中绝大多数研究都是使用全身 SPECT 显像，仅 3 项研究使用乳腺专用的成像系统[58]。2018 年，另外一项研究对采用分子影像技术预测的新辅助治疗无反应的效果进行了 meta 分析，结果再次验证了上述结论[59]。

尽管结构性影像学手段，如乳腺 X 线摄影、超声和 MRI 可以观察组织的解剖学改变，但是分子影像技术通过注射药物的方式反映和量化体内的生物学过程和细胞活动。氟脱氧葡萄糖正电子发射断层扫描技术（FDG-PET）是其中最知名和临床应用最多的成像方法，它使用葡萄糖的放射性同位素作为细胞代谢的标志。通常将这项技术与能达到解剖级诊断质量的方法如 CT 融合使用，以精准定位代谢信息，PET/CT 常用于乳腺癌的分期（图 9.3）。学术界还在探索各种各样的放射性同位素和分子，它们能够靶向特定乳腺癌亚型的特异性受体和细胞内分子，例如，氟雌二醇（fluoro-estradiol，FES）是一种雌激素类似物，携带了 PET 下可见的氟化物 –18 的标签。已有研究证实，该分子能够确认不同雌激素受体（ER）表达水平的肿瘤特征[60-61]。FES 阳性程度也能预测内分泌治疗反应。使用 PET 测量代谢活性能够定量 ER 表达的程度。当肿瘤为多灶性、多中心性、双侧或异质性时，也可以对病灶之间的 ER 表达程度进行比较。有研究报道，当 FES-PET 技术用于监测新辅助治疗反应时，在治疗早期即可观察到变化[62]。类似的针对孕激素受体（PR）、HER2 受体、细胞增殖指数（Ki67）和其他一些细胞水平的功能分子的特异性靶向功能成像技术正在开发中[63]。

光学成像

扩散光学光谱成像（diffuse optical spectroscopic imaging，DOSI）使用 650~1 000nm 波长的近红外光（near infrared，NIR）实时了解体内肿瘤的代谢、血供和氧消耗情况，该技术可以确定氧合血红蛋白、脱氧血红蛋白、水和脂肪的摩尔浓度。需要特别指出的是，该技术的优点是便携且无创。美国放射影像学会（ACRIN）主持的 6691 临床试验，联合了全美国 7 个医疗中心，旨在评估 DOSI 能否作为术前化疗的无创监测手段。在基线和治疗中 2 个时间点，研究者使用组织光学指数（tissue optical index，TOI= 脱氧血红蛋白 × 水 / 脂肪）分别对病灶进行评估，结果发现接受了新辅助化疗的 34 例乳腺癌患者中，肿瘤正常组织 TOI 比值（TOI ratio of tumor-to-normal tissue，$\%TOI_{TN}$）的改变能够成功预测 pCR。尽管在一项小样本研究中，研究者发现 $\%TOI_{TN}$ AUC 是 0.60，但是其中一小部分患者在基线状态时的肿瘤氧饱和度（$\%StO_2$）就大于中位值 77%，此时的 $\%TOI_{TN}$ AUC 就升高到了 0.83。把基线数据和动态光谱特征相结合，研究者发现光学成像可以用于预测治疗反应。当然，对这项技术我们还需要进一步的探索，尽管还需要更大规模的研究进行验证，但是临床的接受度和可及度已经越来越高。

更多思考

尽管乳腺的影像学报告早已采用标准化的美国放射学会制定的乳腺影像报告系统（Breast Imaging Reporting and Data，BI-RADS），但是如何报告治疗后肿瘤反应，目前尚无影像学标准。实际上，当前的 BI-RADS 手册并未包含新辅助系统治疗后的影像学随访指南。有文献建议，不仅要测量病灶大小，还要观察乳腺 X

线摄影图像上密度的改变、超声图像上回声结构的改变以及存在向心性退缩还是筛状退缩[18]。

在前瞻性临床试验中通常采用实体瘤反应评价标准（response evaluation criteria in solid tumors，RECIST）或残留肿瘤负荷（RCB）对肿瘤治疗反应的评价使肿瘤治疗反应标准化，分别分类为完全缓解（CR）或部分缓解（PR），疾病稳定或疾病进展。但是，这个标准中没有包含乳腺 X 线摄影，也不建议使用超声检查[64]。

对乳腺癌而言，影像学检查是评估疾病严重程度的重要方法。当前最主要的三种乳腺癌影像学检查方法是乳腺 X 线摄影、超声和对比增强 MRI。在进行新辅助治疗时，这些影像学方法对评估治疗反应非常重要。当肿瘤内科医生和外科医生通力合作、充分交流，构建综合治疗管理机制时，能够帮助医生优化患者的管理和完善治疗决策。当前，新辅助治疗背景下的临床影像学试验还包含更多新的影像学技术，将不断推动不同病理学亚型及有不同临床需求的患者的个体化治疗策略的优化。

（王邑迪　译，党艳丽　审校）

参考文献

[1] Howlader N, Noone A, Krapcho M, et al. SEER cancer statistics review, 1975–2017 SEER cancer statistics. Bethesda: National Cancer Institute, 2017.

[2] Berry DA, Cronin KA, Plevritis SK, et al. Effect of screening and adjuvant therapy on mortality from breast cancer. N Engl J Med, 2005,353(17):1784–1792.

[3] Waks AG, Winer EP. Breast cancer treatment: a Review. JAMA, 2019,321(3):288–300.

[4] Von Minckwitz G, Untch M, Blohmer JU, et al. Defnition and impact of pathologic complete response on prognosis after neoadjuvant chemotherapy in various intrinsic breast cancer subtypes. J Clin Oncol, 2012,30(15):1796–804.

[5] Cortazar P, Zhang L, Untch M, et al. Pathological complete response and long-term clinical beneft in breast cancer: the CTNeoBC pooled analysis. Lancet, 2014,384(9938):164–172.

[6] Schwartz LH, Litière S, De Vries E, et al. RECIST 1.1 – update and clarifcation: from the RECIST committee. Eur J Cancer, 2016,62:132–137.

[7] Symmans WF, Wei C, Gould R, et al. Long-term prognostic risk after neoadjuvant chemotherapy associated with residual cancer burden and breast cancer subtype. J Clin Oncol, 2017,35(10):1049–1060.

[8] Hamy AS, Darrigues L, Laas E, et al. Prognostic value of the residual cancer burden index according to breast cancer subtype: validation on a cohort of bc patients treated by neoadjuvant chemotherapy. PLoS One, 2020,15(6):e0234191.

[9] Yau C, van der Noordaa M, Wei J, et al. Abstract GS5-01: Residual cancer burden after neoadjuvant therapy and long-term survival outcomes in breast cancer: A multi-center pooled analysis. Am Assoc Cancer Res, 2020:GS5-01.

[10] Croshaw R, Shapiro-Wright H, Svensson E, et al. Accuracy of clinical examination, digital mammogram, ultrasound, and MRI in determining postneoadjuvant pathologic tumor response in operable breast cancer patients. Ann Surg Oncol, 2011,18(11):3160–3163.

[11] Yeh E, Slanetz P, Kopans DB, et al. Prospective comparison of mammography, sonography, and MRI in patients undergoing neoadjuvant chemotherapy for palpable breast cancer. Am J Roentgenol, 2005,184(3):868–877.

[12] Lobbes MBI, Prevos R, Smidt M, et al. The role of magnetic resonance imaging in assessing residual disease and pathologic complete response in breast cancer patients receiving neoadjuvant

chemotherapy: a systematic review. Insights Imaging, 2013,4:163–175.

[13] Yuan Y, Chen XS, Liu SY, et al. Accuracy of MRI in prediction of pathologic complete remission in breast cancer after preoperative therapy: a meta-analysis. Am J Roentgenol, 2010,195(1):260–268.

[14] Wu LM, Hu JN, Gu HY, et al. Can diffusion-weighted MR imaging and contrast-enhanced MR imaging precisely evaluate and predict pathological response to neoadjuvant chemotherapy in patients with breast cancer? Breast Cancer Res Treat, 2012,135:17–28.

[15] Marinovich ML, Houssami N, MacAskill P, et al. Meta-analysis of magnetic resonance imaging in detecting residual breast cancer after neoadjuvant therapy. J Natl Cancer Inst, 2013,105(5):321–333.

[16] Sheikhbahaei S, Trahan TJ, Xiao J, et al. FDG-PET/CT and MRI for evaluation of pathologic response to neoadjuvant chemotherapy in patients with breast cancer: a meta-analysis of diagnostic accuracy studies. Oncologist, 2016,21(8):931–939.

[17] Slanetz PJ, Moy L, Baron P, et al. ACR appropriateness criteria® monitoring response to neoadjuvant systemic therapy for breast cancer. J Am Coll Radiol, 2017,14(11):S462–475.

[18] Fowler AM, Mankoff DA, Joe BN. Imaging neoadjuvant therapy response in breast cancer. Radiology, 2017,285(2):358–375.

[19] Debruhl ND, Lee S-J, Mahoney MC, et al. MRI evaluation of the contralateral breast in women with recently diagnosed breast cancer: 2-year follow-up. J Breast Imaging, 2020,2(1):50–55.

[20] Liberman L, Morris EA, Kim CM, et al. MR imaging findings in the contralateral breast of women with recently diagnosed breast cancer. Am J Roentgenol, 2003,180(2):333–341.

[21] National Comprehensive Cancer Network. Breast Cancer (Version 1.2022). https://www.nccn.org/professionals/physician_gls/pdf/breast.pdf Accessed Nov 29, 2021. Pages 25, 26, 40, 137.

[22] Förnvik D, Zackrisson S, Ljungberg O, et al. Breast tomosynthesis: accuracy of tumor measurement compared with digital mammography and ultrasonography. Acta Radiol, 2010,51(3):240–247.

[23] Weiss A, Lee KC, Romero Y, et al. Calcifcations on mammogram do not correlate with tumor size after neoadjuvant chemotherapy. Ann Surg Oncol, 2014,21(10):3310–3316.

[24] Adrada BE, Huo L, Lane DL, et al. Histopathologic correlation of residual mammographic microcalcifcations after neoadjuvant chemotherapy for locally advanced breast cancer. Ann Surg Oncol, 2015,22(4):1111–1117.

[25] Huber S, Wagner M, Zuna I, et al. Locally advanced breast carcinoma: evaluation of mammography in the prediction of residual disease after induction chemotherapy. Anticancer Res. 2000,20(1 B):553–559.

[26] Helvie MA, Joynt LK, Cody RL, et al. Locally advanced breast carcinoma: accuracy of mammography versus clinical examination in the prediction of residual disease after chemotherapy. Radiology, 1996,198(2):327–332.

[27] Keune JD, Jeffe DB, Schootman M, et al. Accuracy of ultrasonography and mammography in predicting pathologic response after neoadjuvant chemotherapy for breast cancer. Am J Surg, 2010,199(4):47.

[28] Chagpar AB, Middleton LP, Sahin AA, et al. Accuracy of physical examination, ultrasonography, and mammography in predicting residual pathologic tumor size in patients treated with neoadjuvant chemotherapy. Ann Surg, 2006,243(2):257–264.

[29] Aarsvold JN, Alazraki NP. Update on detection of sentinel lymph nodes in patients with breast cancer. Semin Nucl Med, 2005,35(2):116–128.

[30] Deurloo EE, Tanis PJ, Gilhuijs KGA, et al. Reduction in the number of sentinel lymph node procedures by preoperative ultrasonography of the axilla in breast cancer. Eur J Cancer, 2003,39(8):1068–1073.

[31] Choi YJ, Ko EY, Han BK, Shin JH, et al. High-resolution ultrasonographic features of axillary lymph node metastasis in patients with breast cancer. Breast, 2009,18(2):119–122.

[32] Bedi DG, Krishnamurthy R, Krishnamurthy S, et al. Cortical morphologic features of axillary lymph nodes as a predictor of metastasis in breast cancer: in vitro sonographic study. Am J Roentgenol, 2008,191(3):646–652.

[33] Mainiero MB, Cinelli CM, Koelliker SL, et al. Axillary ultrasound and fne-needle aspiration in the preoperative evaluation of the breast cancer patient: an algorithm based on tumor size and lymph node appearance. Am J Roentgenol, 2010,195(5):1261–1267.

[34] Dialani V, James DF, Slanetz PJ. A practical approach to imaging the axilla. Insights Imaging, 2015,6:217–229.

[35] Abe H, Schmidt RA, Kulkarni K, et al. Axillary lymph nodes suspicious for breast cancer metastasis: sampling with US-guided 14-gauge core-needle biopsy – clinical experience in 100 patients. Radiology, 2009,250(1):41–49.

[36] Ecanow JS, Abe H, Newstead GM, et al. Axillary staging of breast cancer: what the radiologist should know. Radiographics, 2013,33(6):1589–1612.

[37] Hylton N. Dynamic contrast-enhanced magnetic resonance imaging as an imaging biomarker. J Clin Oncol, 2006,24(20):3293–3298.

[38] Belli P, Costantini M, Malaspina C, et al. MRI accuracy in residual disease evaluation in breast cancer patients treated with neoadjuvant chemotherapy. Clin Radiol, 2006,61(11):946–953.

[39] Hollingsworth AB, Stough RG, O'Dell CA, et al. Breast magnetic resonance imaging for preoperative locoregional staging. Am J Surg, 2008,196(3):389–397.

[40] Semiglazov V. RECIST for response (clinical and imaging) in neoadjuvant clinical trials in operable breast cancer. J Natl Cancer Inst – Monogr, 2015,2015(51):21–23.

[41] Houssami N, Turner RM, Morrow M. Meta-analysis of pre-operative magnetic resonance imaging (MRI) and surgical treatment for breast cancer. Breast Cancer Res Treat, 2017,165:273–283.

[42] Lehman CD, Gatsonis C, Kuhl CK, et al. MRI evaluation of the contralateral breast in women with recently diagnosed breast cancer. N Engl J Med, 2007,356(13):1295–1303.

[43] Loo CE, Straver ME, Rodenhuis S, et al. Magnetic resonance imaging response monitoring of breast cancer during neoadjuvant chemotherapy: relevance of breast cancer subtype. J Clin Oncol, 2011,29(6):660–666.

[44] Aglietta M, Regge D. Imaging tumor response to therapy. Milano: Springer, 2012.

[45] Fukada I, Araki K, Kobayashi K, et al. Pattern of tumor shrinkage during neoadjuvant chemotherapy is associated with prognosis in low-grade luminal early breast cancer. Radiology, 2018,286(1):49–57.

[46] Moy L. Do tumor shrinkage patterns at breast MR imaging predict survival? Radiology, 2018,286(1):58–59.

[47] Sardanelli F, Boetes C, Borisch B, et al. Magnetic resonance imaging of the breast: recommendations from the EUSOMA working group. Eur J Cancer, 2010,46(8):1296–1316.

[48] Scheel JR, Kim E, Partridge SC, et al. MRI, clinical examination, and mammography for preoperative assessment of residual disease and pathologic complete response after neoadjuvant chemotherapy for breast cancer: ACRIN 6657 trial. Am J Roentgenol, 2018,210(6):1376–1385.

[49] Hylton NM, Blume JD, Bernreuter WK, et al. Locally advanced breast cancer: MR imaging for prediction of response to neoadjuvant chemotherapy - Results from ACRIN 6657/I-SPY TRIAL. Radiology, 2012,263(3):663–672.

[50] Hylton NM, Gatsonis CA, Rosen MA, et al. Neoadjuvant chemotherapy for breast cancer: functional tumor volume by MR imaging predicts recurrencefree survival-results from the ACRIN 6657/CALGB 150007 I-SPY 1 TRIAL. Radiology, 2016,279(1):44–55.

[51] Sener SF, Sargent RE, Lee C, et al. MRI does not predict pathologic complete response after neoadjuvant chemotherapy for breast cancer. J Surg Oncol, 2019,120(6):903–910.

[52] Woodhams R, Kakita S, Hata H, et al. Identifcation of residual breast carcinoma following neoadjuvant chemotherapy: diffusion-weighted imaging - comparison with contrast-enhanced MR imaging and pathologic fndings. Radiology, 2010,254(2):357–366.

[53] Partridge SC, Zhang Z, Newitt DC, et al. Diffusion-weighted MRI fndings predict pathologic response in neoadjuvant treatment of breast cancer: the ACRIN 6698 multicenter trial. Radiology, 2018,289(3):618–627.

[54] Fallenberg EM, Dromain C, Diekmann F, et al. Contrast-enhanced spectral mammography versus MRI: initial results in the detection of breast cancer and assessment of tumour size. Eur Radiol, 2014,24(1):256–264.

[55] Muzahir S. Molecular breast cancer imaging in the era of precision medicine. Am J Roentgenol, 2020,215(6):1512–1519.

[56] Narayanan D, Berg WA. Dedicated breast gamma camera imaging and breast PET: current status and future directions. PET Clin, 2018,13(3):363–381.

[57] Sun Y, Wei W, Yang HW, et al. Clinical usefulness of breast-specifc gamma imaging as an adjunct modality to mammography for diagnosis of breast cancer: a systemic review and metaanalysis. Eur J Nucl Med Mol Imaging, 2013,40(3):450–463.

[58] Guo C, Zhang C, Liu J, et al. Is 99m Tc-sestamibi scintimammography useful in the prediction of neoadjuvant chemotherapy responses in breast cancer? A systematic review and meta-analysis. Nucl Med Commun, 2016,37(7):675–688.

[59] Collarino A, de Koster EJ, Valdés Olmos RA, et al. Is technetium-99m sestamibi imaging able to predict pathologic nonresponse to neoadjuvant chemotherapy in breast cancer? A meta-analysis evaluating current use and shortcomings. Clin Breast Cancer, 2018,18(1):9–18.

[60] Kurland BF, Peterson LM, Lee JH, et al. Estrogen receptor binding (18F-FES PET) and glycolytic activity (18F-FDG PET) predict progression-free survival on endocrine therapy in patients with ER+ breast cancer. Clin Cancer Res, 2017,23(2):407–415.

[61] Miladinova D. Molecular imaging in breast cancer. Nucl Med Mol Imaging (2010), 2019, 53(3):313–319.

[62] Linden HM, Dehdashti F. Novel methods and tracers for breast cancer imaging. Semin Nucl Med, 2013,43(4):324–329.

[63] Gebhart G, Gámez C, Holmes E, et al. 18F-FDG PET/CT for early prediction of response to neoadjuvant lapatinib, trastuzumab, and their combination in HER2-positive breast cancer: results from neo-ALTTO. J Nucl Med, 2013,54(11):1862–1868.

[64] Eisenhauer EA, Therasse P, Bogaerts J, et al. New response evaluation criteria in solid tumours: revised RECIST guideline (version 1.1). Eur J Cancer, 2009,45:228–247.

初诊腋窝淋巴结阴性和阳性乳腺癌的手术治疗

第 10 章

Joanna S. Lee, Priscilla F. McAuliffe, Ronald R. Johnson

引 言

在乳腺癌的治疗中，精确的腋窝淋巴结分期非常重要，因为淋巴结转移是乳腺癌预后最主要的预测因子。淋巴结的状态决定了系统治疗、手术治疗、放疗和重建手术的程度。过去，为了对乳腺癌患者的腋窝进行分期，患者需要接受腋窝淋巴结清扫术（ALND），现在通过创伤很小的前哨淋巴结活检（SLNB）就能实现对腋窝淋巴结的准确分期。通常认为，临床腋窝淋巴结阴性患者的腋窝肿瘤负荷很轻，根据直接手术治疗患者的经验，这些患者仅接受 SLNB 是安全的。系统治疗和放疗的进步，使得乳腺癌患者不仅可以成功豁免腋窝大创伤手术，也提高了局部控制率和改善了整体肿瘤结局。

已有三项临床试验证实，腋窝淋巴结临床阴性（cN_0）患者的前哨淋巴结肿瘤负荷很轻时，可以豁免 ALND。美国外科学会肿瘤学组（ACOSOG）的 Z0011 临床试验改变了临床实践，证实 cN_0 期乳腺癌患者如果有 1~2 枚前哨淋巴结转移，放弃腋窝淋巴结清扫术，接受保乳手术（BCT）和全乳放疗（whole breast radiation，WBRT）后，局部复发（LRR）率、无病生存（DFS）率和总生存（OS）率差别不大[1]。国际乳腺癌研究学组（International Breast Cancer Study Group，IBCSG）的 23-01 临床试验也显示，临床分期为 cN_0 且前哨淋巴结（SLN）转移数量有限的患者，放弃 ALND 是安全的，放弃或不放弃 ALND 的 5 年 DFS 差别不大，而且，ALND 组的手术并发症更多，如淋巴水肿和神经病变[2]。欧洲癌症研究与治疗组织（EORTC）的 10981-22023 AMAROS 临床试验也显示，临床分期为 cT_1~T_2N_0 的早期乳腺癌患者接受 SLNB 联合放疗，生存情况不劣于接受 ALND 的患者。令人惊叹的是，放弃 ALND、接受腋窝放疗的患者，淋巴水肿的发生率明显很低[3]。

J. S. Lee · P. F. McAuliffe · R. R. Johnson (✉)
Breast Surgical Oncology, University of Pittsburgh, Pittsburgh, PA, USA
e-mail: leejs7@upmc.edu; mcauliffepf@upmc.edu; johnrr@upmc.edu

© The Author(s), under exclusive license to Springer Nature Switzerland AG 2022
A. Soran, F. Nakhlis (eds.), *Management of the Breast and Axilla in the Neoadjuvant Setting*, https://doi.org/10.1007/978-3-030-88020-0_10

新辅助化疗（NACT）后腋窝的管理策略也在不断进步。早期乳腺癌新辅助化疗的目的是使乳腺和腋窝降期，目前采用该方案的患者越来越多。因为肿瘤的生物学性质不同，新辅助化疗后反应也不相同，某些类型的乳腺癌，特别是三阴性乳腺癌（TNBC）和 HER2 阳性乳腺癌新辅助化疗后能够达到病理学完全缓解（pCR），这也是重要的预后因子。尽管新辅助化疗和辅助化疗的患者的总生存率没有明显差异，但是行新辅助化疗后有残留癌且接受了强化辅助治疗的患者有生存获益。

学术界对新辅助内分泌治疗（NET）后腋窝的管理还缺乏认识，相关资料非常少。根据美国外科学会的新辅助系统治疗实践指南，绝经后、cT_{2-3} 期、激素受体阳性（HR 阳性）的乳腺癌患者采用 NET 治疗的反应最明显。肿瘤通常需要 4~6 个月的持续 NET 治疗才能获得明显的降期，但是 NET 后 pCR 非常少见。正因为如此，NET 后如何进行腋窝管理尚未可知。当前，绝经前女性使用 NET 的治疗效果还不明确。本章将对现有的探讨 NAC 后腋窝外科处理策略的文献进行回顾性分析，并简要阐述 NET 后腋窝的外科管理策略。本书其他章节将深入探讨 NET 在乳腺癌治疗中的作用和意义。

NACT 的获益

不同的肿瘤类型对新辅助化疗（NACT）的反应不同，无论是乳腺还是腋窝病变，NACT 都能够使其有效地降期，即使是初诊分期为 cN_0 的病情较轻的患者，NACT 也能够通过降低肿瘤 / 乳腺比提高保乳手术率。NACT 的使用使临床医生可以评估肿瘤反应。而且，早期的研究数据显示，NACT 的使用可以使临床淋巴结阳性（cN+）患者的腋窝降期，从而减轻后续腋窝手术范围。美国外科辅助乳腺和肠道计划（National Surgical Adjuvant Breast and Bowel Project，NSABP）主持的 B-18 研究对可手术切除的乳腺癌术前和术后应用多柔比星联合环磷酰胺治疗进行了比较，结果显示，不考虑当前临床腋窝淋巴结状态或肿瘤大小，NACT 组的腋窝淋巴结转阴率明显高于辅助治疗组，分别是 59% 和 43%，$P<0.001$ [4]。随后的 NSABP B-27 研究报告，在 B-18 的基础上加入多西他赛后，腋窝淋巴结转阴率进一步提高。NACT 组对比辅助治疗组，腋窝淋巴结阳性率分别是 50.8% 和 58.2%，$P<0.001$ [5]。B-18 和 B-27 研究的长期随访结果显示，在多柔比星和环磷酰胺的基础上加入多西他赛明显提高了 pCR 率，而且，获得 pCR 患者的 DFS 率和 OS 率更高 [6]。美国德克萨斯大学 MD 安德森癌症中心的研究也显示，NACT 组与直接手术组相比，腋窝淋巴结阳性率明显下降，T_2~T_3 期患者尤其明显（T_1：12.7% *vs.* 19%，$P=0.02$；T_2：20.5% *vs.* 36.5%，$P<0.0001$；T_3：30.4% *vs.* 51.4%，$P=0.04$）[7]。

NACT 的应用还能使临床医生评价治疗后反应，从而为合适的患者提供辅助强化治疗的机会。最近的几项研究显示，NACT 后未达到 pCR 者可以从辅助强化治疗中获益。CREATE-X UNIM 临床试验显示，HER2 阴性乳腺癌患者接受包含蒽环类或紫杉醇类或两药联合方案的新辅助治疗后未达到 pCR 时，使用卡培他滨进行辅助强化治疗可以延长 DFS 和 OS [8]，研究显示，卡培他滨治疗组的 DFS 和 OS 明显改善（DFS：74.1% *vs.* 67.6%，$P=0.01$；OS：89.2% *vs.* 83.6%，$P=0.01$）。KATHERINE

临床试验显示，HER2 阳性乳腺癌患者接受标准 NACT（紫杉醇类单独或联合曲妥珠单抗或紫杉醇类与蒽环类联合曲妥珠单抗）后有残留癌的患者，相比继续单独使用曲妥珠单抗，使用恩美曲妥珠单抗（T-DM1）降低了 50% 的浸润性癌复发率或死亡率（HR=0.50，$P<0.001$）[9]。

NET 的获益

根据 NCCN 指南，辅助内分泌治疗是激素受体阳性（HR 阳性）、HER2 阴性乳腺癌的重要治疗手段之一，这一理念已经被广泛接受。新辅助内分泌治疗与 NACT 具有类似的作用，例如潜在的疾病降期、了解内分泌治疗反应的在体信息等。ACOSOG Z1031 是一项 Ⅱ 期随机新辅助内分泌治疗临床试验，旨在比较来曲唑、阿那曲唑和依西美坦的临床反应率，结果显示三者并无明显差异，整体的临床反应率是 69%。研究还发现，NET 提高了保乳手术率，达 51.5%，这些患者初诊时并不符合保乳条件，NET 后成功完成了保乳手术[10]。

NET 在降期腋窝手术方面的作用的文献极少。纪念斯隆·凯特林癌症中心（Memorial Sloan Kettering Cancer Center，MSKCC）报道，NET 后的腋窝淋巴结 pCR 率为 11%。NAC 和 NET 的腋窝淋巴结降期率没有明显差异（18% *vs.* 11%，$P=0.37$）。NET 后腋窝淋巴结达到 pCR 的患者通常年龄比较大（$P=0.004$），孕激素受体表达强度高（$P=0.031$）[11]。最近，美国癌症数据库（National Cancer Database，NCDB）的一项纳入 4 580 例接受 NET 的分析显示，整体腋窝 pCR 率达 14.5%。达到 pCR 的患者的腋窝肿瘤负荷更轻（$P=0.008$）、组织学分级更高（$P=0.003$）且多为导管癌（$P=0.04$）[12]。NCDB 的另一项研究观察了 4 495 例接受了 NET 的患者，并提出了一个有趣的问题——NET 后腋窝淋巴结残留癌的肿瘤学意义是什么？即这种残留癌是否与 NACT 后残留癌的预后意义相同。此项研究的整体 pCR 率极低，乳腺原发灶的 pCR 率仅为 1.4%，原发灶和腋窝淋巴结的 pCR 率为 1.2%。与 pCR 率的高低无关，研究者发现腋窝淋巴结达到 pCR 的患者与腋窝淋巴结有少量残留癌的患者 [如孤立肿瘤细胞转移（ITCs）或微转移的患者] 相比，OS 并无明显差异。而且，与接受 NACT 和直接手术的患者相比，接受 NET 患者的生存结局更加接近直接手术的患者[13]。

NACT 后 SLNB 的可行性

由于淋巴结的状态是乳腺癌最重要的预后因素，因此 NACT 后精确评估腋窝的病变程度非常重要。对 NACT 后治疗反应极好的患者降低腋窝手术的强度能够减少手术并发症。

NACT 后淋巴引流会出现改变，治疗也会导致组织发生改变，如纤维化。过去学术界对 NACT 后 SLNB 是否能够反映腋窝的真实状态充满了疑虑[14-15]，所以有些医生会选择在 NACT 前进行 SLNB[16]。这样做的潜在获益是 NACT 前明确淋巴结的病理状态，能够理顺辅助放疗的需求，有助于针对合适的患者制订重建手术计划。但是，NACT 前 SLNB 的潜在缺点是会导致腋窝淋巴结微转移的患者丧失降期的机会。对 NSABP B-18 和 B-27 研究的联合分析显示，NACT 后比 NACT 前的病理反应更能反映患者的预后。特别值得注意的是，腋窝淋巴结残留癌是 10 年 LRR 的最强预测因素（HR=4.5，$P<0.001$）。这些发现提示，NACT 前进行 SLNB 的决策应该根据患者的情况，具体情况具体分析，在多学科会诊意见达成一致的前提下再制订策略[17]。

临床腋窝淋巴结阴性患者

尽管学术界对 NACT 后行 SLNB 存在各种疑虑，但是近年来的一些研究显示，cN_0 患者接受 NACT 后的前哨淋巴结（SLN）数量和假阴性率（FNR）与直接手术的数据相似。B-27 研究的数据显示，NACT 后 SLNB 的成功率为 84.8%，FNR 为 10.7%，该结果支持 NACT 后行 SLNB 的决策。这项研究还显示，该策略与多切除 SLN 的手术成功率并无差异[15]。GANEA1 研究旨在观察 NACT 后 SLN 的检出率、FNR 和 SLNB 的准确度。在 cN_0 组，SLN 的检出率达 95%，FNR 为 9%，说明 NACT 后 SLNB 是可行的。但是，cN+ 组的检出率仅为 82%（$P=0.08$）[18]。GANEA2 研究详细说明了 cN_0 组单独行 SLNB 的情况，结果显示，从 2010 年随访到 2014 年，仅 1 例患者出现腋窝复发。这说明 NACT 前腋窝淋巴结阴性的患者通过 NACT 后 SLNB 略过 ALND 是安全可行的[19]。MDACC 报道，NACT 后的 SLN 检出率与直接手术相似（97.4% vs. 98.7%）。直接手术组的 FNR 是 4.1%，NAC 组为 5.8%，$P=0.4$[7]。荷兰的癌症注册研究也显示，直接手术和 NACT 后的 SLN 检出率很接近（98% vs. 95%）[20]。

尽管这些研究的 SLN 检出率和 FNR 非常接近，但是学术界仍然存在这样的疑问，即 SLNB 后遗漏的某些淋巴结内可能存在化疗耐药的癌细胞，其长期后果会怎样？很遗憾，关于这个问题的文献非常少。MDACC 发表了一项研究，结果显示，NACT 后 SLNB 阴性未行 ALND 的患者，中位随访 47 个月，区域复发率仅为 1.2%[7]。加州大学洛杉矶分校的研究结果与之类似，该研究中位随访 52 个月，腋窝复发率低至 0.7%[21]。

临床腋窝淋巴结阳性患者

cN+ 患者由于肿瘤生物学性质不同，NACT 后腋窝淋巴结的 pCR 范围为 20%~70%。三项大型、多中心、前瞻性临床试验显示基线 cN+ 的患者 NACT 后 SLNB 是可行的（表 10.1）。

ACOSOG Z1071 研究旨在评估 cN+ 患者 NACT 后的 FNR，结果显示总 FNR 为 12.6%。进一步的亚组分析显示，双示踪剂可以将 FNR 降低至 10.8%（$P=0.05$），切除 ≥ 3 枚 SLN 可以进一步降低 FNR 至 9.1%（$P=0.007$）[23]。免疫组化（IHC）技术还能将 FNR 再降低至 8.7%[24]。Z1071 临床试验的随访结果显示，NACT 后单独超声检查不能预测淋巴结的病理反应。超声检查显示形态正常的淋巴结，其中 56.3% 的淋巴结行病理学检查显示存在残留癌；超声检查显示异常的淋巴结，其中 28.2% 的淋巴结行病理学检查显示 pCR[25]。

SENTinel 新辅助临床试验（SENTinel NeoAdjuvant，SENTINA）是一项在欧洲进行的四臂、多中心临床研究，与 ACOSOG Z1071 试验不同，试验设计不强制要求 NACT 前必须对可疑淋巴结进行经皮穿刺活检后病理学检查证实转移，其中一臂观察的对象是 NACT 前 cN+、NAC 后转阴的患者。整体 FNR 是 14.2%，双示踪剂检测可以将 FNR 降低至 8.6%（P=0.15），切除 3 枚及以上淋巴结可继续将 FNR 降低至 7.3%（P=0.008）。该研究没有讨论免疫组化技术的影响[26]。

新辅助化疗后前哨淋巴结活检临床试验（Sentinel Node Biopsy Following Neoadjuvant Chemotherapy，SN-FNAC）是一项观察了 cN+ 患者 NACT 后行 SLNB 的前瞻性临床试验。在 SENTINA 和 ACOSOG Z1071 临床试验结果发表后，加拿大的这项临床研究很快就关闭了入组，结果显示，整体 FNR 是 13.4%。类似于 Z1071 试验，IHC 技术的应用可以将 FNR 降低至 8.4%。同样地，双示踪剂的应用和 ≥ 2 枚淋巴结切除对降低 FNR 都有重要的意义[27]。对于降低 FNR 的外科技术，我们将在后文中进行汇总和综述（表 10.2）。

活检夹标记的淋巴结评估

ACOSOG Z1071 临床试验的亚组分析结果显示，当对活检证实转移的淋巴结行标记夹标记并手术切除后[28]，FNR 降低至 6.8%，基于此，MDACC 将这一技术称为靶向腋窝淋巴结切除（targeted axillary dissection，TAD），即使用 ^{125}I 放射性粒子标记活检的淋巴结，确保 SLNB 时切除该淋巴结。在这项研究中，单独 SLNB 的 FNR 是 10.1%，单独标记夹标记的 FNR 是 4.2%。当采用 TAD 技术时，FNR 降低至 2%[29-30]。美国匹兹堡大学的类似研究也显示，采用 ^{125}I 放射性粒子标记的腋窝淋巴结切除联合 SLNB 可以精准反映腋窝淋巴结的疾病程度，因为腋窝存在残留癌患者的癌细胞都存在于标记的淋巴结中[31]，研究者将这种方法命名为定向 SLNB 法

表 10.1　证明 cN+ 患者新辅助治疗（NAC）后前哨淋巴结活检（SLNB）可行性的临床试验

研究	病例数（例）	NAC 前是否活检	SLN 的成功率	总 FNR
ACOSOG Z1071[23]	637	是	92.7%	12.6%
SENTINA[26]	592	否	87.8%	14.2%
SN FNAC[27]	153	是	87.6%	13.4%

FNR：假阴性率

表 10.2　不同的检出和检测技术对假阴性率（FNR）的影响

研究	IHC	单示踪剂	双示踪剂	1 枚 SLN	2 枚 SLN	≥ 3 枚 SLN
ACOSOG Z1071[23]	8.7%	20.3%	10.8%	NA	21.1%	9.1%
SENTINA[26]	NA	16%	8.6%	24.3%	18.5%	7.3%
SN FNAC[27]	8.4%	16%	5.2%	18.2%	≥ 2 枚 SLN 4.9%	NA

IHC：免疫组化；SLN：前哨淋巴结；NA：无数据

（directed-SLNB）。这些研究显示，在 9%~27% 的病例中，标记的淋巴结不属于前哨淋巴结。因此，仅仅依赖 SLNB 技术可能会遗漏之前活检证实阳性的淋巴结[28-31]。NCCN 指南赞同对 NACT 后从 cN+ 转 cN– 的患者行 SLNB。NCCN 指南也指出，对 NACT 后行 SLNB 的患者可以采用以下方法降低 FNR，例如，切除标记的活检的淋巴结，采用双示踪剂，切除 ≥ 2 枚前哨淋巴结[32]。

　　随着相关临床试验结果的公布，NACT 后行 SLNB 的 FNR 不高且具有可行性已经得到了证实，相关临床实践也出现了明显改变。美国乳腺外科协会（American Society of Breast Surgeons，ASBS）的一项调查显示，在这些试验结果发表前，临床医生为 NACT 后的患者选择 SLNB 的比例仅占 45%，之后这一比例升高至 85%。大部分临床医生都认为以下手术技巧很重要：采用双示踪剂（86%）、标记活检淋巴结确保切除（82%）以及至少切除 2 枚以上前哨淋巴结（70%）[33]。Dana Farber 癌症中心使用 NCDB 完成的综述显示，最近 NACT 后 cN+ 的患者接受 SLNB 的比例明显增多，2012 年该比例约为 31.8%，2015 年升高到 49%（$P<0.001$）。该文献指出，影响 NACT 后 SLNB 的因素包括：诊断年龄 <45 岁，手术实施条件受限，淋巴结分期为 cN_1 或 N_2、HER2 阳性和三阴性乳腺癌，以及治疗方案是选择保乳手术还是乳房全切术。研究显示，不同腋窝肿瘤负荷的患者放弃 ALND 的比例不同，分别是：孤立肿瘤细胞（ITC）转移的患者放弃 ALND 的比例是 36.9%，微转移者约为 23.6%，宏转移者约为 13%[34]。当前正在进行的 GANEA 3 研究是一项前瞻性多中心临床试验，其目的是进一步评估靶向切除初始转移和标记夹标记的淋巴结患者的获益情况。

放疗的作用

　　确诊后直接手术的患者，如果腋窝淋巴结肿瘤负荷有限（1~2 枚阳性），那么 SLNB 后淋巴结区放疗的效果不劣于 ALND[1, 3]。然而，与直接手术相比，NACT 后放疗的适应证尚未标准化。传统观点认为，应该基于 NACT 前的患者状态制订放疗策略。一项大型的 NCDB 综述观察了 cN+ 但 NAC 后 pCR 的患者术后放疗（post-mastectomy radiation therapy，PMRT）的价值。结果显示，PMRT 组并无统计学意义的 OS 获益。然而，在亚组分析中，PMRT 能明显提高临床分期为 cⅢB/ ⅢC 期乳腺癌或 NACT 后存在乳腺原发灶残留癌的患者的 OS 率（$P<0.05$）[35]。韩国的一项多中心临床研究也显示，PMRT 未能使 NACT 后腋窝淋巴结达到 pCR 的患者的 OS 获得有统计学意义的改善[36]。

未来发展方向

　　整体而言，大多数临床试验的结果都倾向对乳腺癌患者行 NACT 使腋窝降期以减少并发症，但是很多前瞻性研究的临床数据还未发布，这些研究都关注放弃 ALND 的长期肿瘤安全性。以下是几项正在进行的此类临床研究（表 10.3）。

表 10.3 正在进行的临床研究

研究	国家	主要结局	募集时间（开始时间－主要完成时间－完成时间）	估计入组病例数(例)	是否募集
Alliance A011202[37]	美国（NCT01901094）	浸润性乳腺癌无复发间期（IBC-RFI）	2/2014–1/2024–未报道	1 660	募集中
ATNEC[38]	英国（NCT04109079）	无病生存期（DFS）患者报道的淋巴水肿	12/2020–2/2030	1 900	募集中
TAXIS[39]	瑞士（NCT03513614）	DFS	8/2018–3/2029–12/2043	1 500	募集中
NSABPB–51/RTOG 1304[40]	美国（NCT01872975）	IBC-RFI	8/2013–7/2023–8/2028	1 636	募集中
NEONOD 2[41]	意大利（NCT04019678）	DFS	6/2019—6/2022—6/2027	850	募集中

Alliance A011202 临床试验（NCT01901094）旨在观察 cN+ 且 NACT 后前哨淋巴结仍阳性的患者。将符合条件的患者入组后随机分为两组，即 ALND 组和观察组。所有患者都接受了区域淋巴结放疗。此研究的主要观察终点是同侧区域浸润性癌复发率，次要终点是 OS、淋巴水肿发生率、放疗范围是否足够和残留肿瘤负荷[37]。欧洲也有两项类似的研究正在进行中，第一个是英国的 ATENC 临床试验（NCT04109079），这是一项前瞻性多中心随机临床试验，旨在观察 NAC 后有 1~2 枚淋巴结阳性的患者随机接受 ALND 和放疗的结局[38]；第二项是瑞士的 TAXIS 临床试验（NCT03513614），也是前瞻性多中心随机对照临床试验，对比 ALND 和临床可疑的标记夹已标记的淋巴结切除联合放疗，这两种不同的处理方式对生存的影响[39]，两项欧洲研究的主要终点都是 5 年的 DFS。

NSABP B–51/ 放射治疗肿瘤学组（Radiation Therapy Oncology Group，RTOG）1304 临床试验（NCT01872975）旨在观察 cN+、接受 NACT 后淋巴结达到 pCR 的患者，接受区域淋巴结放疗是否获益。将 cT$_1$~T$_3$、活检证实 N$_1$ 的患者，在新辅助化疗后分为三组，分别为单独 SLNB 组，SLNB 联合 ALND 组和单独 ALND 组。腋窝淋巴结达到 pCR 的患者随机化接受或不接受区域淋巴结放疗。该研究涉及的放疗区仅包含区域淋巴引流区。接受保乳手术的患者给予全乳放疗和局部推量放疗。接受乳房全切术的患者，如果随机入无放疗组，那么胸壁不做放疗。研究的主要终点是无复发间期，次要终点是 OS、美容效果、毒性、预测复发的分子标志物等[40]。

意大利 NEONOD2 临床试验（NCT04019678）是一项多中心非劣效性临床试验，目的是评估新辅助化疗后前哨淋巴结微转移的患者放弃 ALND 是否安全，研究的主要终点是 DFS[41]。

这些正在进行的临床试验的结果可能会推动制订新辅助化疗后更理想的腋窝

管理策略，或者能够基于新辅助化疗的反应进行个体化腋窝管理。当临床医生制订这些至关重要的治疗方案时，心中应牢记肿瘤的生物学特点，这些特点是有明确的数据支持的，例如，未达到 pCR 的三阴性乳腺癌患者的预后一定很差，而激素受体阳性乳腺癌患者的预后不一定[42]。

结　论

　　新辅助治疗（NAST）后精确的腋窝分期对于制订辅助治疗计划和做出治疗决策非常重要。根据文献，从新辅助化疗（NACT）后腋窝外科管理的角度来看，无论是 cN₀ 还是 cN+ 患者，采用 SLNB 都能够精确地进行腋窝分期。对于 cN+ 患者，改良的技术能够降低前述的 SLNB 的 FNR（如双示踪剂、切除 2 枚以上淋巴结以及尽可能用标记夹定位）。因此，乳腺外科医生需要清楚地了解和学习新辅助化疗后腋窝分期技术，从而使患者获得理想的肿瘤治疗结局，并且减少外科并发症。现在正在进行的临床试验结果还未发布，不论残留癌量多少，ALND 都是 NACT 后腋窝残留癌患者的标准治疗策略。NACT 后仅行 SLNB 且淋巴结达到 pCR 的患者，在制订理想的治疗策略时，需要进行缜密的多学科评估，包括明确患者 NACT 前的分期、肿瘤生物学特点、乳腺病灶的治疗反应、年龄和其他反映肿瘤侵袭性的指标，如淋巴血管侵犯（LVI），如此谨慎的原因是这些患者的局部复发率不详。关键问题是，决定局部复发率（LRR）风险和患者长期肿瘤相关预后的关键因素究竟是 NACT 前的分期还是 NACT 后的分期？相信随着正在进行的临床试验结果的公布，这些问题的答案不久将被揭晓。

　　对绝经后 HR 阳性、HER2 阴性乳腺癌患者而言，新辅助内分泌治疗（NET）是一个安全、有效的选择。如前所述，NET 提供了评价内分泌治疗反应的机会，后者对于肿瘤相关的总生存率可能十分重要。NET 有毒性低的特点，因此，可以作为某些适合新辅助治疗患者的一种有价值的选择方案。NET 提高了乳腺原发灶的临床部分缓解率，乳腺原发灶降期后又提高了保乳手术率，这一点得到了学术界的广泛认可。但是，NET 在腋窝外科管理中的作用仍不清楚，因为 NET 后腋窝淋巴结 pCR 很少见，腋窝降期也很难实现。因此，未来很有必要进一步研究和开展临床试验，这些专门设计的随机对照临床试验也许能够解决如何更好地利用 NET 进行腋窝管理的问题。

（孔　静　译，王　廷　审校）

参考文献

[1]　Giuliano AE, et al. Axillary dissection vs no axillary dissection in women with invasive breast cancer and sentinel node metastasis: a randomized clinical trial. JAMA, 2011,305(6):569–575.

[2]　Galimberti V, et al. Axillary dissection versus no axillary dissection in patients with sentinelnode micrometastases (IBCSG 23-01): a phase 3 randomised controlled trial. Lancet Oncol, 2013,14(4):297–305.

[3] Donker M, et al. Radiotherapy or surgery of the axilla after a positive sentinel node in breast cancer (EORTC 10981-22023 AMAROS): a randomised, multicentre, open-label, phase 3 non-inferiority trial. Lancet Oncol, 2014,15(12):1303–1310.

[4] Fisher B, et al. Effect of preoperative chemotherapy on local-regional disease in women with operable breast cancer: fndings from National Surgical Adjuvant Breast and Bowel Project B-18. J Clin Oncol, 1997,15(7):2483–2493.

[5] Bear HD, et al. The effect on tumor response of adding sequential preoperative docetaxel to preoperative doxorubicin and cyclophosphamide: preliminary results from National Surgical Adjuvant Breast and Bowel Project Protocol B-27. J Clin Oncol, 2003,21(22):4165–4147

[6] Rastogi P, et al. Preoperative chemotherapy: updates of National Surgical Adjuvant Breast and Bowel Project Protocols B-18 and B-27. J Clin Oncol, 2008,26(5):778–785.

[7] Hunt KK, et al. Sentinel lymph node surgery after neoadjuvant chemotherapy is accurate and reduces the need for axillary dissection in breast cancer patients. Ann Surg, 2009,250(4):558–566.

[8] Masuda N, et al. Adjuvant capecitabine for breast cancer after preoperative chemotherapy. N Engl J Med, 2017,376(22):2147–2159.

[9] von Minckwitz G, et al. Trastuzumab emtansine for residual invasive HER2-positive breast cancer. N Engl J Med, 2019,380(7):617–628.

[10] Ellis MJ, et al. Randomized phase II neoadjuvant comparison between letrozole, anastrozole, and exemestane for postmenopausal women with estrogen receptor-rich stage 2 to 3 breast cancer: clinical and biomarker outcomes and predictive value of the baseline PAM50-based intrinsic subtype–ACOSOG Z1031. J Clin Oncol, 2011,29(17):2342–2349.

[11] Montagna G, et al. How effective is neoadjuvant endocrine therapy (NET) in downstaging the axilla and achieving breast-conserving surgery? Ann Surg Oncol, 2020,27(12):4702–4710.

[12] Stafford A, et al. Axillary response in patients undergoing neoadjuvant endocrine treatment for node-positive breast cancer: systematic literature review and NCDB analysis. Ann Surg Oncol, 2020,27(12):4669–4677.

[13] Kantor O, et al. Prognostic signifcance of residual nodal disease after neoadjuvant endocrine therapy for hormone receptor-positive breast cancer. NPJ Breast Cancer, 2020,6:35.

[14] King TA, Morrow M. Surgical issues in patients with breast cancer receiving neoadjuvant chemotherapy. Nat Rev Clin Oncol, 2015,12(6):335–343.

[15] Mamounas EP, et al. Sentinel node biopsy after neoadjuvant chemotherapy in breast cancer: results from National Surgical Adjuvant Breast and Bowel Project Protocol B-27. J Clin Oncol, 2005,23(12):2694–2702.

[16] Pilewskie M, Morrow M. Axillary nodal management following neoadjuvant chemotherapy: a review. JAMA Oncol, 2017,3(4):549–555.

[17] Mamounas EP, et al. Predictors of locoregional recurrence after neoadjuvant chemotherapy: results from combined analysis of National Surgical Adjuvant Breast and Bowel Project B-18 and B-27. J Clin Oncol, 2012,30(32):3960–3966.

[18] Classe JM, et al. Sentinel lymph node biopsy after neoadjuvant chemotherapy for advanced breast cancer: results of Ganglion Sentinelle et Chimiotherapie Neoadjuvante, a French prospective multicentric study. J Clin Oncol, 2009,27(5):726–732.

[19] Classe JM, et al. Sentinel lymph node biopsy without axillary lymphadenectomy after neoadjuvant chemotherapy is accurate and safe for selected patients: the GANEA 2 study. Breast Cancer Res Treat, 2019,173(2):343–352.

[20] de Munck L, Sonke GS, van Dalen T, et al. Population based study on sentinel node biopsy before or after neoadjuvant chemotherapy in clinically node negative breast cancer patients: identifcation rate and infuence on axillary treatment. Eur J Cancer, 2015,51(8):915–921.

[21] Dauphine C, et al. Axillary recurrence after sentinel lymph node biopsy for breast cancer. Am Surg, 2010,76(10):1127–1129.

[22] Boughey JC, et al. Tumor biology correlates with rates of breast-conserving surgery and pathologic complete response after neoadjuvant chemotherapy for breast cancer: fndings from the ACOSOG Z1071 (Alliance) Prospective Multicenter Clinical Trial. Ann Surg, 2014,260(4):608–614. discussion 614–616.

[23] Boughey JC, et al. Sentinel lymph node surgery after neoadjuvant chemotherapy in patients with node-positive breast cancer: the ACOSOG Z1071 (Alliance) clinical trial. JAMA, 2013,310(14):1455–1461.

[24] Boughey JC, et al. Abstract P2-01-02: methods impacting the false negative rate of sentinel lymph node surgery in patients presenting with node positive breast cancer (T0-T4,N1-2) who receive neoadjuvant chemotherapy – results from a prospective trial–ACOSOG Z1071 (Alliance). Cancer Res, 2015,75(9 Supplement):P2. -01-02-P2-01-02

[25] Boughey JC, et al. Axillary ultrasound after neoadjuvant chemotherapy and its impact on sentinel lymph node surgery: results from the American College of Surgeons Oncology Group Z1071 Trial (Alliance). J Clin Oncol, 2015,33(30):3386–3393.

[26] Kuehn T, et al. Sentinel-lymph-node biopsy in patients with breast cancer before and after neoadjuvant chemotherapy (SENTINA): a prospective, multicentre cohort study. Lancet Oncol, 2013,14(7):609–618.

[27] Boileau JF, et al. Sentinel node biopsy after neoadjuvant chemotherapy in biopsy-proven nodepositive breast cancer: the SN FNAC study. J Clin Oncol, 2015,33(3):258–264.

[28] Boughey JC, et al. Identifcation and resection of clipped node decreases the false-negative rate of sentinel lymph node surgery in patients presenting with node-positive breast cancer (T0-T4, N1-N2) who receive neoadjuvant chemotherapy: results from ACOSOG Z1071 (Alliance). Ann Surg, 2016,263(4):802–807.

[29] Caudle AS, et al. Improved axillary evaluation following neoadjuvant therapy for patients with node-positive breast cancer using selective evaluation of clipped nodes: implementation of targeted axillary dissection. J Clin Oncol, 2016,34(10):1072–1078.

[30] Caudle AS, et al. Selective surgical localization of axillary lymph nodes containing metastases in patients with breast cancer: a prospective feasibility trial. JAMA Surg, 2015,150(2):137–143.

[31] Diego EJ, et al. Axillary staging after neoadjuvant chemotherapy for breast cancer: a pilot study combining sentinel lymph node biopsy with radioactive seed localization of pretreatment positive axillary lymph nodes. Ann Surg Oncol, 2016,23(5):1549–1553.

[32] National Comprehensive Cancer Network (NCCN). Breast cancer (Version 6.2020). Accessed 27 Nov 2020. Available from: https://www.nccn.org/professionals/physician_gls/pdf/ breast.pdf

[33] Caudle AS, et al. Use of sentinel lymph node dissection after neoadjuvant chemotherapy in patients with node-positive breast cancer at diagnosis: practice patterns of American Society of Breast Surgeons Members. Ann Surg Oncol, 2017,24(10):2925–2934.

[34] Wong SM, et al. Surgical management of the axilla in clinically node-positive patients receiving neoadjuvant chemotherapy: a national cancer database analysis. Ann Surg Oncol, 2019,26(11):3517–3525.

[35] Liu J, et al. The role of postmastectomy radiotherapy in clinically node-positive, stage II-III breast cancer patients with pathological negative nodes after neoadjuvant chemotherapy: an analysis from the NCDB. Oncotarget, 2016,7(17):24848–24859.

[36] Cho WK, et al. The benefit of post-mastectomy radiotherapy in ypN0 patients after neoadjuvant chemotherapy according to molecular subtypes. J Breast Cancer, 2019,22(2):285–296.

[37] A011202 trial. Accessed 23 Jan 2021. Available from: https://clinicaltrials.gov/ct2/show/ NCT01901094

[38] ATNEC trial. Accessed 23 Jan 2021. Available from: https://clinicaltrials.gov/ct2/show/ NCT04109079

[39] TAXIS trial. Accessed 23 Jan 2021. Available from: https://clinicaltrials.gov/ct2/show/ NCT04109079

[40] NSABP B-51/RTOG 1304 trial. Accessed 23 Jan 2021. Available from: https://clinicaltrials. gov/ct2/show/NCT01872975

[41] NEONOD2 trial. Accessed 23 Jan 2021. Available from: https://clinicaltrials.gov/ct2/show/ NCT04019678

[42] Cortazar P, et al. Pathological complete response and long-term clinical benefit in breast cancer: the CTNeoBC pooled analysis. Lancet, 2014,384(9938):164–172.

接受新辅助化疗和新辅助内分泌治疗乳腺癌患者的手术考量和期望

第
11
章

Olga Kantor, Anna Weiss

新辅助化疗后的手术考虑

　　新辅助化疗（neoadjuvant chemotherapy，NACT）是一种优化手术治疗结局的治疗方案，效果明显。术前 NACT 能够降低乳腺和腋窝的肿瘤负荷，使肿瘤降期，从而改变原来计划的手术方案，包括提高保乳手术（BCT）率和前哨淋巴结活检（SLNB）率。早期的新辅助化疗临床试验结果显示，相比辅助化疗，新辅助化疗组的保乳手术率明显提高。NSABP B–18 临床试验共纳入 1 523 例乳腺癌患者（1988—1993），随机分为新辅助化疗组和辅助化疗组。相比辅助化疗组，新辅助化疗组患者的保乳手术率升高了 8%，特别是原发灶直径 >5cm 的患者的保乳手术率升高了近 3 倍 [1]。EORTC 10902 研究纳入了 698 例乳腺癌患者（1991—1999），将其随机分为新辅助化疗组和辅助化疗组，结果显示，新辅助化疗组中，23% 原计划行乳房全切术的患者成功降期，转为保乳手术 [2]。早期乳腺癌试验者协作组（EBCTCG）主持了一项患者水平的 meta 分析（a patient-level data meta-analysis），纳入了 10 项比较新辅助化疗和辅助化疗的随机临床试验，一共包含 4 756 例患者，时间跨度从 1983 年到 2002 年。整体而言，NACT 组中 65% 的患者完成了保乳手术，辅助化疗组的保乳手术率仅为 49% [RR=1.28，倾向 NACT，95%CI（1.22，1.34），*P*<0.05]。684 例原计划行乳房全切术的患者，在 NACT 后，33% 的患者降期，转为保乳手术 [3]。

　　总的来说，现有的文献支持以下观点，即新辅助化疗后行保乳手术是安全的。一项 meta 分析纳入了 22 项临床试验，这些临床试验的目的都是比较接受新辅助化疗和未接受新辅助化疗患者的手术治疗结局。结果显示，两组的切缘阳性率接

O. Kantor・A. Weiss (*)
Division of Breast Surgery, Department of Surgery, Brigham and Women's Hospital, Boston, MA, USA

Breast Oncology Program, Dana-Farber/Brigham and Women's Cancer Center, Boston, MA, USA
e-mail: okantor@bwh.harvard.edu; aweiss5@bwh.harvard.edu

© The Author(s), under exclusive license to Springer Nature Switzerland AG 2022
A. Soran, F. Nakhlis (eds.), *Management of the Breast and Axilla in the Neoadjuvant Setting*, https://doi.org/10.1007/978-3-030-88020-0_11

近；对于直径 >2cm 的肿瘤，新辅助化疗组的切除体积更小[4]。荷兰国家乳腺癌筛查项目（Dutch National Breast Cancer Audit）对 2011—2016 年接受保乳手术的患者（接受新辅助化疗或辅助化疗）进行了回顾分析，结果发现，cT_2 期患者两组间的切缘阳性率类似（14% vs. 14%，$P=0.05$），针对 cT_3 期患者，新辅助化疗组的切缘阳性率更低（28% vs. 31%，$P<0.01$）[5]。但是，也有数据显示新辅助化疗组患者保乳手术后的局部复发率（LRR）更高，这可能与高保乳手术率有关。相关的证据是，新辅助化疗后肿瘤并不总是向心性退缩，相当一部分肿瘤的反应为整体范围内的片状或筛状退缩，最终导致保乳手术后残留镜下才能发现的微小病灶[6-7]。EBCTCG 试验是一项基于病例的 meta 分析，纳入了随机比较新辅助化疗和辅助化疗的临床研究，结果发现，相比辅助化疗，新辅助化疗后 15 年的 LRR 存在 5.5% 的绝对升高 [RR=1.37，95%CI（1.17，1.61），$P<0.01$]，但是未影响最终的远处无复发生存率（DRFS）或无病生存率（DFS）[DRFS：RR=1.02，95%CI（0.92，1.14），$P=0.66$；DFS：RR=1.06，95%CI（0.95，1.18），$P=0.31$][3]。与之相反，NSABP B-18 和 B-27 随机研究的新辅助化疗臂共包含 3 088 例患者，数据显示，乳房全切术组的 10 年 LRR 为 9%，保乳手术组为 8%。B-27 研究中，在新辅助化疗阶段加入多西他塞的患者还出现了 LRR 下降（12% vs. 9%，$P=0.02$）[8]。EORTC 1092 随机研究的长期随访结果发现，无论是初诊即适合保乳手术治疗的患者，还是经过新辅助化疗后才适合保乳手术治疗的患者，新辅助化疗后进行保乳手术的 LRR 无明显差异 [HR=1.10，95%CI（0.50，2.39），$P=0.97$][9]。一项纳入了 9 项研究、共 4 125 例患者的 meta 分析发现，患者新辅助化疗后行保乳手术后，10 年的 LRR 是 6.5%。高 LRR 的风险因素包括激素受体（HR）阴性（HR=1.89，$P<0.01$），临床腋窝淋巴结阳性（HR=1.37，$P=0.01$）和腋窝淋巴结未达到 pCR（HR=1.53，$P<0.01$）[10]。

乳腺癌直接手术治疗时，对保乳手术后切缘阴性的共识是切缘无浸润性癌残留（no tumor on ink），有人认为，是否新辅助化疗后进行保乳手术后切缘阴性的标准应该与之有所不同[11]？一项奥地利的研究纳入了 406 例新辅助化疗后行保乳手术的患者，结果发现，切缘按照 1mm 分组，LRR 无差异[5 年局部无复发生存（LRFS），切缘 ≤ 1mm 者占 94% vs. 切缘 >1mm 者占 91%，$P=0.94$][12]。Dana-Farber 癌症中心进行了一项多种切缘宽度（切缘无癌残留癌、残留 1mm 和残留 2mm）与 LRR 关系的研究，一共纳入 382 例新辅助化疗后接受保乳手术的患者，结果发现切缘宽度与 LRR 无关（5 年 LRFS，切缘 ≤ 2mm 者占 96%，切缘 >2mm 者占 94%，达 pCR 者为 100%，$P=0.37$）[13]。总之，这些研究发现，新辅助化疗后使肿瘤降期能够优化手术治疗结局，因此，降期保乳是一个安全的选择。

对于部分亚型乳腺癌，新辅助化疗后使肿瘤降期的效果极好，pCR 率最高。一项纳入了 30 项新辅助化疗的临床试验、共包含 11 695 例患者的研究证实，新辅助化疗后乳腺癌的总 pCR 率达 19%，激素受体阴性（HR-）、HER2 阳性患者的 pCR 率达 39%，激素受体阳性、HER2 阴性患者的 pCR 率最低，仅为 8%。该研究纳入患者的时间跨度较长，从 1995 年到 2008 年，大部分 HER2 阳性乳腺癌患者没有接受靶向治疗。进一步分析发现，随着研究时间框中点年份的升高，pCR 率逐渐增高（P=0.02）。近期的临床试验已经广泛使用了靶向治疗，这些研究中乳腺癌各个亚型的 pCR 率都有所升高。ACOSOG/Alliance Z1071 临床试验结果显示，694 例 cN+ 的乳腺癌患者在新辅助化疗后，不同亚型乳腺癌的乳腺原发灶的 pCR 率不同，其中 HR 阳性和 HER2 阴性乳腺癌的 pCR 率为 16%，三阴性乳腺癌（TNBC）为 48%，HER2 阳性乳腺癌为 50%。尽管不同亚型乳腺癌之间的临床缓解率相近，但是保乳手术率明显与乳腺的 pCR 率相关；HR 阳性和 HER2 阴性乳腺癌的保乳手术率为 35%，TNBC 为 43%，而 HER2 阳性乳腺癌为 47%（P=0.02）[15]。纪念斯隆 - 凯特林癌症中心（MSKCC）的一项前瞻性新辅助临床试验显示，600 例乳腺癌患者中初始不能接受保乳手术者（69% 的患者不适合保乳手术，87% 的患者勉强可行保乳手术），在新辅助化疗后变得适合保乳手术。这些患者中一部分尝试了保乳手术，成功率在 90% 以上。无论是乳腺原发灶的 pCR 率（OR=2.62，P<0.01），还是不同的乳腺癌亚型的 pCR 率，如 TNBC（OR=2.26，P<0.01）或 HER2 阳性乳腺癌（OR=1.63，P<0.05），都与肿瘤降期、成功进行保乳手术有关[16]。表 11.1 总结了部分新辅助化疗临床研究中乳腺癌的 pCR 率与保乳手术的数据。

三阴性和 HER2 阳性乳腺癌的新辅助化疗策略

尽管前面的章节中我们已经讨论了新辅助化疗方案的选择，但是对外科医生而言，客观的影像学变化、临床缓解情况和 pCR 率都是至关重要的信息。而且，对肿瘤生物学的了解，以及对不同治疗方案效果的期待，都是影响手术治疗决策的关键因素。三阴性乳腺癌（TNBC）和 HER2 阳性乳腺癌新辅助治疗后乳腺和腋窝的 pCR 率高达 40% 以上，新辅助治疗也因此极具吸引力。化疗联合靶向治疗的 pCR 率进一步升高。一项 meta 分析纳入了 27 项接受新辅助化疗的 TNBC 研究，共包含 9 460 例患者，总 pCR 率（pooled pCR rate）为 29%。随着新辅助化疗周期的延长，pCR 率超过了 40%[17]。标准化疗方案和新的药物，如免疫治疗药物，能够进一步提高 pCR 率。KEYNOTE 522 是一项前瞻性临床试验，共包含 602 例 TNBC 患者，患者随机接受帕博利珠单抗（pembrolizumab）或安慰剂治疗。第一次分析显示，试验组的 pCR 率为 65%，对照组为 51%（P<0.01）[18]。HER2 阳性乳腺癌新辅助治疗阶段加入靶向治疗（如曲妥珠单抗和帕妥珠单抗）能够明显提高 pCR 率。一项随机临床试验纳入了 HER2 阳性局部晚期乳腺癌患者，比较化疗联合曲妥珠单抗或安慰剂对临床缓解率的影响，结果显示，曲妥珠单抗的加入使总 pCR 率从 19% 提高到 38%（P<0.01），乳腺癌的 pCR 率从 22% 提高到 43%（P<0.01）[19]。NeoSphere 是一项 II 期随机对照临床研究，采用泰素联合曲妥珠单抗组的 pCR 率仅为 29%，但是泰素联合曲妥珠单抗和帕妥珠单抗的双靶组的 pCR 率提高到 46%（P=0.01）。HR 阴性和 HER2 阳性患者双靶治疗的 pCR 率最高（63%），然而，HR 阳性和 HER2 阳性患者的 pCR 率仅为 26%[20]。II 期临床研究 TRYPHENA 纳入了 HER2 阳性乳腺癌患者，观察 3 种新辅助化疗方案对生存率的影响，方案包含曲妥珠单抗和帕妥珠单抗，pCR 率是次要观察终点，结果显示，pCR 率为 57%~66%[21]。另外一项纳入

表 11.1　临床试验中新辅助系统治疗（NACT）和新辅助内分泌治疗（NET）后乳腺癌患者的缓解率和保乳手术率

新辅助系统治疗			
临床试验	招募年限	NACT 后乳腺病灶缓解率	NACT 后保乳手术（BCT）率
B-18[1]	1988—1993	临床缓解率 80%，pCR 率 13%	整体 67%，cT$_3$ 期肿瘤 22%
EORTC 10902[2]	1991—1998	pCR 率 4%	整体 37%，23% 原计划行乳房全切术者完成了 BCT
B-27[89]	1995—2000	AC 方案 pCR 率 13%，ER+6%，ER- 14%，AC-T 方案 pCR 率 26%，ER+14%，ER- 23%	AC 方案 48%，AC-T 方案 51%
Z1071[15]	2009—2011	ER+ 和 HER2- pCR 率 ER- 和 HER2- pCR 率 HER2+ pCR 率 50%	ER+ 和 HER2- 35%，ER- 和 HER2- 47%，HER2+ 43%
Criscitiello 等的 meta 分析[24]	1996—2014 共 17 项临床试验	整体 24%（范围 7%~66%）	整体 57%（范围 13%~76%）
新辅助内分泌治疗			
临床试验	招募年限	NET 后乳腺病灶缓解率	NET 后 BCT 率
P024[51]	1998—1999	来曲唑治疗后，体格检查临床客观缓解率 55%，他莫昔芬治疗后 36%，来曲唑治疗后 pCR 率 1%，他莫昔芬治疗后 pCR 率 2%	来曲唑治疗后 45%，他莫昔芬治疗后 35%
IMPACT[52]	1997—2002	阿那曲唑治疗后，卡尺测量临床客观缓解率 37%，他莫昔芬治疗后 36%，二药联合治疗后 39%	计划行乳房全切术，阿那曲唑治疗后改 BCT 者 44%，他莫昔芬治疗后 31%，两药联合治疗后 24%，阿那曲唑治疗后适合 BCT 者 46%，他莫昔芬治疗后 22%，两药联合治疗后 26%
PROACT[53]	2000—2002	阿那曲唑治疗后，超声评估临床客观缓解率 39%，他莫昔芬治疗后 35%	计划乳房全切或不能手术切除者，阿那曲唑治疗后能完成手术者 41%，他莫昔芬治疗后 36%
ACOSOG Z1031[54; 90]	2006—2009	依西美坦治疗后，卡尺测量临床客观缓解率 63%，来曲唑治疗后 75%，阿那曲唑治疗后 69%，NACT 后 pCR 率 5.7%（ACOSOG Z1031 队列 B）	不能保乳治疗，必须行乳房全切术者 51%，勉强符合保乳适应证者 83%
Semiglazov et al.[55]	未说明	NET 后临床客观缓解率 70%，NACT 后 60%，NET 后 pCR 率 3%，NACT 后 pCR 率 6%	NET 后 43%，NACT 后 24%
GEICAM 2006-03[56]	2007—2008	NET 后临床缓解率 48%，NACT 后 66%，NET 后 pCR 率 0，NACT 后 pCR 率 2%	NET 后 56%，NACT 后 47%

pCR：病理学完全缓解；AC：阿霉素，环磷酰胺；AC-T：阿霉素，环磷酰胺，泰素；+：阳性；-：阴性

了 16 项研究的 meta 分析结果发现，新辅助治疗后的 pCR 率与乳腺癌的分子分型有关。相比 HER2 阴性乳腺癌，HER2 阳性乳腺癌的整体 pCR 率是其 3 倍以上（HR 阳性和 HER2 阳性，3.6 倍，$P<0.01$；HR 阴性和 HER2 阳性，2.3 倍，$P=0.01$）[22]。

由于这些亚型乳腺癌的 pCR 率更高，因此这些患者更有可能降期保乳治疗。有趣的是，这种关联性并不总是那么清晰。CALGB 40603 随机试验旨在观察三阴性乳腺癌（TNBC）治疗中铂类联合贝伐单抗新辅助化疗对生存率的影响，结果显示，联合治疗组的 pCR 率大于 40%。相关外科研究显示 41%~58% 的患者最初不适合保乳手术，新辅助化疗后，42% 的初始不适合保乳手术的患者转变为适合保乳手术，但是仅有不到一半的患者尝试进行保乳手术 [23]。TRYPHAENA 临床试验的目的是在 HER2 阳性乳腺癌患者中验证曲妥珠单抗和帕妥珠单抗的效果，结果显示 pCR 率高达 55%，但是仅有 17%~27% 初始计划乳房全切术的患者进行了保乳手术 [21]。一项纳入了 36 项临床研究的 meta 分析共包含 12 311 例患者，评价了 pCR 和保乳手术的关系，在调整了 HER2 状态和临床腋窝淋巴结状态后，没有发现二者之间存在明显的相关性（$P=0.27$）[24]。这些研究说明，保乳手术的决策是复杂的，并不仅仅依赖于新辅助化疗的反应或获得 pCR。不仅如此，另外一项国际多中心、针对 TNBC 新辅助治疗的研究 BrighTNess 针对手术治疗结局的分析显示，保乳手术也受经济、文化因素的影响。在这项研究中，53% 不适合保乳手术的患者在新辅助化疗后转变为适合保乳手术，但是欧洲和亚洲的患者比北美洲的患者更可能接受保乳手术 [OR=2.66，95%CI（1.84，3.84）][25]，部分原因可能是美国境内的医疗保险覆盖了乳房重建手术。

即使是 TNBC 和 HER2 阳性乳腺癌，影响手术治疗决策的考量因素也多种多样。但是由于这两种亚型乳腺癌新辅助化疗后的 pCR 率很高，因此它们是采用新辅助治疗降阶梯后行手术治疗的理想人群。有几项前瞻性多中心临床研究已经验证了上述设想，即新辅助化疗后根据瘤床活检结果判断是否达到 pCR，如果达到 pCR 是否可以豁免手术治疗。整体上看，因假阴性率（FNR）太高不能被接受，受活检方式（真空辅助旋切或空芯针穿刺活检）和活检针尺寸的影响，FNR 波动在 18%~50%[26-29]。德国 RESPONDER 临床试验报告，452 例患者经新辅助治疗后，影像学评估 PR、残留病灶 2cm 以下者，真空辅助活检的假阴性率高达 18%。通过优化活检方式，采用更复杂的影像学技术，至少避免误判一半的假阴性病例 [27]。来自美国、英国和韩国三个医疗中心的国际临床试验纳入了 166 例行新辅助治疗的患者，治疗前中位肿瘤大小为 3.4cm，pCR 率为 51%，影像学引导下活检的 FNR 是 19%。如果选择影像学显示的残留病灶直径 <2cm 的患者，采用真空辅助活检方式，每次活检至少取材 5 次，则 FNR 率降低至 3%[29]。尽管如此，学术界正向着获得 pCR 后放弃手术治疗的方向大步前进，但是，在广泛应用这种治疗策略之前，精心选择合适的患者和升级活检技术是必要条件。

同样地，学术界也一直尝试选择某些患者在新辅助化疗后放弃腋窝手术治疗。MD 安德森癌症中心纳入了临床分期为 $cT_{1-2}N_0$ 的早期乳腺癌患者 290 例，这些患者在就诊时超声检查显示腋窝淋巴结阴性，新辅助化疗后腋窝手术证实全部患者的腋窝淋巴结均为病理阴性 [30]。芬兰的一项纳入了 303 例临床分期为 $cT_{1-3}N_0$ 乳腺癌患者的研究显示，新辅助化疗后 86% 的患者的腋窝淋巴结病理阴性，其中包含了 98% 的 TNBC 和 100% 的 HER2 阳性乳腺癌[31]。一项对美国国家癌症数据库（NCDB）的研究纳入了 30 821 例临床分期为 $cT_{1-2}N_{0-1}$ 接受了新辅助化疗的乳腺癌患者，结果显示，对于 TNBC 和 HER2 阳性乳腺癌，当乳腺原发灶获得 pCR 时，腋窝淋巴结阳性率 <2%[32]。尽管要确认以上研究的肿瘤学安全性，还需要进一步行前瞻性研究和获得长期的随访数据，但是目前这些数据支持这样一种可能性，即一部分精心选择的患者可以放弃腋窝手术。

HR 阳性和 HER2 阴性乳腺癌的新辅助化疗策略

与 TNBC 和 HER2 阳性乳腺癌相比，HR 阳性乳腺癌的 pCR 率不高[33]。尽管不论哪种亚型的乳腺癌，新辅助治疗后残留肿瘤负荷都具有预后意义[34]，但是在 LuminalA 型乳腺癌中，pCR 作为一个二分类变量，其与生存没有关系[35]。因此，对于 HR 阳性乳腺癌而言，新辅助化疗后测量体内反应并不能提供多少预后信息，这与其他亚型乳腺癌不同。而且，有大量的证据，就像基于乳腺癌基因组检测被归类为低风险评分的那些证据（如 OncotypeDX 和 Mammaprint），证实 HR 阳性乳腺癌并不能从化疗中获益。因此，对 HR 阳性乳腺癌进行新辅助化疗的合理性就有些存疑。

大量证据证实，HR 阳性乳腺癌的肿瘤生物学特性决定了预后和辅助治疗的决策。前瞻性临床试验 TAILORx（Trial Assigning Individualized Options for Treatment）纳入了 10 273 例 HR 阳性和 HER2 阴性、腋窝淋巴结阴性女性乳腺癌患者，基于 OncotypeDX 21 基因检测的复发评分结果，将中度复发评分（11~25 分）的患者随机分为两组，试验组单独给予内分泌治疗，对照组给予内分泌治疗联合化疗。试验组一共包含 6 711 例患者，其无浸润性癌生存（iDFS）率不劣于对照组 [HR=1.08，95%CI（0.94，1.24），P=0.26][36]。同样地，MINDACT 研究（EORTC 10041/BIG3-04）将腋窝淋巴结最多 3 枚阳性且临床风险和基因风险（Mammaprint 70 基因检测）不一致的 HR 阳性乳腺癌患者随机分为两组，试验组不给予化疗，对照组给予化疗，其中临床高风险、基因低风险的患者是否进行化疗对无远处复发生存（DDFS）没有影响 [HR=0.78，95%CI（0.50，1.21），P=0.27]。在 3 356 例临床高风险患者中，有 1 550 例（46%）为基因低风险，因此，如果参考基因风险制订辅助治疗策略，则 46% 的患者会豁免化疗[37]。西德研究工作组计划 B（WGSG PlanB）是一项前瞻性临床研究，对腋窝淋巴结阳性的乳腺癌患者的 OncotypeDX 复发评分进行了验证。结果显示，低复发评分（0~10）的患者仅接受内分泌治疗，5 年 DFS 达 94%，OS 达 99%，生存数据相当好，其中有 41% 的患者的腋窝淋巴结阳性[38]。两项前瞻性随机临床试验对其中腋窝淋巴结阳性的患者进行了 OncotypeDX 预后价值的回顾性验证。Ⅲ期临床试验 SWOG-8814 纳入了绝经后 HR 阳性、腋窝淋巴结阳性的乳腺癌患者，结论是化疗联合内分泌治疗能够提高生存率。但是，对其中 367 例组织样本充足的患者的后续分析发现，18 分以下的患者未能从联合治疗中获益[39]。然而，对腋窝淋巴结阳性患者的后续分析显示，OncotypeDX 复发评分还是 LRR 的预后因子[40]。TransATAC 研究是一项针对 HR 阳性乳腺癌的临床研究，入组患者随机接受他莫昔芬或阿那曲唑治疗，其中 1 231 例患者的标本接受了基因检测，306 例腋窝淋巴结阳性。结果显示，无论腋窝淋巴结阳性还是阴性，Oncotype DX 复发评分都与远处复发时间（time to distant recurrence）相关（P<0.01）[41]。SWOG-1007 RxPONDER 临床试验对 1~3 枚腋窝淋巴结阳性、Oncotype DX 复发评分 <25 分的 HR 阳性乳腺癌患者随机分组，两组分别接受单独内分泌治疗或内分泌治疗联合化疗。绝经后患者共 3 350 例，联合化疗组和单独内分泌治疗组的 5 年 iDFS 分别是 91.6% 和 91.9%[HR=0.97，95%CI（0.78，1.22），P=0.82]，这说明 HR 阳性、pN1、低评分的绝经后女性乳腺癌患者能够安全地豁免化疗[42]。复发评分也有其他的预测方法，例如利用 Magee 公式。原始公式中显示的核级、分裂象计数、雌激素受体免疫组化评分、孕激素受体免疫组化评分以及 HER2 均可作为与复发评分显著相关的二分类变量[43]。未来还要对这个公式进行修订，例如纳入 Ki67 指数，深入优化公式，以更精准地预测复发评分。上述描述说明，常见的免疫组化特征能够用于替代更昂贵的基因检测工具[44]。

除了指导辅助化治疗以外，越来越多的证据指出，基因组检测也能用于指导 HR 阳性乳腺癌的新辅助化疗。Bear 等主持的一项前瞻性临床试验显示，OncotypeDX 复发评分能用于分类患者，使其接受合适的新辅助化疗方案。0~10 分的患者接受新辅助内分泌治疗（NET），11~25 分的患者随机接受新辅助化疗或 NET，25 分以上的患者接受新辅助化疗。研究显示，11~25 分的 33 例患者中，仅 5 例患者拒绝了治疗安排，这说明患者也接受这样的理念，即采用评分来指导新辅助治疗决策[45]。一项采用 NCDB 数据的研究纳入了 989 例 HR 阳性、接受新辅助化疗的乳腺癌患者，结果显示，高 OncotypeDX 复发评分患者的 pCR 率更高 [OR=4.87，95%CI（2.01，11.82）]，这也说明 Oncotype DX 复发评分可以用于选择合适的患者接受新辅助治疗[46]。类似辅助治疗阶段，新辅助治疗阶段也有指导治疗的替代方案，例如，基线和治疗中 Ki67 染色水平具有预后意义，基于 Ki67 值的新辅助治疗策略已经得到了验证[47]。在 ALTERNATE 临床试验中，当治疗第 4 周或第 12 周重复活检显示 Ki67 值 >10% 时，则患者换组接受新辅助化疗[48]。

基于以上证据，HR 阳性、期望肿瘤降期的乳腺癌患者很可能接受了过度的新辅助化疗，应考虑替代方案。对于不适合手术的老年女性乳腺癌患者，早期研究探索了 NET 的效果[49]。几项划时代的研究证实，NET 能够有效降期保乳[50]。3 项临床试验（P024、IMPACT 和 PROACT）证实芳香化酶抑制剂的效果优于他莫昔芬。P024 临床研究纳入了 337 例绝经后 HR 阳性女性乳腺癌患者，初始不适合保乳手术，随机接受 4 个月的来曲唑或他莫昔芬治疗。结果显示，来曲唑的客观缓解率更好（55% vs. 36%，P<0.01），两组的保乳手术率也类似（45% vs. 35%，P=0.02）[51]。IMPACT 临床试验纳入了 330 例绝经后 HR 阳性女性乳腺癌患者，随机接受 3 个月的阿那曲唑、他莫昔芬或两药联合治疗。卡尺测量显示，三组间的客观缓解率相似（37%、36% 和 39%），但是对于 124 例初始只能行改良根治术的患者，阿那曲唑的效果优于他莫昔芬（46%、22% 和 26%，P=0.03）[52]。PROACT 临床试验纳入了 551 例绝经后 HR 阳

性女性乳腺癌患者，随机接受 3 个月的阿那曲唑或他莫昔芬治疗，同时还进行了新辅助化疗。超声检查显示，单独 NET 组和 NET 联合新辅助化疗组的客观缓解率接近。对于初始计划行乳房全切术或不可手术切除的患者，相比他莫昔芬组，阿那曲唑组的手术难度降低了（43% *vs.* 31%，*P*=0.04）[53]。这三项临床试验证实 NET 能够使原发灶降期，而且芳香化酶抑制剂的效果优于他莫昔芬。ACOSOG Z1031 临床试验旨在确认最佳的芳香化酶抑制剂，一共纳入了 377 例绝经后 HR 阳性女性乳腺癌患者，随机接受来曲唑、阿那曲唑或依西美坦治疗。三组间的临床缓解率很接近（75%、69% 和 63%），而原本只能进行乳房全切术的患者，有高达 51% 接受了保乳手术[54]。

有几项临床试验直接对比了新辅助化疗（NACT）和新辅助内分泌治疗（NET）的效果。Semiglazov 等纳入了 239 例绝经后、$cT_{2-4}N_{0-2}M_0$、HR 阳性乳腺癌患者，初始状态不适合行保乳手术。将患者随机分为 2 组，NACT 组和 NET 组（阿那曲唑或依西美坦）。结果发现，各组间的临床缓解率类似（63%、62% 和 67%，*P*>0.5）。NACT 组中有 24% 的患者接受了保乳手术，NET 组的保乳手术率为 33%（*P*=0.06）。随后，西班牙乳腺工作组（Spanish Breast Cancer Group）GEICAM 2006–03 临床试验纳入了 95 例 HR 阳性 LuminalA 型乳腺癌患者，原发灶直径 ≥ 2cm，随机接受 NACT 或 NET（绝经前联合卵巢功能抑制）24 周。NACT 组的临床缓解率是 66%，NET 组是 48%（*P*=0.08）。两组间的保乳手术率也类似，NACT 组是 47%，NET 组是 56%（*P*=0.24）。在 95 例患者中，NACT 组中有 1 例达到 pCR[56]。表 11.1 总结了精选的 NET 临床试验的乳腺癌临床缓解率和保乳手术率，这些数据说明，尽管 HR 阳性乳腺癌的 pCR 率很低，但是 NET 和 NACT 一样能够使其原发灶降期[57]。

由于大部分 HR 阳性乳腺癌患者不能获得 pCR，学术界仍然在探索最优的新辅助治疗方案。一些正在进行的临床试验旨在探索 CDK4/6 抑制剂与其他靶向治疗在 NET 阶段的作用[58]，已完成的临床试验包括 PALLET 和 LORELEI。PALLET 临床试验纳入了 307 例绝经后女性乳腺癌患者并进行随机分组，各组分别接受不同的新辅助内分泌治疗，试验组方案是来曲唑联合 CDK4/6 抑制剂帕博西利，对照组方案是单独用来曲唑。试验组的 Ki67 值明显较低，但是超声检查显示，两组并无差异（帕博西利组为 54.3%，来曲唑组为 49.5%，*P*=0.20）[59]。LORELEI 临床试验纳入了 334 例患者并随机分组，试验组接受了来曲唑联合塔西利斯（taselisib），后者是针对 PIK3CA 的小分子抑制剂，对照组单独接受来曲唑治疗。结果显示，试验组的客观缓解率更高（50% *vs.* 39%，*P*<0.05），但是两组的 pCR 率并无差异（试验组为 2%，对照组为 1%）[60]。尽管这些药物看起来能够抑制细胞增殖，但是它们确实没有明显提高临床缓解率或 pCR 率。

HR 阳性乳腺癌的另外一个特征是广泛钙化，这是影响制订手术计划的一个重要因素[61-62]。在 NACT 或 NET 后，钙化不大会出现变化。因此，治疗后钼靶 X 线上钙化的范围与最终的病理性肿瘤大小并不一一对应[63]。MRI 可能更适合用来预测病理性肿瘤大小[64-65]，但是，无论单独使用哪种影像学检查方法，都达不到对病灶的精确判断，对钙化范围的整体切除不可避免。因此，最好综合采用多种影像学检查方法[65-66]。

整体上来看，对 HR 阳性乳腺癌患者而言，新辅助内分泌治疗（NET）是一个既有效又有吸引力的选择，患者会从新辅助治疗中获益。在基于其他临床和肿瘤因素制订治疗计划时，个体化决策和在活检基础上的基因组检测，将帮助优化治疗决策，避免过度治疗。

NET 后的腋窝管理

无论是新辅助系统治疗（NAST），还是直接手术，我们都应该根据肿瘤亚型谨慎选择初始的治疗方案，尽量避免腋窝淋巴结清扫（ALND）。MSKCC 的一项研究显示，新辅助化疗能降低 TNBC 和 HER2 阳性乳腺癌患者 ALND 的必要性。相反，对于 $cT_{1\sim2}N_0$、HR 阳性乳腺癌患者，相比直接手术，特别是行保乳手术的患者，新辅助化疗后的 ALND 率会更高[67]。HR 阳性乳腺癌患者新辅助化疗后 ALND 率升高的原因有两个：第一，系统治疗后腋窝淋巴结有残留癌时，ALND 是标准手术方案；第二，HR 阳性乳腺癌的 pCR 率比较低[68]。如果 $cT_{1\sim2}N_0$、HR 阳性乳腺癌患者的初始治疗选择直接手术，那么她们很可能符合 ACOSOG Z0011、EORTC 10981–22023 AMAROS 和 IBCSG 23–01 试验的入组条件[69-71]。总之，这些临床试验显示，先手术发现腋窝淋巴结有微量癌转移时，放弃 ALND 是安全的。如果患者接受了 NAST，她们就不再符合这些临床研究得出的结论，即使是小的残留癌也应该选择 ALND。正在进行的临床试验旨在探索经新辅助化疗后腋窝淋巴结有转移者能否豁免 ALND[72]。除了临床试验以外，HR 阳性乳腺癌患者接受新辅助化疗时，目前并无可以避免 ALND 的有效策略。因此，当前 HR 阳性、cN_0 乳腺癌患者豁免 ALND 的最好策略就是直接手术，但是，这又带来了另外的窘境，即乳腺原发灶很大的患者为了行保乳手术需要 NAST。NET 作为新辅助化疗的替代方案，或许能够解决这个临床难题。

NET 后行前哨淋巴结活检（SLNB）对腋窝进行外科分期是合情合理的，但是这样做的依据是 cN_0 和 cN_1 乳腺癌患者接受新辅助化疗后进行 SLNB 的研究结果[73-74]。几乎没有临床试验采用 NET 作为系统治疗去研究 SLNB 是否可行。瑞典的一项前瞻性多中心研究探讨了新辅助系统治疗后 SLNB 的可行性，其中 1 例采用了 NET 治疗[75]。日本一项前瞻性单中心临床试验也探讨了新辅助系统治疗后 SLNB 的可行性，36 例患者中有 16 例接受了 NET[76]。两项回顾性研究对 cN_0 和 cN_1、新辅助系统治疗后前哨淋巴结病理检查结果阴性的乳腺癌患者进行了分析，其中 SLNB 是唯一的腋窝外科分期手段，结果发现 SLNB 的结果能够反映长期预后，其中一项研究未说明 NET 的病例数，另外一项研究说明了接受 NET 的患者有 56 例（48 例 cN_0，8 例 $cN_{1\sim2}$）[77-78]。尽管证据有限，但是如果患者的基线分期为 cN_0 和 cN_1，NET 后分期仍为 cN_0，那么 SLNB 就是标准流程。

根据 NCCN 指南，NET 属于新辅助系统治疗，因此，当 NET 后 SLNB 发现腋窝淋巴结有残留癌时，应该选择 ALND[79]。尽管推荐意见如此，但是真实的临床应用数据显示，相比新辅助化疗的患者，NET 后有腋窝淋巴结残留癌的患者更少进行 ALND[80]。而且，越来越多的证据显示，NET 后的腋窝管理不应该抄袭新辅助化疗后的腋窝管理策略。

首先，相比新辅助化疗，NET 后腋窝淋巴结的 pCR 率更低。Hammond 等学者的单中心研究显示，39 例 cN_1 患者接受了 NET 后，30 例的肿瘤分期转变为 cN_0，仅 1 例（3%）的达到腋窝淋巴结 pCR[81]。Montagna 等学者进行了另一项类似的研究，46 例 cN_1 患者接受了 NET 后，38 例的肿瘤分期转变为 cN_0，其中 4 例（11%）腋窝淋巴结达到 pCR[82]。一些对 NCDB 数据的分析显示，NET 后腋窝 pCR 率较低 [73, 80, 83-84]。上述两项研究的结果与之一致。尽管这一点看似 NET 方案的短板，但是接受 NET 的患者在术前仅接受了一部分理想的系统治疗，这一点与接受新辅助化疗的患者有很大的不同。

而且，无论是哪种亚型的乳腺癌，新辅助化疗后腋窝淋巴结残留癌是独立的不良预后因素 [85]，然而，NET 后腋窝淋巴结微量残留癌的预后意义却没那么强。最近的一项对 NCDB 的分析纳入了 $cT_{1\sim3}N_{0\sim1}$ HR 阳性乳腺癌患者，结果显示 NET 后腋窝淋巴结小的残留癌 [孤立肿瘤细胞转移或微转移] 不影响总生存率，这个结论与对直接手术人群的研究结论一致 [86]。进一步分析显示，当按照腋窝淋巴结残留肿瘤负荷进行配对比较时，直接手术治疗的患者和采用 NET 的患者的总生存率类似 [87]。对 Dana-Farber 癌症中心的单中心数据库的前瞻性分析以及 NCDB 更大的队列分析均显示，接受 NET 的患者的腋窝淋巴结肿瘤负荷较低，并且后一项研究中不同的腋窝手术方案（SLNB *vs.* ALND）不影响患者的生存期 [88]。

综合这些数据，当 HR 阳性乳腺癌患者初诊分期为 cN_0 时，如果采用 NET 就有机会豁免 ALND，这一点与直接手术的患者类似，不同于接受新辅助化疗的患者，特别是接受 NET 后淋巴结残留肿瘤负荷很低时，根据 ACOSOG Z0011、IBCSG 23-01 和 AMAROS 研究的结果，放弃 ALND 合情合理。对此未来仍有必要进行临床试验，目的是确认合适的患者群体，证实这种治疗方案的长期安全性。

结　论

总之，无论对于哪种乳腺癌亚型，新辅助化疗和新辅助内分泌治疗都是安全有效的系统治疗策略，它们可以使乳腺原发灶降期，达到保乳治疗的目的。但是我们要意识到临床和病理反应之外的很多因素也会影响乳腺手术的选择，如文化背景和患者的意愿。新辅助化疗后腋窝手术的标准流程是明确的，但是对 NET 后腋窝手术的研究较少，临床实践也多种多样。我们期待，未来关注新辅助系统治疗后手术的研究能选择如下方向：确认哪些患者反应极佳，不需要行乳腺和腋窝手术，以及 NET 后腋窝手术降阶梯的可能。

（李松朋　译，樊　菁　审校）

参考文献

[1]　Fisher B, Brown A, Mamounas E, et al. Effect of preoperative chemotherapy on local-regional disease in women with operable breast cancer: fndings from National Surgical Adjuvant Breast and Bowel Project B-18. J Clin Oncol, 1997,15(7):2483-2493. https://doi.org/10.1200/

JCO.1997.15.7.2483. PMID: 9215816.

[2] van der Hage JA, van de Velde CJ, Julien JP, et al. Preoperative chemotherapy in primary operable breast cancer: results from the European Organization for Research and Treatment of Cancer trial 10902. J Clin Oncol, 2001,19(22):4224–4237. https://doi.org/10.1200/JCO.2001.19.22.4224. PMID: 11709566.

[3] Early Breast Cancer Trialists' Collaborative Group (EBCTCG). Long-term outcomes for neoadjuvant versus adjuvant chemotherapy in early breast cancer: meta-analysis of individual patient data from ten randomised trials. Lancet Oncol, 2018,19(1):27–39. https://doi.org/10.1016/S1470-2045(17)30777-5. PMID: 29242041, PMCID: PMC5757427.

[4] Volders JH, Negenborn VL, Spronk PE, et al. Breast-conserving surgery following neoadjuvant therapy-a systematic review on surgical outcomes. Breast Cancer Res Treat, 2018,168(1):1–12. https://doi.org/10.1007/ s10549-017-4598-5. Erratum in: Breast Cancer Res Treat, 2018 Jan 11, PMID: 29214416, PMCID: PMC5847047.

[5] Spronk PER, Volders JH, van den Tol P, et al. Breast conserving therapy after neoadjuvant chemotherapy, data from the Dutch Breast Cancer Audit. Eur J Surg Oncol, 2019,45(2):110–117. https://doi.org/10.1016/j.ejso.2018.09.027. PMID: 30348601.

[6] Bossuyt V, Symmans WF. Standardizing of pathology in patients receiving neoadjuvant chemotherapy. Ann Surg Oncol, 2016,23(10):3153–3161. https://doi.org/10.1245/s10434-016-5317-x. PMID: 27380637.

[7] Baker GM, King TA, Schnitt SJ. Evaluation of breast and axillary lymph node specimens in breast cancer patients treated with neoadjuvant systemic therapy. Adv Anat Pathol, 2019,26(4):221–234. https://doi.org/10.1097/PAP.0000000000000237. PMID: 31149907.

[8] Mamounas EP, Anderson SJ, Dignam JJ, et al. Predictors of locoregional recurrence after neoadjuvant chemotherapy: results from combined analysis of National Surgical Adjuvant Breast and Bowel Project B-18 and B-27. J Clin Oncol, 2012,30(32):3960–3966. https://doi.org/10.1200/JCO.2011.40.8369. PMID: 23032615, PMCID: PMC3488269.

[9] van Nes JG, Putter H, Julien JP, et al. Preoperative chemotherapy is safe in early breast cancer, even after 10 years of follow-up, clinical and translational results from the EORTC trial 10902. Breast Cancer Res Treat, 2009,115(1):101–113. https://doi.org/10.1007/ s10549-008-0050-1. PMID: 18484198.

[10] Valachis A, Mamounas EP, Mittendorf EA, et al. Risk factors for locoregional disease recurrence after breast-conserving therapy in patients with breast cancer treated with neoadjuvant chemotherapy: an international collaboration and individual patient meta-analysis. Cancer, 2018,124(14):2923–2930. https://doi.org/10.1002/ cncr.31518. PMID: 29723396.

[11] Moran MS, Schnitt SJ, Giuliano AE, et al. Society of Surgical Oncology-American Society for Radiation Oncology consensus guideline on margins for breast-conserving surgery with whole-breast irradiation in stages I and II invasive breast cancer. Int J Radiat Oncol Biol Phys, 2014,88(3):553–564. https://doi.org/10.1016/j. ijrobp.2013.11.012. PMID: 24521674, PMCID: PMC4790083.

[12] Wimmer K, Bolliger M, Bago-Horvath Z, et al. Impact of surgical margins in breast cancer after preoperative systemic chemotherapy on local recurrence and survival. Ann Surg Oncol, 2020,27(5):1700–1707. https://doi.org/10.1245/s10434-019-08089-x. PMID: 31873929, PMCID: PMC7138765.

[13] Choi J, Laws A, Hu J, et al. Margins in breast-conserving surgery after neoadjuvant therapy. Ann Surg Oncol, 2018,25(12):3541–3547. https://doi.org/10.1245/ s10434-018-6702-4. Erratum in: Ann Surg Oncol, 2018 Aug 25. PMID: 30128902.

[14] Houssami N, Macaskill P, von Minckwitz G, et al. Meta-analysis of the association of breast cancer subtype and pathologic complete response to neoadjuvant chemotherapy. Eur J Cancer, 2012,48(18):3342–3354. https://doi.org/10.1016/j.ejca.2012.05.023. PMID: 22766518.

[15] Boughey JC, McCall LM, Ballman KV, et al. Tumor biology correlates with rates of breastconserving surgery and pathologic complete response after neoadjuvant chemotherapy for breast cancer: fndings from the ACOSOG Z1071 (Alliance) Prospective Multicenter Clinical Trial. Ann Surg, 2014,260(4):608–614. https://doi.org/10.1097/SLA.0000000000000924, discussion 614-6. PMID: 25203877, PMCID: PMC4159769.

[16] Petruolo O, Sevilimedu V, Montagna G, et al. How often does modern neoadjuvant chemotherapy

downstage patients to breast-conserving surgery? Ann Surg Oncol, 2020,28:287–294. https://doi.org/10.1245/s10434-020-08593-5.

[17] Wu K, Yang Q, Liu Y, et al. Meta-analysis on the association between pathologic complete response and triple-negative breast cancer after neoadjuvant chemotherapy. World J Surg Oncol, 2014,12:95. https://doi.org/10.1186/1477-7819-12-95. PMID: 24731479, PMCID: PMC4011773.

[18] Schmid P, Cortes J, Pusztai L, et al. Pembrolizumab for early triple-negative breast cancer. N Engl J Med, 2020,382(9):810–821. https://doi.org/10.1056/NEJMoa1910549. PMID: 32101663.

[19] Gianni L, Eiermann W, Semiglazov V, et al. Neoadjuvant chemotherapy with trastuzumab followed by adjuvant trastuzumab versus neoadjuvant chemotherapy alone, in patients with HER2-positive locally advanced breast cancer (the NOAH trial): a randomised controlled superiority trial with a parallel HER2-negative cohort. Lancet, 2010,375(9712):377–384. https://doi.org/10.1016/S0140-6736(09)61964-4. PMID: 20113825.

[20] Gianni L, Pienkowski T, Im YH, et al. Effcacy and safety of neoadjuvant pertuzumab and trastuzumab in women with locally advanced, infammatory, or early HER2-positive breast cancer (NeoSphere): a randomised multicentre, open-label, phase 2 trial. Lancet Oncol, 2012,13(1):25–32. https://doi.org/10.1016/S1470-2045(11)70336-9. PMID: 22153890.

[21] Schneeweiss A, Chia S, Hickish T, et al. Pertuzumab plus trastuzumab in combination with standard neoadjuvant anthracycline-containing and anthracycline-free chemotherapy regimens in patients with HER2-positive early breast cancer: a randomized phase II cardiac safety study (TRYPHAENA). Ann Oncol, 2013,24(9):2278–2284. https://doi.org/10.1093/annonc/mdt182. PMID: 23704196.

[22] Schettini F, Pascual T, Conte B, et al. HER2-enriched subtype and pathological complete response in HER2-positive breast cancer: a systematic review and meta-analysis. Cancer Treat Rev, 2020,84:101965. https://doi.org/10.1016/j.ctrv.2020.101965. PMID: 32000054, PMCID: PMC7230134.

[23] Golshan M, Cirrincione CT, Sikov WM, et al. Alliance for Clinical Trials in Oncology. Impact of neoadjuvant chemotherapy in stage II-III triple negative breast cancer on eligibility for breast-conserving surgery and breast conservation rates: surgical results from CALGB 40603 (Alliance). Ann Surg, 2015,262(3):434–439. https://doi.org/10.1097/SLA.0000000000001417, discussion 438-439. PMID: 26222764, PMCID: PMC4710511.

[24] Criscitiello C, Golshan M, Barry WT, et al. Impact of neoadjuvant chemotherapy and pathological complete response on eligibility for breastconserving surgery in patients with early breast cancer: a meta-analysis. Eur J Cancer, 2018,97:1–6. https://doi.org/10.1016/j.ejca.2018.03.023. PMID: 29734046.

[25] Golshan M, Loibl S, Wong SM, et al. Breast conservation after neoadjuvant chemotherapy for triple-negative breast cancer: surgical results from the BrighTNess Randomized Clinical Trial. JAMA Surg, 2020,155(3):e195410. https://doi.org/10.1001/jamasurg.2019.5410. PMID: 31913413, PMCID: PMC6990971.

[26] Vrancken Peeters MJ, van Loevezijn A, van der Noordaa MEM, et al. Towards omitting breast surgery in patients with a pathologic complete response after neoadjuvant systemic treatment: interim analysis of the MICRA trial (Minimally Invasive Complete Response Assessment). Paper presented at San Antonio Breast Cancer Symposium, 2019, San Antonio, TX. https://www.abstractsonline.com/pp8/#!/7946/presentation/2170

[27] Heil J, Pfob A, Sinn HP, et al. Diagnosing pathologic complete response in the breastafter neoadjuvant systemic treatment of breast cancer patients by minimal invasive biopsy: Oral presentation at the San Antonio breast cancer symposium on Friday, December 13, 2019, program number GS5-03. Ann Surg, 2020, https://doi.org/10.1097/SLA.0000000000004246. PMID: 32657944.

[28] Basik M, Cecchini RS, De Los Santos JF, et al. Primary analysis of NRG-BR005, a phase II trial assessing accuracy of tumor bed biopsies in predicting pathologic complete response (pCR) in patients with clinical/radiologic complete response after neoadjuvant chemotherapy (NCT) to explore the feasibility of breast-conserving treatment without surgery. Paper presented at San Antonio Breast Cancer Symposium, 2019, San Antonio, TX. https://www.abstractsonline.com/pp8/#!/7946/presentation/2169

[29] Tasoulis MK, Lee HB, Yang W, et al. Accuracy of postneoadjuvant chemotherapy image-guided breast biopsy to predict residual cancer. JAMA Surg, 2020,155(12):e204103. https://doi.org/10.1001/jamasurg.2020.4103. PMID: 33026457, PMCID: PMC7542519.

[30] Tadros AB, Yang WT, Krishnamurthy S, et al. Identifcation of patients with documented pathologic complete response in the breast after neoadjuvant chemotherapy for omission of axillary surgery. JAMA Surg, 2017,152(7):665–670. https://doi.org/10.1001/jamasurg.2017.0562. Erratum in: JAMA Surg, 2017 Jul 1,152(7):708. PMID: 28423171, PMCID: PMC5547923.

[31] van der Noordaa MEM, van Duijnhoven FH, Cuijpers FNE, et al. Toward omitting sentinel lymph node biopsy after neoadjuvant chemotherapy in patients with clinically node-negative breast cancer. Br J Surg, 2020,186(2):527–534. https:// doi.org/10.1002/bjs.12026. PMID: 33031572.

[32] Barron AU, Hoskin TL, Day CN, et al. Association of low nodal positivity rate among patients with ERBB2-positive or triple-negative breast cancer and breast pathologic complete response to neoadjuvant chemotherapy. JAMA Surg, 2018,153(12):1120–1126. https://doi.org/10.1001/jamasurg.2018.2696. PMID: 30193375, PMCID: PMC6583006.

[33] Esserman LJ, Berry DA, DeMichele A, et al. Pathologic complete response predicts recurrencefree survival more effectively by cancer subset: results from the I-SPY 1 TRIAL--CALGB 150007/150012, ACRIN 6657. J Clin Oncol, 2012,30(26):3242–3249.

[34] Symmans WF, Wei C, Gould R, et al. Long-term prognostic risk after neoadjuvant chemotherapy associated with residual cancer burden and breast cancer subtype. J Clin Oncol, 2017,35(10):1049–1060. https://doi.org/10.1200/JCO.2015.63.1010. PMID: 28135148, PMCID: PMC5455352.

[35] von Minckwitz G, Untch M, Blohmer JU, et al. Defnition and impact of pathologic complete response on prognosis after neoadjuvant chemotherapy in various intrinsic breast cancer subtypes. J Clin Oncol, 2012,30(15):1796–1804. https://doi.org/10.1200/JCO.2011.38.8595. PMID: 22508812.

[36] Sparano JA, Gray RJ, Makower DF, et al. Adjuvant chemotherapy guided by a 21-gene expression assay in breast cancer. N Engl J Med, 2018,379(2):111–121. https://doi.org/10.1056/NEJMoa1804710. PMID: 29860917, PMCID: PMC6172658.

[37] Cardoso F, van't Veer LJ, Bogaerts J, et al. 70-gene signature as an aid to treatment decisions in early-stage breast cancer. N Engl J Med, 2016,375(8):717–729.https:// doi.org/10.1056/NEJMoa1602253. PMID: 27557300.

[38] Nitz U, Gluz O, Christgen M, et al. Reducing chemotherapy use in clinically high-risk, genomically low-risk pN0 and pN1 early breast cancer patients: fve-year data from the prospective, randomised phase 3 West German Study Group (WSG) PlanB trial [published correction appears in Breast Cancer Res Treat, 2019 Jan 10]. Breast Cancer Res Treat, 2017,165(3):573–583.

[39] Albain KS, Barlow WE, Shak S, et al. Prognostic and predictive value of the 21-gene recurrence score assay in postmenopausal women with node-positive, oestrogen-receptor-positive breast cancer on chemotherapy: a retrospective analysis of a randomised trial. Lancet Oncol, 2010,11(1):55–65.

[40] Woodward WA, Barlow WE, Jagsi R, et al. Association between 21-gene assay recurrence score and locoregional recurrence rates in patients with node-positive breast cancer. JAMA Oncol, 2020,6(4):505–511. https://doi.org/10.1001/jamaoncol.2019.5559.

[41] Dowsett M, Cuzick J, Wale C, et al. Prediction of risk of distant recurrence using the 21-gene recurrence score in node-negative and node-positive postmenopausal patients with breast cancer treated with anastrozole or tamoxifen: a TransATAC study. J Clin Oncol, 2010,28(11):1829–1834.

[42] SABCS 2020 abstract citation. Kalinsky K, Barlow WE, et al. First results from a phase III randomized clinical trial of standard adjuvant endocrine therapy ± chemotherapy in patients with 1–3 positive nodes, hormone receptor-positive and HER2-negative breast cancer with recurrence score ≤25: SWOG S1007 (RxPonder). Paper presented at San Antonio Breast Cancer Symposium, 2020, San Antonio, TX. https://www.abstractsonline.com/pp8/#!/9223/ presentation/2794

[43] Flanagan MB, Dabbs DJ, Brufsky AM, et al. Histopathologic variables predict Oncotype DX recurrence score. Mod Pathol, 2008,21(10):1255–1261. https://doi. org/10.1038/modpathol.2008.54. PMID: 18360352.

[44] Bhargava R, Clark BZ, Carter GJ, et al. The healthcare value of the Magee Decision Algorithm™: use of Magee Equations™ and mitosis score to safely forgo molecular testing in breast cancer. Mod Pathol, 2020,33(8):1563–1570. https://doi.org/10.1038/ s41379-020-0521-4. PMID: 32203092, PMCID: PMC7384988.

[45] Bear HD, Wan W, Robidoux A, et al. Using the 21-gene assay from core needle biopsies to choose neoadjuvant therapy for breast cancer: a multicenter trial. J Surg Oncol, 2017,115(8):917–923. https://doi.org/10.1002/jso.24610. Erratum in: J Surg Oncol, 2018 Sep,118(4):722. PMID: 28407247, PMCID: PMC5481477.

[46] Pease AM, Riba LA, Gruner RA, et al. Oncotype DX® recurrence score as a predictor of response to neoadjuvant chemotherapy. Ann Surg Oncol, 2019,26(2):366–371. https://doi.org/10.1245/ s10434-018-07107-8. PMID: 30542840.

[47] Dowsett M, Smith IE, Ebbs SR, et al. Prognostic value of Ki67 expression after short-term presurgical endocrine therapy for primary breast cancer. J Natl Cancer Inst, 2007,99(2):167–170.

[48] Ma CX, Suman VJ, Leitch AM, et al. ALTERNATE: neoadjuvant endocrine theratment (NET) approaches for clinical stage II or III estroget recetpro-positive HER2-negative breast cancer in postmenopausal women: Alliance A011106. J Clin Oncol, 2020,38(15 suppl):504.

[49] Hind D, et al. Surgery versus primary endocrine therapy for elderly women with operable primary breast cancer. Cochrane Database Syst Rev, 2006,(1):CD004272.

[50] Weiss A, King TA, Mittendorf EA. The landmark series: neoadjuvant endocrine therapy for breast cancer. Ann Surg Oncol, 2020,27(9):3393–3401. https://doi.org/10.1245/ s10434-020-08530-6. PMID: 32591951.

[51] Eiermann W, Paepke S, Appfelstaedt J, et al. Preoperative treatment of postmenopausal breast cancer patients with letrozole: a randomized double-blind multicenter study. Ann Oncol, 2001,12(11):1527–1532. https://doi.org/10.1023/a:1013128213451.

[52] Smith IE, Dowsett M, Ebbs SR, et al. Neoadjuvant treatment of postmenopausal breast cancer with anastrozole, tamoxifen, or both in combination: the Immediate Preoperative Anastrozole, Tamoxifen, or Combined with Tamoxifen (IMPACT) multicenter double-blind randomized trial. J Clin Oncol, 2005,23(22):5108–5116. https://doi.org/10.1200/JCO.2005.04.005.

[53] Cataliotti L, Buzdar AU, Noguchi S, et al. Comparison of anastrozole versus tamoxifen as preoperative therapy in postmenopausal women with hormone receptor-positive breast cancer: the Pre-Operative "Arimidex" Compared to Tamoxifen (PROACT) trial. Cancer, 2006,106(10):2095–2103. https://doi.org/10.1002/cncr.21872.

[54] Ellis MJ, Suman VJ, Hoog J, et al. Randomized phase II neoadjuvant comparison between letrozole, anastrozole, and exemestane for postmenopausal women with estrogen receptor–rich stage 2 to 3 breast cancer: clinical and biomarker outcomes and predictive value of the baseline PAM50-based intrinsic subtype—ACOSOG Z1031. J Clin Oncol, 2011,29(17):2342–2349. https://doi.org/10.1200/JCO.2010.31.6950.

[55] Semiglazov VF, Semiglazov VV, Dashyan GA, et al. Phase 2 randomized trial of primary endocrine therapy versus chemotherapy in postmenopausal patients with estrogen receptorpositive breast cancer. Cancer, 2007,110(2):244–254.

[56] Alba E, Calvo L, Albanell J, et al. Chemotherapy (CT) and hormonotherapy (HT) as neoadjuvant treatment in luminal breast cancer patients: results from the GEICAM/2006-03, a multicenter, randomized, phase-II study. Ann Oncol, 2012,23(12):3069–3074.

[57] Spring LM, Gupta A, Reynolds KL, et al. Neoadjuvant Endocrine Therapy for Estrogen Receptor–Positive Breast Cancer: A Systematic Review and Meta-analysis. JAMA Oncol, 2016,2(11):1477–1486. https://doi.org/10.1001/jamaoncol.2016.1897.

[58] A neoadjuvant study of abemaciclib (LY2835219) in postmenopausal women with hormone receptor positive, HER2 negative breast cancer (neoMONARCH). https://clinicaltrials.gov/ ct2/ show/NCT02441946. Accessed 6 Apr 2020.

[59] Johnston S, Puhalla S, Wheatley D, et al. Randomized phase II study evaluating Palbociclib in addition to Letrozole as neoadjuvant therapy in estrogen receptor-positive early breast cancer: PALLET trial. J Clin Oncol, 2019,37(3):178–189.

[60] Saura C, Hlauschek D, Oliveira M, et al. Neoadjuvant letrozole plus taselisib versus letrozole plus placebo in postmenopausal women with oestrogen receptor-positive, HER2-negative, early-stage

breast cancer (LORELEI): a multicentre, randomised, double-blind, placebocontrolled, phase 2 trial. Lancet Oncol, 2019,20(9):1226–1238.

[61] Nyante SJ, Lee SS, Benefeld TS, et al. The association between mammographic calcifcations and breast cancer prognostic factors in a population-based registry cohort. Cancer, 2017,123(2):219–227. https://doi.org/10.1002/cncr.30281.

[62] Zheng K, Tan J-X, Li F, et al. Relationship between mammographic calcifcations and the clinicopathologic characteristics of breast cancer in Western China: a retrospective multicenter study of 7317 female patients. Breast Cancer Res Treat, 2017,166(2):569–582. https:// doi. org/10.1007/s10549-017-4406-2.

[63] Li J, Chen C, Gu Y, et al. The role of mammographic calcifcation in the neoadjuvant therapy of breast cancer imaging evaluation. PLoS One, 2014,9(2):e88853. https://doi.org/10.1371/ journal. pone.0088853.

[64] Weiss A, Lee KC, Romero Y, et al. Calcifcations on mammogram do not correlate with tumor size after neoadjuvant chemotherapy. Ann Surg Oncol, 2014,21(10):3310–3316. https://doi. org/10.1245/s10434-014-3914-0.

[65] Feliciano Y, Mamtani A, Morrow M, et al. Do calcifcations seen on mammography after neoadjuvant chemotherapy for breast cancer always need to be excised? Ann Surg Oncol, 2017,24(6):1492–1498. https://doi.org/10.1245/s10434-016-5741-y.

[66] Jochelson MS, Lampen-Sachar K, Gibbons G, et al. Do MRI and mammography reliably identify candidates for breast conservation after neoadjuvant chemotherapy? Ann Surg Oncol, 2015,22(5):1490–1495. https://doi.org/10.1245/s10434-015-4502-7.

[67] Pilewskie M, Zabor EC, Mamtani A, et al. The optimal treatment plan to avoid axillary lymph node dissection in early-stage breast cancer patients differs by surgical strategy and tumor subtype. Ann Surg Oncol, 2017,24(12):3527–3533. https://doi. org/10.1245/s10434-017-6016-y. PMID: 28762114, PMCID: PMC5697709.

[68] Mamtani A, Barrio AV, King TA, et al. How often does neoadjuvant chemotherapy avoid axillary dissection in patients with histologically confrmed nodal metastases? Results of a prospective study. Ann Surg Oncol, 2016,23(11):3467–3474. https://doi.org/10.1245/s10434-016-5246-8. PMID: 27160528, PMCID: PMC5070651.

[69] Giuliano AE, Ballman KV, McCall L, et al. Effect of axillary dissection vs no axillary dissection on 10-year overall survival among women with invasive breast cancer and sentinel node metastasis: the ACOSOG Z0011 (Alliance) randomized clinical trial. JAMA, 2017,318(10):918–926. https://doi.org/10.1001/ jama.2017.11470. PMID: 28898379, PMCID: PMC5672806.

[70] Donker M, van Tienhoven G, Straver ME, et al. Radiotherapy or surgery of the axilla after a positive sentinel node in breast cancer (EORTC 10981-22023 AMAROS): a randomised, multicentre, open-label, phase 3 non-inferiority trial. Lancet Oncol, 2014,15(12):1303–1310. https://doi.org/10.1016/ S1470-2045(14)70460-7. PMID: 25439688, PMCID: PMC4291166.

[71] Galimberti V, Cole BF, Viale G, et al. Axillary dissection versus no axillary dissection in patients with breast cancer and sentinelnode micrometastases (IBCSG 23-01): 10-year follow-up of a randomised, controlled phase 3 trial. Lancet Oncol, 2018,19(10):1385–1393. https://doi. org/10.1016/S1470-2045(18)30380-2. PMID: 30196031.

[72] Clinicaltrials.gov. Comparison of axillary lymph node dissection with axillary radiation for patients with node-positive breast cancer treated with chemotherapy: NCT01901094. https:// clinicaltrials.gov/ct2/show/NCT01901094

[73] Hunt KK, Yi M, Mittendorf EA, et al. Sentinel lymph node surgery after neoadjuvant chemotherapy is accurate and reduces the need for axillary dissection in breast cancer patients. Ann Surg, 2009,250(4):558–566. https://doi.org/10.1097/SLA.0b013e3181b8fd5ent.

[74] Boughey JC, Suman VJ, Mittendorf EA, et al. Sentinel lymph node surgery after neoadjuvant chemotherapy in patients with node-positive breast cancer: the ACOSOG Z1071 (Alliance) clinical trial. JAMA, 2013,310(14):1455–1461. https://doi.org/10.1001/jama.2013.278932. PMID: 24101169, PMCID: PMC4075763

[75] Zetterlund LH, Frisell J, Zouzos A, et al. Swedish prospective multicenter trial evaluating sentinel lymph node biopsy after neoadjuvant systemic therapy in clinically node-positive breast cancer. Breast Cancer Res Treat, 2017,163(1):103–110. https://doi.org/10.1007/ s10549-017-4164-1.

[76] Fu J-F, Chen H-L, Yang J, et al. Feasibility and accuracy of sentinel lymph node biopsy in clinically node-positive breast cancer after neoadjuvant chemotherapy: a meta-analysis. PLoS One, 2014,9(9):e105316. https://doi.org/10.1371/journal.pone.0105316.

[77] Chang JM, Kosiorek HE, Wasif N, et al. The success of sentinel lymph node biopsy after neoadjuvant therapy: a single institution review. Am J Surg, 2017,214(6):1096–1101. https://doi.org/10.1016/j.amjsurg.2017.08.024.

[78] Galimberti V, Ribeiro Fontana SK, Maisonneuve P, et al. Sentinel node biopsy after neoadjuvant treatment in breast cancer: fve-year follow-up of patients with clinically node-negative or node-positive disease before treatment. Eur J Surg Oncol, 2016,42(3):361–368. https://doi. org/10.1016/j.ejso.2015.11.019.

[79] National Comprehensive Cancer Network. NCCN clinical guidelines in oncology: breast cancer v6.2020. https://www.nccn.org/professionals/physician_gls/pdf/breast_blocks.pdf. Accessed 29 Nov 2020.

[80] Weiss A, Wong S, Golshan M, et al. Patterns of axillary management in stages 2 and 3 hormone receptor-positive breast cancer by initial treatment approach. Ann Surg Oncol, 2019,26(13):4326–4336. https://doi.org/10.1245/ s10434-019-07785-y. PMID: 31562601.

[81] Hammond JB, Parnall TH, Scott DW, et al. Gauging the effcacy of neoadjuvant endocrine therapy in breast cancer patients with known axillary disease. J Surg Oncol, 2020,122(4):619–622. https://doi.org/10.1002/jso.26047. PMID: 32506815.

[82] Montagna G, Sevilimedu V, Fornier M, et al. How effective is neoadjuvant endocrine therapy (NET) in downstaging the axilla and achieving breast-conserving surgery? Ann Surg Oncol, 2020,27(12):4702–4710. https://doi.org/10.1245/ s10434-020-08888-7. PMID: 32839900, PMCID: PMC7554166.

[83] Thornton MJ, Williamson HV, Westbrook KE, et al. Neoadjuvant endocrine therapy versus neoadjuvant chemotherapy in node-positive invasive lobular carcinoma. Ann Surg Oncol, 2019,26(10):3166–3177. https://doi.org/10.1245/s10434-019-07564-9.

[84] Stafford A, Williams A, Edmiston K, et al. Axillary response in patients undergoing neoadjuvant endocrine treatment for nodepositive breast cancer: systematic literature review and NCDB analysis. Ann Surg Oncol, 2020,27(12):4669–4677. https://doi.org/10.1245/s10434-020-08905-9. PMID: 32909130, PMCID: PMC7480656.

[85] Wong SM, Almana N, Choi J, et al. Prognostic signifcance of residual axillary nodal micrometastases and isolated tumor cells after neoadjuvant chemotherapy for breast cancer. Ann Surg Oncol, 2019,26(11):3502–3509. https://doi.org/10.1245/ s10434-019-07517-2. PMID: 31228134.

[86] Giuliano AE, Hawes D, Ballman KV, et al. Association of occult metastases in sentinel lymph nodes and bone marrow with survival among women with early-stage invasive breast cancer. JAMA, 2011,306(4):385–393.

[87] Kantor O, Wong S, Weiss A, et al. Prognostic signifcance of residual nodal disease after neoadjuvant endocrine therapy for hormone receptor-positive breast cancer. NPJ Breast Cancer, 2020,6:35. https://doi.org/10.1038/s41523-020-00177-6. PMID: 32821803, PMCID: PMC7426953.

[88] Kantor O, Wakeman M, Weiss A, et al. Axillary management after neoadjuvant endocrine therapy for hormone receptorpositive breast cancer. Ann Surg Oncol, 2020,28(3):1358–1367. https://doi.org/10.1245/ s10434-020-09073-6. PMID: 32869154.

[89] Rastogi P, Anderson SJ, Bear HD, et al. Preoperative chemotherapy: updates of National Surgical Adjuvant Breast and Bowel Project Protocols B-18 and B-27. J Clin Oncol, 2008,26(5):778–785. https://doi.org/10.1200/JCO.2007.15.0235. Erratum in: J Clin Oncol, 2008 Jun 1,26(16):2793. PMID: 18258986.

[90] Ellis MJ, Suman VJ, Hoog J, et al. Ki67 proliferation index as a tool for chemotherapy decisions during and after neoadjuvant aromatase inhibitor treatment of breast cancer: results from the American College of Surgeons Oncology Group Z1031 Trial (Alliance). J Clin Oncol, 2017,35(10):1061–1069.https://doi.org/10.1200/JCO.2016.69.4406. PMID: 28045625, PMCID: PMC5455353.

Part V

接受新辅助系统治疗
乳腺癌患者的放疗考量

接受新辅助系统治疗乳腺癌患者的区域淋巴结放疗考量

Jose G. Bazan, Julia R. White

引 言

新辅助系统治疗的基本原理

对可手术切除的乳腺癌患者而言，新辅助系统治疗（NAST）是一种常用的治疗方式，特别是对三阴性乳腺癌（TNBC）、HER2 阳性乳腺癌和（或）临床腋窝淋巴结阳性乳腺癌（cN_1）。NAST 的优势包括：①提高保乳手术率[1-2]；②能够实时评价化疗的有效性[3]；③在临床试验背景下验证新药的有效性[3]。除了这些广为人知的优点外，肿瘤对 NAST 的反应有预后价值逐渐成为重要的适应证之一，特别是对 TNBC 和 HER2 阳性乳腺癌而言[4]。NAST 后未能获得病理学完全缓解（pCR）的患者，在辅助治疗阶段采用卡培他滨治疗能够在无病生存（DFS）和总生存（OS）方面获益[5]。当前，多项随机研究都在探索 NAST 后有残留癌的 TNBC 患者行辅助系统治疗的意义[6-8]。而且当 HER2 阳性乳腺癌患者行 NAST 后未能获得 pCR 时，采用恩美曲妥珠单抗辅助治疗能够明显改善治疗结局[9]。因此，对于这些亚型乳腺癌患者，当 NAST 后临床缓解率不佳时能够从辅助治疗中获益。正是因为这一点，现在 NAST 的应用愈加广泛。

新辅助系统治疗对制订辅助放疗方案的影响

如果腋窝淋巴结阳性患者行 NAST 后腋窝淋巴结病理学检查结果转阴，会使放疗决策变得复杂，这也是 NAST 的一个潜在的不利因素。对行保乳手术的患者而言，问

J. G. Bazan (✉) · J. R. White
Department of Radiation Oncology, The Ohio State University Comprehensive Cancer
Center – Arthur G. James Cancer Hospital and Solove Research Institute, Stefanie Spielman
Comprehensive Breast Center, Columbus, OH, USA
e-mail: jose.bazan2@osumc.edu; Julia.White@OSUMC.edu

© The Author(s), under exclusive license to Springer Nature Switzerland AG 2022
A. Soran, F. Nakhlis (eds.), *Management of the Breast and Axilla in the
Neoadjuvant Setting*, https://doi.org/10.1007/978-3-030-88020-0_12

题就变成，究竟是只对乳腺局部放疗，还是对乳腺和区域淋巴引流区都放疗？对于切除全部乳腺的患者而言，问题就变成，究竟是对胸壁和腋窝都放疗，还是完全豁免放疗？对于接受 NAST 的患者而言，我们并不清楚复发风险究竟是由 NAST 开始之前的肿瘤负荷决定，还是由 NAST 后的残留肿瘤负荷决定，或是由肿瘤对 NAST 的反应程度、特别是腋窝淋巴结的反应程度来决定。过去评价淋巴结放疗是否降低乳腺癌死亡率（breastcancer mortality，BCM）时，主要是通过局部复发率（LRR）来评价 [10]。更复杂的情况是，高风险乳腺癌亚型（TNBC 和 HER2 阳性乳腺癌）通过 NAST 达到最大缓解的可能性最大 [4]，截至目前，学术界也认为整体上的局部复发（LRR）风险较高。pCR 是指乳腺和腋窝淋巴结内没有浸润性癌细胞。这些亚型乳腺癌的 pCR 率超过 50%，而且达到 pCR 是总生存改善强烈的预后因素 [4]。另一方面，激素敏感性乳腺癌（ER 阳性 /PR 阳性 /HER2 阴性）的 pCR 率较低，但与其他类型乳腺癌相比，这种类型是低 LRR 的预后因素。这一现象说明，驱动复发风险的因素可能与乳腺癌亚型关系极大。进一步说，我们也不知道那些 NAST 后预测低 LRR 的因素是否是放疗不获益的预测因素——特别是截止目前，大部分的结局数据都肯定了放疗的效果的情况下。

什么是区域淋巴结放疗？

乳房全切术后（post-mastectomy）或保乳切除术后（post-lumpectomy），患者可以接受区域淋巴结放疗（regional nodal irradiation，RNI）。乳房全切术和腋窝手术后，全切除术后放疗（post-mastectomy radiation therapy，PMRT）是指对胸壁和区域引流淋巴结的放疗；保乳手术和腋窝手术后，RNI 是指对乳腺和区域淋巴结的放疗。

当前标准的 RNI 需包含腋窝淋巴结（axilla）、锁骨上淋巴结（SCL）和内乳淋巴结（internal mammary nodal，IMN），IMN 通常位于第 1~3 肋间隙（图 12.1）。采用放射治疗的腋窝淋巴结指腋窝前哨淋巴结活检后或腋窝淋巴结清扫后剩余的淋巴结（"undissected" or "retained axilla"）。已有的随机和 meta 分析数据都显示，靶向腋窝淋巴结、锁骨上淋巴结和内乳淋巴结的放疗能够降低远处转移率和乳腺癌死亡率。

腋窝淋巴结切除术后，腋窝放疗目标通常是腋窝Ⅱ级内侧和Ⅲ级淋巴结区域。前哨淋巴结活检后，腋窝放疗目标包括 Ⅰ~Ⅲ级腋窝淋巴结区域。IMN 的靶区范围通常包括第 1~3 肋间隙。SCL 的靶区范围位于下部，从环状软骨以下至颈内静脉、头臂干和锁骨下静脉汇合处。无论是否联合腋窝淋巴结放疗，仅对 SCL 的放疗就能够降低 LRR，但最终并未影响远处转移率。

NAST 后 RNI 的作用是什么？

基于现有的数据，既往的高水平随机研究和 meta 分析证实乳腺癌患者行放疗有明显获益，但是对初始手术后区域淋巴结放疗（RNI）的扩大适应证的回顾性文献显示，这种获益会被低估。截至目前，NAST 后 RNI 的应用尚无随机试验数据作为证据。我们检索现有的回顾性文献，从 NAST 后手术后接受 RNI 或未行 RNI 的患者入手，了解当前的临床实践趋势。两项正在进行的Ⅲ期临床试验将提供 NAST 后 RNI 的数据。NRG Oncology 9353/NSABP B51/RTOG 1304（NCT01872975）试验是北美进行的第一项Ⅲ期临床试验，纳入了临床Ⅱ~ⅢA 期（$cT_{1-3}cN_1$）腋窝淋巴

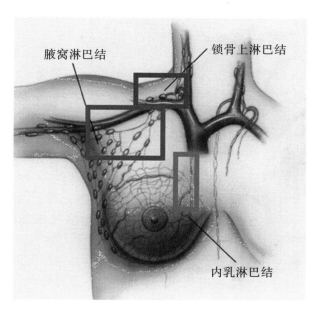

图 12.1　区域淋巴结放疗示意图。紫色框是锁骨上淋巴结，蓝色框是腋窝淋巴结，绿色框是第 1~3 肋间隙的内乳淋巴结

结阳性但 NAST 后术后腋窝淋巴结转阴性的乳腺癌患者，观察 RNI 的治疗效果[11]。ALLIANCE A011202 临床试验（NCT01901094）纳入了腋窝淋巴结阳性，NAST 后分期变成 cN_0 但 SLNB 阳性的乳腺癌患者，观察放弃腋窝进一步手术、仅行 RNI 是否可行[12]。本章我们还将简要讨论最佳的 RNI 方案和相关技术。

辅助治疗阶段的区域淋巴结放疗效果

早期 RNI/PMRT 随机试验和最初治疗指南

为了理解 NAST 后 RNI，首先得理解先手术后辅助治疗时 RNI 的角色意义。在 20 世纪晚期和 21 世纪早期，有 3 项改变了临床实践的Ⅲ期随机临床试验奠定了乳腺切除术后区域淋巴结放疗（RNI）的地位，分别是 Vancouver、British Columbia、Danish Breast Cancer Group（DBCG）82b 和 82c 试验[13-15]。这些研究纳入腋窝淋巴结阳性（pN+）的病例超过 3 500 例，先手术切除乳腺，后辅助系统治疗，绝经前女性的系统治疗方案为环磷酰胺、氨甲蝶呤和 5 氟尿嘧啶，绝经后女性的系统治疗方案为他莫昔芬。将患者随机分为两组，分别接受或不接受 RNI 治疗。试验人群中，大概一半患者的腋窝淋巴结分期为 N_2 期（4 枚或以上淋巴结阳性），其余患者是 N_1 期（1~3 枚淋巴结阳性）。试验设计的 RNI 方案范围包括锁骨上淋巴结（SCL）、腋窝淋巴结（Axilla）和内乳淋巴结（IMN），结果显示，试验组的 LRR 明显下降，OS 明显提高。很快几个大型肿瘤学会发布了共识声明，支持阳性腋窝淋巴结 ≥ 4 枚（pN_2）时，或 1~3 枚腋窝淋巴结阳性同时原发灶直径 >5cm（pT_3pN_1 或Ⅲ A 期）的患者，常规接受 RNI[16-18]。放疗的范围包括胸壁、锁骨上和腋窝淋巴结。随后的争论集中在两个方面：一是什么时候对 N_1 期患者进行放疗；二是内乳淋巴结放疗的必要性。

Meta 分析

2005 年，EBCTCG 发布了一项 meta 分析，该研究汇总了 36 项临床试验，这些试验的目的是评估 RNI 对 LRR 和 BCM 的影响 [10]。结果显示，pN$_0$ 的患者 10 年 LRR 率最低（RNI 组 2.3% vs. 对照组 6.3%），BCM 无明显差异（RNI 组 27.7% vs. 对照组 31.3%）。与之相对，pN+ 的患者，RNI 组 5 年 LRR 明显更低（5.8% vs. 22.8%），15 年 BCM 也低（54.7% vs. 60.1%）。此外，基于 5 年 LRR 风险的绝对降低值，该研究将患者进行了分层（<10%，10%~20%，>20%）。结果显示，只有当 5 年 LRR 绝对风险降低值超过 10% 以上时，局部复发风险的降低才会转换为 15 年 BCM 风险的降低 [10]。由于 RNI 倾向于降低约 2/3 的 LRR 风险，因此，这个研究建议，只有 5 年 LRR 绝对风险 ≥（10%~15%）的个体接受 RNI 才能改善 BCM。这个结论看起来支持目前的治疗指南，即推荐 N$_2$ 期或 ⅢA 期患者接受 PMRT 或 RNI。

针对这个研究，不乏批评意见，其中一些相当中肯，包括部分临床试验中的患者未行辅助化疗，不同临床试验之间的放疗方案也不同。有时是全部淋巴结区域都接受了放疗，有时仅 SCL 区接受了放疗，大多数时候胸壁豁免放疗。除此以外，因为纳入的 36 项临床试验的腋窝手术方式并不统一，所以有很多人对这项 meta 分析的结果提出质疑。

更新的 meta 分析数据、新的随机临床试验和新的指南

2014 年，EBCTCG 更新了 meta 分析的数据，纳入了 22 项随机研究共 8 135 例患者。为了回复之前的批评意见，这次的 meta 分析纳入的 PMRT 临床试验有明确的标准，包括患者接受了系统治疗，腋窝淋巴结切除至少 10 枚以及放疗部位应包括胸壁、腋窝、锁骨上淋巴结和内乳淋巴结。在 3 131 例腋窝淋巴结阳性且进行了腋窝切除的患者中，放疗能够明显降低 10 年 LRR 和总复发率，20 年 BCM 绝对值降低 8.1%。在 1 314 例腋窝淋巴结清扫术后 1~3 枚腋窝淋巴结阳性的患者中，RNI 能够明显降低 10 年 LRR 和总复发率，20 年 BCM 绝对值降低 7.9%（42.3% vs. 50.2%）。在 318 例腋窝淋巴结清扫术后存在 1 枚淋巴结转移的患者中，RNI 能够降低 10 年 LRR，但是 BCM 下降不明显（31.7% vs. 38.2%）。最后，更新的数据分析再次确认了关于 pN$_0$ 患者的早期研究结论，即 RNI 不能使之获益，10 年 LRR 为 RNI 组 3.0% 和无 RNI 组 1.6%，10 年 BCM（18.4% vs. 18.3%）类似。尽管此项 meta 分析中放疗和手术方式与现在的临床实践一致，但是局部、区域和整体复发率仍然高于预期，原因可能是使用的系统治疗方案陈旧过时。

2015 年，两项新的随机临床试验公布了结果，进一步厘清了 N$_1$ 期乳腺癌患者接受 RNI 的获益 [20-22]。EORTC 22922/10925 临床试验纳入了行乳房全切术（24%）和保乳手术的患者，加拿大国立癌症中心（NASTional Cancer Institute of Canada，NCIC）MA.20 临床试验仅纳入保乳手术患者。在 NCIC MA.20 试验中，将患者随机分为两组，分别接受全乳放疗或全乳放疗联合 RNI（腋窝、锁骨上淋巴结和内乳淋巴结）。结果显示，RNI 能够轻度降低 LRR（3.2% vs. 5.2%，P=0.02），明显改善远处无病生存率（DDFS；86.3% vs. 82.4%，P=0.03）和 DFS 率（89.7% vs.

84%，$P=0.003$），OS 率有改善的趋势（92.7% *vs.* 90.7%，$P=0.07$）。EORTC 22922/10925 临床试验一共纳入了超过 4 000 例乳腺癌患者，病理分期为Ⅰ~Ⅲ期（pN+ 或 pN$_0$/ 原发灶位于内侧象限），将其随机分为两组，分别为内乳淋巴结 / 内侧锁骨上窝（即头侧Ⅱ~Ⅲ级部分淋巴结）放疗（internal-mammary nodes/medial supraclavicular fossa，IM-MS），或无 IM-MS 放疗。IM-MS 放疗组的 LRR 有所降低，但是差异没有统计学意义。然而，IM-MS 放疗组的 DDFS（78% *vs.* 75%，$P=0.02$）、DFS（72.1% *vs.* 69.1%，$P=0.04$）以及总生存（82.3% *vs.* 80.7%，$P=0.06$）率明显改善。对 EORTC 22922 临床试验 15 年的长期随访发现，尽管 DFS 和无远处转移生存（distant metastasis free survival，DMFS）没有统计学差异，但是 RNI 能够明显降低任何原因导致的乳腺癌复发和死亡。作者将前者归因于数据失访[22]。这几项临床试验结果显示，RNI 降低远处转移率的效果远大于降低 LRR 的效果，这引发了一个疑问，即将 LRR 风险作为主要的临床实践决策因素是否合适。此外，这几项临床试验的结果也致使 ASCO、ASRO 和 SSO 联合指南更新，指南推荐 T$_{1~2}$ 期、1~3 枚腋窝淋巴结阳性的患者可以接受 PMRT 或 RNI，并指出，有效的 RNI 范围要包括胸壁 / 乳腺、锁骨上淋巴结、腋窝和内乳淋巴结[23]。

总　结

根据术后进行辅助系统治疗的患者接受 RNI 的随机研究和 meta 分析得出了以下几个重要的结论。第一，行乳房全切术、pN$_0$ 的患者从术后 RNI 中获益甚少。第二，RNI 后获益的主要人群是 T$_{1~2}$ 期、1~3 枚淋巴结转移，或 N$_2$ 期和（或）T$_3$ 期的患者；有效的 RNI 应包含胸壁 / 乳腺、锁骨上淋巴结、腋窝和内乳淋巴结。第三，目前我们仍不清楚与 EORTC 22922/10925 临床试验中入组患者具有相似的特征、pN$_0$ 或原发灶位于内侧象限的患者是否能从 RNI 中获益。

NAST 后 RNI 的作用

与先手术后辅助治疗的数据相比，现在确实没有前瞻性、随机临床试验数据指导 NAST 后的 RNI 治疗。2008 年，基于当时最好的单中心回顾性数据，学术界发布了专家共识，指导 NAST 后局部治疗[24]，推荐临床Ⅲ期或 NAST 后腋窝淋巴结病理阳性的乳腺癌患者接受 RNI 治疗。然而，由于缺乏前瞻性数据，临床实践中 NAST 后 RNI 的实施模式存在差异。最近的一项针对 ACOSOG Z1071 临床试验的分析旨在评估 NAST 后的局部控制方式。研究者发现腋窝淋巴结有残留癌者 RNI 的治疗率不足，特别是接受了乳房重建的患者，而且，关于哪些淋巴引流区应该放疗，大家的意见也不一致[25]。这些数据提醒我们，确认 NAST 后标准 RNI 的随机试验是多么重要，我们期待 NRG Oncolgy9353/NSABP B51/RTOG 1304 和 ALLIANCE A011202 试验的结果。

NAST 后行乳房全切术患者接受 RNI 治疗的历史分析

在 21 世纪早期，来自 MD 安德森癌症中心（MDACC）的研究者发布了一系列的回顾性研究，旨在确认接受了 NAST 治疗并进行乳房全切术后的患者接受 RNI

和未接受 RNI 治疗后影响 LRR 的预后因素。这些早期数据是制订 RNI 决策的基础，包括 2008 年的专家共识。

2002 年，Buchholz 等报告了 1974—1998 年纳入的 150 例非炎性乳腺癌患者（44% c I / II 期、23% cIIIA 期、25% cIIIB 期及 7% cIV 期）NAST 后未行 RNI 治疗，但接受了各机构自行治疗的结果。临床 I ~ IIA 期患者的 5 年 LRR ≤ 5%，临床 IIB/ IIIA 期患者的 LRR 是 16%~17%，临床 IIIB/IV 期患者的 LRR 是 50%~79%[26]。临床 T_{1-2} 期且 ypN$_0$ 患者的 5 年 LRR 是 5%。在多变量分析中，LRR 风险增加的因素包括临床 IIIB/IV 期、ypN$_2$ 期和未接受他莫昔芬治疗。除此之外，5 年 LRR 率很高（≥ 15%）的患者还包括：临床分期 IIB 期及以上的患者，无论初始 T 分期如何但 ypN+ 的患者，以及残留浸润性癌直径 >2cm 的患者。

2004 年，Huang 等报道了 542 例接受了 NAST、乳房全切术和 RNI 以及 134 例接受了 NAST、乳房全切术和未行 RNI 患者的结局。RNI 组患者的临床分期比无 RNA 组更晚（83% 的患者是 IIIA~ IV 期 vs. 50%）。RNI 组患者的 pCR 更高（14% vs. 6%）。RNI 组的 10 年 LRR 更低（11% vs. 22%），这最终转化为了总生存率。临床 III / IV 期且达到 pCR 的患者（RNI 组 35 例，无 RNI 组 11 例），RNI 明显降低了 LRR（3% vs. 33%）。RNI 还降低了 cT$_3$~T$_4$ 期、临床分期 IIB 期、残留癌直径 >2cm 和 ypN$_2$ 患者的 LRR。RNI 提高了 cT$_4$ 期患者、临床分期 IIIB/ IV 期、cN$_2$~N$_3$ 和 ypN$_2$ 乳腺癌患者的特异性生存率。

McGuire 等报道了达到 pCR 的患者接受 RNI 的结局[28]。这项研究纳入了 1982—2002 年临床 II（34%)/ III 期（66%)接受 NAST 后行乳房全切术的 106 例患者，其中乳房全切术后接受 RNI 者 72 人，乳房全切术后未行 RNI 者 34 人。中位随访 5 年时，两组间 10 年 LRR 类似（RNI 组 5% vs. 无 RNI 组 10%，P=0.40）。特别是临床 I / II 期（32 例）且达到 pCR 的患者，10 年 LRR 是 0。与之相对，初始临床分期 III 期的 74 例患者中，RNI 组的 10 年 LRR 明显较低（7% vs. 33%，P=0.04），生存率也更好（77% vs. 33%，P=0.002）。

MD 安德森癌症中心的研究者们也回顾了一些很年轻的乳腺癌患者和 cT$_3$N$_0$ 接受 NAST 患者的数据。Garg 等分析了 107 例年轻乳腺癌（年龄 <35 岁）患者、IIA~ IIIC 期、NAST 后接受乳房全切术及 RNI 的效果[29]。大约 80% 的患者接受了 RNI，III 期患者占比明显更高（84%），II 期患者仅占 42%。RNI 组患者的 pCR 率是 19%，无 RNI 组患者的 pCR 率是 15%。这群年轻乳腺癌患者中，RNI 组的局部控制率更高（88% vs. 63%），总生存率更好（67% vs. 48%）。Nagar 等报告了 162 例临床分期 T$_3$N$_0$ 的乳腺癌患者，她们在 1985—2004 年接受了 NAST 和乳房全切术，接受 RNI 的患者 119 人，未行 RNI 的患者 43 人[30]。整体人群 5 年 LRR 是 9%，无 RNI 组的 LRR 明显高于 RNI 组（24% vs. 4%，P<0.000 1）。89 例 ypN$_0$ 患者中，两组间的 5 年 LRR 虽然无统计学差异，但是 RNI 组在数值上优于无 RNI 组（RNI 组 2% vs. 无 RNI 组 14%，P=0.06）。在 ypN+ 患者的 5 年 LRR 方面，RNI 组明显低于无 RNI 组（5% vs. 53%）。

MD 安德森癌症中心的一系列回顾性研究对学术界的影响很大，确认了临床分期较晚的患者无论 NAST 后是否获得 pCR，NAST 后行 PMRT 或 RNI 都能获益，同时也提出了进一步研究的需求，目的是研究早期乳腺癌（cT$_{1-2}$，N$_1$）患者能否从 RNI 中获益。

NAST 后的 LRR：缓解率对 LRR 的影响

乳腺癌新辅助治疗临床试验工作组联盟（Collaborative Trials in Neoadjuvant Breast Cancer，CTNeoBC）对来自不同临床试验的 11 959 例患者进行了汇总分析，主要目的是确认最佳的 pCR 定义，明确 pCR 对结局的影响[4]。pCR 的最佳定义是乳腺和腋窝淋巴结缺乏浸润性癌成分（ypT_0/Tis ypN_0）。基于这个定义，pCR 与死亡风险显著相关（HR=0.36）。而且，研究者还发现，这种趋势在三阴性乳腺癌（HR=0.16）和接受靶向治疗的 HR 阴性 /HER2 阳性乳腺癌（HR=0.08）中表现得最明显[4]。随后，学术界对几项大型随机对照试验进行了回顾性分析，旨在了解 NAST 后的 LRR 与治疗反应的关系。

2012 年，Mamounas 等汇总分析了 NSABP B18 和 B27 临床试验的数据，结果证实了 NAST 后腋窝淋巴结缓解的重要性，特别是 cN_1 降期为 ypN_0 的重要性以及对 LRR 的影响[31]。这些临床试验指出，接受 NAST 后进行乳房全切术的患者不必接受 RNI，只有进行保乳手术（BCS）的患者才接受放疗。绝大多数试验纳入的都是早期乳腺癌患者，$cT_{1\sim2}N_0$ 占 55%，$cT_{1\sim2}N_1$ 占 20%，cT_3N_0 占 16% 和 cT_3N_1 占 9%。1 947 例患者接受了乳房全切术，LRR 是 12.6%（9% 是局部复发，3.6% 是区域复发）。1 100 例患者接受了肿瘤切除术联合乳腺放疗（XRT），LRR 是 10.3%（局部复发率 8.1%，区域复发率 2.2%）。多变量分析显示，LRR 与几种因素有关，包括年龄 <50 岁，NAST 前临床 T 分期，NAST 前是否为 cN+，以及乳腺和腋窝淋巴结对 NAST 的反应。cN_0 且 ypN_0、原发灶 <5cm 的患者，无论行乳房全切或包块切除术后是否存在残留癌，10 年 LRR 都最低（LRR 累积风险为 6%~9%）。在行乳房全切术的队列中，32 例患者的临床分期为 cN_1，NAST 后达到 pCR（乳腺及腋窝淋巴结），10 年时无 LRR 事件。同样地，121 例 cN_1 且行乳房全切术的患者，NAST 后腋窝淋巴结分期为 ypN_0，但是乳腺有残留癌时，无论 T 分期如何，10 年 LRR 都相当低（$cT_{1\sim2}$ 10.8%，cT_3 9.2%），NAST 后接受保乳手术患者的情况与上述类似。当乳腺原发灶和腋窝淋巴结都达到 pCR 时，LRR 最低（10 年 LRR 6%~7%）；当乳腺有残留癌时，LRR 也可以接受（8%~9%）。相比之下，cN_1 患者 NAST 后存在腋窝淋巴结残留癌（ypN+）时，无论是接受乳房全切术（19.5%）还是保乳手术（18.5%），10 年 LRR 都很高。

Gillon 等主持的 EORTC 10094/BIG 1-00 临床研究比较了术前两种化疗方案的效果，有一项与之前类似的研究也采用上述试验的数据分析了 NAST 后 LRR 的预测因素[32]。研究一共纳入了 1 153 例患者，$cT_3\sim T_4$ 期占 44%，cN+ 占 54%。NAST 后选择的手术方式中，乳房全切术占 53.4%，BCS 联合乳腺放疗占 46.6%，研究中对 RNI 方案没有做特别说明。中位随访 4.4 年，累积 LRR 达到 4.9%。多变量分析显示，如果将 LRR 作为 NAST 后首次事件进行分析，有 2 个因素可以预测 LRR 的发生，即病理反应和乳腺癌亚型（P 均 <0.000 1）。乳腺原发灶有残留癌者，无论大小（ypT+），同时存在 4 枚及以上腋窝淋巴结有残留癌（ypN+），LRR 最高（9.5%）；相比之下，那些原发灶情况类似但 ypN_0 者，LRR 仅为 2.3%。Luminal A 型乳腺癌的 LRR 很低，仅为 1.6%，三阴性乳腺癌的 LRR 则高达 8.9%。

来自德国乳腺协作组（German Breast Group，GBG）的 Krug 等对 3 项前瞻性随机临床试验 GeparTrio、GeparQuattro 和 GeparQuinto 进行了汇总分析，探索了 NAST 及乳房全切术后的 LRR[33]。汇总的病例数共 6 139 例，1 569 例接受了乳房全切术，817 例有放疗的数据，其中 617 例接受了放疗，范围包括胸壁、锁骨上淋巴结和腋窝淋巴结。$cT_{3\sim4}$ 者占 50%，cN+ 者占 61%，HR+ 者占 51%、HER2 阳性者占 25%，三阴性乳腺癌患者占 15%。未行 PMRT/RNI 者的 5 年累积 LRR 达 15.2%，接受放疗者的 5 年累积 LRR 为 11.2%。多变量分析显示，RT 与 LRR 降低有关 [HR=0.51，95%CI（0.27，1.0），P=0.05]。放疗的获益主要见于 $cT_{3\sim4}$、cN+ 和 ypN_0 的患者。亚组分析显示，cN+ 转变为 ypN_0 者，PMRT/RNI 与较低的 LRR 有关 [HR=0.19，95%CI（0.04，0.97），P=0.05]。ER、PR 和临床腋窝淋巴结状态也是 LRR 的预测因子。

单中心和注册的回顾性分析中，NAST 后 PMRT/RNI 与 LRR 的关系

单中心数据

几项单中心连续回顾性研究分析了临床 II ～ III 期、接受了 NAST 并行乳房全切术及腋窝淋巴结清扫手术、病理结果 ypN_0 的乳腺癌患者接受或不接受放疗的 LRR。2012 年，Le Scodan 等报告了 134 例临床 II ～ III 期、NAST 后接受乳房全切术且达到 ypN_0 的乳腺癌患者的预后数据[34]。大约 2/3 的患者初诊临床 II 期，58% 接受了 RNI[①]。胸壁、锁骨上淋巴结和内乳淋巴结接受了放疗。中位随访 91 个月后，放疗组的 5 年 LRR 是 4%，而未放疗组是 7.5%（P=0.12），两组的 10 年总生存率也无统计学差异。因此，研究得出结论，这种类型的乳腺癌患者放弃 RNI 不会增加 LRR 或死亡风险。

Shim 等的研究也与上述类似，他们报告了对 1998—2009 年的 151 例临床 II 期（60%）或 III 期（40%）、接受了 NAST 和乳房全切术的乳腺癌患者的研究数据，病理结果显示为 ypN_0。队列中 70% 的病例接受了 RNI。放疗范围包括胸壁、锁骨上淋巴结和腋窝淋巴结，内乳淋巴结接受放疗者仅占 37%。中位随访时间 5 年，两组的 LRR 无明显差异（RNI 组 2%，无 RNI 组 8%，P=0.15）[35]。研究得出结论，是否接受 RNI 并不影响 5 年总生存率。尽管这些研究中的病例数都很少，但是研究结果支持这种观点，即临床分期为 II ～ III 期且 ypN_0 的患者，5 年 LRR 已经足够低，无需行 RNI 治疗。

最近，Wang 等评估了 142 例临床分期为 $cT_{1\sim2}$、cN_1，接受了 NAST，行乳房全切术且 ypN_0 的乳腺癌患者[36]。75% 以上的患者接受了 RNI（n=110），其他患者行乳房全切术后未接受放疗。放疗范围包括胸壁和锁骨上淋巴结。中位随访 66 个月，无论是对全体队列，还是对倾向性评分匹配的亚组的分析都显示，RNI 明显改善了患者的无复发生存率（RFS）。然而，对于其中 48 例乳腺获得 pCR 的患者，RNI 对 RFS 的获益没有统计学意义。

Huang 等主持了一项截至目前最大规模的回顾性研究，一共纳入了 2000—2014 年来自 12 个中心的、共 1 813 例临床 II~III 期（$cT_{1\sim4}$ $cN_{1\sim2}$）的乳腺癌患者。

---

①译者注：参考前文对 PMRT 和 RNI 的定义，此处应为 PMRT 而非 RNI。作者在本章中多用 RNI 替代 PMRT，可能是写作习惯，也可能是笔误

这些患者接受了术前新辅助治疗，序贯乳房全切术，按是否接受 RNI 分为两组[37]。RNI 的区域包括锁骨上淋巴结，但不推荐包含内乳淋巴结（IMN）。共有 70% 的患者接受了 RNI。随着淋巴结病理分期的升高，接受 RNI 的患者比例也在增加（ypN_0患者接受 RNI 者约占 47%，$ypN_{2\sim3}$患者约占 87%）。绝大多数患者都接受了以蒽环类为主的化疗方案，但是 560 例 HER2 阳性乳腺癌患者中，仅 35% 接受了靶向治疗。作者发现，RNI 能够改善 $ypN_{2\sim3}$ 患者的生存，包括提高 OS 率。但是对于 ypN_0 或 ypN_1 的低风险患者，作者建议行或不行 RNI 均可。

无独有偶，不少医疗中心都报告了自己机构 NAST 序贯保乳手术（BCS）后的 LRR。Daveau 等报道了 248 例 $cN_{0\sim2}$、NAST 后行 BCS 且术后病理分期为 ypN_0 的乳腺癌患者的数据[38]。需要注意两点，一是 66% 以上的患者初诊时为 cN_0（$n=164$），二是 63.7% 的患者（$n=158$）接受了 RNI。放疗范围包括乳腺和锁骨上淋巴结，约 25% 的患者还接受了 IMN 区放疗。中位随访 88 个月，结果显示，是否接受 RNI 治疗，两组的 5 年局部区域 RFS（RNI 组 89.4% *vs.* 无 RNI 组 86.2%，$P=0.68$）或 5 年 OS（RNI 组 88.7% *vs.* 无 RNI 组 92%）并无差异。但是，由于这项研究的患者的主要分期是 cN_0 且 ypN_0，因此很难得出有意义的结论。

2012 年，Bae 等报道了 98 例 $cT_{3\sim4}$ 或 cN+、NAST 后术后病理为 $ypN_{0\sim1}$ 且接受放疗的乳腺癌患者的情况[39]。45% 的患者（$n=44$ 例）接受了 BCS，且术后对乳腺和锁骨上淋巴结区域进行了放疗。IMN 区域未行放疗。尽管每组患者的数量较少，且中位随访时间只有 5 年，但是 ypN_0 患者的局部 RFS 或 DFS 并无差异。

2014 年，Noh 等详细描述了一项多中心回顾性研究（Korean Radiation Oncology Group 12–05）的结果，该研究一共纳入了 260 例临床 Ⅱ~Ⅲ 期、NAST 后行 BCS 联合乳腺区放疗的乳腺癌患者[40]。所有患者的术后病理分期为 ypN_0，136 例（52.3%）接受了 RNI，放疗范围包括锁骨上淋巴结，其中 14 例患者还接受了 IMN 区放疗（占 RNI 人群的 10.2%）。中位随访了 66.2 个月。RNI 组和无 RNI 组的 5 年局部 RFS（RNI 组 95.3% *vs.* 无 RNI 组 95.9%）或 DFS（RNI 组 90.9% *vs.* 无 RNI 组 95.9%）并无明显差异。

注册登记研究

在过去的 4 年间，几项研究使用了 NCDB 的数据，分析了 NAST 后 RNI 的相关问题，得出的结论很矛盾。2016 年，Rusthoven 等对 NCDB 中 2003—2011 年 $cT_{1\sim3}cN_1$、NAST 后行乳房全切术（mastectomy）①的患者，分析了 RNI 对其总生存率的影响（注意，NCDB 数据库中不包含复发的数据）[41]。该研究中位随访 39 个月，5 032 例 $cT_{1\sim3}cN_1$ 乳腺癌患者接受了 NAST 后 BCS，50% 接受了乳腺区域放疗和 RNI，50% 仅进行了乳腺区域放疗。无论是否进行 RNI，ypN_0 或 ypN+、接受保乳手术的患者都未能从 RNI 中获益。研究还纳入了 10 283 例行乳房全切术的患者（3 040 例 ypN_0，7 243 例 ypN+），与行保乳手术的患者相比，乳房全切术后 RNI 明显降低了患者的死亡率（BCM），ypN_0 患者的 BCM 为 27%，ypN+ 患者为 23%。

①译者注：此处作者使用 mastectomy，意指乳腺切除术联合腋窝淋巴结清扫。查阅参考文献 41 的原文，该研究纳入了两种手术方式的患者，即保乳手术联合腋窝淋巴结清扫和乳房全切术联合腋窝淋巴结清扫，因此，此处的 mastectomy 应包含了两种手术方式。

ER 阴性是 OS 的不良预后因子。$ypN_{2\sim3}$ 的患者从 RNI 中生存获益最多（HR=0.68），ypN_1（HR=0.84）和 ypN_0（HR=0.74）患者的生存率也有明显升高。尽管这项对 NCDB 数据的分析有很多局限性，但是它对于以下问题颇具启发性，即 $cT_{1\sim3}cN_1$ 患者接受 NAST 和乳房全切术后降期为 ypN_0 时，放弃 RNI 是否安全。

几乎同一时期，Liu 等也发表了一项对 NCDB 数据的分析性研究。该研究纳入了 1998—2009 年共 1 560 例 cN_1（临床分期 II~III 期）乳腺癌患者，这些患者接受了 NAST 和乳房全切术，术后病理分期为 ypN_0[42]。在这个队列中，58% 的患者接受了 RNI。与 Rusthoven 研究不同，该研究的结论是，RNI 对总生存没有明显影响（HR=0.82，P=0.12）。尽管这两项研究纳入的患者群体并不完全一致，但是确实存在部分年限的重叠（2003—2009），而且结果居然相悖。

2016 年 Kantor 等评估了 NCDB 数据库中 2004—2008 年共 8 321 例临床腋窝淋巴结阳性（$cN_{1\sim2}$）的乳腺癌患者，接受了 NAST 后乳房全切术，一部分患者接受了 RNI[43]。2/3 的患者的分期是 cN_1，>60% 的患者的分期为 $cT_{3\sim4}$。中位随访 69 个月后，RNI 伴随着明显的总生存获益，但是术后病理分期达到 ypN_0 的患者，无论基线时是 cN1（5 年 OS，RNI 组 87.3% vs. 非 RNI 组 86.0%，P=0.43）还是 cN2（5 年 OS，RNI 组 92.9% vs. 非 RNI 组 90.1%，P=0.21），RNI 都不能提高总生存率。尽管这些患者的 HER2 状态未知，但是无论腋窝淋巴结的治疗反应如何，ER 阴性 / PR 阴性的患者均能从 RNI 中获益 [ypN_0 的患者，HR=0.65，95% CI（0.48，0.88）；ypN+ 患者，HR=0.72，95% CI（0.64，0.81）]。

最后，Ohri 等分析了 NCDB 2013—2014 年的数据，目的是了解早期无转移乳腺癌患者接受 NAST 并行乳房全切术后，病理结果为 ypN+ 时，RNI 对生存的影响[44]。研究纳入了 29 270 例患者，超过 60% 的患者接受了 RNI。研究发现，RNI 并不影响 ypN_1 或 ypN_2 患者的总生存，但是 ypN_3 患者的生存得到了改善（5 年 OS 66% vs. 63%，P=0.042）。在多变量分析中，RNI 的生存获益也仅见于 ypN_3 患者。不同乳腺癌亚型的分析数据未见报道。

总的来说，我们必须认识到一点，即 NCDB 仅收集了有关生存的结局数据，其他的结局数据，包括局部或区域复发率、远处转移率和乳腺癌死亡率都没有记录。如果将 OS 作为唯一的研究终点，这样做会存在问题，因为 EBCTCG 研究的 meta 分析也采用同样的研究终点，教训就是 5 年 LRR 的降低需要 10~15 年才能影响乳腺癌特异性死亡率。因此，我们需要对这些数据库中的病例进行更加长期的随访才能发现 RNI 对生存的真实影响。除此以外，在 NCDB 数据库中，2010 年后才收集了 HER2 的状态，2013 年后才有是否进行靶向治疗的记录。同时，NCDB 也没有详细记录 RNI 靶向的淋巴结引流区（SCL、IMN 或腋窝）。所以，这些研究中任何的生存差异都有可能是某些未经测量的混杂因素的不平衡导致的。

乳腺癌亚型的影响

EORTC 10994/BIG 1-00 研究证实，乳腺癌亚型是 LRR 的重要预测因子[32]。有些早期研究由于当时缺乏对乳腺癌生物学亚型的深刻认识，同时靶向治疗也没有出现，因此缺乏相关的数据和必要的治疗，结论就不够可信。最近的一些研究包含了乳腺癌亚型信息，系统治疗也非常充分，包括靶向治疗，因此能够进行更加详细的 LRR 分析。2014 年，Mamounas 等总结了 CTNeoBC 根据亚型和手术分类的 LRR 结果 [45]。原始队列一共纳入了 11 955 例患者，其中 5 252 例有分子亚型的数据，其中 2 041 例（39%）接受了乳房全切术。全部患者都缺失了放疗的数据，但是估计大约 1/3 的患者接受了 RNI。乳房全切术后患者的整体 5 年 LRR 是 10.4%，NAST 后的治疗反应不同，LRR 也有所波动（pCR 者约为 3.3%，$ypT_{1\sim3}ypN_0$ 者占 8.2%，ypN+ 者占 13.1%）。除了 ER 阳性 /HER2 阴性、组织学分级 1~2 级的患者，其他亚型患者的 LRR 都相当高，HR 阴性 /HER2 阳性和三阴性乳腺癌的风险比（HR）甚至 >3。值得注意的是，HR 阳性 /HER2 阴性、组织学分级 1~2 级患者的 LRR 极低，且与 NAST 后的治疗反应无关（pCR 者是 0，$ypT_{1\sim3}ypN_0$ 者占 7.3%，ypN+ 者占 5.3%）。

总结：新辅助系统治疗后，何时推荐与何时放弃区域淋巴结放疗是安全的？

以上数据符合几个关键的原则。首先，局部晚期乳腺癌（≥ cⅢB）患者无论 NAST 的治疗反应如何，都是 LRR 的高危人群；其次，术后 ypN+ 患者是另外一群复发高危人群，共识也推荐行 RNI；第三，Mamounas 等在他们的开创性研究中第一次指出，腋窝淋巴结对 NAST 的治疗反应是重要的预后因子 [31]。在该研究中，BCS 或乳房全切术后患者未接受 RNI 治疗。而且这个结论也得了到其他几个回顾性研究的证实。这些研究的目的是根据腋窝淋巴结对 NAST 的治疗反应分组，观察 RNI 对乳腺癌预后的影响，表 12.1 总结了这些重要的研究。然而，根据腋窝淋巴结的治疗反应放弃 RNI 仍是一种假想，目前有一项前瞻性、Ⅲ期临床研究正在验证这种假想，后面我们会谈及这个研究。最后，EORTC 10994/BIG 1-00[32] 和 CTNeoBC 试验 [45] 显示，乳腺癌的分子亚型也是 NAST 后 LRR 的预后因子，Luminal A 型乳腺癌患者无论其乳腺原发灶或腋窝淋巴结的治疗反应如何，5 年 LRR 都很低。

由于缺乏随机化、前瞻性研究的成熟数据，因此我们推荐的标准方案是，穿刺活检证实淋巴结阳性（$cN_{1\sim3}$）和（或）NAST 后区域淋巴结存在残留癌 [ypN_0（i+）~ ypN_3] 的患者，无论其分子亚型如何，均应接受 RNI 治疗。对于临床分期较早、临床腋窝淋巴结阴性和术后腋窝淋巴结阴性（ypN_0）的患者，我们保留放弃 RNI 治疗的意见。这些患者的 LRR 风险很低，不应常规使用 RNI。

新辅助系统治疗和新辅助内分泌治疗后前哨淋巴结活检

由于缺乏前瞻性、随机化数据，NAST 后的 RNI 决策制订非常复杂。同时，越来越多的雌激素受体阳性（ER+）或孕激素受体阳性（PR+）的绝经后乳腺癌患者接受了新辅助内分泌治疗（NET），腋窝的手术处理策略也发生了变化，这都使得情况越来越复杂。以下我们将回顾这些变化的趋势，评估 RNI 的影响。

表 12.1　新辅助系统治疗（NAST）后，根据腋窝淋巴结完全缓解与否，评估区域淋巴结放疗（RNI）对局部区域复发率（RR）影响的回顾性研究数据的总结表

研究名称	病例数	随访时间（月）	临床分期	ypN_0 百分比	LRR（RNI vs. 非 RNI）	P 值
McGuire[27]	106	62	II 期 33% III 期 67%	100%	5% vs. 10% （7% vs. 33%，III 期）	0.40 （III 期 0.04）
Le Scodan[30]	134	91	II 期 63% III 期 37%	100%	4% vs. 12%	0.12
Shim[31]	151	57	II 期 60% III 期 40%	100%	2% vs. 8%	0.15
Wang[32]	142	72	II 期 100%	100%	5.5% vs. 9.9%	0.15
Huang[33]	490	72.9	II 期 53% III 期 47%	100%	5% vs. 9%	0.07

ypN_0：腋窝淋巴结无残留癌

新辅助内分泌治疗

与三阴性乳腺癌或 HER2 阳性 /ER 阴性 /PR 阴性乳腺癌相比，ER 阳性 /PR 阳性乳腺癌 NAST 后的 pCR 率比较低，因此几项临床试验已经探讨了 NET 的应用。因为 NET 的 pCR 率 ≤ 1%，所以临床试验常使用评价肿瘤反应的其他终点指标。大型随机研究中，这些终点指标包括查体时的临床反应率、影像学反应率和保乳手术率[46-48]。然而，还有一个大家都比较认可的终点指标，即 Ki67 值。P024 临床试验（比较 4 个月新辅助来曲唑和他莫昔芬治疗）的多变量分析[46] 显示，Ki67 值、原发灶病理学分期（$T_{1\sim2}$ vs. $T_{3\sim4}$）、腋窝淋巴结病理状态和 ER 状态是复发和复发后死亡的预测因素[47]。这个研究推动了术前内分泌预后指数（PEPI）的出现，IMPACT 临床试验已经验证了 PEPI 的作用[48]。通过对 P024 临床试验中患者的分析发现，PEPI 评分为 0 分的 29 例患者无复发（$pT_{1\sim2}$，pN_0，Ki67 ≤ 2.7% 且 ER 持续表达）。因此，研究者总结，NET 后病理学分期 0 期或 1 期且 PEPI 评分为 0 分的乳腺癌患者的复发风险极低，不大可能从辅助化疗中获益[47]，这些患者也不大可能从 RNI 中获益。未来的前瞻性 NET 后 RNI 的临床试验应该关注病理学分期 $T_{1\sim2}$ 期、腋窝淋巴结阴性且 PEPI 评分为 0 分的患者放弃 RNI 的安全性。

正在进行的 III 期临床试验 Alliance A011106（研究临床 II 或 III 期雌激素受体阳性绝经后乳腺癌患者的替代策略）将改良 PEPI（mPEPI）评分为 0 分（排除了 ER 状态的全部因子）作为主要终点，验证其作为低复发风险的标志物的有效性[49]。这项研究的目的是评估氟维司群、阿那曲唑或二者联合新辅助治疗方案的效果，通过治疗第 4 周和 12 周时的穿刺活检来验证内分泌耐药（Ki67>10%）。主要终点是评价内分泌敏感疾病率（endocrine-sensitive disease rate，ESDR），定义为 mPEPI 评分为 0 分的病例数量与适合开始新辅助内分泌治疗的病例数量之比。该研究的设想是，与单药阿那曲唑相比，氟维司群单药或氟维司群联合阿那曲唑能够增加 ESDR。初步结果显示，与单药阿那曲唑（ESDR 18.6%）相比，单药氟维司群（ESDR 22.7%）或二者联合（ESDR 20.5%）都

没有明显提高 ESDR[50]。目前在等待 RFS 的最终结果。然而，接近 20% 的患者都获得了 mPEPI 评分为 0 分，说明的确存在在新辅助内分泌治疗后可以放弃 RNI 的人群。

新辅助系统治疗后腋窝的手术处理

直接手术时，临床腋窝淋巴结阴性（cN_0）患者，如果前哨淋巴结活检（SLNB）阴性[51]，或者仅 1~2 枚前哨淋巴结阳性[52]，则不再行腋窝淋巴结清扫（ALND）。绝大多数临床腋窝淋巴结阳性（cN+）的患者 NAST 后仍将进行 ALND。然而，这类患者及 cN_0 患者 NAST 后的 SLNB 决策仍然在变化。NAST 后 SLNB 的一个主要疑虑是担心与直接手术相比，假阴性率（FNR）过高。新辅助前哨淋巴结研究（SENTinel NeoAdjuvant，SENTINA）[53] 和 ACOSOG Z1071[54] 研究都发现 SLNB 的技巧对假阴性率的影响巨大。SENTINA 研究发现，cN+ 患者在 SLNB 和 ANLD 后达到 ypN_0 时，仅切除 1 枚前哨淋巴结时 SLNB 的假阴性率是 24%，切除 2 枚前哨淋巴结时的假阴性率是 18%。然而，当切除 3 枚前哨淋巴结时，FNR<5%，当使用两种示踪剂时，FNR<10%。ACOSOG Z1071 研究也发现，当 cN+ 患者切除 2 枚以上前哨淋巴结或使用双示踪剂时，FNR ≤ 10%。

新辅助内分泌治疗后腋窝的管理

关于接受新辅助内分泌治疗（NET）患者的腋窝手术处理尚无研究数据。最近，Kantor 等使用 NCDB 的数据分析了 NET 后腋窝淋巴结残留癌的预后意义。该队列一共纳入了 2010—2016 年接受治疗的 4 496 例 $cT_{1-3}cN_{0-1}$、激素受体阳性、HER2 阴性乳腺癌[55] 患者。一半患者都接受了 SLNB，32% 接受了 ALND，剩下 18% 的患者的腋窝手术情况不明。cN_0 患者最终腋窝淋巴结 ypN_0 者占 65%，ypN_0（i+）者占 3%，ypN_1mi 者占 6%，ypN_{1a} 者占 26%。cN_1 的患者最终腋窝淋巴结状态为 ypN_0 10%，ypN_0（i+）1%，ypN_1mi3%，ypN_{1a}86%。NET 后，ypN_0、ypN_0（i+）和 ypN_{1mi} 三者的总生存率并无差异。而且研究者将接受 NET 的患者与直接手术的患者配对，发现腋窝淋巴结分期相同患者的 OS 无差异。基于此结果，作者认为，由于 NET 后的患者结局与直接手术的患者类似，因此可以考虑将这类患者的腋窝手术降级[55]。关于这类患者的辅助放疗是否也可以采取同样的逻辑降级，未来还需要继续研究和探索。

临床腋窝淋巴结阳性、接受术前新辅助系统治疗的患者接受区域淋巴结放疗的前瞻性、随机化研究

为了优化 cN+ 乳腺癌 NAST 后的局部区域治疗，我们需要前瞻性、随机化研究的数据，有两项正在进行的临床试验的目标人群正是这类患者，根据腋窝淋巴结的病理反应研究局部区域处理措施。如前所述，$cT_{1-3}cN_1$（ⅡA~ⅢA 期）、在 NAST 后获得 ypN_0 的乳腺癌患者能否从 RNI 治疗中获益饱受争议，这也是 NSABP B51/ 放疗癌症工作组（RTOG）1304 Ⅲ期临床试验所关注的问题[11]。在这项研究中，$cT_{1-3}cN_1$（NAST 前细针抽吸活检或空心针穿刺活检证实）患者在 NAST 后接受乳房全切术或保乳手术，

将术后病理学分期转变为 ypN$_0$ 者（不考虑乳腺原发灶状态）随机分为两组，即接受或不接受 RNI 组。RNI 的范围包括胸壁、未切除的腋窝、第 1~3 肋间隙的内乳淋巴结和锁骨上窝。本研究的主要终点是观察 RNI 能否降低浸润性乳腺癌的无复发间期（即从随机研究开始直到浸润性局部、区域、远处复发或乳腺癌死亡的时间）。

ALLIANCE A011202 临床试验的入组标准和 NSABP B51/RTOG 1304 试验一样，二者的区别是手术时需要做 SLNB[12]。将 SLNB 结果是 ypN+ 者随机分组，分为 ALND 联合 RNI 组与单纯 RNI 组。除此之外，在 ALLIANCE A011106 临床试验中，如果患者在第 4 周或第 12 周出现内分泌耐药（Ki67>10%），将会接受新辅助化疗。这些 cN+ 转变为 ypN$_0$ 的患者符合 NSABP B51/RTOG 1304 试验的入组标准。总之，这两项标志性研究将会对 cN+、接受 NAST 的乳腺癌患者的局部区域处理策略产生显著的影响。

在开始术前新辅助系统治理前对区域淋巴系统的临床评估

在开始术前 NAST 前，我们推荐对区域淋巴结进行全面的评估，以了解腋窝、锁骨上区（SCL）和内乳区（IMN）是否存在淋巴结转移。术前 NAST 前应对腋窝影像检查结果进行详细评估，我们推荐所有拟行术前 NAST，包括 NET 的患者，都应该接受超声检查，并对任何可疑的淋巴结进行活检[55]。能够与良性淋巴结精准区别的恶性特征有淋巴脂肪门消失、皮质增厚和偏心 / 长短轴最大径比值 <2[56]。与仅做超声检查（特异度 44%~97%，阳性预测值 45%~95%）相比，超声联合可疑淋巴结活检能够提高特异度（97%~100%）和阳性预测值（93%~100%）。

除了用超声联合或不联合活检来评估腋窝淋巴结以外，我们也可以推荐患者接受三维横断面影像学检查，以了解锁骨上区、锁骨下区和内乳区淋巴结的情况。任何超出腋窝Ⅰ/Ⅱ级的淋巴结转移都是 RNI 的适应证，因为对这些区域的淋巴结不常规切除。在我们中心，所有拟行术前 NAST 的患者都要接受平扫 + 造影剂增强 CT 检查，扫描范围包括胸廓至锁骨上窝，一直到甲状软骨下缘。通过健侧注射造影剂最为理想，因为不会影响对锁骨上、锁骨下和胸肌后淋巴结的观察。MRI 检查有助于确认可疑的内乳淋巴结和（或）腋窝淋巴结，但是检查窗往往不能完全覆盖锁骨上区。需要进行系统分期的患者，18 氟脱氧葡萄糖（^{18}FDG）– 正电子发射计算机断层扫描（PET）有助于发现腋窝以外的潜在转移灶。一项研究纳入了 300 余例接受术前 NAST 的乳腺癌患者，^{18}FDG-PET 检出 26 例患者（8%）有内乳淋巴结转移，32 例（10%）有锁骨上、下淋巴结转移[58]，这个结果导致 50 例（16%）患者的放疗计划改变。由于 NAST 前标准影像学检查知识并非人人皆知，并且 CT 胸部扫描和（或）^{18}FDG-PET（进行全面分期时行此检查十分有必要）能够检出腋窝区Ⅰ/Ⅱ级以外的潜在的淋巴结微转移灶，因此我们强烈推荐，所有拟行术前 NAST 的患者都应该至少进行一项检查，以帮助对疾病的程度进行精确的分期。

放疗技术

我们在之前的文献中详细描述了制订 RNI 治疗方案的方法[59~60]，选择了一个适应性治疗计划算法，基于每例患者的解剖特点制订最佳的治疗策略（图 12.2）。模拟定位时，所有患者都要接受基于 CT 的模拟定位，要用自由呼吸扫描和深吸气屏气（deep-inspiration breath hold，DIBH）来控制呼吸，如果有必要，还要限制正常组织的照射剂量。DIBH 常规用于左侧乳腺癌的 RNI，因为它能够限制心脏和同侧肺的照射剂量。DIBH 也可以用于右侧乳腺癌，因为它能够降低同侧肺和肝脏的照射剂量[61]。

　　模拟定位后，参考 RTOG 乳腺描绘图谱和 RTOG 1304/NSABP B51[61] 研究方案的推荐和指南完成靶区的勾画。我们中心的临床靶区（clinical target volumes，CTV）包括乳腺或胸壁、保乳手术后或乳房全切术后瘢痕、腋窝、锁骨上区（SCL）和内乳区（IMN）。腋窝 CTV 包含未切除的腋窝淋巴结，包括腋窝淋巴结清扫后 Ⅱ 级内侧和 Ⅲ 级淋巴结，以及前哨淋巴结活检后 Ⅰ~Ⅲ 级淋巴结。由于 Ⅲ 期 RNI 研究显示 IMN 的放疗能够降低乳腺癌死亡率[13-15, 20-21]，并且绝大多数证据都显示内乳区的放疗能够改善预后[63-64]，因此所有病例的第 1~3 肋间隙的内乳淋巴结都需要处理。在 CTV 基础上，边缘外扩形成适当的计划靶区体积（planning target volumes，PTV）。某些特殊的病例，如锁骨上区淋巴结宏转移者，还需要进行淋巴结引流区 CTV/PTV 推量照射。需要常规勾画每个病例的下述正常组织：心脏、同侧肺、对侧肺、食管、甲状腺和对侧乳腺。

　　随后制订三维适形放疗计划（3DCRT）以优化 PTV 的剂量并尽可能避免正常组织被照射。我们中心的标准是使用单等中心技术（mono-isocentric technique）对胸壁 / 乳腺和区域淋巴结进行放疗。乳腺 / 胸壁和内乳链（IMC）PTV 最常使用的是切线野技术，为了追求剂量稳定可采用野中野技术（field-in-field technique）。根据胸壁的形状，有时选择光子线或电子线用于治疗连续波 PTV（CW PTV）和 IMC PTV。锁骨上区 PTV 或腋窝 PTV 在一个单独的方案中一起治疗，采用斜对穿或前野权重最高的旋转技术。如果三维适形放疗计划导致 PTV 剂量不足或风险器官（organs-at-rist，OAR）剂量过大，则会创建逆向调强放疗（intensity modulated radiation therapy，IMRT）计划，首先在自由呼吸扫描 CT 上，然后在 DIBH 上（如果需要）。在这些情况下，所有 PTV 通常在一个计划中使用 5~9 射野进行处理。

　　使用适应性治疗计划算法时，我们发现，3DCRT 或 IMRT 在疾病控制率和急性毒

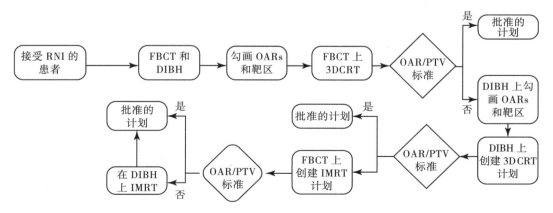

图 12.2　区域淋巴结放疗的适应性治疗计划算法。3DCRT：三维适形放疗；DIBH：深吸气屏气；FBCT：自由呼吸计算机断层显像；IMRT：调强放疗；OAR：风险器官；PTV：计划靶区体积

性发生率方面很类似[60]。与 3DCRT 相比，IMRT 的急性症状性食管炎更多见[59, 65]。基于经验，我们发现食管剂量 – 体积参数与更高的毒性发生率有关，我们现在对食管进行剂量限制以避免毒性，特别是接受 IMRT 治疗的患者[65]。

我们给予的标准剂量是 50Gy 和 25 次分割。对于正在参与试验的患者（如 ALLIANCE A221505）[66] 或老年人（≥ 70 岁），我们保留了大分割模式。绝大多数保乳手术后患者接受了术腔推量。乳房全切术后切口推量并非常规方案，但是我们强烈推荐 NAST 后存在明显残留癌的患者考虑该治疗方案。在进行计划评估时，我们旨在实现表 12.2 列出的靶区和 OARs 限值的计划目标，该表根据 NSABP B51/RTOG 1304 协议改编。

表 12.2　美国俄亥俄州立大学肿瘤放疗教研室采用传统分割法的区域淋巴结放疗计划目标（每天 2Gy 直至 50Gy）

解剖结构	理想剂量	可接受剂量
乳腺和胸壁 PTV		
覆盖度	V47.5Gy ≥ 95%	V47.5Gy ≥ 90%
热点区	V54Gy ≤ 50%	V56Gy ≤ 50%
累积剂量（推量）	V 总剂量 ≤ 30%	V 总剂量 ≤ 35%
保乳手术后或乳房全切术后 PTV	V50Gy ≥ 95%	V47.5Gy ≥ 95%
内乳淋巴结 PTV	V47.5Gy ≥ 95%	V40Gy ≥ 90%
锁骨上淋巴结 PTV	V47.5Gy ≥ 95%	V47.5Gy ≥ 90%
腋窝 PTV	V47.5Gy ≥ 95%	V47.5Gy ≥ 90%
心脏		
左心室		
平均剂量	≤ 4Gy	≤ 5Gy
最大剂量	≤ 45Gy	≤ 50Gy
其他	V25Gy ≤ 5%	V30Gy ≤ 5%
右心室		
平均剂量	≤ 2Gy	≤ 4Gy
最大剂量	≤ 30Gy	≤ 45Gy
同侧肺		
V20	≤ 30%	≤ 35%
V10	≤ 50%	≤ 60%
V5	≤ 65%	≤ 75%
双肺	平均剂量 ≤ 10Gy	平均剂量 ≤ 11Gy
对侧肺	尽可能低	V5Gy ≤ 15%
食管		
平均剂量	≤ 10Gy	≤ 11Gy
V10Gy	≤ 30%	≤ 35%
V20Gy	≤ 15%	≤ 20%
对侧乳腺	V3Gy ≤ 5%	V4.1Gy ≤ 5%
肝脏	尽可能低	平均剂量 ≤ 10Gy

PTV：计划靶区体积；Vx：受 X Gy 及以上剂量覆盖的组织体积

结 论

总之，通过回顾当前最好的证据，支持如下观点，应该推荐术后病理证实腋窝存在残留癌的患者和术前新辅助系统治疗之前临床腋窝淋巴结阳性或腋窝外淋巴结阳性的患者接受 RNI。临床腋窝淋巴结阴性和病理腋窝淋巴结阴性患者属于乳腺癌低复发风险人群，放弃 RNI 应该是安全的。但是临床腋窝淋巴结阴性的定义应包含对锁骨上区、锁骨下区和内乳淋巴区的评估。无论评估方式是增强 CT 还是 ^{18}FDG-PET，应该确保在开始系统治疗前这些淋巴结引流区并无潜在的转移灶。对于临床腋窝淋巴结阳性患者在新辅助系统治疗后转变为病理阴性的情况，推荐放弃 RNI 的观点证据不足且互相矛盾。我们等待 RTOG 1304/NSABP B51 研究的结果，该研究将明确回答上述问题。新辅助系统治疗后，SLNB 发现 ypN+ 的患者应该接受 RNI（无论是否接受 ALND），同时可考虑入组正在进行的 ALLIANCE A011202 Ⅲ期临床试验。

（樊 菁 译，吕 博 审校）

参考文献

[1] Bear HD, Anderson S, Smith RE, et al. Sequential preoperative or postoperative docetaxel added to preoperative doxorubicin plus cyclophosphamide for operable breast cancer:National Surgical Adjuvant Breast and Bowel Project Protocol B-27. J Clin Oncol, 2006,24:2019–2027.

[2] Fisher B, Bryant J, Wolmark N, et al. Effect of preoperative chemotherapy on the outcome of women with operable breast cancer. J Clin Oncol, 1998,16:2672–2685.

[3] Kaufmann M, von Minckwitz G, Mamounas EP, et al. Recommendations from an international consensus conference on the current status and future of neoadjuvant systemic therapy in primary breast cancer. Ann Surg Oncol, 2012,19:1508–1516.

[4] Cortazar P, Zhang L, Untch M, et al. Pathological complete response and long-term clinical benefit in breast cancer: the CTNeoBC pooled analysis. Lancet, 2014,384:164–172.

[5] Masuda N, Lee SJ, Ohtani S, et al. Adjuvant capecitabine for breast cancer after preoperative chemotherapy. N Engl J Med, 2017,376:2147–2159.

[6] NCT02445391: platinum based chemotherapy or capecitabine in treating patients with residual triple-negative basal-like breast cancer following neoadjuvant chemotherapy.

[7] NCT02954874: testing MK-3475 (pembrolizumab) as adjuvant therapy for triple receptornegative breast cancer.

[8] NCT04052555: testing the addition of an anti-cancer drug, M6620, to the usual treatment (radiation therapy) for chemotherapy-resistant triple-negative and estrogen and/or progesterone receptor positive, HER2 negative breast cancer.

[9] von Minckwitz G, Huang CS, Mano MS, et al. Trastuzumab emtansine for residual invasive HER2-positive breast cancer. N Engl J Med, 2019,380:617–28.

[10] Clarke M, Collins R, Darby S, et al. Effects of radiotherapy and of differences in the extent of surgery for early breast cancer on local recurrence and 15-year survival: an overview of the randomised trials. Lancet, 2005,366:2087–2106.

[11] NCT01872975: standard or comprehensive radiation therapy in treating patients with earlystage breast cancer previously treated with chemotherapy and surgery.

[12] NCT01901094: comparison of axillary lymph node dissection with axillary radiation for patients with node-positive breast cancer treated with chemotherapy.

[13] Overgaard M, Hansen PS, Overgaard J, et al. Postoperative radiotherapy in high-risk premenopausal women with breast cancer who receive adjuvant chemotherapy. Danish Breast Cancer Cooperative Group 82b Trial. N Engl J Med, 1997,337:949–955.

[14] Overgaard M, Jensen MB, Overgaard J, et al. Postoperative radiotherapy in high-risk postmenopausal breast-cancer patients given adjuvant tamoxifen: Danish Breast Cancer Cooperative Group DBCG 82c randomised trial. Lancet, 1999,353:1641–1648.

[15] Ragaz J, Olivotto IA, Spinelli JJ, et al. Locoregional radiation therapy in patients with highrisk breast cancer receiving adjuvant chemotherapy: 20-year results of the British Columbia randomized trial. J Natl Cancer Inst, 2005,97:116–126.

[16] Harris JR, Halpin-Murphy P, McNeese M, et al. Consensus statement on postmastectomy radiation therapy. Int J Radiat Oncol Biol Phys, 1999,44:989–990.

[17] Recht A, Edge SB, Solin LJ, et al. Postmastectomy radiotherapy: clinical practice guidelines of the American Society of Clinical Oncology. J Clin Oncol, 2001,19:1539–1569.

[18] Taylor ME, Haffty BG, Rabinovitch R, et al. ACR appropriateness criteria on postmastectomy radiotherapy expert panel on radiation oncology-breast. Int J Radiat Oncol Biol Phys, 2009,73:997–1002.

[19] EBCTCG, McGale P, Taylor C, et al. Effect of radiotherapy after mastectomy and axillary surgery on 10-year recurrence and 20-year breast cancer mortality: meta-analysis of individual patient data for 8135 women in 22 randomised trials. Lancet, 2014,383:2127–2135.

[20] Poortmans PM, Struikmans H, Bartelink H. Regional nodal irradiation in early-stage breast cancer. N Engl J Med, 2015,373:1879–1880.

[21] Whelan TJ, Olivotto IA, Levine MN. Regional nodal irradiation in early-stage breast cancer. N Engl J Med, 2015,373:1878–1879.

[22] Poortmans PM, Weltens C, Fortpied C, et al. Internal mammary and medial supraclavicular lymph node chain irradiation in stage I-III breast cancer (EORTC 22922/10925): 15-year results of a randomised, phase 3 trial. Lancet Oncol, 2020,21(12):1602–1610.

[23] Recht A, Comen E, Fine R, et al. Postmastectomy radiotherapy: an American society of clinical oncology, American society for radiation oncology, and society of surgical oncology focused guideline update. PRO, 2016,6:219–234.

[24] Buchholz TA, Lehman CD, Harris JR, et al. Statement of the science concerning locoregional treatments after preoperative chemotherapy for breast cancer: a National Cancer Institute conference. J Clin Oncol, 2008,26:791–797.

[25] Haffty BG, McCall LM, Ballman KV, et al. Patterns of local-regional management following neoadjuvant chemotherapy in breast cancer: results from ACOSOG Z1071 (Alliance). Int J Radiat Oncol Biol Phys, 2016,94:493–502.

[26] Buchholz TA, Tucker SL, Masullo L, et al. Predictors of local-regional recurrence after neoadjuvant chemotherapy and mastectomy without radiation. J Clin Oncol, 2002,20:17–23. 27. Huang EH, Tucker SL, Strom EA, et al. Postmastectomy radiation improves local-regional control and survival for selected patients with locally advanced breast cancer treated with neoadjuvant chemotherapy and mastectomy. J Clin Oncol, 2004,22:4691–4699.

[28] McGuire SE, Gonzalez-Angulo AM, Huang EH, et al. Postmastectomy radiation improves the outcome of patients with locally advanced breast cancer who achieve a pathologic complete response to neoadjuvant chemotherapy. Int J Radiat Oncol Biol Phys, 2007,68:1004–1009.

[29] Garg AK, Oh JL, Oswald MJ, et al. Effect of postmastectomy radiotherapy in patients□35 years old with stage II-III breast cancer treated with doxorubicin-based neoadjuvant chemotherapy and mastectomy. Int J Radiat Oncol Biol Phys, 2007,69:1478–1483.

[30] Nagar H, Mittendorf EA, Strom EA, et al. Local-regional recurrence with and without radiation therapy after neoadjuvant chemotherapy and mastectomy for clinically staged T3N0 breast cancer. Int J Radiat Oncol Biol Phys, 2011,81:782–787.

[31] Mamounas EP, Anderson SJ, Dignam JJ, et al. Predictors of locoregional recurrence after neoadjuvant chemotherapy: results from combined analysis of National Surgical Adjuvant Breast and Bowel Project B-18 and B-27. J Clin Oncol, 2012,30:3960–3966.

[32] Gillon P, Touati N, Breton-Callu C, et al. Factors predictive of locoregional recurrence following neoadjuvant chemotherapy in patients with large operable or locally advanced breast cancer: an analysis of the EORTC 10994/BIG 1-00 study. Eur J Cancer, 2017,79:226–234. 33. Krug D, Lederer B, Seither F, et al. Post-mastectomy radiotherapy after neoadjuvant chemotherapy in

breast cancer: a pooled retrospective analysis of three prospective randomized trials. Ann Surg Oncol, 2019,26:3892–3901.

[34] Le Scodan R, Selz J, Stevens D, et al. Radiotherapy for stage II and stage III breast cancer patients with negative lymph nodes after preoperative chemotherapy and mastectomy. Int J Radiat Oncol Biol Phys, 2012,82:e1–7.

[35] Shim SJ, Park W, Huh SJ, et al. The role of postmastectomy radiation therapy after neoadjuvant chemotherapy in clinical stage II-III breast cancer patients with pN0: a multicenter, retrospective study (KROG 12-05). Int J Radiat Oncol Biol Phys, 2014,88:65–72.

[36] Wang Q, Zhao J, Han X, et al. Is there a role for post-mastectomy radiotherapy for T1-2N1 breast cancers with node-positive pathology after patients become node-negative pathology following neoadjuvant chemotherapy? Front Oncol, 2020,10:892.

[37] Huang Z, Zhu L, Huang XB, et al. Postmastectomy radiation therapy based on pathologic nodal status in clinical node-positive stage II to III breast cancer treated with neoadjuvant chemotherapy. Int J Radiat Oncol Biol Phys, 2020,108:1030–1039.

[38] Daveau C, Stevens D, Brain E, et al. Is regional lymph node irradiation necessary in stage II to III breast cancer patients with negative pathologic node status after neoadjuvant chemotherapy? Int J Radiat Oncol Biol Phys, 2010,78:337–342.

[39] Bae SH, Park W, Huh SJ, et al. Radiation treatment in pathologic n0-n1 patients treated with neoadjuvant chemotherapy followed by surgery for locally advanced breast cancer. J Breast Cancer, 2012,15:329–336

[40] Noh JM, Park W, Suh CO, et al. Is elective nodal irradiation benefcial in patients with pathologically negative lymph nodes after neoadjuvant chemotherapy and breast-conserving surgery for clinical stage II-III breast cancer? A multicentre retrospective study (KROG 12-05). Br J Cancer, 2014,110:1420–1426.

[41] Rusthoven CG, Rabinovitch RA, Jones BL, et al. The impact of postmastectomy and regional nodal radiation after neoadjuvant chemotherapy for clinically lymph node-positive breast cancer: a National Cancer Database (NCDB) analysis. Ann Oncol, 2016,27:818–827.

[42] Liu J, Mao K, Jiang S, et al. The role of postmastectomy radiotherapy in clinically nodepositive, stage II-III breast cancer patients with pathological negative nodes after neoadjuvant chemotherapy: an analysis from the NCDB. Oncotarget, 2016,7:24848–24859.

[43] Kantor O, Pesce C, Singh P, et al. Post-mastectomy radiation therapy and overall survival after neoadjuvant chemotherapy. J Surg Oncol, 2017,115:668–676.

[44] Ohri N, Moshier E, Ho A, et al. Postmastectomy radiation in breast cancer patients with pathologically positive lymph nodes after neoadjuvant chemotherapy: usage rates and survival trends. Int J Radiat Oncol Biol Phys, 2017,99:549–559.

[45] Mamounas EP, Cortazar P, Zhang L, et al. Locoregional recurrence (LRR) after neoadjuvant chemotherapy (NAC): pooled-analysis results from the collaborative trials in neoadjuvant breast cancer (CTNeoBC). J Clin Oncol, 2014,32:61.

[46] Eiermann W, Paepke S, Appfelstaedt J, et al. Preoperative treatment of postmenopausal breast cancer patients with letrozole: a randomized double-blind multicenter study. Ann Oncol, 2001,12:1527–1532.

[47] Ellis MJ, Tao Y, Luo J, et al. Outcome prediction for estrogen receptor-positive breast cancer based on postneoadjuvant endocrine therapy tumor characteristics. J Natl Cancer Inst, 2008,100:1380–1388.

[48] Smith IE, Dowsett M, Ebbs SR, et al. Neoadjuvant treatment of postmenopausal breast cancer with anastrozole, tamoxifen, or both in combination: the Immediate Preoperative Anastrozole, Tamoxifen, or Combined with Tamoxifen (IMPACT) multicenter double-blind randomized trial. J Clin Oncol, 2005,23:5108–5116.

[49] NCT01953588: fulvestrant and/or anastrozole in treating postmenopausal patients with stage II-III breast cancer undergoing surgery.

[50] Ma CX, Suman VJ, Leitch AM, et al. ALTERNATE: neoadjuvant endocrine treatment (NET) approaches for clinical stage II or Ill estrogen receptor-positive HER2-negative breast cancer (ER+HER2-BC) in postmenopausal (PM) women: alliance A011106. J Clin Oncol, 2020,38:504.

[51] Krag DN, Anderson SJ, Julian TB, et al. Sentinel-lymph-node resection compared with conventional axillary-lymph-node dissection in clinically node-negative patients with breast cancer: overall survival fndings from the NSABP B-32 randomised phase 3 trial. Lancet Oncol, 2010,11:927–933.

[52] Giuliano AE, Hunt KK, Ballman KV, et al. Axillary dissection vs no axillary dissection in women with invasive breast cancer and sentinel node metastasis: a randomized clinical trial. JAMA, 2011,305:569–575.

[53] Kuehn T, Bauerfeind I, Fehm T, et al. Sentinel-lymph-node biopsy in patients with breast cancer before and after neoadjuvant chemotherapy (SENTINA): a prospective, multicentre cohort study. Lancet Oncol, 2013,14:609–618.

[54] Boughey JC, Suman VJ, Mittendorf EA, et al. Sentinel lymph node surgery after neoadjuvant chemotherapy in patients with node-positive breast cancer: the ACOSOG Z1071 (Alliance) clinical trial. JAMA, 2013,310:1455–1461.

[55] Kantor O, Wong S, Weiss A, et al. Prognostic signifcance of residual nodal disease after neoadjuvant endocrine therapy for hormone receptor-positive breast cancer. NPJ Breast Cancer, 2020,6:35.

[56] Bazan JG, White J. Imaging of the axilla before preoperative chemotherapy: implications for postmastectomy radiation. Cancer, 2015,121:1187–1194.

[57] Vassallo P, Wernecke K, Roos N, et al. Differentiation of benign from malignant superfcial lymphadenopathy: the role of high-resolution US. Radiology, 1992,183:215–220.

[58] Koolen BB, Valdes Olmos RA, Elkhuizen PH, et al. Locoregional lymph node involvement on 18F-FDG PET/CT in breast cancer patients scheduled for neoadjuvant chemotherapy. Breast Cancer Res Treat, 2012,135:231–240.

[59] Bazan J, DiCostanzo D, Kuhn K, et al. Likelihood of unacceptable normal tissue doses in breast cancer patients undergoing regional nodal irradiation in routine clinical practice. Pract Radiat Oncol, 2017,7:154–160.

[60] Bazan JG, Healy E, Beyer S, et al. Clinical effectiveness of an adaptive treatment planning algorithm for intensity modulated radiation therapy versus 3D conformal radiation therapy for node-positive breast cancer patients undergoing regional nodal irradiation/postmastectomy radiation therapy. Int J Radiat Oncol Biol Phys, 2020,108:1159–1171.

[61] Pandeli C, Smyth LML, David S, et al. Dose reduction to organs at risk with deep-inspiration breath-hold during right breast radiotherapy: a treatment planning study. Radiat Oncol, 2019,14:223.

[62] White JR, Arthur D, et al. Breast cancer atlas for radiation therapy planning: consenus defnitions 2011. https://www.nrgoncology.org/Portals/0/Scientifc%20Program/CIRO/Atlases/BreastCancerAtlas_corr.pdf?ver=2018-04-18-144201-270. Access on November 15, 2020.

[63] Kim KH, Noh JM, Kim YB, et al. Does internal mammary node irradiation affect treatment outcome in clinical stage II-III breast cancer patients receiving neoadjuv ant chemotherapy? Breast Cancer Res Treat, 2015,152:589–599.

[64] Thorsen LB, Offersen BV, Dano H, et al. DBCG-IMN: a population-based cohort study on the effect of internal mammary node irradiation in early node-positive breast cancer. J Clin Oncol, 2016,34:314–320.

[65] Yaney A, Ayan AS, Pan X, et al. Dosimetric parameters associated with radiation-induced esophagitis in breast cancer patients undergoing regional nodal irradiation. Radiother Oncol, 2020,155:167–173.

[66] NCT03414970: hypofractionated radiation therapy after mastectomy in preventing recurrence in patients with stage IIa-IIIa breast cancer.

Part VI

病理学表现、治疗指南和
相关临床试验

第 13 章

乳腺癌新辅助系统治疗的病理学表现

Beth Z. Clark

引　言

浸润性乳腺癌符合如下适应证，如局部晚期乳腺癌需要降期或保乳治疗时，可以给予新辅助系统治疗（NAST）。对新辅助化疗（NCT）的反应也用于在体药敏试验并作为新药临床试验的终点[1]。根据临床分期、肿瘤分级、分子分型，有时还需要参考基因检测的结果或其他工具，如 Magee Equations™，来决策是否行新辅助系统治疗及是否使用某些特殊的药物[2]。通过经皮空芯针穿刺活检能够获得肿瘤的组织学分级和分子分型，这些信息有助于术前新辅助系统治疗的决策。除了标准病理学检查提供的信息（如切缘状态和肿瘤大小）以外，病理科医生还需要提供更多信息，例如，新辅助系统治疗的肿瘤反应，以便引导后续治疗及改善预后。临床医生必须告知病理学家新辅助系统治疗已经完成，从而帮助病理科医生提供一份精确、信息丰富的病理报告。

浸润性乳腺癌的病理学结果回顾

对于浸润性乳腺癌的诊断和处理最重要的组织病理学特征包括肿瘤类型、组织学分级和基因型 / 表型。浸润性乳腺癌的定义为癌细胞穿透导管的基底膜侵入乳腺实质间质中。浸润性癌的生长模式偶尔特殊，很难与原位癌相区别，后者的癌细胞位于导管内和乳腺实质小叶内。常规苏木精 – 伊红（H-E）染色下，肌上皮细胞表现为导管和小叶外周小的、深染、扁平的细胞（图 13.1）。判断原位癌的标志之一是外周肌上皮细胞环，后者可用免疫组化染色法与其他细胞相区别，染色的标志物有 p63 和平滑肌肌球蛋白重链等。

浸润性导管癌和浸润性小叶癌占全部浸润性乳腺癌的 90% 以上，其他类型的

B. Z. Clark (✉)
UPMC Magee-Women's Hospital, Pittsburgh, PA, USA
e-mail: clarkbz@upmc.edu

© The Author(s), under exclusive license to Springer Nature Switzerland AG 2022
A. Soran, F. Nakhlis (eds.), *Management of the Breast and Axilla in the Neoadjuvant Setting*, https://doi.org/10.1007/978-3-030-88020-0_13

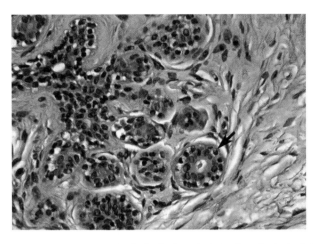

图 13.1 良性乳腺小叶，可见 Luminal 上皮和外周肌上皮细胞。相比上皮细胞（箭头处），肌上皮细胞很小、核深染

乳腺癌如化生性癌和腺样囊性癌，并不常见。某些类型的浸润性癌如小管癌、筛状癌和单纯低核级黏液腺癌，预后很好。这些类型的乳腺癌通常都是 ER 阳性 /PR 阳性，HER-2/neu（HER2）阴性，增殖指数很低，然而，化生性癌、低级别腺鳞癌和腺样囊性癌通常是 ER 阴性 /PR 阴性 /HER2 阴性。

　　临床上最常采用的肿瘤组织学分级系统是基于 Scarff-Bloom-Richardson 分级系统的 Elston-Ellis 改良分级系统，又称 Nottingham 系统或 Nottingham 分级 [3]。根据浸润性癌的病理学特征，Nottingham 分级法将肿瘤分为 1、2 和 3 级，病理学特征包括小管形成、核多形性和有丝分裂活动。每种特征分为 1~3 分，总分决定分级。总分也称为 Nottingham 分数，从 3 分到 9 分不等。总分 3~5 分为 1 级，6~7 分为 2 级，8~9 分为 3 级。单纯浸润性小叶癌的定义是无管状结构形成，因此 Nottingham 分数至少为 5 分。

　　确定肿瘤表现的 4 个重要的生物标志物分别是雌激素受体（ER）、孕激素受体（PR）、Her-2/neu（HER2）和增殖指数 Ki67。通常，免疫组化检查就能判断 ER、PR 和 Ki67 状态，但是 HER2 状态需要采用免疫组化或荧光原位杂交法（fluorescence in situ hybridization，FISH）才能判断。这些检测可以通过空芯针穿刺标本，依据美国临床肿瘤学会和美国病理学会的指南（ASCO/CAP）[4-5]完成，从而在确定性手术前达到厘清乳腺癌特征的目的。上述指南提供了详细的组织固定要求、美国食品药品监督管理局（FDA）批准的试剂盒以及推荐的病理报告系统。ER 和 PR 表达需要半定量报告，包括强度和阳性细胞百分比。常见的报告方法包括 Allred 分数和组织学分数或"H 评分（H-score）"法。Allred 评分为 0~8 分，阳性细胞百分比分级为 0~5 级，平均强度为 0~3[6]。H 评分为 0~300 分，将每个染色强度下细胞染色百分比与相应染色强度（0~3+）相乘，总和即为 H 评分 [7-8]。例如，一例浸润性癌患者，10% 细胞阴性，20% 细胞 +，30% 细胞 ++ 和 40% 细胞 +++，H 评分是（10×0）+（20×1）+（30×2）+（40×3）=200。由于低 ER 表达的肿瘤从内分泌治疗中获益的数据非常有限，因此，新的专家意见中推荐将 ER 阴性和 PR 阳性细胞比例较低

（1%~10%）的肿瘤报告为弱阳性，同时记录内外阳性对照[4]。随着检测方法的优化和标准化，HER2 基因扩增和 HER2 免疫组化过表达的方法已经更新。很多实验室选择 HER2 FISH 检测作为 HER2 扩增的一线检测方法，也有一些实验室在 HER2 免疫组化检查结果不明确（++）时再行 FISH。当 IHC 显示为 0 或 + 时，结果是阴性，+++ 是阳性。最近的更新将 HER2 FISH 结果分为 5 组，主要依据是绝对的 HER2 基因拷贝数目和 HER2 基因拷贝与 17 号染色体中央着丝粒的比值（*Erb-B2* 基因就位于该染色体上）[5]，见图 13.2。Ki67 是肿瘤细胞除了 G_0 期以外全周期的增殖标志。Ki67 值没有被广泛接受的 cut-off 值，通常以 0~100% 的连续变量表示。

2000 年，Perou 等公布了基于 42 例患者的 65 例乳腺癌标本的基因表达谱的研究结果。这个结果揭示了乳腺癌的分子学特征，奠定了当前我们对这种异质性疾病的理解基础。乳腺癌可分为管腔型（Luminal 型）、Erb-B2（HER2 丰富型）型和基底样型[9]。2001 年，Sorlie 等通过更大规模的研究进一步阐明了 luminal 型乳腺癌[10]。Rouzier 等主持了一项小规模的研究，证实分子亚型对病理学完全缓解（pCR）率的影响巨大，Erb-B2 阳性和基底样亚型的 pCR 率最高[11]。但是，确诊浸润性乳腺癌的同时，完成对分子分型的基因分析并不现实，因此，ER、PR、HER2 和 Ki67 四种免疫组化标志物常用来作为分子亚型的替代指标。肿瘤表型、临床分期以及影像学发现共同影响了新辅助系统治疗的决策，以及不同肿瘤表型所期望的不同的治疗反应。ER 阳性程度越高，则治疗反应越低。ER 表达程度较低的肿瘤（H 评分 <100 分）的治疗反应率可媲美 ER 阴性肿瘤[12]。激素受体（HR）阴性肿瘤的 pCR 率最高，从高到低的排序是：HR 阴性 /HER2 阳性、HR 阴性 /HER2 阴性和 HR 阳性 /HER2 阳性肿瘤，HR 阳性 /HER2 阴性肿瘤的 pCR 率最低[13-16]（图 13.3）。Luminal B 型（ER 阳性，PR 阳性 / 阴性，HER2 阴性，Ki67 值中度或高）的浸润性乳腺癌新辅助化疗的效果最难预测。肿瘤表型也不是预测 pCR 率的唯一因素。Nottingham 分级 3 级、肿瘤和实质内淋巴细胞浸润的乳腺癌的 pCR 率也很高[17]。通常 HR 阴性、HER2 阴性的化生性癌与三阴性乳腺癌无化生者相比，pCR 率较低[18]。

有几种工具能够用于预测 ER 阳性 /HER2 阴性肿瘤的治疗反应，包括 Magee Equations™ 和基因测序。Magee Equation 3 使用半定量 ER 和 PR 表达率作为 H 评分，并联合经皮诊断性空芯针穿刺活检确认的生物标志物，如 HER2 状态和 Ki67 值，预测 ER 阳性乳腺癌经新辅助化疗达到 pCR 的可能性。Magee Equations™ 试验最初的设计目的是预测 Oncotype DX 复发评分，其结果分为低、中、高，对应的 pCR 率分别为 0、4% 和 36%[19]。一项多中心研究纳入了 166 例患者，pCR 率多采用一个节点 25%，结果大致类似。当 Magee Equation 3（ME3）评分分别是 <18 分、18~25 分、25~31 分及 ≥ 31 分时，对应的 pCR 率分别是 0、0、14% 和 40%[20]。计算参数包括 ER、PR、HER2 和 Ki67 值，以及 Nottingham 评分和肿瘤大小。计算链接见 URL https://path.upmc.edu/onlineTools/mageeequations.html.

IHC4 是一种免疫组化评分工具，也利用常规免疫组化的标志物来推测预后信息，类似 21 基因检测[21]。IHC4 评分的计算公式如下：IHC4=94.7 × [−0.100 ER_{10} − 0.079 PgR_{10} + 0.586 HER2 + 0.240 ln（1 + 10 × Ki67）]。ER 的 H 评分除以 30 就是

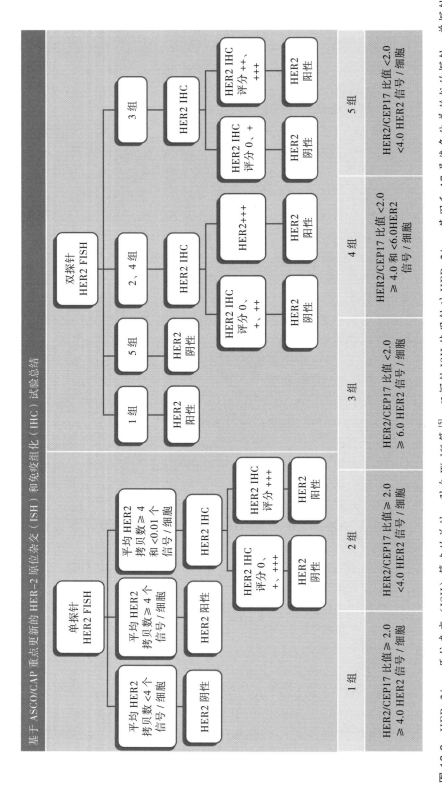

图 13.2 HER-2/neu 原位杂交（ISH）策略的总结，引自 Wolff 等[5]。双探针 ISH 使用针对 HER-2/neu 基因和 17 号染色体着丝粒的探针。单探针 ISH 仅使用针对 HER-2/neu 基因的探针。ASCO/CAP：美国临床肿瘤学会 / 美国病理学会；HER2：人类表皮生长因子受体 2；FISH：荧光原位杂交技术

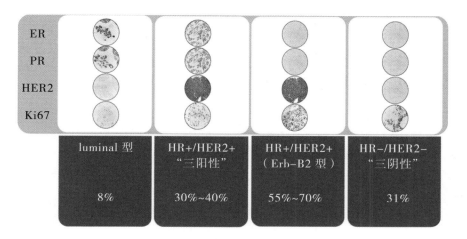

图 13.3　不同肿瘤亚型新辅助化疗的缓解率 [13-16]（经允许引自 UPMC Magee 妇女医院内部数据）

ER_{10}，PR 阳性细胞百分比除以 10 就是 PgR_{10}。Ki67 即染色阳性细胞百分比。一项纳入了 113 例行新辅助化疗的 ER 阳性（22 例 HER2 阳性，91 例 HER2 阴性）乳腺癌患者的回顾性研究中，当将 Ki67 和 IHC4 按照百分位进行分级后，Ki67 和 IHC4 与 pCR 和近 pCR（RCB-1）呈正相关 [22]。由于尚未确认 IHC4 高分值的 cut-off 值，因此这限制了该工具在临床决策中的应用。此外也有报道称，Oncotype DX 复发评分和 Prosigna 复发风险（Prosigna risk of recurrence，POR）评分能够提供新辅助治疗后的 ER 阳性 /HER2 阴性乳腺癌患者的预后信息 [23-24]。

标准影像学引导下经皮空芯针穿刺技术和乳腺影像技术（如 MRI）的出现，宣告了高效新辅助系统治疗时代的到来。经皮空芯针穿刺活检能够对肿瘤进行精准的术前分级和分类，还可以通过生物标志物进行表型分析。大量研究已经证实空芯针穿刺活检与手术切除标本的生物标志物一致性很高 [25-32]。

新辅助系统治疗后，患者将接受确定性手术治疗，例外的情况极少见，例如患者局部区域疾病不可手术切除，或者在新辅助治疗期间出现了远处转移。关于这类在新辅助化疗期间出现意外反应的患者放弃手术治疗是否安全？相关临床试验正在进行中 [33]。当这些病例完成新辅助化疗时，应该对瘤床行经皮空芯针穿刺活检来明确残留原位癌或浸润性癌的证据。如果标本中确实没有残留癌，也可以放弃手术。病理科医生在评估这些标本时，应该对活检的适应证了然于胸，并采用特殊的流程全面评估空芯针穿刺活检组织，包括对组织块的多层、深入的检查。

重要的临床数据

由于乳腺癌患者对新辅助系统治疗的反应对预后和制订进一步治疗方案有重要的意义，因此为了得到最理想的组织病理学评估结果，临床医生和病理科需要进行细致的沟通，这一点极其重要。一些系统治疗反应的病理学特征，如瘤床纤维化，只有在充分了解临床信息后才能确认。因此，在手术时需要记录标本中病灶的位置和数目、治疗前肿瘤大小、治疗前淋巴结评估情况以及新辅助系统治疗方案。病理科医生和其助手必须将外科医生提供的信息与治疗前后的影像学结果结合考虑，确保瘤床和所有关注的病灶都能被定位和取材，进行组织学检查。

治疗后手术标本的大体检查

尽管对新辅助系统治疗有微小或中度反应的标本与未行新辅助治疗的标本具有十分相似的大体特征，但是未行新辅助系统治疗的手术标本和新辅助系统治疗后的手术标本的病理学检查流程有相当大的不同，特别是治疗反应明显或达到病理学完全缓解的标本。新辅助治疗后，需要更多的组织取样以便准确评估残留肿瘤。对标本的影像学检查可用于定位活检夹或钙化灶。大体检查时很难定位影像学检查时的异常发现，特别是之前未活检或活检后没有放置活检夹、仅在 MRI 下观察到的异常发现。治疗反应明显或达到完全反应的病例可能仅存在纤维化的瘤床（图13.4），典型表现为白色或褐色的条纹，质地柔软或坚韧。出现明显治疗反应的病例在大体检查时对肿瘤大小的测量可能不准确，病理科医生必须把大体检查结果与组织学检查结果相联系，以便进行准确的治疗后 AJCC 分期（"y"分期）。基于上述原因，大体检查的结果可能会模棱两可。所以在开始新辅助治疗前于肿瘤内放置活检标记夹能够极大地帮助病理学检查中定位瘤床所在。同时，病理科医生还应该测量并记录大体残留癌之间、瘤床与外科切缘之间的距离。精确记录瘤床面积，是计算残留肿瘤负荷（RCB）的先决条件[34]。

2015 年，Provenzano 等在回顾了临床试验方案后，发布了新辅助治疗后手术标本的病理学评估和标准化报告"推荐"（后文简称推荐）[35]。不存在大体残留癌时，也有推荐的取材方法，而且，推荐中还强调，瘤床和活检夹必须记录在案，以便确认 pCR。

在我们中心，部分或区段乳腺切除标本采用 6 色墨染法（内、外、上、下、前、后），切成薄片并计序，统一制作组织块。这个方法有助于测量残留癌大小，尤其是大体标本上不好测量瘤床的情况下（图 13.5）。先计数存在浸润性癌的切片数目，

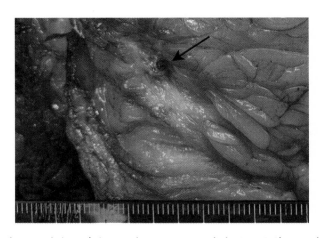

图 13.4 新辅助化疗后达到病理学完全缓解（pCR）的瘤床的大体特征。瘤床呈褐色、白色的纤维化，位于乳腺脂肪腺体组织中，中央有活检夹（箭头）

再乘以平均切片厚度，即可计算出残留癌的最大尺寸。如果大体标本上不好辨认残留癌，应该对整体瘤床进行组织学检查，以便确认达到了 pCR。

新辅助治疗后乳腺的组织病理学特征

新辅助治疗后，正常乳腺组织的改变通常非常轻微：正常的乳腺导管上皮可能出现散在的核增大；小叶可能无变化和（或）出现基底膜增厚（图 13.6）；乳腺上皮可见鳞状细胞化生性改变；瘤床区域周围可见散在的淋巴细胞或组织细胞。

治疗前肿瘤区或瘤床处的乳腺实质，包括残留的癌细胞，都会在治疗后出现变化。实质中最常见的变化是纤维弹性变（或称弹力纤维化），即肿瘤所在位置疏松的胶原组织中局部弹性纤维变性。纤维弹性变中可能混杂有残留的癌细胞，当然，

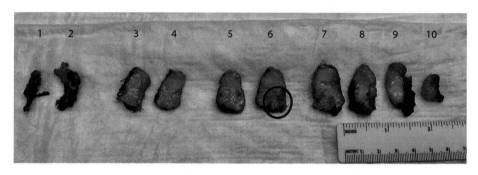

图 13.5　部分或区段切除的乳腺组织切片计序。测量切片的厚度有助于测量大体检查难以评估的残留癌。残留癌在 6 号切片（圆圈内）

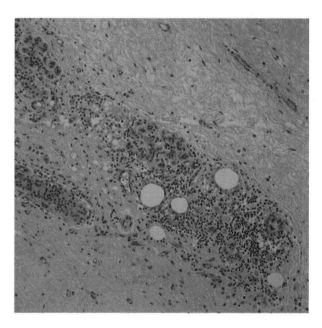

图 13.6　正常乳腺实质在新辅助化疗后的组织学改变，包括乳腺导管和乳腺小叶周围基底膜增厚，乳腺小叶周围淋巴细胞和巨噬细胞浸润

如果已达到 pCR，瘤床中也可能仅存在组织学改变（图 13.7）。这些发生纤维弹性变的部位通常没有正常的乳腺实质，但可有残留的原位癌。偶尔可见主要的改变是致密的纤维化，伴随硬化、瘢痕型胶原。瘤床区常见巨噬细胞聚集、吞噬含铁血黄素的巨噬细胞、胆固醇结晶和淋巴细胞聚集（图 13.8）。当瘤床的组织学改变轻微且无肿瘤残留时（即难以判断瘤床位置时），如果活检夹没有移位，那么活检夹可以作为标记帮助记录瘤床位置。活检夹所在区域是由栅栏样组织细胞构成（图 13.9）。治疗反应包括肿瘤的不对称萎缩、周围实质改变或实质中混杂残留癌细胞（图 13.10）。细胞密度下降可以很轻微，也可以很明显，同时伴随治疗前肿瘤区域实质成分的增加。评估残留肿瘤的细胞密度或其改变时，需要用到某些评估化疗反应性的方法（见后文）。当有些病例的同一个病灶内部治疗反应不均一或存在多灶性病变时，病理学评估难度会增加。

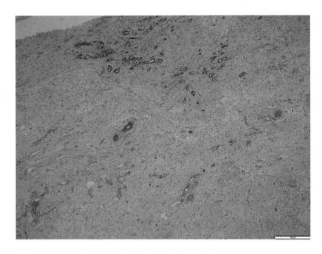

图 13.7 瘤床的纤维弹性变，伴随散在的浸润性癌残留病灶

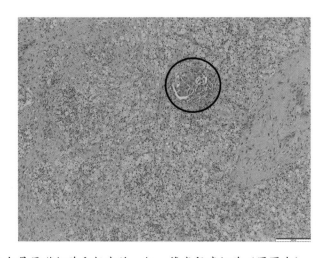

图 13.8 瘤床富含大量巨噬细胞和极少的、仅一簇残留癌细胞（圆圈内）

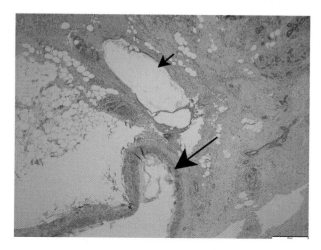

图 13.9　活检夹所在区域周围有栅栏样组织细胞（大箭头所示）。放射性粒子置入的位置会在组织内形成空腔，周围通常存在出血和急性炎症（小箭头所示），置入后不久即进行手术可观察到上述现象

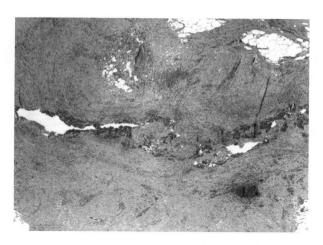

图 13.10　新辅助化疗后获得部分缓解，浸润性导管癌不对称萎缩。残留癌周围存在纤维化、淋巴细胞聚集以及吞噬含铁血红素的巨噬细胞

　　肿瘤细胞的改变包括多形性改变（特别是单个细胞）、更大的细胞核、异形核且模糊不清、凋亡的碎片和有丝分裂活动减少（图 13.11）。偶尔我们还能观察到肿瘤细胞的"分化"现象，即治疗前的标本中肿瘤细胞表现出高核级的特点（缺乏腺管形成，大而多形的核），现在却出现了腺管的分化，细胞核更小、更一致（图 13.12）。目前不清楚这种现象是属于治疗后肿瘤细胞组织改变的结果，还是高核级和未经活检的低核级区域对治疗的不同反应所致。Diaz 等报道，新辅助系统化疗后，低有丝分裂计数（每 10 个高倍镜视野下少于 13 个有丝分裂象）与低远处转移风险相关 [36]。

　　少数病例可见广泛的淋巴、血管侵犯，此时不应误认为是残留的导管原位癌

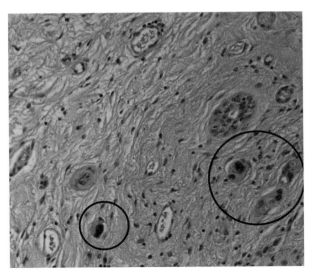

图 13.11　瘤床区纤维弹性变，其内散在分布残留癌细胞。癌细胞核大、模糊，胞浆丰富

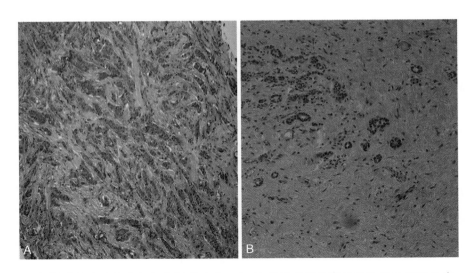

图 13.12　新辅助化疗后肿瘤组织分级的改变。A. 治疗前空芯针穿刺活检显示浸润性癌，无小管形成、核级 3 级。B. 治疗后空芯针穿刺活检显示小管形成，核级 1~2 级

（图 13.13）。免疫组化检查有助于诊断复杂的病例。残留导管原位癌可能与浸润性癌的细胞改变类似，包括核多形性、少有丝分裂象等。尽管导管原位癌很少对新辅助化疗有反应，但是导管结构的退变很常见，表现为钙化伴周围实质结缔组织增生。通过对肌上皮标志物的免疫组化染色，能够区别簇状残留的浸润性癌与导管原位癌。这一点非常重要，有助于判断分期、确认达到 pCR 或存在残留癌。特别是当诊断为残留癌时，辅助系统治疗会发生改变。例如诊断为 HER2+ 乳腺癌残留癌时应用恩美曲妥珠单抗（TDM-1）治疗，HER2 阴性乳腺癌残留癌时选择卡培他滨治疗[37-38]。

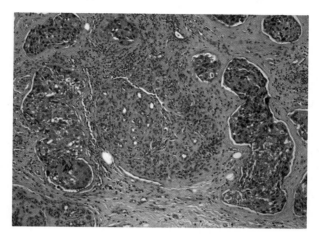

图 13.13　残留癌引起的广泛的淋巴、血管侵犯。较大的癌栓不应被误以为导管原位癌。癌栓周围的裂隙状空间为鉴别淋巴、血管侵犯提供了思路

新辅助化疗反应的病理学评估

　　患者行新辅助治疗后对残留癌治疗反应的评估包括以下三个主要因素：残留癌是否存在（记录 pCR 率或残留癌），新辅助治疗后的病理分期，以及化疗反应的一些定量测量。pCR 的定义是乳腺和取样淋巴结无浸润性癌残留。研究者对导管原位癌的残留有争议，某些研究指出，如果残留癌为非浸润性癌，那么患者的生存期不受影响[39-41]。但是 Von Minckwitz 等报道，无病生存期（DFS）明显优于无残留的导管原位癌（DCIS）[42]。

　　pCR 的预后价值已经得到了研究者的广泛认可，治疗反应明显的病例，对其瘤床的充分取材和组织学检查非常关键[39]。NSABP B-18 和 B-27 研究显示，浸润性癌术前和术后化疗的主要终点，即无病生存期（DFS）和总生存期（OS）是类似的。这两项研究采用 pCR 和 pINV（乳腺残留癌）作为评价治疗反应的主要指标[43-44]。NSABP B-18 研究中，达到 pCR 的病例伴随着保乳手术率的升高[45]。之所以能获得这样的研究结果，离不开病理科医生充分细致地取材、大体检查与对残留癌 / 瘤床的组织学检查，以及必要时采用免疫组化方法区别浸润性癌和原位癌。

　　《AJCC 分期手册》第 8 版中指出，可采用两种方法进行乳腺癌的临床分期。一是依据查体和影像学发现得出的临床分期（c 分期），二是依据对活检标本和手术切除标本的病理学检查得出的病理分期（p 分期）[46]。"y" 作为前缀表明该病例接受了新辅助治疗（内分泌治疗或化疗），肿瘤（T）和淋巴结（N）在新辅助治疗后和直接手术时的分期方式相同。分期时的 cut-off 值采用残留浸润性癌的最大"连续性"病灶的大小，不包括治疗有关的纤维化。临床实践中，治疗反应不均一的病例很难确认浸润性癌最大的连续性病灶，采用之前大体检查中描述的系统性组织取材法可以达到此目的。《AJCC 分期手册》第 6 版中指出，在 132 例残留癌患者中新辅助治疗后分期系统与预后有关[47]。除了分期外，《AJCC 分期手册》中

也推荐记录治疗反应的特征，包括完全缓解、部分缓解和无反应。评价标准基于肿瘤大小的改变以及组织学水平是否观察到治疗相关的改变。

当乳腺实质或淋巴结内没有浸润性癌时，偶尔会发现淋巴血管侵犯。此时，新辅助治疗后的病理分期写作 ypT_0N_0，不应报告为 pCR，因为既往有研究发现新辅助化疗后单纯淋巴管内癌伴随临床预后不佳[48]。

除了新辅助治疗后 AJCC 分期以外，新辅助化疗后评估残留癌最常见的方法是残留肿瘤负荷（RCB），该方法能够确认不同的预后亚群，这些亚群中有些与 AJCC 分期系统一致，有些则未被包含在内[15]。MD 安德森癌症中心的学者根据来自新辅助治疗试验的病例开发了该方法，并于 2007 年首次发表，他们采用了一些与远处复发独立相关的病理学参数，例如使用瘤床最大双径代表原发灶尺寸，使用瘤床的细胞密度去校准原位癌的比例，使用残留阳性淋巴结数目和最大淋巴结转移尺寸代表腋窝淋巴结负荷。RCB 方法使用 RCB 指数进行分级，后者是一个连续性变量，0 代表 pCR，还有其他 4 个分类代表不同的风险等级。RCB-0 代表 pCR，RCB-I 代表"接近 pCR（near-pCR）"，RCB-II 和 RCB-III 代表肿瘤负荷升高。RCB 法无需与术前空芯针穿刺活检标本进行比较，因为在术后组织学检查时，各种原因可能导致后者无法获得。最近的一项长期随访研究证实，无论是 HR 阳性 /HER2 阴性、HER2 阳性，还是 HR 阴性 /HER2 阴性浸润性癌，RCB 都有明确的预后价值[49]。

2015 年 Sheri 等进行了一项研究，在 RCB 基础上增加了治疗后 Ki67，称之为残留增殖肿瘤负荷（residual proliferative cancer burden，RPCB），结果发现其比单独使用 Ki67 或 RCB 能提供更多的预后信息[50]。另一项研究纳入了 100 个病例，由 5 名病理科医生检查，证实 RCB 结果可重复性很高[51]。该研究中，RCB 指数整体一致性的相关系数是 0.931[95%CI（0.908，0.949）]。RCB 分级的 Kappa 统计量是 0.583[95%CI（0.539，0.626）]，一致性很好，RCB-I 级的一致性最差。

我们中心，在广泛开展 RCB 法之前，Magee 法被用于新辅助治疗后肿瘤体积下降的测量。这个方法通过比较术前空芯针穿刺标本和术后瘤床的细胞密度的改变，来计算肿瘤体积的下降百分比。公式为：肿瘤体积下降百分比（%）=[（治疗前体积 – 手术后体积）/ 治疗前体积]×100%，其中，手术后肿瘤体积 = 纤维化瘤床大体体积 × 与治疗前活检标本相比的细胞密度百分比[14]。使用这个方法时需要了解治疗前精确的肿瘤体积以及治疗前（活检）空芯针标本，从而提供细胞密度改变的信息。要满足以上全部条件有一定难度。

还有一些衡量新辅助治疗后反应的其他方法。Miller-Payne 分析系统需要与治疗前空芯针穿刺活检标本进行比较，基于细胞密度的变化分为 5 级，多变量分析显示该系统是生存的独立预测因子[52]。乳腺和淋巴结残留疾病（residual disease in breast and node，RDBN）法联合了原发灶、淋巴结分期和组织学分级 3 个参数[53]。CPS（癌症临床分期和最终的病理分期）+EG（雌激素受体状态和细胞核分级）法将第 6 版《AJCC 分期系统》中治疗后分期与 ER 状态和组织学分级相结合[54]。这些方法已经不常用了，因为近年来的临床试验多采用 RCB 法。

新辅助治疗后的淋巴结评估

新辅助化疗后淋巴结的评估很复杂，主要是因为要达成两个存在相互竞争的目的：一方面，要精确评估淋巴结的状态；另一方面，要尽可能地降低腋窝淋巴结手术的并发症。当新辅助治疗前，某一枚淋巴结经组织学证实存在转移性疾病时，那么治疗后找到这枚淋巴结，评估其反应就非常重要。新辅助治疗后活检淋巴结的病理学检查非常重要，因为其有助于准确的治疗后分期以及确认找到治疗前转移淋巴结。传统技术下的前哨淋巴结活检可能不能保证每次都找到之前出现转移的淋巴结。ACOSOG Z1071临床试验显示，当使用标记夹标记的淋巴结属于前哨淋巴结且被找到时，那么前哨淋巴结的假阴性率是6.8%。如果没有使用标记夹技术，则假阴性率升高到13.4%[55]。为了发现更多治疗前的转移性淋巴结，可选择以下工作流程：对照影像学检查结果，在经皮穿刺活检时放置活检夹，最终手术前在转移淋巴结内置入放射性粒子以及进行组织学活检。这样的工作流程实际上是选择性腋窝淋巴结切除术（selective axillary lymph node dissection），当腋窝淋巴结清扫不是严格的适应证时，通常其与前哨淋巴结活检结合在一起完成[56-57]。最近 Caudle 等主持了一项研究，结果显示，在之前活检的标记夹标记的淋巴结内置入放射性粒子，能够降低新辅助治疗后腋窝淋巴结评估手术的假阴性率[56]。该研究中，23%（31/134）的病例的标记夹标记淋巴结不在前哨淋巴结内。6 个病例的前哨淋巴结阴性，但是活检夹标记的淋巴结是阳性，说明这些淋巴结的评估对于术后的精准分期非常重要。有报道，新辅助治疗后，使用细针抽吸活检的方法对活检淋巴结进行残留癌评估不可靠[58]。

术中可以对这些淋巴结进行冰冻切片检查，如果存在残留癌，有手术指征则可在乳腺手术的同时完成腋窝淋巴结切除手术。之前进行过活检、存在癌细胞的淋巴结，活检部位的组织改变、甚少的残留癌以及治疗相关的改变，都会影响术中冰冻病理的判断（图 13.14）。淋巴结活检部位的改变包括疤痕样纤维化、围绕活检夹

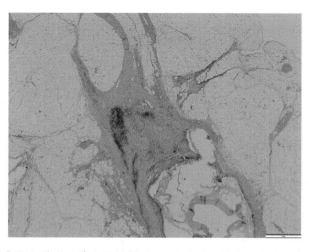

图 13.14　新辅助治疗后达到病理学完全缓解（pCR）的淋巴结，可见活检夹所在位置（右下角），残留很小的淋巴组织（中央偏左）以及纤维弹性变（中央）

的栅栏样组织细胞 [活检夹区（biopsy clip site）]。当淋巴结内出现以上改变时，说明之前活检的淋巴结被找到了。如果不曾放置活检夹，或活检方式为细针抽吸活检，那么之前活检的组织学特征就会比较轻微。

提示新辅助治疗的组织学特征包括弹力纤维化、纤维硬化和（或）巨噬细胞聚集，这些改变与乳腺实质中观察到的治疗相关改变很相似（图 13.15）。有报道，存在残留癌同时伴随治疗改变的患者，与没有上述改变的患者相比，无病生存期更好，复发率更低[59]。

NSABP B–18 和 B–27 临床试验显示，治疗后淋巴结的病理状态是总生存和无病生存的强烈预测因子[44]。新辅助治疗后，即使病理检出淋巴结残留癌的程度很轻，预后仍然更差。NSABP B–18 临床试验中，残留"微小"转移（<1mm）和微转移（<2mm）者预后较差[60]。最近的一项大型研究纳入了 Dana-Farber/Brigham 和妇女癌症中心（Women's Cancer Center）和美国国立癌症数据（National Cancer Database）的病例。在这项研究中，Wong 等发现，新辅助治疗后腋窝淋巴结残留癌较少（孤立细胞转移和微转移）的患者，与腋窝淋巴结阴性者相比，DFS 和 OS 都较差[61]。当分子分型为三阴性和 HER2 阳性乳腺癌时，这种差异更加明显。以上研究结果均强调了获取腋窝淋巴结的流程和完整充分的病理学检查的重要性。

理解乳腺对化疗的反应与腋窝淋巴结对化疗的反应之间的关系有助于优化腋窝管理，这些知识也能够帮助病理学家优化新辅助治疗病例的淋巴结评估方案。Tadros 等研究了 527 例接受新辅助治疗的 HER2 阳性或三阴性乳腺癌患者，旨在确认淋巴结残留癌的风险[62]。结果发现，基线 cN_0 患者化疗后达到 pCR 者，腋窝淋巴结转移者为 0。但是 237 例基线活检证实 N1 的患者，当达到 pCR 时，腋窝淋巴结阳性者占 10.4%；当乳腺未达到 pCR 时，腋窝淋巴结阳性率为 57.5%。更新的一项研究显示，cN_0 患者能否达到 pCR 与腋窝淋巴结是否为 ypN0 强烈相关，特别是 HER2 阳性和三阴性乳腺癌。但是，cT_3、cN_1 和 ER 阳性 /HER2 阴性亚型伴随 ypN_0 的概率下降，乳腺 pCR 伴

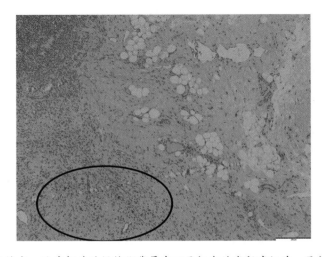

图 13.15　前哨淋巴结内，治疗相关的纤维化背景中可见极少的残留癌细胞，呈单层细胞排列方式

随该概率的升高[63]。Zhao 等也发现，525 例新辅助治疗前 cN+ 的患者中，HER2 阳性乳腺癌的腋窝淋巴结 pCR 率最高（靶向治疗后达 58.6%），三阴性乳腺癌次之（53.2%），HR 阳性 /HER2 阴性亚型最低，仅占 21.2%[64]。乳腺病灶未达到完全缓解但确实有所缩小的患者，这些信息能够帮助病理学家在对患者的腋窝淋巴结常规染色未能发现残留癌时，选择其他方法进一步检测，例如细胞角蛋白 AE1/AE3 的免疫组化染色等。

新辅助内分泌治疗

　　尽管评估残留肿瘤负荷（RCB）的方法已经成为乳腺癌新辅助治疗后使用最广泛的方法，但是新辅助内分泌治疗后的病理学评估方法仍未建立。新辅助内分泌治疗的适应证与新辅助化疗不同，既不期望达到 pCR，也不将其作为目标。新辅助内分泌治疗能够提高乳腺癌的保乳率，但是 pCR 不常见，也不是临床预后的有效替代指标[65]。尽管临床试验正在验证各种各样的新药，例如周期蛋白依赖性激酶（cyclin-dependent kinase，CDK）4/6 抑制剂，但是最常用的药物仍是芳香化酶抑制剂[66]。

　　新辅助芳香化酶抑制剂或他莫昔芬的治疗反应的组织学特点与新辅助化疗类似，但是前者肿瘤内纤维化更常见，后者大片的无肿瘤细胞的弹力纤维化更常见。肿瘤细胞通常不会表现出新辅助化疗后散在的细胞多形性和核退变，但是细胞往往变小，特别是经典的小叶浸润性癌。

　　新辅助内分泌治疗反应的组织学评价方法尚未标准化。前述的 Magee 法可用于计算肿瘤体积下降，这可能有助于临床医生评估治疗反应。术前内分泌预后指数（PEPI）评分，采用新辅助内分泌治疗后的病理学特征来评价内分泌治疗的敏感性，前者包括 Allred 评分评估的 ER 状态、淋巴结状态、肿瘤分级和 Ki67 值（cut-off 值为 2.7%）[67]。参考美国外科肿瘤学组（ACOSOG）Z1031 试验，当某个患者的 PEPI=0（T_1 或 T_2，N_0，Ki67<2.7%，ER Allred 评分 >2 分），不化疗的 5 年复发风险为 3.6%[68]。该研究中，当短暂的新辅助内分泌治疗后，Ki67 值仍 >10% 时，患者更换为化疗方案。该研究的 Ki67 评价方法指出，如果全片估计为 2.7%~10%，则计数数个高倍镜视野至少 100 个细胞。其他一些研究也指出，新辅助内分泌治疗时，Ki67 值的下降与预后显著相关[69-71]。从病理学角度看，标准化评估 Ki67 值仍然困难重重。随着内分泌药物相关的临床试验和临床实践的开展，Ki67 值的下降变得越来越重要，因此，对一线工作的外科病理学家而言，标准的 Ki67 计数方法和影像分析将会是无价之宝。

结 论

　　乳腺癌的新辅助系统治疗是外科病理诊断和评估切除标本的机遇和挑战。病理学评估有助于确认肿瘤亚型和评估治疗反应，对复杂乳腺癌病例的多学科会诊也非常重要。对乳腺癌患者的新辅助系统治疗反应进行最完整和精确的评估，需要充分了解患者的临床病史、影像学检查和新辅助系统治疗方案。

（樊　菁 译，余　璐 审校）

参考文献

[1] Administration. USFaD. Guidance for industry: pathological complete response in neoadjuvant treatment of high-risk early-stage breast cancer: use as an endpoint to support accelerated approval, 2020. Available from: http://www.fda.gov/downloads/Drugs/ GuidanceComplianceRegulatoryInformation/Guidances/UCM305501.pdf.

[2] Klein ME, Dabbs DJ, Shuai Y, et al. Prediction of the Oncotype DX recurrence score: use of pathology-generated equations derived by linear regression analysis. Mod Pathol, 2013,26(5):658–664.

[3] Elston CW, Ellis IO. Pathological prognostic factors in breast cancer. I. The value of histological grade in breast cancer: experience from a large study with long-term follow-up. Histopathology, 1991,19(5):403–410.

[4] Allison KH, Hammond MEH, Dowsett M, et al. Estrogen and progesterone receptor testing in breast cancer: ASCO/CAP guideline update. J Clin Oncol, 2020,38(12):1346–1366.

[5] Wolff AC, Hammond MEH, Allison KH, et al. Human epidermal growth factor receptor 2 testing in breast cancer: American Society of Clinical Oncology/College of American Pathologists Clinical Practice Guideline focused update. J Clin Oncol, 2018,36(20):2105–2122.

[6] Allred DC, Harvey JM, Berardo M, et al. Prognostic and predictive factors in breast cancer by immunohistochemical analysis. Mod Pathol, 1998,11(2):155–168.

[7] Flanagan MB, Dabbs DJ, Brufsky AM, et al. Histopathologic variables predict Oncotype DX recurrence score. Mod Pathol, 2008,21(10):1255–1261.

[8] McCarty KS Jr, Miller LS, Cox EB, et al. Estrogen receptor analyses. Correlation of biochemical and immunohistochemical methods using monoclonal antireceptor antibodies. Arch Pathol Lab Med. 1985,109(8):716–721.

[9] Perou CM, Sorlie T, Eisen MB, et al. Molecular portraits of human breast tumours. Nature. 2000,406(6797):747–752.

[10] Sorlie T, Perou CM, Tibshirani R, et al. Gene expression patterns of breast carcinomas distinguish tumor subclasses with clinical implications. Proc Natl Acad Sci U S A, 2001,98(19):10869–10874.

[11] Rouzier R, Perou CM, Symmans WF, et al. Breast cancer molecular subtypes respond differently to preoperative chemotherapy. Clin Cancer Res, 2005,11(16):5678–5685.

[12] Landmann A, Farrugia DJ, Zhu L, et al. Low Estrogen Receptor (ER)-positive breast cancer and neoadjuvant systemic chemotherapy: is response similar to typical ER-positive or ER-negative disease? Am J Clin Pathol, 2018,150(1):34–42.

[13] Bhargava R, Beriwal S, Dabbs DJ, et al. Immunohistochemical surrogate markers of breast cancer molecular classes predicts response to neoadjuvant chemotherapy: a single institutional experience with 359 cases. Cancer, 2010,116(6):1431–1439.

[14] Bhargava R, Dabbs DJ, Beriwal S, et al. Semiquantitative hormone receptor level infuences response to trastuzumab-containing neoadjuvant chemotherapy in HER2-positive breast cancer. Mod Pathol, 2011,24(3):367–374.

[15] Boughey JC, McCall LM, Ballman KV, et al. Tumor biology correlates with rates of breast-conserving surgery and pathologic complete response after neoadjuvant chemotherapy for breast cancer: fndings from the ACOSOG Z1071 (Alliance) Prospective Multicenter Clinical Trial. Ann Surg, 2014,260(4):608–614. discussion 14–16

[16] Houssami N, Macaskill P, von Minckwitz G, et al. Meta-analysis of the association of breast cancer subtype and pathologic complete response to neoadjuvant chemotherapy. Eur J Cancer, 2012,48(18):3342–3354.

[17] Li XB, Krishnamurti U, Bhattarai S, et al. Biomarkers predicting pathologic complete response to neoadjuvant chemotherapy in breast cancer. Am J Clin Pathol, 2016,145(6):871–878.

[18] Han M, Salamat A, Zhu L, et al. Metaplastic breast carcinoma: a clinical-pathologic study of 97 cases with subset analysis of response to neoadjuvant chemotherapy. Mod Pathol, 2019,32(6):807–816.

[19] Bhargava R, Dabbs DJ. Magee equations and oncotype DX(R)-a perspective. Breast Cancer Res

Treat, 2017,164(1):245–246.

[20] Bhargava R, Esposito N, O'Connor S, et al. Magee equations and response to neoadjuvant chemotherapy in ER+/HER2- breast cancer: a multi-institutional study. Mod Pathol, 2020,34(1):77–84. Epub ahead of print

[21] Cuzick J, Dowsett M, Pineda S, et al. Prognostic value of a combined estrogen receptor, progesterone receptor, Ki67, and human epidermal growth factor receptor 2 immunohistochemical score and comparison with the Genomic Health recurrence score in early breast cancer. J Clin Oncol, 2011,29(32):4273–4278.

[22] Sheri A, Smith IE, Hills M, et al. Relationship between IHC4 score and response to neo-adjuvant chemotherapy in estrogen receptor-positive breast cancer. Breast Cancer Res Treat, 2017,164(2):395–400.

[23] Gianni L, Zambetti M, Clark K, et al. Gene expression profles in paraffn-embedded core biopsy tissue predict response to chemotherapy in women with locally advanced breast cancer. J Clin Oncol, 2005,23(29):7265–7277.

[24] Prat A, Galvan P, Jimenez B, et al. Prediction of response to neoadjuvant chemotherapy using core needle biopsy samples with the Prosigna assay. Clin Cancer Res, 2016,22(3):560–566.

[25] Abdsaleh S, Warnberg F, Azavedo E, et al. Comparison of core needle biopsy and surgical specimens in malignant breast lesions regarding histological features and hormone receptor expression. Histopathology, 2008,52(6):773–775.

[26] Chen X, Yuan Y, Gu Z, et al. Accuracy of estrogen receptor, progesterone receptor, and HER2 status between core needle and open excision biopsy in breast cancer: a meta-analysis. Breast Cancer Res Treat, 2012,134(3):957–967.

[27] Clark BZ, Onisko A, Assylbekova B, et al. Breast cancer global tumor biomarkers: a quality assurance study of intratumoral heterogeneity. Mod Pathol, 2019,32(3):354–366.

[28] Lebeau A, Turzynski A, Braun S, et al. Reliability of human epidermal growth factor receptor 2 immunohistochemistry in breast core needle biopsies. J Clin Oncol, 2010,28(20):3264–3270.

[29] Li S, Yang X, Zhang Y, et al. Assessment accuracy of core needle biopsy for hormone receptors in breast cancer: a meta-analysis. Breast Cancer Res Treat, 2012,135(2):325–334.

[30] Loubeyre P, Bodmer A, Tille JC, et al. Concordance between core needle biopsy and surgical excision specimens for tumour hormone receptor profling according to the 2011 St. Gallen classifcation, in clinical practice. Breast J, 2013,19(6):605–610.

[31] Park SY, Kim KS, Lee TG, et al. The accuracy of preoperative core biopsy in determining histologic grade, hormone receptors, and human epidermal growth factor receptor 2 status in invasive breast cancer. Am J Surg, 2009,197(2):266–269.

[32] Tamaki K, Sasano H, Ishida T, et al. Comparison of core needle biopsy (CNB) and surgical specimens for accurate preoperative evaluation of ER, PgR and HER2 status of breast cancer patients. Cancer Sci, 2010,101(9):2074–2079.

[33] Kuerer HM, Rauch GM, Krishnamurthy S, et al. A clinical feasibility trial for identifcation of exceptional responders in whom breast cancer surgery can be eliminated following neoadjuvant systemic therapy. Ann Surg, 2018,267(5):946–951.

[34] Symmans WF, Peintinger F, Hatzis C, et al. Measurement of residual breast cancer burden to predict survival after neoadjuvant chemotherapy. J Clin Oncol, 2007,25(28):4414–4422.

[35] Provenzano E, Bossuyt V, Viale G, et al. Standardization of pathologic evaluation and reporting of postneoadjuvant specimens in clinical trials of breast cancer: recommendations from an international working group. Mod Pathol, 2015,28(9):1185–1201.

[36] Diaz J, Stead L, Shapiro N, et al. Mitotic counts in breast cancer after neoadjuvant systemic chemotherapy and development of metastatic disease. Breast Cancer Res Treat, 2013,138(1):91–97.

[37] von Minckwitz G, Huang CS, Mano MS, et al. Trastuzumab Emtansine for residual invasive HER2-positive breast cancer. N Engl J Med, 2019,380(7):617–628.

[38] Masuda N, Lee SJ, Ohtani S, et al. Adjuvant Capecitabine for breast cancer after preoperative chemotherapy. N Engl J Med, 2017,376(22):2147–2159.

[39] Cortazar P, Zhang L, Untch M, et al. Pathological complete response and long-term clinical

benefit in breast cancer: the CTNeoBC pooled analysis. Lancet, 2014,384(9938):164–172.

[40] Jones RL, Lakhani SR, Ring AE, et al. Pathological complete response and residual DCIS following neoadjuvant chemotherapy for breast carcinoma. Br J Cancer, 2006,94(3):358–362.

[41] Mazouni C, Peintinger F, Wan-Kau S, et al. Residual ductal carcinoma in situ in patients with complete eradication of invasive breast cancer after neoadjuvant chemotherapy does not adversely affect patient outcome. J Clin Oncol, 2007,25(19):2650–2655.

[42] von Minckwitz G, Untch M, Blohmer JU, et al. Definition and impact of pathologic complete response on prognosis after neoadjuvant chemotherapy in various intrinsic breast cancer subtypes. J Clin Oncol, 2012,30(15):1796–1804.

[43] Fisher B, Brown A, Mamounas E, et al. Effect of preoperative chemotherapy on local-regional disease in women with operable breast cancer: findings from National Surgical Adjuvant Breast and Bowel Project B-18. J Clin Oncol, 1997,15(7):2483–2493.

[44] Rastogi P, Anderson SJ, Bear HD, et al. Preoperative chemotherapy: updates of National Surgical Adjuvant Breast and Bowel Project Protocols B-18 and B-27. J Clin Oncol, 2008,26(5):778–785.

[45] Fisher B, Bryant J, Wolmark N, et al. Effect of preoperative chemotherapy on the outcome of women with operable breast cancer. J Clin Oncol, 1998,16(8):2672–2685.

[46] Amin MB, Edge S, Greene F, et al. AJCC cancer staging manual. 8th ed. Springer International Publishing: American Joint Commission on Cancer, Switzerland, 2017.

[47] Carey LA, Metzger R, Dees EC, et al. American Joint Committee on Cancer tumor-node-metastasis stage after neoadjuvant chemotherapy and breast cancer outcome. J Natl Cancer Inst, 2005,97(15):1137–1142.

[48] Cheng E, Ko D, Nguyen M, et al. Residual pure Intralymphatic breast carcinoma following neoadjuvant chemotherapy is indicative of poor clinical outcome, even in node-negative patients. Am J Surg Pathol, 2017,41(9):1275–1282.

[49] Symmans WF, Wei C, Gould R, et al. Long-term prognostic risk after neoadjuvant chemotherapy associated with residual cancer burden and breast cancer subtype. J Clin Oncol, 2017,35(10):1049–1060.

[50] Sheri A, Smith IE, Johnston SR, et al. Residual proliferative cancer burden to predict long-term outcome following neoadjuvant chemotherapy. Ann Oncol, 2015,26(1):75–80.

[51] Peintinger F, Sinn B, Hatzis C, et al. Reproducibility of residual cancer burden for prognostic assessment of breast cancer after neoadjuvant chemotherapy. Mod Pathol, 2015,28(7):913–920.

[52] Ogston KN, Miller ID, Payne S, et al. A new histological grading system to assess response of breast cancers to primary chemotherapy: prognostic significance and survival. Breast, 2003,12(5):320–327.

[53] Chollet P, Abrial C, Durando X, et al. A new prognostic classification after primary chemotherapy for breast cancer: residual disease in breast and nodes (RDBN). Cancer J, 2008,14(2):128–132.

[54] Mittendorf EA, Jeruss JS, Tucker SL, et al. Validation of a novel staging system for disease-specific survival in patients with breast cancer treated with neoadjuvant chemotherapy. J Clin Oncol, 2011,29(15):1956–1962.

[55] Boughey JC, Ballman KV, Le-Petross HT, et al. Identifcation and resection of clipped node decreases the false-negative rate of sentinel lymph node surgery in patients presenting with node-positive breast cancer (T0-T4, N1-N2) who receive neoadjuvant chemotherapy: results from ACOSOG Z1071 (Alliance). Ann Surg, 2016,263(4):802–807.

[56] Caudle AS, Yang WT, Krishnamurthy S, et al. Improved axillary evaluation following neoadjuvant therapy for patients with node-positive breast cancer using selective evaluation of clipped nodes: implementation of targeted axillary dissection. J Clin Oncol, 2016,34(10):1072–1078.

[57] Caudle AS, Yang WT, Mittendorf EA, et al. Selective surgical localization of axillary lymph nodes containing metastases in patients with breast cancer: a prospective feasibility trial. JAMA Surg, 2015,150(2):137–143.

[58] Caudle AS, Kuerer HM, Krishnamurthy S, et al. Feasibility of fineneedle aspiration for assessing responses to chemotherapy in metastatic nodes marked with clips in breast cancer: a prospective registry study. Cancer, 2019,125(3):365–373.

[59] Newman LA, Pernick NL, Adsay V, et al. Histopathologic evidence of tumor regression in the

axillary lymph nodes of patients treated with preoperative chemotherapy correlates with breast cancer outcome. Ann Surg Oncol, 2003,10(7):734–739.

[60] Fisher ER, Wang J, Bryant J, et al. Pathobiology of preoperative chemotherapy: findings from the National Surgical Adjuvant Breast and Bowel (NSABP) protocol B-18. Cancer, 2002,95(4):681–695.

[61] Wong SM, Almana N, Choi J, et al. Prognostic signifcance of residual axillary nodal micrometastases and isolated tumor cells after neoadjuvant chemotherapy for breast cancer. Ann Surg Oncol, 2019,26(11):3502–3509.

[62] Tadros AB, Yang WT, Krishnamurthy S, et al. Identifcation of patients with documented pathologic complete response in the breast after neoadjuvant chemotherapy for omission of axillary surgery. JAMA Surg, 2017,152(7):665–670.

[63] Samiei S, van Nijnatten TJA, de Munck L, et al. Correlation between pathologic complete response in the breast and absence of axillary lymph node metastases after neoadjuvant systemic therapy. Ann Surg, 2020,271(3):574–580.

[64] Bi Z, Liu J, Chen P, et al. Neoadjuvant chemotherapy and timing of sentinel lymph node biopsy in different molecular subtypes of breast cancer with clinically negative axilla. Breast Cancer, 2019,26(3):373–377.

[65] Montagna G, Sevilimedu V, Fornier M, et al. How effective is Neoadjuvant Endocrine Therapy (NET) in downstaging the axilla and achieving breastconserving surgery? Ann Surg Oncol, 2020,27(12):4702–4710.

[66] Rossi L, McCartney A, Risi E, et al. Cyclin-dependent kinase 4/6 inhibitors in neoadjuvant endocrine therapy of hormone receptor-positive breast cancer. Clin Breast Cancer, 2019,19(6):392–398.

[67] Ellis MJ, Tao Y, Luo J, et al. Outcome prediction for estrogen receptor-positive breast cancer based on postneoadjuvant endocrine therapy tumor characteristics. J Natl Cancer Inst, 2008,100(19):1380–1388.

[68] Ellis MJ, Suman VJ, Hoog J, et al. Ki67 proliferation index as a tool for chemotherapy decisions during and after neoadjuvant aromatase inhibitor treatment of breast cancer: results from the American College of Surgeons Oncology Group Z1031 Trial (Alliance). J Clin Oncol, 2017,35(10):1061–1069.

[69] Dowsett M, Smith IE, Ebbs SR, et al. Prognostic value of Ki67 expression after short-term presurgical endocrine therapy for primary breast cancer. J Natl Cancer Inst, 2007,99(2):167–170.

[70] Dowsett M, Smith IE, Ebbs SR, et al. Short-term changes in Ki67 during neoadjuvant treatment of primary breast cancer with anastrozole or tamoxifen alone or combined correlate with recurrence-free survival. Clin Cancer Res, 2005,11(2 Pt 2):951s–958s.

[71] Ellis MJ, Rosen E, Dressman H, et al. Neoadjuvant comparisons of aromatase inhibitors and tamoxifen: pretreatment determinants of response and on-treatment effect. J Steroid Biochem Mol Biol, 2003,86(3–5):301–307.

第14章

乳腺癌新辅助系统治疗指南

Kristie Bobolis

引 言

　　无论是在美国还是其他国家，乳腺癌都是女性最常见的癌症。相比于20世纪80年代，现在确诊的早期乳腺癌患者的预后已经得到了显著改善，包括全部亚型乳腺癌，例如激素受体阳性乳腺癌，尤其是HER2阳性和三阴性乳腺癌（TNBC）[1]。预后改善的部分原因是各学科的进步，包括乳腺影像学、外科学、病理学、放疗和内科学，以及由多学科团队集思广益制定的治疗方案的改进；另外一部分原因是系统治疗的广泛应用，以及更有效的HER2阳性和TNBC系统治疗的出现[1-2]。尽管现在的治疗已经非常有效，但是激素受体阳性乳腺癌患者仍会出现晚期复发，激素受体阴性乳腺癌患者会出现早期复发。

　　20世纪80年代，全美国掀起了广泛的乳腺癌筛查热潮，接受常规筛查的女性乳腺癌死亡率出现了下降[3-6]。采用乳腺X线进行乳腺癌筛查提高了小肿瘤的检出率，且保乳手术即可治愈[7]。美国预防服务专责小组（U.S. Preventive Services Task Force，USPSTF）[8]、美国癌症协会（American Cancer Society，ACS）[9]、美国妇产科医师协会（American College of Obstetricians and Gynecologists，ACOG）[10]、美国放射协会（American College of Radiology，ACR）[11]和美国医生协会（American College of Physicians，ACP）[12]提出了几项针对中高风险女性的乳腺癌筛查指南，推荐具有乳腺癌高风险的女性，特别是基因高风险者，比中风险女性要更早地接受乳腺癌筛查，同时要补充影像学检查，如乳腺增强MRI。因为这一群体的单纯乳腺X线检查表现不佳[13-17]。

　　尽管采用乳腺X线进行乳腺癌筛查使得乳腺癌死亡率降低，带来了明确的获益[18]，但是这项技术本身也有局限性。恶性程度越高的肿瘤会在某次正常的乳腺X线检查后迅速生长至临床可见，被称为"间期癌"。还有一些筛查发现的肿瘤已经处于局部晚

K. Bobolis (✉)
Department of Medicine, Sutter Roseville Medical Center, Roseville, CA, USA
e-mail: Bobolik@sutterhealth.org

A. Soran, F. Nakhlis (eds.), *Management of the Breast and Axilla in the Neoadjuvant Setting*, https://doi.org/10.1007/978-3-030-88020-0_14

期[19]。除此以外，不少女性因为各种原因，例如不愿意、缺乏相关知识、怀孕或因为年龄被排除在筛查指南之外，未参与乳腺癌筛查。一些年轻的女性因为家族史、既往因 Hodgkin 淋巴瘤放疗或基因倾向性导致罹患乳腺癌的风险升高，但是却经常未被视作高风险个体，也未得到参加高风险乳腺癌个体筛查的机会。这群女性罹患乳腺癌后，查体往往可触及包块，相比筛查发现的无症状患者，病情分期更晚。由于长期预后相对不佳，因此，理想的治疗包括更高强度的系统治疗以及更广泛的局部区域治疗。

对于早期乳腺癌，外科手术仍是治疗的"基石"。系统治疗（如化疗、内分泌治疗或靶向治疗）能够通过杀死从原发灶或区域淋巴结播散的肿瘤细胞，降低全身复发风险。辅助系统治疗特指手术后化疗、内分泌治疗和（或）靶向治疗是早期乳腺癌治疗的"中流砥柱"。辅助治疗的目的是根除微转移病灶，提高患者的长期预后。医生必须充分理解肿瘤的病理学特征后才能制订辅助系统治疗策略。这些病理学特征包括肿瘤大小、区域淋巴结情况、组织学亚型、组织学分级和生物学预后标志物（ER、PR 和 HER2 表达）。最近发布的更新指南指出，专家团的目标就是为早期乳腺癌患者选择合适的辅助化疗和靶向治疗方案[20-21]。并且随着近几十年来乳腺癌生物学亚型知识的拓展，这个选择已经出现了变化。对于 ER 阳性早期乳腺癌，除了临床病理学特征外，基因表达特征也得到了开发和前瞻性研究（Oncotyp DX 复发评分和 MammaPrint），当医生为这类患者选择辅助化疗联合内分泌治疗或放弃辅助化疗时，这些研究有助于治疗决策的制订[22-25]。

新辅助系统治疗特指手术前进行系统治疗（如化疗、内分泌治疗或靶向治疗）。炎性乳腺癌是该治疗方式的适应证之一，这是一种侵袭性乳腺癌，疾病进展迅速，早期即可能出现远处转移[26-27]。这种亚型的乳腺癌在乳腺癌全身系统治疗出现前，单独手术或手术联合放疗的疾病控制很差[28-29]，预后也很差。近年来，针对炎性乳腺癌的多种治疗方式的进步带来了患者生存的实质性提高，并且新辅助系统治疗反应是局部控制和远处转移的重要预后因子[27-29]。

20 世纪 70 年代，新辅助系统治疗首次应用于不可手术切除或局部晚期乳腺癌。当首选手术治疗时，前者无法完整切除，后者则切缘阳性风险很高[30-31]。20 世纪 80 年代和 90 年代，对可手术切除的乳腺癌也尝试新辅助系统治疗，目的是使肿瘤降期，从而得以保乳治疗[32-33]，结果证实，提高保乳率的目的已经达到了。同样的治疗方案，无论术前给予还是术后给予，在无病生存、总生存或长期生存上均没有显著差异。这些早期临床试验显示，采用越积极的治疗方案，病理学完全缓解（pCR）升高越明显，一些亚群似乎也能从中获益[33-34]。随着对乳腺癌生物学认识的深入，现在我们对当前系统治疗的反应有了更深刻的理解，即无论术前、术后进行系统治疗，最终的反应都取决于乳腺癌的亚型[35-37]。

因为新辅助系统治疗时原发灶完整，因此能够观察治疗反应。偶尔，在新辅助系统治疗期间会出现疾病进展，因此治疗期间应常规评估病情。早期发现进展应立刻中断系统治疗，转至外科手术阶段[38]。除非是临床试验，新辅助治疗后不应放弃外科手术，即使治疗反应良好。因为有报道放弃手术仅接受放疗仍存在相当大的局部复发风险[39]。

早期新辅助系统治疗临床试验就发现了一个现象，即获得 pCR 的患者相比有残留癌的患者，预后明显更好[40-41]。2014 年，一项汇总分析纳入了 12 项新辅助乳腺癌临床试验，结果显示，获得 pCR 的患者（定义为 $ypT_0 ypN_0$ 或 $ypT_0/is ypN_0$）的生存明显改善[42]。这项研究还显示，侵袭性更强的亚型，例如三阴性和 HER2+ 乳腺癌，达到 pCR 的预后价值最大[42-43]。激素受体阳性乳腺癌，更高的组织学级别也有类似的趋势。近几十年来，随着我们对乳腺癌生物学亚型了解的深入，新辅助治疗的临床试验采用了更多的精心设计的系统治疗方案[44-46]。从研究的角度看，新辅助的设定背景给转化科学提供了肿瘤在体时研究治疗反应的机会。这是一个方兴未艾的研究领域，可以用来评估预测标志物、新药的有效性和替代终点指标[47-50]。

达到 pCR 与长期生存获益呈正相关，是高侵袭性乳腺癌的生物学特性及系统性消灭微转移病灶的共同结果[42-43]。这个观点揭示了一种潜在的优化辅助治疗方案的可能，即基于新辅助治疗病理反应制订方案。然而，尽管 pCR 与长期生存获益之间的关系已在三阴性和 HER2 阳性乳腺癌中得到确认。但是对于低级别、难以获得 pCR、系统治疗以辅助内分泌治疗为主的激素受体阳性乳腺癌，上述二者之间的关系，我们还所知甚少[42-43]。

制订理想的新辅助系统治疗策略需要基于临床发现精准评估疾病的解剖学分期，包括影像学方法预估肿瘤大小、组织学亚型、组织学分级、生物标志物，后者包括 ER、PR 和 HER2 状态（通过空芯针穿刺活检获得标本），以及采用影像学方法评估区域淋巴结。临床可疑淋巴结可通过细针抽吸活检进行诊断[20-21]。辅助系统治疗也一样，需要肿瘤组织学、组织学分级、ER、PR、HER2 状态和是否绝经等信息[21]。

由于制订新辅助系统治疗的决策必须能够直接进行疾病分期，因此只有术前就能完成精准的临床分期的患者才能接受该治疗。对于可手术切除的乳腺癌患者，如果手术标本提供的病理信息能够作为是否进行化疗的依据，那么患者应该先做手术。这些病例信息包括精确的浸润性病灶大小、腋窝淋巴结状态或基因表达特征，否则可能会高估或低估临床分期，导致治疗过度或不足。与外科分期相比，查体和影像学检查的结果不够准确、模棱两可。精确的淋巴结分期会影响放疗的决策[51]。多学科乳腺治疗团队集思广益，能够为适合新辅助系统治疗的患者制定理想的方案。本章将重点阐述新辅助系统治疗的应用指南，包括目的、患者选择、获益和局限性。

新辅助系统治疗的目的

新辅助系统治疗是指在术前进行系统治疗（如化疗、内分泌治疗和靶向治疗）。无论是在术前还是术后，对无转移的浸润性乳腺癌患者进行系统治疗的目的都是降低远处转移和复发风险，提高长期无病生存期。

术前进行新辅助系统治疗还有其他几个目的。对于局部晚期、不可手术切除的乳腺癌，新辅助系统治疗的目的是创造局部治疗即手术的机会。对于炎性乳腺癌，由于局部病情严重、皮肤淋巴管癌栓以及初诊时即存在微转移灶播散的可能，直接进行手术效果并不好，此时新辅助系统治疗就是一种标准治疗方案。

可手术切除的局部晚期乳腺癌患者新辅助系统治疗的目的是使疾病降期，从而减少为达到局部控制所需要的手术范围。术前疾病降期后可降低乳腺全切率，从而实现保乳手术，还可以缩小腋窝手术范围，降低局部治疗的并发症风险，包括疼痛和淋巴水肿[35, 37, 51, 68]。

临床可测量病灶的患者接受新辅助系统治疗的目的是观察治疗反应，当出现罕见的疾病进展时中断治疗[38]。新辅助系统治疗还可以通过病理反应的程度，评估系统治疗的有效性。初诊乳腺癌的患者，如果疾病无须降期即可直接手术，仅对某些特定的亚型，例如三阴性和 HER2 阳性乳腺癌推荐新辅助系统治疗，因为治疗后的病理反应有强烈的预后价值，可用于制订个体化辅助治疗方案[66-67, 77]。

某些可直接手术并接受辅助治疗的患者，如果存在延迟手术的需要，也可以进行新辅助系统治疗。这些需要推迟手术的情况包括：等待可能影响手术决策的基因检测结果，给予患者更多时间考虑乳房重建选择，以及新型冠状病毒肺炎（COVID-19）大流行影响了许多医疗中心手术室的周转，导致手术室不足，患者被迫等待[69]。

多学科诊疗

拟行新辅助系统治疗的患者原则上应该接受多学科乳腺治疗团队的诊疗，以确保其能够获得最佳的预后。对局部晚期乳腺癌患者而言，推荐多学科乳腺治疗团队早期介入治疗前的评估和疾病管理。整形外科早期参与有助于手术计划的制定，遗传咨询的结果可能影响手术决策，因此也可早期启动。初诊局部晚期乳腺癌、淋巴水肿风险较高者，应考虑在疾病教育阶段早期评估淋巴水肿并记录上肢基线数据。绝经前女性应给予生育咨询。社会心理支持能够保证患者完全理解和完成治疗选择。想要使患者获得最佳的预后，需要乳腺治疗团队全员参与，互相协调管理。治疗决策过程需要患者参与，应该与患者细致地沟通治疗的目标[2]。

新辅助系统治疗的患者选择

局部晚期不可手术切除乳腺癌

定　义

局部晚期不可手术切除乳腺癌被视作一类独立的疾病。主要原因是，学术界认识到，尽管外科医生尽力完整切除局部和区域病灶，但是该类疾病的局部区域复发和全身转移风险很高。随着乳腺癌治疗模式的转变，局部晚期不可手术切除乳腺癌的定义也在变化。在 20 世纪早期，乳腺癌改良根治术是标准的外科治疗方式。1943 年的一篇文献指出了可手术切除乳腺癌的标准[52]。此标准来自一项纽约长老会医院的研究，该研究纳入了 1915—1934 年共 1 040 例乳腺癌患者。那时不少外科医生会为非常晚期的乳腺癌患者进行根治性乳腺癌手术，理由是，即便某些患者被治愈的可能性极小，也不应该放弃这种可能。为了改善根治性乳腺癌手术的结果，早期的标准是"局部晚期表现明显的乳腺癌（grave signs of locally advanced breast carcinoma）"，即根治性手术也未必能够治愈。这些不可手术切除的表现包括：皮肤溃疡、皮肤水肿、肿瘤固定于胸壁、腋窝淋巴结直径至少2.5cm、腋窝淋巴结侵犯皮肤或腋窝深部结构[52-53]。

1977年，美国癌症联合委员会（AJCC）发布了第1版TNM分期系统，对乳腺癌疾病的程度进行了定义。该系统由三部分组成，即原发灶尺寸（T）、区域淋巴结情况（N）和有无远处器官转移（M）。每个分类都会基于临床和病理测量进一步分为亚类，最终提供一个总的分期。在过去的50年间，TNM分期系统伴随同时代的临床试验一起演变。相比初版，它已经经历了数次大的修订[54]。随着多种治疗方式的改进，局部晚期乳腺癌的定义也在与时俱进。同样地，这些局部病情很晚期的患者的结局也在改变。

值得注意的是，很多有关新辅助系统治疗的研究采用了旧版TNM分期系统去定义局部晚期乳腺癌患者和临床试验结局[37, 39, 55]。第8版《AJCC癌症分期手册》包含两种分期系统，即解剖分期和病理分期。解剖分期系统是基于肿瘤大小、淋巴结状态和有无远处转移。预后分期系统结合了肿瘤分级、激素受体状态、HER2状态以及基因检测结果，精准预测患者的预后。本章所讨论的患者选择，采用的是第8版《AJCC分期手册》中的分期系统[54]。

当前，局部晚期乳腺癌的定义是无远处转移时最严重的疾病状态[56, 57]。局部晚期乳腺癌占全部乳腺癌的10%~15%。以能否获得组织学阴性切缘为界，局部晚期乳腺癌进一步分为可手术切除或不可手术切除乳腺癌，二者的区别是能否首选手术作为长期降低局部复发率的手段之一。局部晚期乳腺癌是一大群各种各样的乳腺癌集合，包括原发灶至少5cm且腋窝淋巴结阳性、胸壁侵犯和（或）皮肤侵犯（卫星结节或溃疡），也包括疾病广泛侵犯区域淋巴结伴或不伴乳腺局部疾病等。某些局部晚期乳腺癌患者还会出现继发的炎症表现，这类患者常常就诊于缺乏乳腺癌筛查和治疗的私人诊所或社区诊所[57]。与病情出现较早且接受了治疗的乳腺癌患者相比，局部晚期不可手术切除乳腺癌患者的局部和远处复发率更高，长期预后更差。然而，随着当前系统治疗和多学科治疗的进步，包括新辅助系统治疗和术后局部区域放疗的应用，局部晚期乳腺癌患者的预后已经得到了改善[57]。

炎性乳腺癌是一种很少见的局部晚期乳腺癌。这种疾病的侵袭性很强，全身播散风险很高，甚至皮下淋巴管内也存在癌栓，一般认为不可直接手术[58]。初诊炎性乳腺癌多见于年轻女性，有独特的生物学特征，是一种表现相对同质的疾病。尽管发病率低，但是每年全美国确诊率为2%~3%，死亡率为8%~10%[58]。

非炎性局部晚期乳腺癌的治疗前评估

基线评估应该包括病史和体格查体，包括乳腺、皮肤和区域淋巴结的临床检查，还要行全血细胞计数（complete blood count，CBC）和全面的代谢检测（生化指标，如肝功能）。应该对患侧乳腺和区域淋巴结进行诊断性超声和乳腺X线检查等影像学检查，如果没有参考美国NCCN指南进行常规筛查，那么对侧乳腺也应该接受影像学检查[62]。MRI可用于评估乳腺疾病的程度以及胸壁和淋巴结受侵犯的程度。特别是当诊断性乳腺 X 线检查和超声很难评估疾病程度时，MRI 结果可作为监测新辅助系统治疗效果的基线数据[59-60]。

在确诊浸润性乳腺癌时，需要行影像学引导下空芯针穿刺活检，并置入影像下显影的标志物。病理学评估内容包括组织学、组织学分级、生物标志物，后者包括雌激素受体（ER）、孕激素受体（PR）和 HER2 状态。当前在术前临床决策中，基因表达检测的角色尚未得到定位。为了更准确地分期和判断预后，当查体可触及肿瘤或影像学检查显示淋巴结阳性时，应行空芯针穿刺或细针抽吸活检。如果选择空芯针穿刺活检，那么强烈推荐置入活检标记夹，因为标记夹能够提高活检阳性淋巴结的手术切除成功率[61-62]。

即使局部晚期乳腺癌患者没有任何症状，也需要评估其是否存在远处转移。因为初诊时这类患者就属于疾病播散高风险人群。实验室检查应该包括全血细胞计数（CBC）和完整的代谢检测（大生化指标检测）。核素骨扫描和胸、腹及骨盆的增强 CT 扫描常用于评估有无转移。某些情况下，补充影像学检查也很有必要，例如正电子发射断层扫描（PET）和 MRI。对可疑远处转移部位需要进行活检，以明确是否存在转移。如果存在中枢神经系统（CNS）症状，推荐行脑 MRI 检查。

炎性乳腺癌的治疗前评估

炎性乳腺癌的诊断基于两点，即临床表现和空芯针穿刺活检证实存在浸润性癌。其典型表现是快速进展的乳腺炎症、皮肤改变，后者包括皮温升高、皮肤色泽改变（粉红色、红色或红得发紫）以及皮肤增厚，乳头可表现为变平或回缩。临床查体会触及乳房肿块和淋巴结肿大。

乳腺的影像学检查包括对患侧和对侧乳腺及区域淋巴结的诊断性乳腺 X 线检查和超声检查。乳腺 MRI 可以用于评估乳腺疾病的程度、确定空芯针穿刺的位置、评估胸壁有无异常、评估对侧乳腺情况以及作为新辅助治疗疗效评价的基线数据[59-60]。

浸润性癌初诊时需要对乳腺内病灶进行空芯针穿刺活检。穿刺活检能够提供全厚皮肤的活检组织（full-thickness skin punch biopsy），在大多数病例中可发现真皮淋巴管受癌细胞侵犯，这是炎性乳腺癌的临床特点，但这不是诊断炎性乳腺癌的必要条件。雌激素受体、孕激素受体和 HER2 表达情况可指导新辅助系统治疗。对查体可触及或影像学上可疑的淋巴结应进行空芯针穿刺活检或细针抽吸活检，从而获得有预后意义、精确的分期信息。如果是空芯针穿刺活检，应该置入活检标记夹以帮助手术定位和切除病灶[61-62]。

分期和治疗前评估包括全血细胞计数、肝功能和血清碱性磷酸酶检测。胸、腹增强 CT 扫描和骨扫描有助于排除初诊转移性疾病。可同时进行 FDG PET-CT 检查，尤其是当常规影像学检查结论含糊或可疑时，该检查有助于确诊。作为常规分期方法的补充手段，FDG PET-CT 检查有助于局部晚期乳腺癌排除区域淋巴结转移或远处转移[62]。如果临床怀疑中枢神经系统转移，应进行行颅脑影像学检查。

美国癌症联合委员会（AJCC）的 TNM 分期系统将炎性乳腺癌分为 T4d[54]。诊断标准如下：快速出现的乳腺红斑、橘皮样变和（或）皮温升高伴或不伴乳腺内肿块；病史为 6 个月以内；至少 1/3 的乳房皮肤出现红斑；病理学检查确诊为浸润性乳腺癌[58]。

临床分期

一旦获得上述信息，应根据 AJCC 肿瘤分期系统对患者进行临床分期[54]。表 14.1~14.3 分别总结了目前版本中原发肿瘤大小（T）、区域淋巴结（N）和远处转移（M）的定义。每个分类前的字母"c"是指临床分期，字母"p"是指病理分期。本章讨论临床场景时还提供了临床预后分期。进行临床分期时，应参考当前的《AJCC 癌症分期手册》以获得完整的分期信息，也可以通过当前的美国 NCCN 指南获得这些信息[54, 62]。

临床场景 1：炎性乳腺癌

ⅢC 期、cT_{4d}、cN_{2b}、cM_0、ER 阴性、PR 阴性、HER2 阴性患者的临床预后

一位 30 多岁的女性患者，主因左侧乳房疼痛、水肿、皮肤改变（红斑、皮温增高），自觉左侧乳房沉重数周就诊。患者自觉左侧乳房上方可触及包块。父亲家系有乳腺癌遗传病史，2 个姑姑 40 岁前确诊乳腺癌。查体发现整个左侧乳房明显肿胀、发红，上方可触及一大小为 5~6cm 的肿块。

表 14.1 美国癌症联合委员会（AJCC）分期中的临床及病理原发肿瘤（T）分期

T 分期[a]	T 的定义
T_0	无证据证实存在原发肿瘤
Tis（DCIS）	导管原位癌
T_1	肿瘤最大直径 ≤ 20mm
T_{1mi}	肿瘤最大直径 ≤ 1mm
T_{1a}	1mm< 肿瘤 ≤ 5mm
T_{1b}	5mm< 肿瘤 ≤ 10mm
T_{1c}	10mm< 肿瘤 ≤ 20mm
T_2	20mm< 肿瘤最大直径 ≤ 50mm
T_3	肿瘤最大直径 >50mm
T_4	肿瘤任何大小，侵犯胸壁和或皮肤（溃疡或皮肤结节）；仅侵犯真皮不可归类为 T_4
T_{4a}	侵犯胸壁；未侵犯胸壁结构，仅侵犯或粘连胸大肌不可归类为 T_4
T_{4b}	皮肤溃疡和（或）同侧皮肤肉眼可见卫星结节和或水肿（包括橘皮征），但不符合炎性乳腺癌的定义时
T_{4c}	T_{4a} 和 T_{4b} 表现都存在
T_{4d}	炎性乳腺癌

新辅助治疗后，需要添加前缀 yp
a 如果存在残留浸润性癌，需基于最大的连续病灶测量。如果是多发病灶，需标记修正词（m）

表 14.2　美国癌症联合委员会（AJCC）分期中的临床区域淋巴结（cN）分期

cN 分期 [a]	cN 的定义
cN_0	区域淋巴结无转移
cN_1	同侧腋窝 I、II 级淋巴结 ≥ 1 枚转移，可移动
cN_{1mib}	微转移（200 个细胞，大于 0.2mm，小于 2.0mm）
cN_2	同侧腋窝 I、II 级淋巴结转移，临床固定或融合（cN_{2a}） 或同侧腋窝淋巴结无转移，同侧内乳淋巴结转移（cN_{2b}）
cN_3	同侧锁骨下淋巴结（III 级）转移（cN_{3a}） 影像学检查（CT 扫描和超声）或临床查体显示腋窝 I、II 级淋巴结转移，伴同侧内乳淋巴结转移（cN_{3b}） 无论腋窝和或内乳淋巴结有无转移，同侧锁骨上淋巴结转移（cN_{3c}）

注意：当前哨淋巴结活检证实转移时，应在分期后加上（sn）；当细针抽吸活检或空芯针穿刺活检证实转移时，应在分期后加上（f）
a 临床查体或影像学检查发现腋窝淋巴结肿大
b 极少常规使用 cN_{1mi} 进行分期，除了前哨淋巴结活检先于肿瘤切除情况外

表 14.3　美国癌症联合委员会（AJCC）分期中的远处转移（M）分期

M 分期	M 的定义
M_0	临床或影像学检查无远处转移的证据
cM_0（+）	无转移症状或体征的患者，没有临床或放射学证据表明存在远处转移，但是通过呈微镜下检查或分子技术，在循环血液、骨髓或其他非区域性淋巴结组织中检测到肿瘤细胞或 ≤ 0.2mm 的病灶
cM_1	临床和影像学方法检出远处转移灶
pM_1	任何组织学证实的远处器官转移；如果不在区域淋巴结中，转移灶需 >0.2mm

　　诊断性乳腺 X 线检查（图 14.1A）和超声检查显示，左侧乳房外上象限内可疑不规则肿块，局部结构扭曲，左侧乳房皮肤弥漫性增厚。超声显示腋窝多发肿大淋巴结。乳腺 MRI 更准确地显示了疾病程度（图 14.1B）。

　　超声引导下空芯针穿刺活检显示为浸润性、低分化癌。组织学分级 3 级、ER 阴性、PR 阴性和 HER2 阴性。左侧腋窝淋巴结的空芯针穿刺活检显示存在低分化转移癌。实验室检查结果正常。PET-CT（图 14.2）分期为局部晚期、非转移性乳腺癌。

　　基于发病年龄和家族史，患者符合 NCCN 的基因检测标准[72]。遗传性癌症检测结果显示 *BRCA*1 基因存在致病性突变。

　　临床预后分期：IIIC，cT_{4d}，cN_{3b}，cM_0，**高核级，ER 阴性，PR 阴性，HER2 阴性**
　　炎性乳腺癌的标准治疗是新辅助化疗。炎性乳腺癌尚无理想的化疗方案和周期。基于专家共识中的推荐，蒽环联合紫杉类药物的新辅助方案是炎性乳腺癌的标准推荐方案，例如剂量密集型多柔比星联合环磷酰胺序贯紫杉醇[26, 27]。HER2 过表达时，多药联合化疗方案中应加入靶向治疗。

　　炎性乳腺癌患者新辅助治疗后可行手术时，应选择乳房全切术及腋窝淋巴结清

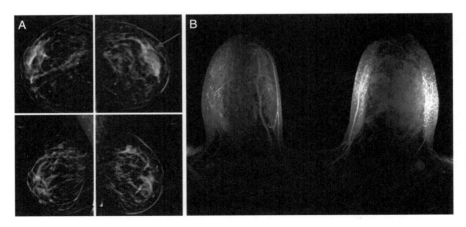

图 14.1 左侧乳房诊断性乳腺 X 线检查（A）头尾位可见，左侧乳房外上象限可疑不规则肿块和局部结构扭曲，伴弥漫性皮肤增厚，如箭头所示。左侧乳房超声检查可见左侧腋窝多发肿大淋巴结。MRI 图像（B）更加准确地显示了疾病程度，可见左侧乳房外上象限存在肿块型和非肿块型增强，范围最大 10cm。多中心病灶处可见散在的肿块型和非肿块型增强。左侧腋窝淋巴结肿大（包括Ⅲ级），左侧内乳淋巴结肿大

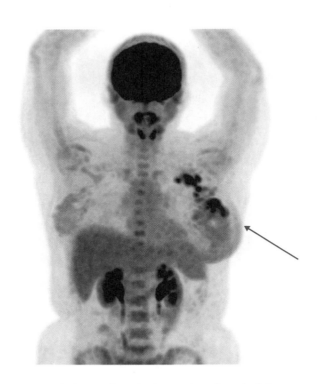

图 14.2 PET-CT 显示左侧乳房外上侧高代谢肿块，与原发乳腺癌表现一致。左侧乳房纤维腺体组织内大片区域存在放射示踪信号，提示多中心病灶可能。左侧腋窝和左侧内乳区可见多枚 FDG 高摄取的淋巴结。箭头显示皮肤增厚

扫。由于局部复发率很高，保留皮肤的乳房切除是禁忌证，同样应避免术后即刻重建。乳房全切术后仍推荐放疗[26-29]。新辅助治疗后存在高风险残留癌的患者应给予更多的系统治疗——与非炎性局部晚期乳腺癌新辅助治疗后残留癌的治疗方法类似。

当患者存在 *BRCA*1 突变时，是选择对侧乳腺预防性切除，还是选择高风险筛查？多学科乳腺癌诊疗团队能够帮助患者做出选择。开始新辅助治疗前，患者应对是否保留生育能力知情并同意。同时，由于炎性乳腺癌有尽快开始系统治疗的紧迫要求，因此医生应尽快为患者提供生殖保护方案。如果患者存在 *BRCA*1 致病性突变，妇科肿瘤专业医生应及时介入，讨论是否行降低风险的输卵管卵巢切除术，包括手术时机和是否同时切除子宫等。

临床场景 2：局部晚期，不可手术切除乳腺癌，ER 阳性，绝经前

临床预后分期：ⅢB 期，cT_{4b}，cN_2，cM_0，组织学分级 2 级，浸润性导管癌

女性患者，30 多岁，主因右侧乳房包块数月余就诊。体格检查发现乳房内巨大肿块，直径超过 10cm，局部皮肤水肿及红斑，但不符合炎性乳腺癌的诊断标准。数枚腋窝淋巴结肿大。

诊断性乳腺 X 线检查显示，右侧乳腺密度差异大，结构扭曲（图 14.3A），右侧腋窝淋巴结肿大（图 14.3B）。超声显示右侧腋窝数枚肿大淋巴结，形态异常，皮质增厚。乳腺 MRI（图 14.4）显示，右侧乳腺前 2/3 弥漫性增强信号，范围约为 9cm × 9cm × 8cm。右侧腋窝多发肿大淋巴结。左侧乳腺可见非肿块样强化，可疑导管原位癌（图 14.4）。

影像学引导的右侧乳腺空芯针穿刺活检结果为浸润性导管癌，组织学分级 2 级，ER 阳性，PR 阳性，HER2 阴性。右侧腋窝淋巴结空芯针穿刺活检结果为转移性癌。

胸部、腹部和盆腔增强 CT 显示，右侧乳腺巨大肿块伴腋窝淋巴结肿大。核素扫描显示无骨转移。

一项包含了 11 个基因的乳腺癌基因检测结果阴性。已为患者提供生育咨询。患者已孕 2 产 2，没有保护生育力的想法。

由于右侧乳腺癌灶范围巨大，接近 10cm，其表面皮肤也受到影响，因此该患者被视作局部晚期不可手术切除乳腺癌。

临床诊断分期：ⅢB 期，cT_{4b}，cN_2，cM_0，组织学分级 2 级，浸润性导管癌，ER 阳性，PR 阳性，HER2 阴性

新辅助系统治疗方案为剂量密集型阿霉素联合环磷酰胺序贯单周泰素，疗效评价为部分缓解。右侧乳腺包块经新辅助治疗后明显缩小（5~6cm），腋窝淋巴结明显缩小，包块表面、外侧及下侧皮肤水肿、红斑完全消失。术前复查 MRI，确认影像学疗效评估为部分缓解（图 14.5）。

患者接受了右侧乳腺全切联合右侧腋窝淋巴结清扫术，作为新辅助化疗后的局部治疗方案。右侧乳腺病理显示出浸润性导管癌伴小叶癌特征，低分化癌，组织学分级 3 级。肿瘤大小至少为 9cm，位于乳腺中央，范围涉及 4 个象限。切缘阴性，

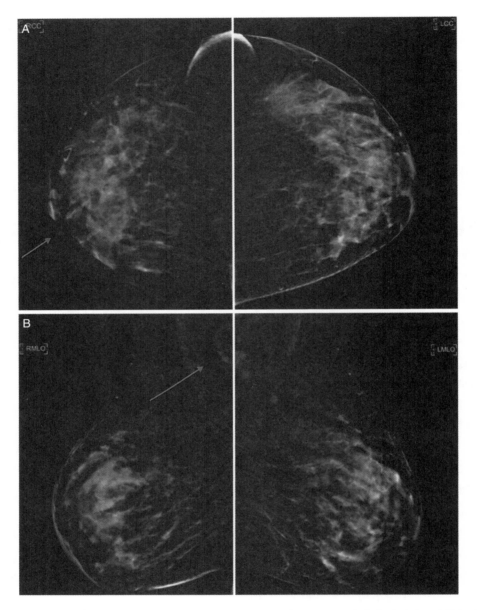

图 14.3 右侧乳房诊断性 X 线检查。A. 头尾位（CC 位）图像位显示乳腺密度差异大，结构扭曲（箭头）。B. 右侧内外侧斜位（MLO 位）图像显示右侧腋窝淋巴结不对称增大

距癌组织 6mm。可见治疗反应。13/30 枚淋巴结检查见转移癌。

病理分期：ypT$_3$，ypN$_{3a}$，M$_0$，ER 阳性，PR 阳性，HER2 阴性

患者选择左侧乳腺单纯切除术。病理结果显示为导管原位癌，中核级；结构特点为实性、筛状及粉刺样形态，伴微钙化，小叶内弥漫生长；病变范围约为 2.6cm。癌灶位于乳头后方，切缘阴性，距病灶很远。

病理分期：0 期，ypT$_{is}$，cN$_0$

右侧胸壁及淋巴引流区行术后辅助放疗。推荐的辅助内分泌治疗方案为卵巢功

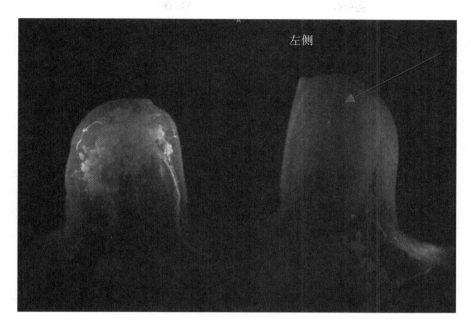

图 14.4 乳腺 MRI 显示右侧乳腺前 2/3 弥漫性强化，范围约为 9cm×9cm×8cm。右侧腋窝多枚肿大淋巴结。患者为年轻女性，为致密型乳腺，相比乳腺 X 线检查，MRI 对疾病程度的显示效果更好。左侧乳腺非肿块样强化提示可疑导管原位癌（DCIS），后经活检证实（箭头）

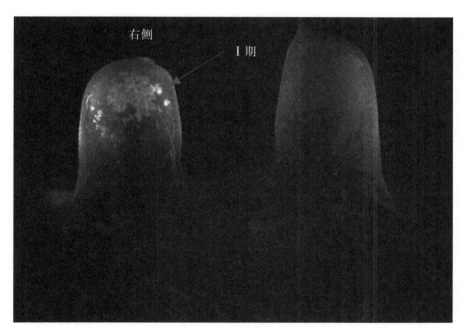

图 14.5 新辅助化疗后乳腺 MRI 检查，结果与新辅助化疗的中度影像学反应一致，右侧乳房有零散分布的残余强化区（箭头）。左侧乳腺导管原位癌增强影减弱

能抑制联合内分泌治疗。

　　治疗早期即推荐重建手术，讨论了延期重建的可能。由于该患者腋窝淋巴结转移范围广泛，且腋窝清扫术后还需要联合局部放疗，因此淋巴水肿风险很高，推荐治疗早期评估淋巴水肿的可能性。

临床场景 3：局部晚期，不可手术切除乳腺癌，HER2 阳性

临床预后分期：ⅢC 期，cT_{1mi}，cN_3，cM_0，ER 阴性，PR 阴性，HER2 阳性

　　一位 60 多岁的女性患者，主因左侧腋窝不适、可触及包块就诊。最近一次乳腺癌筛查是 3 年前。有乳腺癌家族史，1 个姑姑 60 多岁罹患乳腺癌。诊断性乳腺 X 线检查和超声检查显示，左侧腋窝多枚淋巴结形态异常，互相融合，左侧乳腺外上象限结构扭曲、不对称，伴微钙化。左侧乳腺钙化处活检结果为高级别导管原位癌（DCIS），局部微浸润高级别导管癌。ER 为 0，PR 为 0，HER2 +++ 占 100%。腋窝淋巴结活检证实为转移癌。

　　乳腺 MRI（图 14.6）显示左侧腋窝Ⅰ~Ⅲ级多枚异常肿大淋巴结。Ⅰ级淋巴结融合成团，锁骨上和低位颈部淋巴结肿大。

　　PET-CT 的系统分期显示多枚异常淋巴结，范围达左侧锁骨上、左侧腋窝和左侧胸肌后区域（图 14.7）。

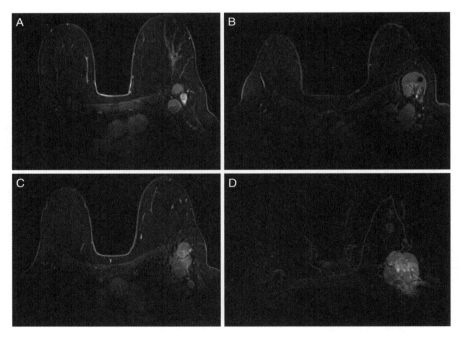

图 14.6　乳腺 MRI。A. 左侧乳房外上象限非肿块型增强，范围数厘米，可见活检夹导致的信号丢失。B. 左侧腋窝Ⅰ~Ⅲ级多枚异常肿大的淋巴结，可见 3.6cm 的Ⅰ级淋巴结，内有活检夹。C. 最大的Ⅰ级淋巴结为 5cm，锁骨上淋巴结为 1.8cm（未附图），内乳淋巴结无肿大。D. 最大强度投影（MIP）图像显示淋巴结转移征象明显

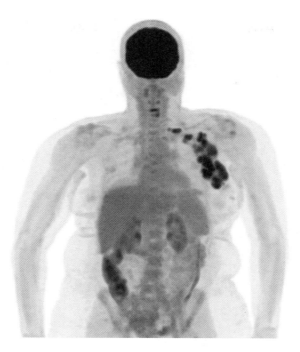

图 14.7　PET-CT 显示左侧腋窝、左侧胸肌后及左侧锁骨上多枚异常肿大的淋巴结。左侧乳房外侧轻微 FDG 摄取，伴轻度结构扭曲，活检证实为导管原位癌伴微浸润

　　临床预后分期：ⅢB 期，cT_{mi}，cN_{3c}，cM_0，组织学分级 3 级，左乳微浸润导管癌，ER 阴性，PR 阴性，HER2 阳性

　　由于左侧腋窝淋巴结融合固定，患者不适合先手术治疗。此外，该患者是 HER2 阳性乳腺癌亚型，侵袭性强，播散和微转移可能性高。为了达到术前疾病降期，降低系统性疾病的发生风险，该患者适合新辅助系统治疗联合 HER2 靶向治疗。

　　尽管是局部晚期不可手术切除乳腺癌，但是这类乳腺癌在新辅助化疗联合双靶治疗后的反应性很好。治疗后的病理反应预后意义很高，会影响辅助靶向治疗的推荐。辅助放疗，包括淋巴引流区的放疗，应该在术后进行。对该患者的治疗目标是治愈。淋巴结转移范围广泛，为了达到良好的局部疾病控制，局部治疗的强度也会比较高，从而使该患者的淋巴水肿风险很高。因此，治疗早期就建议患者行淋巴水肿评估，并就可能的延期重建整形手术进行讨论。

临床场景 4：局部晚期、不可手术切除乳腺癌，三阴性乳腺癌

　　女性患者，50 多岁，主因左侧腋窝无痛性肿块就诊。最近一次乳腺癌筛查是 18 个月前。左侧乳腺的诊断性 X 线检查（图 14.8A）和超声检查显示 2 处肿块，均小于 2cm（图 14.9A、B）。乳腺 X 线检查显示左侧腋窝淋巴结广泛肿大（图 14.10A）。左侧腋窝超声显示多发异常肿大的淋巴结，与临床表现一致（图 14.10C）。

　　乳腺病灶的空芯针穿刺活检显示，浸润性导管癌，组织学分级 3 级，ER 阴性，PR 阴性，HER2 阴性。左侧腋窝细针抽吸活检证实为转移癌。

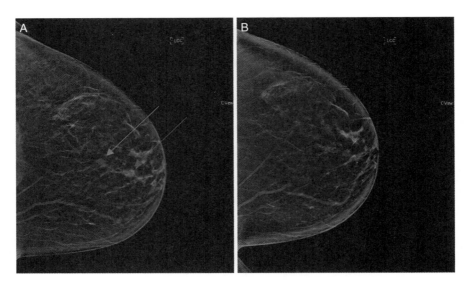

图 14.8 A. 诊断性乳腺 X 线检查头尾位显示 2 处肿块, 位于左侧乳房中央, 前方的肿块大小为 1.3cm （蓝色箭头）, 后方肿块大小为 1.2cm （红色箭头）。B. 18 个月前乳腺癌筛查未发现这些肿块

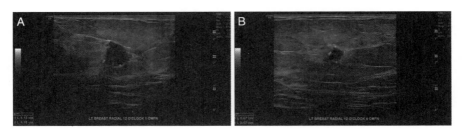

图 14.9 A. 左侧乳腺超声检查显示：B. 12 点钟位置、距离乳头 1cm 处有一个不规则低回声肿块, 大小约为 1.2cm×1.1cm×1.0cm。B. 12 点钟位置、距离乳头 4cm 处可见另一肿块, 大小约为 0.7cm×0.6cm×0.6cm

乳腺 MRI（图 14.11）检查证实左侧乳腺内两处肿块, 左侧腋窝 I~Ⅲ级广泛淋巴结肿大。FDG PET-CT（图 14.12）检查显示左侧腋窝淋巴结广泛代谢增高, 但是没有远处转移征象。

临床预后分期：ⅢC, cT_{1c}（m）, cN_{3a}, cM_0, 左侧乳腺浸润性导管癌, 组织学分级 3 级, ER 阴性, PR 阴性, HER2 阴性

基于广泛的腋窝淋巴结转移, 该患者符合局部晚期不可手术切除乳腺癌的诊断标准, 考虑为高侵袭性亚型乳腺癌, 微小转移的可能性很大。患者适合接受新辅助系统治疗, 方案为蒽环联合紫杉类药物, 以达到降低局部预期疾病程度, 消灭微小转移灶的目的。三阴性乳腺癌新辅助治疗阶段可考虑应用卡铂, 增加 pCR 的概率。

高组织学分级的三阴性乳腺癌新辅助系统治疗的病理反应有明确的预后意义。如果未能获得 pCR, 患者应该接受卡培他滨的辅助治疗, 或加入临床试验。

年龄 <60 岁的三阴性乳腺癌患者符合 NCCN 的基因检测指南[72]。考虑到淋巴结转移的程度, 推荐手术后进行辅助放疗, 包括全面的淋巴结引流区放疗。考虑到

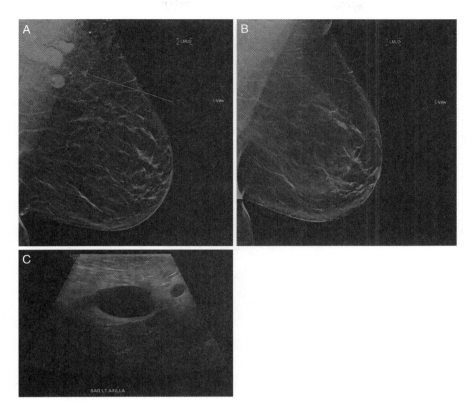

图 14.10　A. 左侧乳腺 X 线内外侧斜位检查显示多枚不对称的异常肿大淋巴结。B.18 个月前筛查未发现这些淋巴结。C. 左侧腋窝超声检查显示多发异常肿大的淋巴结，与临床表现一致

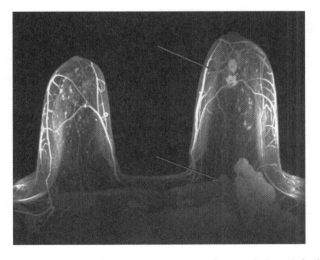

图 14.11　MRI 检查显示左侧乳房内有两个肿块，活检证实为乳腺癌（蓝色箭头）。左侧腋窝广泛淋巴结肿大（Ⅰ~Ⅲ级；红色箭头）。右侧乳腺无恶性肿瘤证据

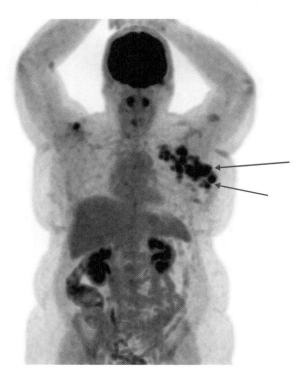

图 14.12 PET-CT 显示左侧乳房两处轻微代谢增高肿块,与活检证实的浸润性乳腺癌位置一致(蓝色箭头)。左侧腋窝可见广泛高代谢的淋巴结转移灶(红色箭头)

该患者初诊时淋巴结转移广泛,为了控制局部疾病的局部治疗强度较大,该患者的淋巴水肿发生风险很高,因此应该在治疗早期就推荐进行淋巴水肿可能性评估。

可手术切除乳腺癌的新辅助系统治疗

除了炎性乳腺癌、不可手术切除乳腺癌和难以切除乳腺癌以外,也有部分精心选择的可手术切除乳腺癌接受新辅助系统治疗。对于这些精心选择的患者,新辅助系统治疗能够改善手术结局,提供预后信息,并且优化辅助治疗结果。

使疾病降期(ⅡB~ⅢA)——个体化外科决策

对局部晚期可手术切除乳腺癌采用新辅助系统治疗进行降期以减少外科手术程度的方法至今已有 20 多年历史。

合适的患者包括肿块较大但是可手术切除(T_3,部分 T_4),腋窝有或无转移(N_0,N_1)。一些 T_2 期、肿块较大、乳房较小且需要进行保乳手术的患者也适合新辅助系统治疗,此时新辅助系统治疗的目的是使疾病降期,获得更高的外科美容效果。

对于 N_1 患者,有效的新辅助系统治疗能够使腋窝降期,当前哨淋巴结活检结果为 pN_0 时可避免腋窝淋巴结清扫,从而降低并发症和淋巴水肿风险。

新辅助治疗后,保乳手术和乳房全切术之间的选择取决于患者的治疗反应。一般而言，在新辅助系统治疗期间出现局部进展但无远处转移时，应该首选手术治疗而不是更换系统治疗方案。

辅助治疗阶段的化疗、内分泌治疗或靶向治疗的选择原则与手术相同，包括肿瘤的组织学病理、组织学分级、分期以及雌激素受体、孕激素受体和 HER2 受体表达情况。

预后信息

数项研究已经证实，新辅助化疗后 pCR 有重要的预后意义。新辅助化疗后 pCR 伴随无事件生存（EFS）和总生存（OS）的明显提高，特别是侵袭性亚型乳腺癌，例如三阴性乳腺癌和 HER2+ 乳腺癌。pCR 的定义是 $ypT_0 ypN_0$ 或 $ypT_0/is ypN_0$，对上述亚型患者而言，pCR 具有高度预后价值，通常被认为反映了肿瘤的生物学特征和系统治疗对微转移病灶的有效清除。

激素受体阳性乳腺癌新辅助化疗后获得 pCR 的患者，相比未达到 pCR 者也有生存的改善。但是激素受体阳性乳腺癌患者达到 pCR 并不常见，并且与延长内分泌治疗时间（5~10 年）相比，pCR 的预后价值不大，原因可能是前者对微转移灶的控制效果更强[41]。

对辅助系统治疗推荐的影响——个体化药物治疗

部分可手术切除乳腺癌患者被选中接受新辅助系统治疗并不是追求降期以达到手术切除的目的，而是评估治疗反应为个体化辅助治疗提供建议。高风险 HER2 阳性乳腺癌（ⅡA 期，cT_2N_0 或 $T_{0~1}N_1$）以及三阴性乳腺癌（ⅠA 期 $cT_{1c}N_0$ 到 ⅡA 期，$cT_{0~1}N_1$ 或 cT_2N_0）适合新辅助系统治疗，因为这两个亚群的患者治疗后有无残留癌有非常大的预后意义，可以指导辅助治疗。达到 pCR 的患者是对直接化疗高度敏感的人群。存在残留癌的患者，远处转移复发的风险极高，将从个体化辅助治疗中获益，改善长期生存。

推迟手术很有必要

可手术切除乳腺癌是先手术后辅助治疗的适应证，但是推迟手术时应先考虑新辅助治疗是有必要的。例如，为了等待遗传性癌症基因检测结果以决定手术方案，所以推迟手术，或者患者需要时间考虑不同的整形手术方案，因此先进行新辅助治疗。在 COVID-19 大流行期间[53]，并发疾病或手术室的占用对很多医疗中心造成了影响，这也是先进行新辅助治疗的一个现实情况。

治疗前评估

术前系统治疗之前的工作流程包括采集病史和完成体格检查，还需要完成诊断性双侧乳腺 X 线检查和超声检查。乳腺 MRI 是备选检查，当乳腺 X 线检查未发现病灶，或者乳腺 X 线检查或超声无法评估疾病程度时，应该进行乳腺 MRI 检查。

影像引导下对乳腺病灶行空芯针穿刺活检并置入影像下显影的标志物是标准检查流程。穿刺活检标本可提供组织学病理信息（如浸润性乳腺癌），并评估

ER、PR 和 HER2 的状态。

对腋窝淋巴结的评估应该包括体格检查和专门的腋窝超声检查，对可疑淋巴结应该进行影像引导下穿刺活检。活检的同时置入影像下显影的标记夹，保证在最终手术时能够准确切除活检阳性的淋巴结。

空芯针穿刺活检标本的病理学检查可以确认组织学信息，如浸润性乳腺癌，并且尽可能获得组织学分级信息，还可以确定 ER、PR 和 HER2 状态。

如果患者是遗传性乳腺癌的高风险人群，开始治疗前应先完成遗传咨询。如果患者是绝经前妇女，也应该为其提供生育咨询。

实验室检查应包括全血细胞计数（CBC）、完整的代谢检查（大生化指标检测），后者包括肝功能和碱性磷酸酶检测。

远处疾病的评估：早期乳腺癌（Ⅰ期和Ⅱ期）患者在缺乏症状时，不常规进行系统分期。当担心存在转移时，除非存在造影剂过敏等情况，否则都应进行胸部和腹部诊断性增强 CT 扫描及骨扫描。临床Ⅲ期疾病即使没有症状，但是考虑到更高的全身疾病风险，进行系统的影像学检查是合理的选择。如果标准的检查结论含糊不清或认为可疑，或因故不能行增强 CT 检查，那么可以考虑行 FDG PET-CT 检查。对于局部晚期乳腺癌，在标准的影像学分期手段之外，FDG PET-CT 检查也有助于确认貌似正常的区域淋巴结转移[58]。

多学科诊疗

理想情况下，推荐接受新辅助系统治疗的患者应接受多学科诊疗团队的管理，这个团队包括外科医生、肿瘤内科医生、肿瘤放疗医生、病理科医生和影像科医生，特定情况下，还包括整形外科医生、基因检测公司和研究团队。由于系统和局部治疗还在持续进步，参与者应该考虑推荐合适的人群加入临床试验。

推荐患者接受新辅助系统治疗时，患者和医生之间的交流非常重要。术前给予系统治疗的目的应与患者的治疗目标相一致，包括疾病降期以减少手术范围，提供时间以等待基因检测结果或整形手术方案的推荐，或者是个体化辅助治疗方案。医患之间关于这个目的的交流应该十分清晰且与治疗目标一致。推荐患者接受新辅助系统治疗的医生也需要对治疗目的和工作流程了然于胸，并与多学科乳腺诊疗团队密切合作，要确保团队内部对患者的治疗目标完全一致。

由于接受新辅助系统治疗的可手术切除乳腺癌患者因乳腺癌亚型不同，治疗目标和适应证也有所不同，因此以下内容将围绕着激素受体阳性、HER2 阳性和三阴性乳腺癌的指南展开讨论。

激素受体阳性乳腺癌

激素受体阳性乳腺癌是乳腺癌中最常见的类型，占全部乳腺癌的 70%~80%。接受常规筛查的女性在发现肿瘤时，分期往往很早（$T_{1\sim2}N_0$），无需降期直接手术即可获得良好的治疗效果。早期激素受体阳性乳腺癌（ⅠB~ⅡA 期）有可能会先手术，通过术后全面的病理学评估判断临床风险，包括肿瘤大小、淋巴结状态、组织学分级和 ER/PR 的表达程度。可手术切除的早期激素受体阳性乳腺癌的基因表达检测结果将决定选择系统化疗还是单独内分泌治疗，这时应该先选择手术治疗。Ⅲ期临床试验 MINDACT 和 TAILORx 的长期分析结果已经为早期乳腺癌患者的治疗决策提供了高质量的数据[20-23]。

激素受体阳性乳腺癌新辅助治疗最主要的适应证是局部晚期乳腺癌，通过治疗使疾病降期，达到局部控制的目的，同时降低局部治疗的程度。ⅢA 期（T_3N_1）局部晚期乳腺癌、部分 ⅡB 期（T_2N_1 或 T_3N_0）乳腺癌符合这一标准[55, 63, 70]。

对于 ⅡA 期乳腺癌患者，可以先手术治疗，或者为了完成保乳手术而先化疗，后者包括肿瘤大小（较大的 T_2 期的肿瘤）相对乳房尺寸较大的患者，此类患者不适合直接做保乳手术。

相比 HER2 阳性和三阴性乳腺癌，激素受体阳性、HER2 阴性乳腺癌不大可能对新辅助化疗反应良好。相比高组织学分级的肿瘤，低核级的激素受体阳性乳腺癌对化疗的反应性更差。对于临床上观察到的这种现象，我们不能否认局部晚期需要降期的乳腺癌患者能从系统化疗中获益，但是在选择患者接受新辅助系统治疗时，我们对预期的治疗结果应该做到心中有数。

相比其他类型乳腺癌，例如 pCR 获益程度最高的 HER2 阳性和三阴性乳腺癌，激素受体阳性乳腺癌达到 pCR 的比例很低。相比低核级肿瘤，组织学分级 3 级的肿瘤新辅助系统治疗后的 pCR 率更高，与长期预后之间的关系也越密切。尽管新辅助治疗的反应在整个亚组中具有一定的预后价值，但与 HER2 阳性或三阴性乳腺癌相比，这种治疗反应与长期预后的关系较小。这可能是因为激素受体阳性乳腺癌后续辅助内分泌治疗能对疾病进行长期控制。虽然传统的新辅助化疗出于降期的目的，被用于局部晚期和不可手术切除乳腺癌，但是一些研究已经揭示，新辅助内分泌治疗可以作为激素受体阳性的绝经后女性患者替代化疗的一种选择[63, 70]。

以下临床场景展示了哪些激素受体阳性患者适合考虑新辅助系统治疗。

临床场景 1：激素受体阳性，绝经后女性，临床分期 ⅢA 期，cT_2，$cN2_b$，cM_0

目的：降期——个体化外科决策

一位 60 多岁的绝经后女性，主因左侧乳腺内下象限触及包块就诊。最近一次乳腺癌筛查是 6 年前。诊断性双侧乳腺 X 线检查（图 14.13A、B）结合针对性 B 超检查（图 14.14A）显示，左侧乳腺内下象限深部可见一个直径约 2.6cm 的肿块，腋窝淋巴结无转移表现。右侧乳腺超声引导下空芯针穿刺活检结果为浸润性导管癌，高核级伴肿瘤浸润淋巴细胞；ER 强阳性，PR 阴性，Ki67（70%），HER2 阴性。母亲家有乳腺癌、淋巴瘤和胰腺癌家族史。父亲家有乳腺癌家族史。癌症基因 *Panel* 检测结果阴性。乳腺 MRI（图 14.14B，图 14.15A）显示，左侧乳房内下象限深部 8 点钟位置可见分叶状肿块样强化，邻近胸壁，有侵犯胸大肌可能，无腋窝

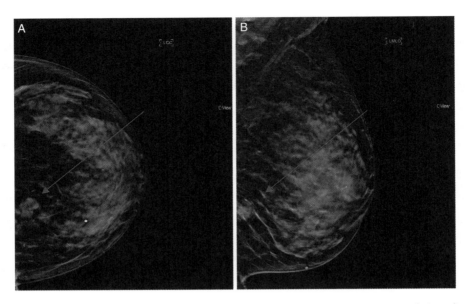

图 14.13 诊断性乳腺 X 线检查头尾位（A）和内外侧斜位（B）显示，左侧乳房内下象限深部可见一个直径约 3cm 的不规则肿块（箭头）

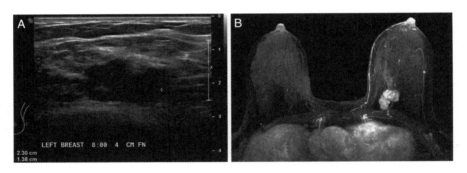

图 14.14 A. 针对性超声检查显示左侧乳房 8 点钟位置可见一个直径约 2.3cm 的不规则肿块，左侧腋窝未见肿大的淋巴结。B. MRI 显示左侧乳房内下象限深处 8 点钟位置可见分叶状肿块样强化，大小约为 2.4cm×2.6cm×2.6cm，肿块邻近胸壁，有侵犯胸大肌可能

淋巴结肿大征象。左侧内乳区可见 1 枚淋巴结，直径约 6mm（图 14.15B）。

  PET-CT 显示左侧乳房 8 点钟位置深部近胸壁处有一个分叶状强化肿块（图 14.16A）。6mm 的内乳淋巴结 FDG 轻度摄取（图 14.16C）。

  临床预后分期：ⅢA 期，cT_1，cN_{2b}，cM_0，组织学分级 3 级，浸润性导管癌，ER 阳性，PR 阴性，HER2 阴性

  该患者为高核级激素受体阳性 T2 期原发乳腺癌，内乳淋巴结高度可疑转移。由于肿瘤位于内下象限且邻近胸壁疑似侵犯胸大肌，为了达到保乳手术的目的，减少手术切除范围，推荐进行新辅助化疗。治疗目的是缩小原发灶尺寸，提高保乳手术后切缘的阴性率。考虑原发灶大小、组织学分级和疾病的分期，包括影像学所示内乳淋巴结疑似转移，对该患者如果选择先手术治疗，那么术后会进行辅助化疗和辅助内分泌治疗，因此给予术前化疗毫无问题。

治疗后 MRI（图 14.16B）显示，相比前图像（图 14.16A），8 点钟位置的肿块对治疗反应良好，内乳淋巴结明显缩小。

患者接受了左侧腋窝前哨淋巴结活检和左侧乳腺包块切除术，病理学检查显示乳腺组织呈治疗后和活检后改变，无残留癌（pCR），前哨淋巴结阴性。

激素受体阳性乳腺癌患者达到 pCR 时，同其他高侵袭性乳腺癌亚型一样，长期预后更好。术后推荐辅助放疗和辅助内分泌治疗。由于术前 MRI 和 PET-CT 显示内乳淋巴结可疑阳性，因此术后辅助放疗的计划区应该包括内乳淋巴结引流区。

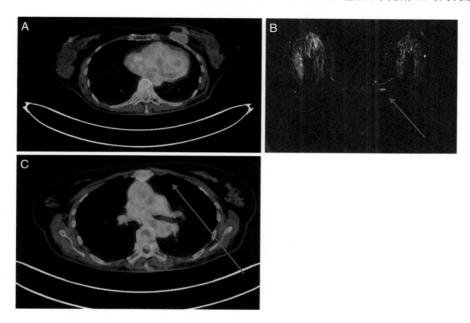

图 14.15　A.PET-CT 检查显示胸壁前方 FDG 摄取的肿块，B.MRI 检查显示左侧 6mm 内乳淋巴结，并可见与 MRI 检查中相同位置的 FDG 轻度摄取的 6mm 内乳淋巴结（C）

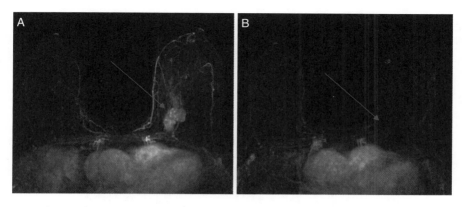

图 14.16　治疗后乳腺 MRI 检查显示病变对治疗反应良好。肿块从治疗前的 2.6cm（A）缩小到治疗后的 2.2cm×1.0cm×1.8cm（B），左侧内乳淋巴结也见缩小，短轴为 3mm。肿瘤继续向胸肌后方扩展，但未侵犯胸大肌

临床场景 2：激素受体阳性，绝经前患者。临床分期 ⅡB 期，cT_2，cN_1，cM_0

目标：降期——个体化手术决策

女性患者，40 多岁，主因右侧乳房可触及肿块就诊。最近一次乳腺癌筛查是 3 年前。尽管家族史信息不全，但是主诉没有乳腺癌家族史。她符合 NCCN 指南中关于遗传咨询的标准[72]，包含 36 个基因的遗传性癌症基因检测结果阴性。

诊断性乳腺 X 线检查和超声显示，右侧乳房外上象限可见一个高度可疑的肿块，右侧腋窝淋巴结Ⅰ级，淋巴结可疑转移。超声引导下细针抽吸活检显示组织学分级 3 级，浸润性导管癌，ER 阳性，PR 阳性，HER2 阴性。右侧腋窝淋巴结空芯针穿刺活检阳性。

为了更好地评估疾病程度，对患者进行了乳腺 MRI 检查（图 14.17），结果显示 12 点钟位置有一个大小约 3.4cm×2.7cm×2.8cm 的不均匀强化肿块，右侧腋窝淋巴结内可见标记夹。患者考虑选择保乳手术。

临床预后分期：ⅡB 期，cT_2，cN_1，组织学分级 3 级，浸润性导管癌，ER 阳性，PR 阳性，HER2 阴性

由于该患者的肿瘤与乳房的比例较大，术前降期才有可能完成保乳手术。绝经前女性、高核级、T_2、腋窝淋巴结阳性，如果选择先手术，术后必然会接受辅助化疗，这种情况下，新辅助治疗是合理的选择，甚至不需要基因表达检测支持这一方案。

由于原发灶的组织学分级高，因此新辅助治疗后的反应应该会很好。激素受体阳性肿瘤中，相比低核级肿瘤，组织学分级 3 级肿瘤对新辅助系统治疗的反应率更高。尽管高核级、ER 阳性乳腺癌的病理反应能够提供预后信息，但是相比三阴性乳腺癌和 HER2 阳性乳腺癌，这一亚型的乳腺癌患者达到 pCR 并不常见，也不是长期疾病控制的必备条件。内分泌治疗仍旧是辅助治疗的基石。

该患者的新辅助系统治疗目的是使疾病降期，从而能够完成保乳手术并进行辅助放疗。尽管这一亚群患者达到 pCR 很罕见，但是也偶有发生。无论直接系统治疗的反应如何，所有激素受体阳性乳腺癌患者都应该接受延长的（5~10 年）辅助内分泌治疗，以达到长期的疾病控制。

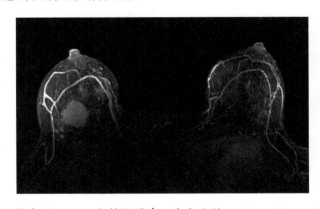

图 14.17　乳腺 MRI 检查显示，12 点钟位置有一个大小约 3.4cm×2.7cm×2.8cm 的不均匀强化肿块，右侧腋窝淋巴结内可见标记夹信号

临床场景3：低核级，ER 阳性，绝经后女性，临床分期 ⅡB，cT$_2$，cN$_1$，cM$_0$

目标：降期——个体化手术决策

女性患者，60 多岁，左侧乳房可触及包块，乳头内陷。诊断性乳腺 X 线检查（图 14.18A、B）和超声检查显示左侧乳房内 1 点钟位置有一个直径约 4.5cm 的高度可疑的肿块（图 14.18C）。超声检查显示腋尾区外下有 2 枚小淋巴结（图 14.18D）。

超声引导下空芯针穿刺活检显示为低核级浸润性小叶癌。ER 强阳性，PR 强阳性，HER2 阴性。腋窝淋巴结空芯针穿刺活检见转移癌。

临床预后分期：ⅡA 期，cT$_2$，cN$_1$，cM$_0$，组织学分级 1 级，浸润性小叶癌，ER 阳性，PR 阳性，HER2 阴性

患者想尝试保乳手术。医生开具了芳香化酶抑制剂的新辅助内分泌治疗，6 个月的新辅助内分泌治疗显示了明显的临床获益，查体显示可触及肿块和乳头内陷消失。

重复的诊断性乳腺 X 线检查（图 14.19A、B）和超声（图 14.19C）显示，肿瘤影像学表现明显改善。乳腺 MRI 显示双侧乳腺均无可疑强化，特别是在活检标记夹附近已知活检证实浸润性小叶癌处，没有可疑的强化信号表现。

保乳手术后病理学检查显示存在治疗反应，也存在残留浸润性小叶癌，遍布整个标本，直径至少为 4.5cm，多处切缘阳性。腋窝淋巴结 5/12 枚转移，转移灶最大径为 7mm，无结外侵犯。尽管临床反应很明显，但是针对这个病例指出了弥漫性浸润性小叶癌临床治疗的窘境，即影像学发现经常会低估疾病程度[63, 70]。尽管

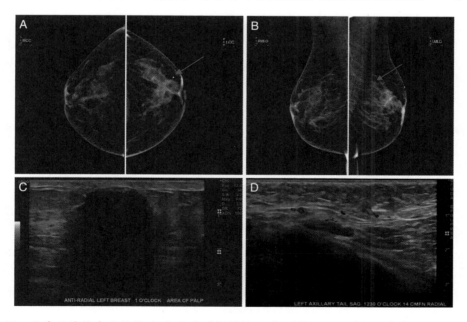

图 14.18 乳腺 X 线检查头尾位（A）和内外侧斜位（B）图像显示乳腺组织密度不均，左侧乳房外上象限局灶性不对称（箭头）。左侧乳腺超声检查（C）显示，1 点钟位置环乳晕区低回声肿块，与查体可触及的肿块位置一致，大小约为 4.5cm×2.3cm×1.8cm。左侧腋尾区外下（D）可见 2 枚距离很近的淋巴结，较大者约为 7mm，淋巴脂肪门几乎完全消失，皮质厚度 3.4mm

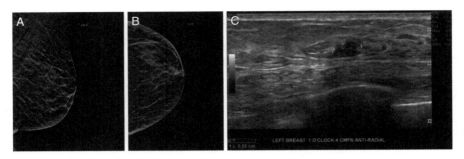

图 14.19 乳腺 X 线检查内外侧斜位（A）和头尾位（B）图像显示，左侧乳房乳晕后方、前 1/3 乳腺腺体内不对称，密度明显降低。超声显示，1 点钟位置、距离乳头 4cm 处残留 4mm×6mm 的不规则低回声病灶，信号强度明显改变（C）

医生竭尽全力尝试保乳手术，但是该患者为了获得局部控制接受了乳房全切术，并在术后接受了放疗和辅助内分泌治疗。

临床场景 4：激素受体阳性，绝经前女性，临床分期 ⅡA 期，多灶性疾病，cT_2，cN_{1a}，cM_0，组织学分级 2 级，浸润性导管癌，ER 阳性，PR 阳性，HER2 阴性

目的：在计划外科手术和重建手术时，减少初始系统治疗的延迟

女性患者，30 多岁，主因左侧乳房及左侧腋窝肿块就诊。患者为产后 16 个月，就诊时处于哺乳期。诊断性乳腺 X 线检查和超声检查显示，左侧乳房及腋窝多发实性肿块，最大为 3.5cm。超声引导下乳腺穿刺活检提示浸润性乳腺癌，组织学分级 3 级，局部黏液癌特征，ER 阳性，PR 阳性，HER2 阴性。左侧腋窝有一枚直径 2.5cm 的淋巴结，活检证实转移癌伴黏液癌特征。乳腺 MRI 检查显示，左侧乳房内多处肿块样强化，遍及 4 个象限，特别是乳腺的前 1/3 部分，包括活检证实的乳房 12 点钟位置和左侧腋窝阳性淋巴结（图 14.20A）。患者有结肠癌和淋巴瘤家族史。癌症基因检测结果为阴性。CT 扫描和骨扫描阴性，未发现转移癌。

临床预后分期：ⅡA 期，cT_2，cN_1，cM_0，组织学分级 2 级，浸润性导管癌，ER 阳性，PR 阳性，HER2 阴性

患者为多灶性乳腺癌，并不适合保乳手术。病理报告提示为组织学分级 2 级浸润性导管癌，相比高核级 ER 阳性乳腺癌，新辅助系统治疗也很难有效降低局部疾病程度，因此不大可能会改变以局部疾病控制为目的的手术方式。但是，因为要探索手术方式，包括能否行重建手术，此时延迟手术就很有必要。结合患者的年龄和疾病分期，如果患者先接受手术治疗，那么系统化疗和辅助内分泌治疗必不可少。因此，在等待手术方案确认前，本着启动系统治疗的目的，给予新辅助化疗合情合理。有一点很重要，就是切勿对达到 pCR 期望过高，并认识到其与长期预后关系不大，因为辅助内分泌治疗才是辅助系统治疗重要的组成部分。

在等待制订手术方案时，患者接受了新辅助系统治疗。整体看，影像学检查提示化疗反应明显有效（图 14.20B），所有的可测量病灶都在缩小，但是乳腺仍残留多中心病灶，左侧腋窝淋巴结仍肿大。

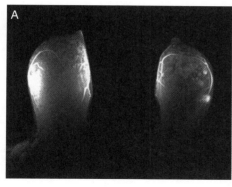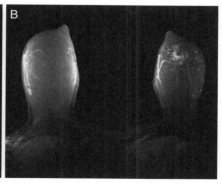

图 14.20　乳腺 MRI 检查显示，左侧乳房内多处肿块样强化，遍及 4 个象限，特别是乳房的前 1/3，包括活检证实的乳房 12 点钟位置和左侧腋窝阳性淋巴结（A）。新辅助化疗后 MRI（B）显示，全部可测量病灶治疗反应明显，但仍可见多中心癌残留，左侧腋窝淋巴结肿大（未附图）

对患者行左侧乳房全切术及左侧腋窝淋巴结清扫术，一期扩张器置入重建术。病理报告提示浸润性乳腺癌伴局部黏液癌特征，组织学分级 2 级，多病灶表现，术后发现 8 处病灶。腋窝淋巴结 2/15 枚转移，转移灶最大径 2.4cm。可见治疗反应。病理分期：$ymptT_2$，pN_{1a}，cM_0。

由于腋窝淋巴结清扫后查见阳性淋巴结，因此推荐该患者行术后放疗。由于局部疾病程度较严重，出现淋巴水肿的风险较高，因此推荐对患者进行淋巴水肿评估。辅助治疗的主体应以延长的辅助内分泌治疗为主。

HER2 阳性乳腺癌

局部晚期、淋巴结阳性或高风险淋巴结阴性

HER2 阳性乳腺癌是一种侵袭性很强的乳腺癌，占每年新发乳腺癌的 20%~25%。它也是一种异质性很强的乳腺癌，定义为免疫组化染色（IHC）显示 HER2 原癌蛋白过表达，或者原位杂交显示 HER2 原癌基因扩增，ER 表达可以是阳性或阴性。

在有效的治疗方案出现之前，HER2 阳性乳腺癌曾是预后最差的乳腺癌。HER2 过表达乳腺癌对细胞毒性化疗敏感性很高。与其他亚型乳腺癌相比，HER2 阳性乳腺癌患者新辅助化疗后获得 pCR 的比例较高，特别是联合 HER2 靶向治疗时。

对于可手术切除、局部晚期 HER2 阳性乳腺癌患者，新辅助化疗是首选的治疗策略。这些患者包括 ⅢA 期（cT_3，N_1）和 ⅡB 期（T_3，N_0 或 T_2，N_1）。

ⅡA 期患者也可以是新辅助化疗的候选人群，特别是因为肿瘤位置或者肿瘤乳房相对比例（T_2）等原因导致很难完成保乳手术时。

当腋窝淋巴结肿瘤负荷较轻（N_1）时，也可以行新辅助系统治疗降期至 pN_0，从而用前哨淋巴结活检替代腋窝淋巴结清扫[68]。

临床 Ⅱ~ⅢA 期可手术切除 HER2 阳性乳腺癌应该选择多药化疗联合 HER2 靶

向治疗，如果腋窝淋巴结阳性应选择曲妥珠单抗联合帕妥珠单抗。由于这个亚型的乳腺癌对细胞毒性化疗十分敏感，特别是联合 HER2 靶向治疗时，因此患者更易对治疗产生反应，更可能改变外科决策。最终治疗反应会转化为更小的手术范围、更少的乳房组织切除和程度可能更轻的腋窝手术。

50%~60% 的 HER2 阳性乳腺癌患者在新辅助化疗后达到 pCR，如果 ER−、HER2+，那么治疗的反应率更高。由于 HER2 阳性乳腺癌亚群达到 pCR 的预后意义极其明显，因此，此类亚型乳腺癌新辅助化疗的反应有助于指导辅助阶段的治疗方案。对治疗方案高度敏感的患者会获得 pCR，继续辅助 HER2 靶向治疗即可。存在残留癌的患者长期预后不佳[71]。KATHERINE 临床试验显示，试验组中残留癌患者预后有改善，因此，可以给予患者换药策略，接受辅助 T-DM1 治疗[65]。当前，更多的辅助策略与 ER 和淋巴结状态有关，后续章节将对此进行讨论。正在进行的临床试验关注能否对高度敏感的患者降阶梯治疗[72]，还有一些试验关注能否改善高风险残留癌个体的预后[73]。

Ⅰ期患者应该首选手术治疗。因为 T_{1a} 患者可以放弃化疗和靶向治疗。pT_{1b}~T_{1c}、N_0 的患者，术后接受更轻的系统治疗，例如紫杉醇联合曲妥珠单抗 12 周期序贯曲妥珠单抗治疗满 1 年，即可获得已经临床试验证实的绝佳的预后[74]。

当患者推迟手术以等待整形手术咨询或基因检测结果时，如果患者符合辅助治疗的标准，那么就可以推荐她们接受新辅助系统治疗。

临床场景 1：HER2 阳性乳腺癌，临床分期 ⅢA 期，cT_2，cN_{2a}，cM_0，ER_，PR_，HER2 阳性

目标：使疾病降期以优化外科决策，基于新辅助治疗后的病理反应个体化辅助治疗

女性患者，60 多岁，患左侧乳腺浸润性导管癌，高核级，临床ⅢA 期（cT_2，cN_2），ER 阴性，PR 阴性，HER2+++，100%。左侧乳房外下象限可触及一个肿块。最近一次乳腺癌筛查是 5 年前。乳腺诊断性影像学检查（包括 MRI 检查），均显示左侧乳房外下象限可见一个直径约 3cm 的肿块（图 14.21A、B），左侧腋窝Ⅰ、Ⅱ级淋巴结肿大。包括 PET-CT 在内的系统分期确认左侧乳房外侧高强度、高代谢肿块，伴左侧腋窝和胸大肌外侧缘多发高代谢淋巴结（图 14.22）。

由于腋窝有多枚Ⅰ~Ⅱ级肿大淋巴结，因此该患者不是直接手术的理想目标，推荐新辅助多药化疗联合双靶向抗 HER2 治疗。由于患者不能承受完成整个治疗的副作用，因此疗程被缩短了。尽管如此，患者还是从新辅助系统化疗联合抗 HER2 双靶治疗中获得了极佳的临床反应。复查 MRI 提示，活检证实恶性的肿块和腋窝肿大淋巴结均明显缓解，见图 14.23B。

在无导丝定位技术的帮助下，患者完成了肿块切除术，同时行前哨淋巴结和部分腋窝切除术，包括活检时用标记夹标记的淋巴结。乳腺病灶和腋窝淋巴结达到 pCR，并可见治疗反应。作为保乳手术后局部管理策略的一部分，患者的左侧乳腺和区域淋巴系统接受了辅助放疗。由于该病例对新辅助治疗高度敏感甚至获得

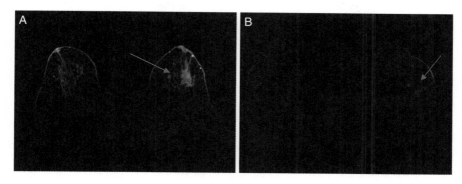

图 14.21 乳腺 MRI 检查显示，左侧乳房 4~5 点钟位置、距离乳头 3cm 处可见一大小约 2.9cm×1.7cm×2.6cm（A）的肿块，增强信号强度不均匀，动力学曲线呈流出型（washout；箭头），左侧腋窝淋巴结肿大。活检证实转移的淋巴结直径约为 1.3cm，内可见活检标记夹（B），邻近有多枚 I、II 级肿大淋巴结

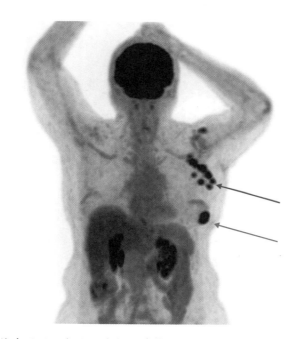

图 14.22 PET-CT 检查显示，与已知左侧乳腺病灶位置一致，左侧乳腺外侧可见高强度、高代谢肿块，直径约为 2.2cm（蓝色箭头）。左侧腋窝区和胸大肌外侧有 12~15 枚多发高代谢淋巴结，与临床所见广泛的局部区域淋巴结肿大一致

pCR，所以，推荐完成 1 年的辅助双靶治疗。由于该患者初诊时腋窝淋巴结转移多、腋窝手术范围较大并行放疗，因此淋巴水肿风险较高，应推荐进行淋巴水肿的评估。

临床场景 2：临床分期 IIB 期，HER2 阳性，ER 阳性

目的：使疾病降期以优化手术决策，基于新辅助治疗后的病理反应行个体化辅助治疗
女性患者，40 多岁，患左侧乳腺癌，高核级浸润性导管癌，临床分期 II B 期，cT_3，cN_{2a}，cM_0，ER+（中等强度），PR+（中等强度），HER2+++（100%）。查

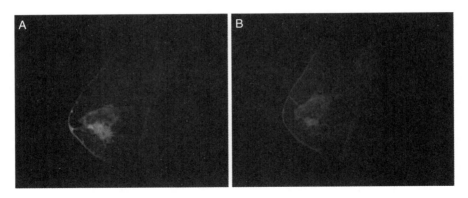

图 14.23 MRI 显示系统治疗前左侧乳腺 3cm 肿块（A），新辅助化疗后 4 点钟位置活检证实病灶和腋窝肿大淋巴结（图片未示），出现缓解（B），未见分散的可疑高信号影、肿块或肿大的淋巴结

体发现左侧乳房多发肿块，左侧腋窝淋巴结肿大。包括乳腺 MRI 在内的诊断性影像学检查（图 14.24A）显示，左侧乳房外下象限及外上象限广泛的非肿块样强化，范围超过 8cm，左侧腋窝 I～II 级淋巴结肿大。

　　为了优化外科决策，以及基于新辅助治疗反应进行个体化辅助治疗，该患者接受了系统多药化疗联合双靶治疗。由于病灶离乳头乳晕结构太近，因此患者不是保乳手术或保留乳头的乳腺切除术的适应证。对此患者来说，首先接受系统治疗，切缘阴性、腋窝手术降级的希望更大。

　　6 周期新辅助系统治疗后，复查乳腺 MRI 显示，乳房外上和外下象限残留散在的非肿块样强化几乎完全缓解，左侧腋窝肿大的淋巴结几乎完全缓解（图 14.24B）。

　　乳房全切术后，病理学检查显示乳房内残留浸润性导管癌和导管原位癌，范围超过 6cm，可见治疗反应。前哨淋巴结 2/3 枚阳性，非前哨淋巴结 2/10 枚阳性，切缘阴性且距离足够。由于新辅助系统治疗后未达 pCR，因此推荐患者接受辅助放疗和 14 周期的辅助 T-DM1 治疗，以及辅助内分泌治疗。这种新辅助治疗后广泛残留癌的情况，远期预后不容乐观。

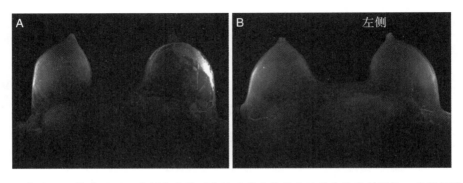

图 14.24 乳腺 MRI 检查显示，左侧乳房外下象限及外上象限广泛的非肿块样强化，范围超过 8cm，左侧腋窝 I ～ II 级淋巴结肿大（A）。行 6 周期新辅助系统治疗后，复查乳腺 MRI 显示，乳房外上象限和外下象限残留的散在非肿块样强化几乎完全缓解，左侧腋窝肿大淋巴结几乎完全缓解（B）

临床场景 3：临床分期 ⅡA 期，ER 阴性，PR 阴性，HER2 阳性乳腺癌

目的：使疾病降期以优化手术决策，基于新辅助治疗后的病理反应行个体化辅助治疗

女性患者，40 多岁，患右侧乳腺癌，浸润性导管癌，组织学分级 3 级，临床预后分期 ⅡA 期，cT_1，cN_1，cM_0，ER 阴性，PR 阴性，HER2+++（100%）。查体发现，右侧乳房外下象限可触及肿块。18 个月前患者接受乳腺癌筛查，乳腺 X 线检查结果为阴性。包括 MRI 在内的乳腺诊断性影像学检查（图 14.25）显示，右侧乳房外下象限有一个直径约 1.9cm 肿块，右侧腋窝有一个直径约 4.3cm 的肿块，符合转移癌特征。PET-CT（图 14.26）显示，图像发现与活检证实的右侧乳腺外下象限病灶和腋窝转移灶一致。

患者有甲状腺炎病史，父系多个亲属罹患乳腺癌，35 基因 panel 检测结果为阴性。

临床病理分期：ⅡA 期，cT_{1c}，cN_1，cM_0，浸润性导管癌，组织学分级 3 级，ER 阴性，PR 阴性，HER2 阳性

推荐患者接受新辅助多药系统化疗联合双靶治疗有以下几个目的。ER−、HER2+ 高核级乳腺癌患者对治疗可能很敏感。术前系统治疗能够使疾病降期，从而降低乳腺和腋窝手术的程度。新辅助化疗后残留癌的程度反映了系统治疗的效果，一方面提供了预后信息，另一方面也为辅助系统治疗提供了选择。患者也有更多的时间去完成基因检测，在外科选择上，究竟是追求保乳手术，还是为了局部控制选择初诊时就很青睐的乳房全切术。

患者经新辅助系统治疗后复查 MRI 显示，右侧乳房肿块和腋窝肿大淋巴结明显缩小。患者接受了保乳手术和靶向淋巴结的腋窝淋巴结手术。病理结果显示新辅助治疗后达到 pCR。病理分期为 ypT_0、ypN_0、cM_0。推荐保乳手术后放疗，继续完成系统治疗和双靶治疗，后者持续治疗 1 年。

临床场景 4：临床分期 IA 期，cT_{1c}，cN_0，ER 阴性，HER2 阳性

目的：根据病理分期对疾病进行精准分期，决定辅助系统治疗，推荐直接手术

女性患者，40 多岁，患左侧乳腺高核级浸润性导管癌，伴广泛高核级导管原

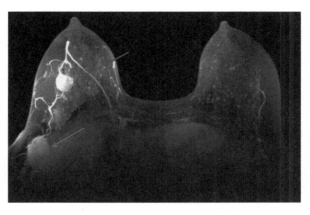

图 14.25　乳腺 MRI 检查显示右侧乳房外下象限有一个直径约 1.9cm 的肿块（蓝色箭头），右侧腋窝有一个直径约 4.3cm 的肿块（红色箭头），与已知腋窝转移情况一致，还可见一个直径约 1.3cm 的淋巴结

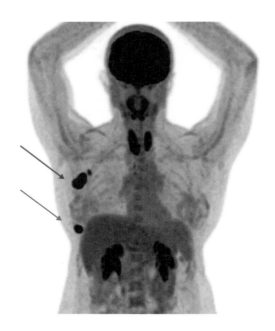

图 14.26　PET-CT 显示，右侧乳房外下象限乳腺癌（蓝色箭头）伴右侧腋窝淋巴结转移（红色箭头），与活检发现一致。甲状腺双侧叶弥漫性摄取，与患者的甲状腺炎病史一致

位癌，临床分期ⅠA期，cT_{1c}（m），cN_0，ER 阴性，PR 阴性，HER2 阳性。查体发现左侧乳房外上象限小肿块。

　　诊断性乳腺X线检查（图 14.27A、B）显示，左侧乳房内上象限线样分布分枝样钙化，一直延伸至乳头。2 点钟位置（图 14.27C）、深部 1/3 腺体组织内有一个不规则肿块，与超声所示一致。超声检查还发现 12 点钟位置有一个直径约 1.2cm 的肿块。2 点钟位置的肿块活检结果为高核级浸润性导管癌（图 14.27E），ER 阴性，PR 阴性，HER2+++（100%）。钙化组织的空芯针穿刺活检结果为导管原位癌，高核级（图 14.27F）。MRI 检查提示左侧乳腺内多灶性浸润性癌，广泛的非肿块样强化（图 14.27D）。

　　患者有乳腺癌和卵巢癌的母系家族史，35 基因 panel 检测结果阴性。

　　由于腺体内存在广泛的导管原位癌病变，因此患者不适合保乳手术治疗。临床分期ⅠA期的患者也不是新辅助系统治疗的适应人群。即使通过新辅助治疗使疾病降期，无论治疗反应如何，乳房全切术都势在必行。很难对这种多灶浸润性癌和广泛导管原位癌患者进行精确的疾病分期。病理分期是最有力的、精准的疾病分期工具，这些确切的临床数据是推荐辅助治疗的依据。

　　患者接受了乳房全切术，最终病理报告为多灶浸润性导管癌，广泛高核级导管原位癌，范围达 11cm（图 14.27F），与影像学所见内上象限的微钙化范围一致。浸润性癌大小分别为 1.2cm 和 0.9cm，组织学分级 3 级（图 14.27E）。5 枚前哨淋巴结的检查结果为阴性。切除乳腺的同时完成了Ⅰ期假体置入乳房重建手术。推荐的辅助治疗方案为 12 周单药紫杉醇联合曲妥珠单抗，其中曲妥珠单抗持续应用 1 年[76]。由于前哨淋巴结阴性，且切缘阴性，因此未推荐放疗。

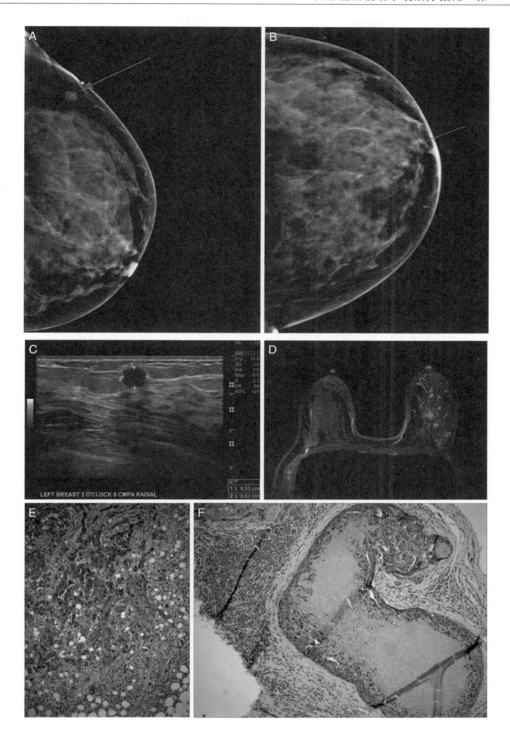

图 14.27 左侧乳腺 X 线检查方大图。A. 头尾位（CC 位）图像中可见明显的肿块。B. 左侧乳房头尾位（LCC 位）图像中显示了线样分布的分枝状钙化。C. 超声检查显示左侧乳房 2 点钟，即查体可触及肿块的位置有一个直径约 0.9cm 的不规则肿块。D. MRI 检查显示多灶性浸润性癌，伴广泛非肿块样强化。E. 超声引导下肿块穿刺活检结果为高核级浸润性导管癌，ER 0，RP 0，HER2+。F. 钙化部分腺体的立体空芯针穿刺活检结果为导管癌，高核级伴坏死

临床场景 5：临床分期 ⅠA 期，cT_{1c}，cN_0，HER2 阳性，ER 阳性

目的：原计划手术，但因故推迟

女性患者，30 多岁，主因左侧乳房外上象限可触及肿块就诊。第 5 胎产后 10 个月余，哺乳期自觉肿块。诊断性检查包括乳腺 X 线检查和超声，显示左侧乳房 2 点钟位置可见一大小为 15mm×14mm×12mm 的肿块，与患者自觉肿块位置一致。空芯针穿刺活检显示浸润性导管癌，组织学分级 2 级，ER 阳性，PR 阳性，HER2 阳性。确诊后患者中断哺乳。乳腺 MRI（图 14.28）确认左侧乳房 2 点钟位置有一个不规则肿块，最大约为 1.4cm×1.3cm×1.7cm。10 点钟位置还有一个较小的肿块，约为 0.6cm×0.5cm×0.4cm。较小的肿块活检结果为组织学分级 2 级浸润性导管癌，ER 阳性，PR 阳性，HER2 阴性。影像学检查未见肿大淋巴结。患者有乳腺癌家族史，肿瘤基因检测阴性。

左侧乳房 2 点钟病灶的临床分期为 ⅠA 期，cT_{1c}（m），cN_0，cM_0，浸润性导管癌，组织学分级 2 级，ER 阳性，PR 阳性，HER2 阳性。10 点钟病灶的分期为 cT1b，浸润性导管癌，组织学分级 2 级，ER 阳性，PR 阳性，HER2 阴性。

当前患者正在咨询不同的手术方案，比较青睐双侧乳房全切术联合重建手术。在手术方案确定之前，她不想开始系统治疗。她也不是标准新辅助系统治疗方案的适用人群，例如多药化疗联合曲妥珠单抗，这个方案对她来说似乎有点过度治疗。有观点认为，可以从原发灶小于 2cm、腋窝淋巴结阴性、HER2 阳性、预后较好的患者的辅助阶段的数据进行外推，推荐该患者术前接受紫杉醇联合曲妥珠单抗周疗，术后持续靶向治疗和内分泌治疗。

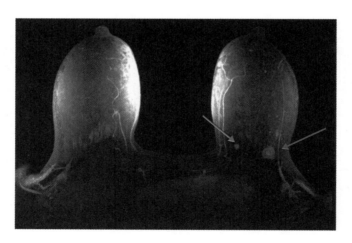

图 14.28 MRI 检查显示左侧乳房 2 点钟位置、距离乳头 11cm 处有一个肿块样强化（蓝色箭头），大小约为 1.4cm×1.3cm×1.7cm。超声引导下穿刺活检结果为浸润性导管癌，组织学分级 2 级，ER 阳性，PR 阳性，HER2 阳性。10 点钟位置、距离乳头 12cm 处还有一处病灶，强化程度略低，大小约为 0.6cm×0.5cm×0.4cm（红色箭头），超声引导下穿刺活检证实为浸润性导管癌，组织学分级 2 级，ER 阳性，PR 阳性，HER2 阴性

三阴性乳腺癌

局部晚期、淋巴结阳性或高风险淋巴结阴性乳腺癌

　　三阴性乳腺癌是一种缺乏雌激素受体、孕激素受体和 HER2 原癌蛋白 oncoprotein 表达的乳腺癌，不表达 ER、PR 和 HER2，代表了一群组织学、基因组、预后和治疗反应异质性极大的乳腺癌。一般而言，三阴性乳腺癌是一种侵袭性乳腺癌，占乳腺癌年发病率的 15%。与年龄 >50 岁的女性相比，年龄 <40 岁的女性更多诊断为三阴性乳腺癌，与白种人女性相比，黑种人女性更常诊断为三阴性乳腺癌。三阴性乳腺癌的风险因素包括 BRCA 胚系致病性突变，特别是 BRCA1。三阴性乳腺癌患者中大约有 20% 携带了升高罹患癌症风险的等位基因致病性突变，其他亚型仅有 6%。基于这个原因，包括 60 岁及更年轻的三阴性乳腺癌患者都应该接受肿瘤基因咨询，确认 BRCA 基因是否存在胚系突变。

　　三阴性乳腺癌生长迅速，多为间期癌，相比 ER 阳性乳腺癌，多经临床检查确诊，而非乳腺 X 线检查确诊。高核级、浸润性乳腺癌是三阴性乳腺癌最常见的组织学类型。少见的组织学类型包括髓样癌、化生性癌和腺样囊腺癌，它们的典型表型是三阴性乳腺癌。三阴性乳腺癌会出现不规则坏死、浸润区挤压样表现或间质淋巴细胞浸润。与其他类型乳腺癌（如激素受体阳性和 HER2 阳性乳腺癌）相比，早期三阴性乳腺癌没有获批的靶向治疗，但是这种亚型的乳腺癌化疗后 pCR 率较高[77]。

　　NCCN 指南列出了三阴性乳腺癌的优选方案，通常由蒽环类、羟基烷类和紫杉类药物构成，经典方案是剂量密集型方案。蒽环禁忌的患者，或低风险三阴性乳腺癌患者，例如腋窝淋巴结阴性或原发灶 <1cm 时，可选择去蒽环的替代方案。对于这种亚型乳腺癌患者，pCR 对其有重要的预后意义。那些高风险或高分期的三阴性乳腺癌患者在新辅助治疗阶段为了增加 pCR 率，可以选择铂类药物，例如卡铂。新辅助方案中加入铂类药物后，恶心和骨髓抑制的程度会加重，长期预后的效果也不清楚。有一些临床试验研究了新辅助阶段联合免疫检查点抑制剂的效果，但是尚无足够的证据支持在标准的新辅助治疗方案中增加该药物。

　　新辅助治疗后存在残留癌的患者复发风险升高，尤其是三阴性乳腺癌和 HER2 阳性乳腺癌。如果术前化疗方案已经包含了上述 3 种药物，患者要么接受辅助卡培他滨治疗，要么加入临床试验。随着正在进行的临床试验中免疫药物的数据积累，相信未来一定会有这类治疗推荐。

　　新辅助系统治疗是局部晚期乳腺癌（ⅡB～Ⅲ期）患者的首选方法，可使疾病降期，改善手术选择，并监测系统治疗的有效性。通过评估新辅助化疗后残留癌的程度可以获得预后信息，还能够指导辅助治疗。对新辅助化疗高度敏感的患者达到 pCR 会伴随着无病生存率的提高[74-75]。此外，局部病情尚可但是复发风险较高的情况，例如 T_{1c} 或 N_1，特别是残留癌会在辅助阶段增加治疗方案的情况下，患者也可能被推荐接受新辅助治疗。淋巴结阴性、原发灶较小的三阴性乳腺癌，例如 T_{1a} 或 T_{1b}，不应常规接受新辅助治疗。

临床场景 1：绝经前女性，临床分期 Ⅲ C 期，三阴性乳腺癌，*BRCA2* 突变携带者

目的：使疾病降期以优化外科决策，基于新辅助治疗后的病理反应个体化辅助治疗

女性患者，50 岁，患右侧乳腺浸润性导管癌，临床分期 Ⅲ C 期，cT_2、cN_1、cM_0，组织学分级 3 级，三阴性乳腺癌。无症状筛查时发现异常。影像学检查显示，右侧乳房外侧深部腺体内可见性质不定的高密度肿块影。1 年前的乳腺癌筛查的影像学检查显示乳腺密度不均匀，未发现恶性可能。诊断性乳腺 X 线检查（图 14.29A、B）和靶向超声（图 14.29C）显示不规则分叶状低回声肿块，超声检查显示高度可疑恶性。右侧腋窝可见一直径约 1.9cm 的淋巴结，皮质边缘呈分叶状（图 14.29D）。

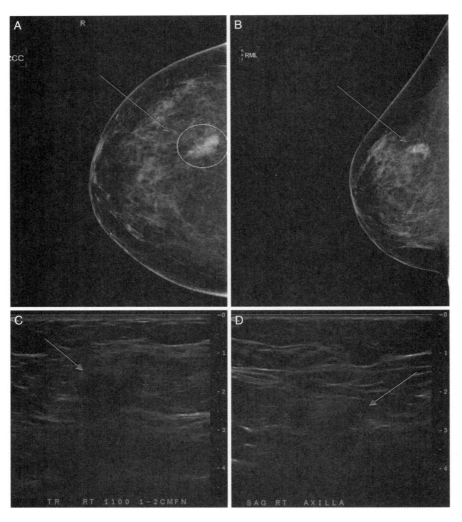

图 14.29 右侧乳腺 X 线检查摄影头尾位（RCC 位；A）和内外侧斜位（RML 位；B）图像显示，右侧乳房外侧有一性质待定、肿块样高密度影（箭头）。右侧乳房 11 点钟、距离乳头 12cm 处可见一个大小 1.8cm×1.0cm×0.7cm 的不规则、边缘呈分叶状的低回声肿块（C）。右侧腋窝可见肿大淋巴结，大小约为 1.9cm×0.8cm×1.7cm，边缘呈分叶状（D）

右侧乳房肿块超声引导下穿刺活检结果为低分化浸润性导管癌，ER 阴性，PR 阴性，HER2 阴性。右侧腋窝淋巴结活检结果为转移性低分化癌。

乳腺 MRI 检查（图 14.30A、B）显示，右侧乳房外上象限有一个 $3cm \times 2cm$ 的肿块，显著强化区域从肿块开始向前、向下延伸范围为 4cm，轻度强化区域向前、向下延伸范围为 2cm。所有的增强信号均位于外上象限。胸部、腹部和盆腔 CT 及增强 CT 骨扫描未发现转移灶。

临床预后分期：ⅢC 期，cT_3，cN_1，cM_0，右侧乳腺浸润性导管癌，组织学分级 3 级，ER 阴性，PR 阴性，HER2 阴性

推荐患者接受新辅助化疗，具体为蒽环联合环磷酰胺序贯紫杉醇的密集方案。治疗目标是术前降低局部疾病程度，控制微转移灶以及检测治疗反应。

乳腺 MRI 复查显示外上象限无异常增强信号残留。考虑患者的初诊疾病程度，行右侧乳房切除术、右侧腋窝前哨淋巴结切除术及部分腋窝淋巴结切除术，包括用标记夹标记的淋巴结。术后病理证实乳腺及腋窝没有残留癌存在，即 ypT_0ypN_0。

参考初诊疾病分期，推荐患者接受放疗。考虑分子分型，患者符合癌症基因咨询的标准[72]。基因检测发现 *BRCA2* 致病性突变。推荐患者行减低风险的双侧输卵管卵巢切除术，由于患者青睐预防性对侧乳房切除及双侧乳房重建手术，因此推荐对健侧乳房行高风险筛查。

临床场景 2：解剖分期 ⅡB 期（cT_2，cN_1），三阴性乳腺癌

目的：使疾病降期以优化外科决策，基于新辅助治疗后的病理反应个体化辅助治疗

女性患者，40 多岁，主因右侧乳房外上象限可触及肿块就诊。最近一次乳腺癌筛查是 5 年前。诊断性乳腺 X 线检查和超声检查（图 14.31）显示右侧乳房外上象限后 1/3 腺体内有一个直径约 3.5cm 的卵圆形肿块，与查体位置一致，另可见 2 枚肿大淋巴结，直径约 3cm。对患者行超声引导下空芯针穿刺活检，活检后局部置入标记夹。病理结果为浸润性导管癌，伴高核级导管内癌，组织学分级 3 级，ER 阴性，PR 阴性，

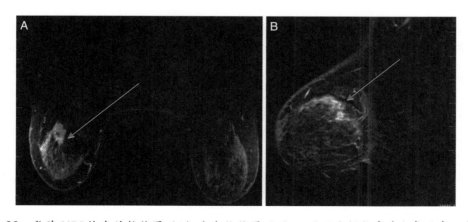

图 14.30　乳腺 MRI 检查的轴位图（A）和矢状位图（B），显示右侧乳房外上象限有一个直径约 3.2cm 的肿块（箭头），显著强化区域向前、向下延伸范围为 4cm，轻度强化区域向前、向下延伸范围为 2cm，整体病变范围超过 7cm。所有的增强信号均位于外上象限

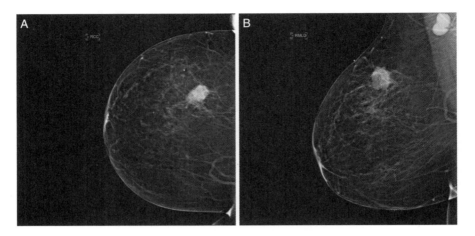

图14.31 诊断性乳腺X线检查头尾位（RCC位）证实右侧乳房外上象限可见一高度可疑肿块（A），内外侧斜位（RMLO位）图像可见右侧腋窝可疑肿大淋巴结（B）

HER2 阴性。右侧腋窝淋巴结活检显示转移性癌，同样置入标记夹。

乳腺 MRI（图 14.32A）显示右侧乳房 10 点半方向有一直径约 3.4cm 的肿块，部分坏死，右侧腋窝 I 级至少 6 枚淋巴结异常。活检后右侧乳房外侧皮下轻微水肿。

PET-CT 显示右侧乳腺癌伴右侧腋窝 I 级多发肿大淋巴结。临床预后分期为 IIIB 期，cT_2，cN_1，cM_0，组织学分级 3 级，浸润性导管癌，ER 阴性，PR 阴性，HER2 阴性。患者自述无癌症家族史，基因检测结果为阴性。

推荐患者接受新辅助系统治疗，方案包含蒽环、环磷酰胺序贯紫杉醇的剂量密集型方案。治疗目的是使局部疾病降期以缩小手术范围，监测治疗反应。

临床查体显示新辅助系统治疗的反应极好，重复影像学检查显示部分缓解（图14.32B）。患者选择右侧乳房全切术和右侧腋窝淋巴结清扫术。病理结果显示右侧乳腺残留浸润性导管癌，直径约 1.7cm，组织学分级 3 级，淋巴血管侵犯（LVI）；伴导管原位癌，面积 <5%；腋窝 6/13 枚淋巴结转移，转移灶最大直径 7mm。可见治疗反应。病理分期 ypT_{1c}，ypN_{2a}，cM_0。

对这种亚型乳腺癌而言，病理反应的预后意义极强，因此推荐患者接受卡培他滨辅助系统治疗，或者参加临床试验。患者适合接受术后放疗。考虑到腋窝淋巴结转移程度、手术范围以及术后局部治疗之一的放疗，患者出现淋巴水肿的风险较高。

临床场景 3：临床分期 IIB，cT_2，cN_1，三阴性乳腺癌

目的：使疾病降期以优化手术决策，基于新辅助治疗后的病理反应行个体化辅助治疗

女性患者，40 多岁，主因左侧乳房可触及肿块就诊。诊断性乳腺 X 线检查和超声检查显示，乳腺密度不均匀，左侧乳腺乳头乳晕区后方新发不对称高密度影。超声显示，左侧乳房 12 点钟、距离乳头 3cm 处可见一个大小约 3.4cm×2.7cm×3.5cm 的肿块，左侧腋窝有 1 枚异常淋巴结，皮质不对称增厚。超声引导下穿刺活检结果为浸润性、低分化导管癌，组织学分级 3 级，ER 0，PR 0，HER2 阴性。左侧腋窝

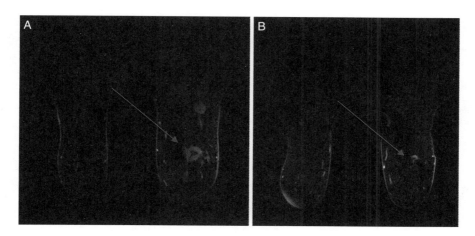

图 14.32　A. 乳腺 MRI 检查显示，右侧乳房 10 点半方向有一个直径约 3.5cm、有局部坏死的肿块，活检证实为恶性（箭头），肿块前外侧可见大约 3cm 范围的非肿块样强化，右侧腋窝 I 级至少 6 枚淋巴结异常。B. 新辅助治疗后 MRI 显示了显著的中等程度的治疗反应，病灶缩小至 1.4cm（箭头），肿块前外侧非肿块样强化消退，右侧腋窝的肿大淋巴结显著缓解

淋巴结穿刺活检结果为转移癌，同时置入活检夹。乳腺 MRI 检查（图 14.33A）显示，左侧乳房肿块样明显强化，直径约为 3.3cm，左侧腋窝淋巴结肿大，大小约为 3 cm×1.5cm×1.9cm。

　　临床预后分期：IIIA 期，cT$_2$，cN$_1$，高核级、浸润性导管癌，ER 阴性，PR 阴性，HER2 阴性

　　患者是非洲裔，符合癌症基因检测的标准。47 基因 panel 检测未发现致病性突变。患者接受了新辅助系统化疗，采用阿霉素联合环磷酰胺序贯单周紫杉醇的密集方案，目的是使疾病降期，评估病理反应程度。复查 MRI 显示近完全病理学缓解（near-pCR），见图 14.33B。

　　患者接受了保乳手术。病理报告显示：残留浸润性导管癌，低分化，组织学分

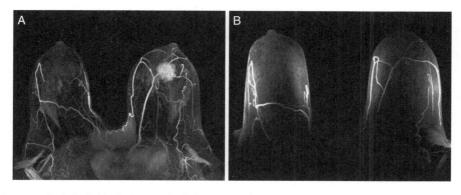

图 14.33　A. 患者行新辅助系统治疗前的 MRI 检查，显示左侧乳腺浅层腺体中有一个直径约 3.3cm 的明显的肿块样强化，左侧腋窝可见一枚肿大淋巴结，大小约为 3.0cm×1.5cm×1.9cm。B. 新辅助系统治疗后复查 MRI 显示，活检标记夹位置可见一个约 1cm 的残留横向非肿块样强化。左侧腋窝活检证实 I 级阳性淋巴结处，残留淋巴结头尾侧最大径为 1cm

级 3 级，最大径约为 1.3cm，可见治疗反应；3 枚前哨淋巴结，其中包括活检标记夹标记的淋巴结，未发现转移性癌；病理分期为 ypT_{1c}，ypN_0，cM_0。复查免疫组化显示为 ER 阴性、PR 阴性和 HER2 阴性。推荐辅助放疗。由于对这种亚型乳腺癌而言 pCR 有预后意义，因此推荐患者接受卡培他滨辅助系统治疗或参加临床试验。

临床场景 4：临床分期 ⅡB 期，cT_2，cN_0，三阴性乳腺癌

目的：使局部疾病降期，评估治疗后病理反应

女性患者，60 多岁，患左侧乳腺浸润性导管癌，ⅡA 期，cT_2，cN_0，组织学分级 2 级，ER 阴性，PR 阴性，HER2 阴性。查体显示左侧乳房可触及肿块。影像学检查（包括乳腺 X 线检查；图 14.34）显示，左侧乳腺上半部分密度不均匀，其内可见肿块，直径约 3cm。最近一次乳腺癌筛查是 18 个月前，结果为阴性。

左侧乳腺超声显示，左侧乳房外上象限可见一个直径约 3cm 的肿块（图 14.35A）。其他影像学检查如 MRI，证实左侧乳房内有一个大小约 3.5cm×2.6cm×3cm 的肿块（图 14.35B）。

患者有前列腺癌家族史，接受了癌症基因检测，结果阴性。

临床预后分期：ⅡB 期，cT_2，cN_0，组织学分级 2 级，左侧乳腺浸润性导管癌，ER 阴性，PR 阴性，HER2 阴性

尽管患者属于直接行保乳手术的适宜人群，但是仍推荐其接受新辅助系统治疗，目的是降低保乳手术的范围和程度，评估治疗反应。

患者接受了左侧保乳手术和前哨淋巴结活检，结果显示获得 pCR。推荐术后进行辅助放疗。由于患者获得了 pCR，所以无需后续的辅助治疗。

临床场景 5：临床分期 ⅠB 期，cT_{1c}，cN_0，cM_0，三阴性乳腺癌

目的：评价治疗反应，为辅助治疗提供选择

女性患者，40 多岁，主因左侧乳房可触及肿块就诊，被诊断为三阴性乳腺癌，临床分期 ⅠB 期。最近一次乳腺癌筛查 X 线检查是 6 个月前。

乳腺 X 线检查（图 14.36A~D）显示，乳腺腺体密度不均匀，可见一个高密度肿块影，边缘呈分叶状，与查体显示的位置一致。乳腺超声检查（图 14.36E）显示，左侧乳房内有一个不均匀的低回声病变，边界不规则，大小约 14mm×20mm×13mm，左侧腋窝淋巴结未见异常。乳腺 MRI 检查显示，左侧乳房 11 点至 12 点位置有一明显肿块样强化，中央坏死，大小约 2.0cm×1.5cm×2.0cm，穿刺活检证实为恶性，腋窝淋巴结无异常（图 14.27），胸壁未见侵犯（图 14.38）。

患者无癌症家族史，但是符合癌症基因检测的标准[72]，检测结果为阴性。

临床预后分期：ⅠB 期，cT_{1c}，cN_0，cM_0，组织学分级 3 级，浸润性导管癌，ER 阴性，PR 阴性，HER2 阴性

尽管患者具备直接行保乳手术的条件，但是仍优选新辅助系统治疗。目的是通过评价治疗反应判断预后，也许可以指导辅助治疗。患者接受了蒽环联合环磷酰胺序贯紫杉醇的新辅助系统治疗。在蒽环联合环磷酰胺治疗后，疗效评价为部分缓解，

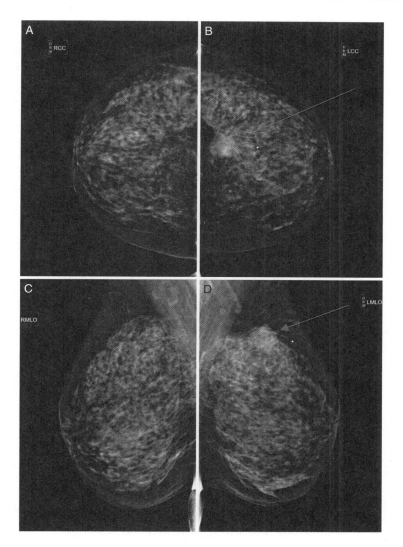

图 14.34　乳腺 X 线检查（A~D）显示左侧乳房腺体密度不均匀，12 点钟方向、腺体后 1/3 处有一个直径约 2.7cm 的肿块（B、D；箭头）

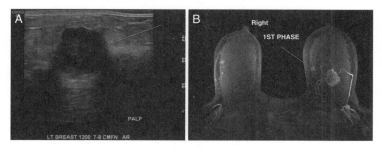

图 14.35　A. 乳腺超声检查显示，右侧乳房 12 点钟方向有一个低回声肿块，大小约 2.4cm×2.7cm×1.9cm。B. 乳腺 MRI 检查显示，右侧乳房 12 点钟方向可见一个环形肿块样强化，大小约 3.5cm×2.6cm×3cm，周围为低信号区，与穿刺确诊位置一致，中央为坏死区。左侧腋窝可见一枚信号轻度强化的淋巴结，大小约 1.3cm×0.8cm。复查乳腺超声并行活检后证实为良性病变

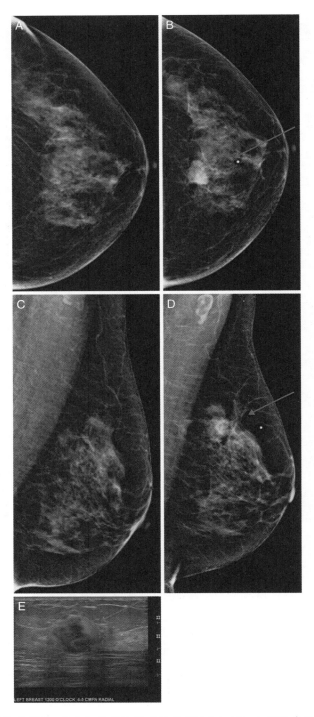

图14.36 乳腺X线检查显示,与6个月前的筛查结果相比(A、C),左侧乳房新发高密度肿块影(箭头;B、D)。乳腺超声检查显示,左侧乳房12点钟方向、距离乳头4~5cm处可见一个不均匀的低回声病变,边界不清,大小约14mm×20mm×13mm(E)

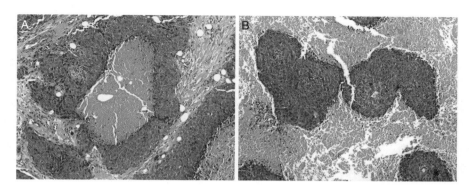

图 14.37　左侧乳房肿块，超声引导下细针抽吸活检结果为浸润性导管癌伴广泛坏死（A、B），组织学分级 3 级，ER 阴性，PR 阴性，HER2 阴性

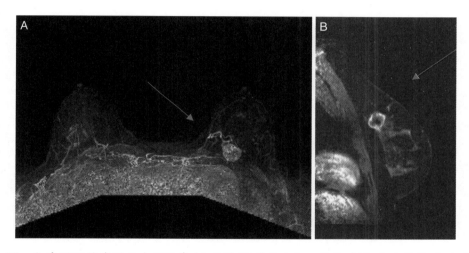

图 14.38　乳腺 MRI 检查显示左侧乳房 11 点至 12 点钟方向，轴位（A）和矢状位（B）图像均可见一个明显肿块样强化，中央有坏死（箭头），活检证实为恶性，大小约 2.0cm×1.5cm×2.0cm。左侧腋窝淋巴结未见异常，胸壁未见侵犯

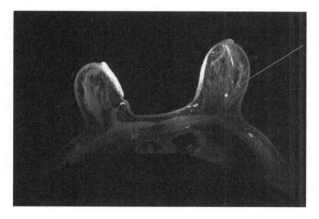

图 14.39　左侧乳房中央深部可见一个新发结节样强化影，最大直径约 5mm（箭头）

但是在紫杉醇治疗阶段，患者出现了临床进展，紫杉醇联合卡铂治疗后也没有明显的疗效，随后放弃了进一步的新辅助系统治疗，接受了左侧保乳手术和左侧腋窝淋巴结清扫术。病理学检查结果显示，原发灶直径 3.8cm，三阴性乳腺癌，腋窝淋巴结 1/7 枚转移癌。病理学分期为 ypT_2、ypN_1、cM_0。患者接受了术后放疗。有一点我们需要牢记，对于有些不能直接手术的患者，如果在治疗过程中出现了疾病进展，最好的处理方式是采用手术尽快控制局部疾病进展，以避免疾病进展为不可手术切除乳腺癌[38]。新辅助治疗阶段出现疾病进展预示预后不良，推荐患者接受辅助系统治疗或者参加临床试验。

临床场景 6：临床分期 IA 期，cT_{1a}，cN_0，三阴性乳腺癌

目的：首选直接手术以明确分期，根据病理分期决定是否行辅助系统治疗及治疗方案

女性患者，50 多岁，主因癌症风险评估就诊。5 年前乳腺癌筛查 X 线检查发现右侧乳腺簇状微钙化，诊断为右侧乳腺导管原位癌（DCIS），中等核级，ER+，PR+。DCIS 范围为 1cm。患者接受了保乳手术以及 5 年他莫昔芬治疗。患者有乳腺癌家族史，母系多人确诊乳腺癌。推荐患者接受癌症基因检测，结果为 BRCA1 致病性突变。

该患者存在乳腺癌高风险，因此推荐行乳腺 MRI 检查，结果发现左侧乳腺内新发结节样强化。6 个月前的乳腺超声和 X 线检查均未见该表现（图 14.39）。

患者接受了 MRI 引导下经皮穿刺活检，结果显示为浸润性导管癌，组织学分级 3 级，ER 阴性，PR 阴性，HER2 阴性。临床分期 I A 期，cT_{1a}，cN_0，cM_0。该患者不应接受新辅助系统治疗，而应先手术以获得病理学分期。

由于患者存在 BRCA1 突变，因此选择了双侧乳房切除术及左侧腋窝前哨淋巴结活检。最终的病理结果显示为浸润性导管癌，组织学分级 3 级，直径约 1.2mm。无淋巴血管侵犯，左侧腋窝前哨淋巴结活检结果为阴性。由于早期发现病灶，因此患者预后极佳，无需辅助系统治疗。推荐患者接受预防性输卵管–卵巢切除术，并进行家系验证。

总　结

过去的 50 年间，新辅助系统治疗的指南不断更新和变化。无转移的浸润性乳腺癌患者无论是术前还是术后接受系统治疗，目的都是降低远处转移的风险，提高长期无病生存（DFS）率。除此以外，术前新辅助系统治疗还有其他目的，例如，局部晚期不可手术切除乳腺癌患者行新辅助系统治疗的目的是将不可手术切除乳腺癌转变为可手术切除的乳腺癌，从而接受局部治疗；炎性乳腺癌由于局部疾病程度严重、皮肤淋巴管癌栓以及初诊时微转移和疾病播散倾向等，如果直接手术则预后极差，因此，可将新辅助系统治疗作为这一类型乳腺癌的标准治疗方案。

局部晚期可手术切除乳腺癌患者新辅助系统治疗能够帮助制订个体化手术策略，在实现局部疾病控制的同时缩小手术范围，从而更容易实现保乳目的而避免乳

房全切术，而且，缩小腋窝手术范围或者缩小了相对较大病灶的保乳切除范围可达到更好的美容效果。术前给予新辅助系统治疗能够监测治疗反应。治疗期间发生疾病进展虽然少见，但一旦发生应及时停止治疗。新辅助系统治疗还可以通过病理反应评价治疗的有效性，这些信息对于选择个体化辅助治疗时有用，特别是 HER2 阳性和三阴性乳腺癌，这两种亚型的乳腺癌初始治疗的病理反应有明确的预后意义。随着正在进行的临床试验结果的公布，现行指南将会持续更新[49, 74-75]。

对于先手术治疗后辅助治疗的适宜人群，如果存在推迟手术的需求，也可推荐行新辅助系统治疗。需要推迟手术的可能情况包括等待基因检测的结果以确定手术方案，需要时间考虑不同的乳房重建方案，或者很多医疗中心受到 COVID-19 的影响存在手术室不足的情况下[69]。

新辅助治疗阶段使用化疗、内分泌治疗或靶向治疗的原则与辅助治疗相同，包括明确肿瘤的组织学类型，组织学分级，临床分期，雌激素受体、孕激素受体和 HER2 受体表达情况。尽管学术界热衷于使用基因表达检测（如 Oncotype Dx 复发评分和 MammaPrint）指导临床决策[64]，但是尚缺乏前瞻性试验评价它们在局部晚期乳腺癌中的应用价值。随着正在进行的临床试验结果的公布，未来最佳的临床策略指南和推荐也会不断更新和进步。

（孟慧敏　译，刘儒玫　审校）

参考文献

[1] Cossetti RJD, Tyldesley SK, Speers CH, et al. Comparison of breast cancer recurrence and outcome patterns between patients treated from 1986 to 1992 and from 2004 to 2008. J Clin Oncol, 2015,33:65–73.

[2] Saini KS, Taylor C, Ramirez AJ, et al. Role of the multidisciplinary team in breast cancer management: results from a large international survey involving 39 countries. Ann Oncol, 2012,23:853–859.

[3] Tabar L, Vitak B, Chen TH, et al. Swedish 2 county trial: impact of mammographic screening on breast cancer mortality during 3 decades. Radiology, 2011,260:658–663.

[4] Coldman A, Phillips N, Wilson C, et al. Pan-Canadian study of mammography screening and mortality from breast cancer. J Natl Cancer Inst, 2014,106:dju261.

[5] Duffy SW, Tabar L, Chen HH, et al. The impact of organized mammography service screening on breast carcinoma mortality in 7 Swedish counties. Cancer, 2002,95:458–469.

[6] Tabar L, Dean PB, Chen TH, et al. The incidence of fatal breast cancer measures the increased effectiveness of therapy in women participating in mammography screening. Cancer, 2019,125:515–523.

[7] James TA, Wade JE, Sprague BL. The impact of mammographic screening on the surgical management of breast cancer. J Surg Oncol, 2016,113(5):496–500.

[8] Sui AL. U.S. Preventive Services Task Force. Screening for breast cancer: U.S. preventive Services Task Force recommendation statement. Ann Intern Med, 2016,164(4):279–296.

[9] Oeffnger KC, Fontham ET, Etzioni R, et al. Breast cancer screening for women at average risk colon 2015 guideline update from the American Cancer Society. J Am Med Assoc, 2015,314(15):1599–1614.

[10] Committee on Gynecologic Practice. Committee opinion no. 625. Management of women with dense breasts diagnosed by mammography. Obstet Gynecol, 2015,125(3):750–751.

[11] Committee on Practice Bulletins–Gynecology. Practice bulletin number 179: breast cancer risk

assessment and screening in average-risk women. Obstet Gynecol, 2017,130(1):e1−e16.

[12] Monticciolo DL, Newell MS, Hendrick RE, et al. Breast cancer screening for average-risk women: recommendations from the ACR commission on breast imaging. J Am Coll Radiol, 2017,14(9):1137−1143.

[13] Qaseem A, Lin JS, Reem AM, et al. Screening for breast cancer in average-risk women: statement from the American College of Physicians. Ann Intern Med, 2019,170(8):547−560.

[14] Lehman CD. Role of MRI in screening women at high risk for breast cancer. J Magn Reson Imaging, 2006,24(5):964−970.

[15] Committee on Practice Bulletins–Gynecology, Committee on Genetics, Society of Gynecologic Oncology. Practice bulletin No. 182: Hereditary breast and ovarian cancer syndrome. Obstet Gynecol, 2017,t130(3):e110−e126.

[16] Monticciolo DL, Newell MS, Moy L, et al. Breast cancer screening in women at higher-than-average risk: recommendations from the ACR. J Am Coll Radiol, 2018,15(3 Pt A):408−414.

[17] Berg WA, Zheng Z, Lehrer D, et al. Detection of breast cancer with addition of annual screening ultrasound or a single screen MRI to mammography in women with elevated breast cancer risk. JAMA, 2020,303(2):168−169.

[18] Duffy SW, Tabar L, Yen A, et al. Mammography screening reduces rates of advanced and fatal breast cancers: result in 549, 091 women. Cancer, 2020,126(13):2971−2979.

[19] Irvin VA, Zhang A, Simon MS, et al. Comparison of mortality among participants of women's health initiative trials with screening detected breast cancers versus interval breast cancers. JAMA Netw Open, 2020,3(6):e207227.

[20] Denduluri N, Somerfeld MR, Eisen A, et al. Selection of optimal adjuvant chemotherapy regimens for HER-2 negative and HER-2 positive breast cancers: an ASCO guideline adaptation of the Cancer Care Ontario clinical practice guideline. J Clin Oncol, 2016,34:2416−2427.

[21] Dendaluri N, Chavez-MacGregor M, Telli ML, et al. Selection of optimal adjuvant chemotherapy and targeted therapy for early breast cancer: ASCO clinical practice guideline focused update. J Clin Oncol, 2018,36:2433−2443.

[22] Sparano AJ, Gray RJ, Ravdin PM, et al. Adjuvant chemotherapy guided by a 21 gene expression assay in breast cancer. N Engl J Med, 2018,379:111−121.

[23] Sparano AJ, Gray RJ, Ravdin PM, et al. Clinical and genomic risk to guide the use of adjuvant therapy for breast cancer. N Engl J Med, 2019,380:2395−2405.

[24] Cardoso F, van'tVeer LJ, Bogaerts J, et al. 70 gene signature as an aid to treatment decisions and early stage breast cancer. N Engl J Med, 2016,375:717−729.

[25] Rutgers E, van't Veer LJ, Poncet C, et al. MINDACT: Long-term results of the large prospective trial testing the 70 gene signature MammaPrint as guide for adjuvant chemotherapy in breast cancer patients. 12th European Breast Cancer Conference. Abstract 21. Presented October 3, 2020.

[26] Chia S, Swain S, Byrd D, et al. Locally advanced and infammatory breast cancer. J Clin Oncol, 2008,26:786−790.

[27] Baker JL, Hedge J, Thompson CK, et al. Local regional management of infammatory breast cancer. Curr Breast Cancer Rep, 2020,12:326−335.

[28] Hance KW, Anderson WF, Devesa SS, et al. Trends in infammatory breast cancer incidence and survival: the surveillance, epidemiology and results program at the National Cancer Institute. J Natl Cancer Inst, 2005,97(13):966−975.

[29] Robertson FM, Bondy M, Yang W, et al. Infammatory breast cancer: the disease, the biology, the treatment. CA Cancer J Clin, 2010,60(6):351.

[30] Zucali R, Uslenghi C, Kenda R, et al. Natural history a survival of inoperable breast cancer treated with radiotherapy and of radiotherapy followed by radical mastectomy. Cancer, 1976,37(3):1422−1431.

[31] Rubens RD, Sexton S, Tong D, et al. Combined chemotherapy and radiotherapy for locally advanced breast cancer. Eur J Cancer Period, 1980,4:351−356.

[32] Fisher B, Brown A, Mamounas EP, et al. Effect of preoperative chemotherapy on local regional disease in women with operable breast cancer: fndings from the National Surgical Adjuvant Breast and Bowel Project B-18. J Clin Oncol, 1997,15:2483−2493.

[33] Rastogi P, Anderson SJ, Bear HD, et al. Preoperative chemotherapy: updates of National Surgical Adjuvant Breast and Bowel Project B-18 and B-27. J Clin Oncol, 2008,26:778−785.

[34] Bear HD, Anderson S, Smith RE, et al. Sequential preoperative or postoperative docetaxel added to preoperative doxorubicin plus cyclophosphamide for operable breast cancer: National Surgical adjuvant breast and bowel project protocol B-27. J Clin Oncol, 2006,24:2020–2027.

[35] Chen AM, Meric-Bernstam F, Hunt KK, et al. Breast conservation after neoadjuvant chemotherapy: the MD Anderson Cancer Center experience. J Clin Oncol, 2004,23:2303–2312.

[36] Mauri D, Pavlidis N, Ionnidis JPA. Neoadjuvant versus adjuvant systemic treatment and breast cancer: a meta-analysis. J Natl Cancer Inst, 2005,97:187–194.

[37] Kaufmann M, Hortobagyi GN, Goldhirsch A, et al. Recommendations from an international expert panel on the use of neoadjuvant (primary) systemic treatment of operable breast cancer: an update, 2006,24:1940–1947.

[38] Caudle AS, Gonzalez-Angulo AM, Hunt KK, et al. Impact of progression during neoadjuvant chemotherapy on surgical management of breast cancer. Ann Surg Oncol, 2011,18:932–938.

[39] Early Breast Cancer Trialists' Collaborative Group (EBCTCG). Long-term outcomes for neoadjuvant versus adjuvant chemotherapy in early breast cancer: meta-analysis of individual patient data from 10 randomized trials. Lancet Oncol, 2018,19:27.

[40] Von Minckwitz G, Untch M, Blohmer JU, et al. Defnition and impact of pathologic complete response on prognosis after neoadjuvant chemotherapy in various intrinsic breast cancer subtypes. J Clin Oncol, 2012,30:1796.

[41] Bonnefoi H, Litere S, Piccart M, et al. Pathological complete response after neoadjuvant chemotherapy is an independent predictive factor irrespective of simplifed breast cancer intrinsic subtypes: a landmark and two-step approach analyses from the ERORTC 10994/BIG 1-00 phase III Trial. Ann Oncol, 2014,25:1128–1136.

[42] Cortazar P, Zhang L, Untch M, et al. Pathologic complete response and long-term clinical beneft in breast cancer: the CTNeoBC pooled analysis. Lancet, 2014,384:164–172.

[43] Spring LM, Fell G, Arfe A, et al. Pathologic complete response after neoadjuvant chemotherapy and impact on breast cancer recurrence and survival: a comprehensive meta-analysis. Clin Cancer Res, 2020,26:2838–2848.

[44] von Minckwitz G, Schneeweiss A, Loibl S, et al. Neoadjuvant carboplatin in patients with triple negative and HER2 positive early breast cancer (GeparSexto GBG 66). Lancet Oncol, 2014,15:747–756.

[45] Sikov WM, Berry DA, Perou CM, et al. Impact of the addition of carboplatin and or bevacizumab to neoadjuvant once per week paclitaxel followed by dose dense doxorubicin and cyclophosphamide on pathologic complete response rates in stage II–III triple negative breast cancer: CALGB 40603 (Alliance). J Clin Oncol, 2015,33:13–21.

[46] Giani L, Pinkowski T, Im Y-H, et al. 5-year analysis of neoadjuvant pertuzumab and trastuzumab in patients with locally advanced, infammatory, or early-stage HER2-positive breast cancer (NeoSphere): a multicentre, open-label, phase 2 randomised trial. Lancet Oncol, 2016,17:791–800.

[47] Barker AD, Sigman DD, Kelloff GJ, et al. I-SPY 2: adaptive breast cancer trial design in the setting of neoadjuvant chemotherapy. Clin Pharmacol Ther, 2009,86:97–100.

[48] Bardia A, Baselga J. Neoadjuvant therapy as a platform for drug development and approval in breast cancer. Clin Cancer Res, 2013,19(23):6360–6370.

[49] Nanda R, Liu MC, Yau C, et al. Effect of Pembrolizumab plus neoadjuvant chemotherapy on pathologic complete response in women with early-stage breast cancer. JAMA Oncol, 2020,6(5):676–684.

[50] Wang H, Yee D. I-SPY 2: a neoadjuvant adaptive clinical trial designed to improve outcomes in high-risk breast cancer. Curr Breast Cancer Rep, 2019,11(4):303–310.

[51] Pilewski M, Morrow M. Axillary nodal management following neoadjuvant chemotherapy. JAMA Oncol, 2017,3(4):549–555.

[52] Haagensen C, Stout A. Carcinoma of the breast II. Criteria of operability. Ann Surg, 1943,118:859.

[53] Lawrence W, Fletcher GH. Criteria of operability in advanced breast cancer//Fletcher GH, Levitt SH. Non-disseminated breast cancer. Berlin: Springer, 1993: 5–9.

[54] Hortobagyi GN, Connolly JL, D'Orsi CJ, et al. Breast//Amin MB, Edge S, Greene F, et al.. American Joint Committee on cancer. AJCC cancer staging manual. 8th. New York: Springer,

2017: 589–636.

[55] Gralow FR, Burnstein HJ, Wood W, et al. Preoperative therapy in invasive breast cancer: pathologic assessment and systemic therapy issues in operable breast disease. J Clin Oncol, 2008,26:814.

[56] Garg PJ. Current defnition of locally advanced breast cancer. Curr Oncol, 2015,22(5):e409–410.

[57] Newman SA. Epidemiology of locally advanced breast cancer. Semin Radiat Oncol, 2009,19(4):195–203.

[58] Dawood S, Merajver SD, Viens P, et al. International expert panel on infammatory breast cancer: consensus statement for standardized diagnosis and treatment. Ann Oncol, 2011,22:515.

[59] Dianali V, Chadashvill T, Slanetz PJ. Role of imaging in neoadjuvant therapy for breast cancer. Ann Surg Oncol, 2015,22:1416–1424.

[60] Rieg B, Heacock L, Lewin A, et al. Role of MRI to assess response to neoadjuvant therapy for breast cancer. J Magn Reson Imaging, 2020,52:1587–1606.

[61] Feng Y, Huang R, He Y, et al. Effcacy of physical examination, ultrasound, and ultrasound combined with fne needle aspiration for axillary staging a primary breast cancer. Breast Cancer Res Treat, 2015,149:761–765.

[62] National Comprehensive Cancer Network. NCCN clinical guidelines in oncology. Breast cancer. Version 5.2020. NCCN.org.

[63] Smith IE, Dowsett M, Ebbs SR, et al. Neoadjuvant treatment of postmenopausal breast cancer with anastrozole, tamoxifen or both in combination. The immediate preoperative anastrozole, tamoxifen or combined with tamoxifen (IMPACT) or multicenter double-blind randomized trial. J Clin Oncol, 2005,23:5108–5116.

[64] Pease AM, Riba LA, Gruner RA, et al. OncotypeDx recurrence score as a predictor of response to neoadjuvant chemotherapy. Ann Surg Oncol, 2019,26:366–371.

[65] Le-Petross HT, Christofanilli M, Carkaci S, et al. MRI features of infammatory breast cancer. Am J Roentgenol, 2011,197:W769–776.

[66] Masuda N, Lee SJ, Ohtani S, et al. Adjuvant capecitabine for breast cancer after preoperative chemotherapy. N Engl J Med, 2017,376:2147–2159.

[67] von Minckwitz G, Huang CS, Mano MS, et al. Trastuzumab emtansine for residual invasive her 2 positive breast cancer. N Engl J Med, 2019,380:617–628.

[68] Mamtani A, Barrio AV, King TA, et al. How often does neoadjuvant chemotherapy avoid axillary dissection and patients with histologically confrm nodal metastases question results of a prospective study. Ann Surg Oncol, 2016,23:3467.

[69] Soran A, Brufsky A, Gimbel M, et al. Breast cancer diagnosis, treatment and follow-up during COVID-19 pandemic. Eur J Breast Health, 2020,16(2):86–88.

[70] Lips EH, Mukhtar RA, Yau C, et al. Lobular histology and response to neoadjuvant chemotherapy in invasive breast cancer. Breast Cancer Res Treat, 2012,136:35–43.

[71] Bonadonna G, Veronisi U, Brambilli C, et al. Primary chemotherapy to avoid mastectomy in tumors with diameters of three cm or more. J Natl Cancer Inst, 1990,82:1539–1545.

[72] NCCN Clinical practice guidelines in oncology. Genetic/familial guidelines for genetic/familial high-risk assessment: breast and ovarian. Version 5.2020. NCCN.org.

[73] Fernandez-Martinez A, Krop IE, Hillman DW, et al. Survival, pathologic response and genomics in CALGB 00601 (Alliance), a neoadjuvant phase III trial of paclitaxel-trastuzumab with or without lapatinib in HER2 positive breast cancer. J Clin Oncol, 2020,38:4184–4193.

[74] CompassHER2-pCR: decreasing chemotherapy for breast cancer patients after pre-surgery chemo and targeted therapy. ClinicalTrials.gov Identifer: NCT04266249.

[75] CompassHER2 RD trial: T-DM1 and Tucatinib compared with T-DM1 alone in preventing relapses in people with high risk HER2-positive breast cancer. ClinicalTrials.gov Identifer: NCT04457596.

[76] Tolaney SM, Barry WT, Dang CT, et al. Adjuvant paclitaxel and trastuzumab for node negative HER2 positive breast cancer. N Engl J Med, 2015,372(2):134–141.

[77] Liedtke C, Mazouni C, Hess KR, et al. Response to neoadjuvant therapy and long-term survival in patients with triple negative breast cancer. J Clin Oncol, 2008,26:1275.

相关临床研究和未来研究方向

Azadeh Nasrazadani, Juan Luis Gomez Marti, Tara Hyder, Vikram Gorantla,Adam M. Brufsky

引 言

新辅助治疗的哲学思想可以追溯到 NSABP B-18[1] 和 B27[2] 研究，这两项研究结果显示新辅助治疗能够降低手术时的乳腺癌原发灶大小，降低腋窝淋巴结阳性率。新辅助治疗的局部意义是降低乳腺癌原发灶的分期和腋窝疾病程度，改善手术结局，减少并发症，特别是对化疗敏感的肿瘤。随着新辅助治疗策略和结局理念的改变以及临床实践的增加，我们对新辅助治疗体内反应意义的认识也在不断加深，即病理学完全缓解（pCR）既是预后标志物，也是总生存的替代标志。将对治疗反应不佳的患者入组以评估辅助治疗的临床试验结果显示患者从辅助治疗中获益，生存得到改善。以上种种原因使新辅助治疗模式成为一种很有吸引力的选择，可以使患者个体化升阶梯或降阶梯治疗。

本章总结了正在进行的关键的临床试验，对快速进展的领域和方向进行了介绍。表 15.1 列出了文中提及的所有临床试验的设计细节。

激素受体阳性乳腺癌

新辅助化疗（NAC）的常见目的是缩小肿瘤和使疾病降期，而新辅助内分泌治疗（NET）的目的就没这么清晰。总的来说，雌激素受体（ER）阳性肿瘤被视作 NET 的

A. Nasrazadani · A. M. Brufsky (✉)
University of Pittsburgh Physicians, Pittsburgh, PA, USA

UPMC Hillman Cancer Center, Magee Women's Hospital, Pittsburgh, PA, USA
e-mail: nasrazadania2@upmc.edu; brufskyam@upmc.edu

J. L. G. Marti · V. Gorantla
Department of Pathology, University of Pittsburgh School of Medicine, Pittsburgh, PA, USA
e-mail: jug59@pitt.edu; gorantlavc2@upmc.edu

T. Hyder
University of Pittsburgh Physicians, Pittsburgh, PA, USA
e-mail: hydert@upmc.edu

表 15.1　新辅助治疗阶段正在进行的乳腺癌临床试验汇总

ClinicalTrials.gov 编号标识符	病例数 (N)	期数	试验分组	主要终点
激素受体阳性乳腺癌				
NCT0193588 （alternate）	1 473	III	组 1：阿那曲唑 组 2：氟维司群 组 3：阿那曲唑 + 氟维司群	（1）内分泌耐药的比例 （2）pCR （3）RFS
NCT02206984	170	II	组 1：他莫昔芬 组 2：阿那曲唑 组 3：氟维司群	乳腺小叶癌（ILC）患者的 Ki67 值从基线到治疗后的变化水平
NCT03969121	200	III	组 1：安慰剂 + 他莫昔芬 + 亮丙瑞林或戈舍瑞林（绝经后患者接受来曲唑） 组 2：帕博西利 + 他莫昔芬 + 亮丙瑞林或戈舍瑞林（绝经后患者接受来曲唑）	（1）PEPI 评分 （2）EndoPredict EPclin 评分
NCT03447132 （SAFIA）	400	III	组 1：安慰剂 + 氟维司群 + 戈舍瑞林 组 2：帕博西利 + 氟维司群 + 戈舍瑞林	pCR
NCT03628066 （NSABP FB-13）	24	II	绝经前女性，根据基线时乳腺癌复发风险评分（RS）为分为 2 个队列（队列 1：RS < 11，队列 2：RS 为 11~26） 两个队列都接受来曲唑 + 帕博西利 + 戈舍瑞林 6 周期治疗，如果 6 周期后空心针穿刺活检标本的 Ki67<10%，那么继续该方案治疗；如果 Ki67 ⩾ 10%，那么开始新辅助化疗或进行手术治疗	Ki67<2.7% 的患者百分比
NCT02764541 （PELOPS）	195	II	绝经前 IDC 或 ILC 女性 组 1：他莫昔芬 + 内分泌治疗 组 2：来曲唑 + 内分泌治疗 组 3：他莫昔芬 + 内分泌治疗 + 帕博西利 组 4：来曲唑 + 内分泌治疗 + 帕博西利	（1）Ki67 值从基线到治疗后 15d 的变化情况 （2）残留肿瘤负荷（RCB）
NCT04109066 （Checkmate 7FL）	1 200	III	组 1：安慰剂 + 新辅助化疗→手术→安慰剂 + 辅助内分泌治疗 组 2：尼瓦鲁单抗 + 新辅助化疗→手术→尼瓦鲁单抗 + 辅助内分泌治疗	（1）pCR （2）EFS
NCT03725059 （KEYNOTE-756）	1 140	III	组 1：安慰剂 + 新辅助化疗→手术→安慰剂 + 辅助内分泌治疗 组 2：帕博利珠单抗 + 新辅助化疗→手术→尼瓦鲁单抗 + 辅助内分泌治疗	（1）pCR （2）EFS
HER2 阳性乳腺癌				
NCT01996267 （TRAIN-2）	437	III	组 1：氟尿嘧啶 + 表柔比星 + 环磷酰胺 + 曲妥珠单抗 + 帕妥珠单抗 组 2：紫杉醇 + 曲妥珠单抗 + 卡铂 + 帕妥珠单抗	pCR

（续表 15.1）

ClinicalTrials.gov 编号标识符	病例数（N）	期数	试验分组	主要终点
NCT02003209	312	Ⅲ	组 1：多西他赛 + 卡铂 + 曲妥珠单抗 + 帕妥珠单抗→手术 + 放疗→曲妥珠单抗 组 2：多西他赛 + 卡铂 + 曲妥珠单抗 + 帕妥珠单抗 +（绝经前戈舍瑞林 +AI/ 绝经后接受 AI）→手术 + 放疗→曲妥珠单抗	pCR
NCT04425018（MARGOT）	171	Ⅱ	组 1：紫杉醇 + 帕妥珠单抗 + 马吉妥昔单抗 组 2：紫杉醇 + 帕妥珠单抗 + 曲妥珠单抗	pCR
NCT04553770	88	Ⅱ	组 1：德曲妥珠单抗 组 2：德曲妥珠单抗 + 阿那曲唑	pCR
NCT03595592（APTneo）	650	Ⅲ	组 1：曲妥珠单抗 + 帕妥珠单抗 + 卡铂 + 紫杉醇→手术→曲妥珠单抗 + 帕妥珠单抗 组 2：多柔比星 + 环磷酰胺 + 阿替利珠单抗→曲妥珠单抗 + 帕妥珠单抗 + 卡铂 + 紫杉醇→手术→曲妥珠单抗 + 帕妥珠单抗 + 阿替利珠单抗 组 3：曲妥珠单抗 + 帕妥珠单抗 + 卡铂 + 紫杉醇 + 阿替利珠单抗→手术→曲妥珠单抗 + 帕妥珠单抗 + 阿替利珠单抗	EFS
NCT03726879（Impassion050）	435	Ⅲ	组 1：阿替利珠单抗 + 多柔比星 + 环磷酰胺→阿替利珠单抗 + 紫杉醇 + 曲妥珠单抗 + 帕妥珠单抗→手术→帕妥珠单抗 + 阿替利珠单抗 组 2：安慰剂 + 多柔比星 + 环磷酰胺→安慰剂 + 紫杉醇 + 曲妥珠单抗 + 帕妥珠单抗→手术→安慰剂 + 曲妥珠单抗 + 帕妥珠单抗	pCR
NCT02061423	7	Ⅰ	HER2 刺激过的树突状细胞疫苗	（1）治疗依从性 （2）治疗相关不良事件
三阴性乳腺癌				
NCT02425891（Impassion130）	900	Ⅲ	组 1：阿替利珠单抗 + 纳米白蛋白结合紫杉醇 组 2：安慰剂 + 纳米白蛋白结合紫杉醇	（1）全部随机参与者的 PFS （2）存在 PD-L1 表达患者的 PFS （3）全部随机参与者的 OS （4）存在 PD-L1 表达患者的 OS

（续表 15.1）

ClinicalTrials.gov 编号标识符	病例数 (N)	期数	试验分组	主要终点
NCT03036488（KEYNOTE 522）	1 174	Ⅲ	组 1：帕博利珠单抗 + 化疗→手术→帕博利珠单抗 组 2：安慰剂 + 化疗→手术→安慰剂	（1）pCR （2）EFS
NCT03281954（NSABP B–59/GBG96–GeparDouze）	1 520	Ⅲ	组 1：安慰剂→手术→安慰剂 组 2：阿替利珠单抗→手术→阿替利珠单抗	（1）pCR （2）EFS
NCT02620280（NeoTRIPaPDL1）	278	Ⅲ	组 1：卡铂 + 纳米白蛋白结合紫杉醇→手术→化疗 组 2：卡铂 + 纳米白蛋白结合紫杉醇 + 阿替利珠单抗→手术→化疗	EFS
NCT03150576（PARTNER）	527	Ⅱ / Ⅲ	组 1：紫杉醇 + 卡铂 组 2：紫杉醇 + 卡铂 + 奥拉帕利	（1）治疗相关副作用事件 （2）pCR （3）治疗完成率
NCT01057069（neo-TN）	310	Ⅱ / Ⅲ	组 1：HRD 阳性肿瘤：ddAC×4 周期 +tCTC×2 周期 组 2：HRD 阳性肿瘤：ddAC×3 周期→卡铂 + 紫杉醇 ×3 周期 组 3：非 HRD 阳性肿瘤：ddAC×3 周期→疗效不佳→卡铂 + 紫杉醇 ×3 周期 组 4：非 HRD 阳性肿瘤：ddAC×3 周期→疗效佳→卡铂 + 紫杉醇 ×3 周期	（1）HRD 肿瘤：与标准新辅助化疗方案相比，接受了密集烷化剂治疗后的平均 NRI （2）非 HRD 肿瘤：NRI
NCT04230109（NeoSTAR）	100	Ⅱ	组 1：戈沙妥珠单抗 组 2：戈沙妥珠单抗 + 帕博利珠单抗	pCR
手术治疗及降阶梯				
NCT03820063（TRAIN–3）	462	NA	紫杉醇 + 曲妥珠单抗 + 卡铂 + 帕妥珠单抗 ×3 周期或影像学完全缓解（rCR）6 周期→手术	3 年 EFS
NCT04301375（ELPIS）	27	NA	紫杉醇 + 曲妥珠单抗 + 帕妥珠单抗→如果达到 pCR，放弃手术；如果没有，则选择手术治疗	3 年局部区域 DFS
NCT04289935（VISION–I）	420	NA	新辅助治疗→真空辅助活检	敏感度[使用手术标本评估非 pCR 患者的真阳性患者（VAB 和手术均为非 pCR）的比例]

（续表 15.1）

ClinicalTrials.gov 编号标识符	病例数 （ N ）	期数	试验分组	主要终点
NCT02800317 （RISAS）	248	NA	RISAS→腋窝淋巴结切除	（1）RISAS 确诊腋窝 pCR 的敏感度 （2）RISAS 确诊腋窝 pCR 的阴性预测值（NPV） （3）RISAS 确诊腋窝 pCR 的假阴性率（FNR）
NCT04109079 （ATNEC）	1 900	NA	组 1：腋窝治疗（腋窝淋巴结切除或腋窝放疗） 组 2：腋窝无治疗（腋窝淋巴结切除或腋窝放疗）	（1）DFS （2）患者报告的淋巴水肿
NCT01901094 （ Alliance A01120 ）	1 660	Ⅲ	组 1：腋窝淋巴结切除 + 淋巴结放疗 组 2：腋窝放疗 + 淋巴结放疗	RFS
NCT01872975 （NSABP B–51）	1 636	Ⅲ	组 1：保乳手术患者：无区域淋巴结放疗（XRT）和全乳放疗（WBI） 组 2：乳房全切术患者：无区域淋巴结或胸壁放疗（XRT） 组 3：保乳手术患者：区域淋巴结放疗（XRT）和全乳放疗（WBI） 组 4：乳房全切术患者：区域淋巴结和胸壁放疗（XRT）	RFS
新的治疗策略				
NCT03357120 （ALIENOR）	180	NA	新辅助化疗→手术→术后每 6 个月进行一次 ctDNA 突变分析，持续 5 年	ctDNA 突变对 3 年 RFS 的预测价值
I–SPY2	NA	Ⅱ	多种标准或干预组用于评估新药物	（1）pCR （2）EFS （3）无远处复发生存

AI：芳香化酶抑制剂；ddAC：剂量密集型方案多柔比星 + 环磷酰胺；DFS：无病生存；EFS：无事件生存；FNR：假阴性率；HRD：同源重组缺陷；IDC：浸润性导管癌；ILC：浸润性小叶癌；NRI：新辅助反应指数；pCR：病理学完全缓解；PEPI：术前内分泌预后指数；PFS：无进展生存；rCR：影像学完全缓解；RFS：无复发生存；dd：剂量密集型方案；AC：多柔比星联合环磷酰胺；RISAS：腋窝放射性碘粒子置入联合前哨淋巴结活检；tCTC：卡铂、噻替哌和环磷酰胺；NA：未知

潜在反应群体，其主要目的是避免或减少采用毒性更大的治疗方案。当然，确认适合治疗的人群是最重要的。因此，学术界开发了适用于 NET 阶段的术前内分泌预后指数（PEPI）。PEPI 纳入了无复发生存（RFS）相关因子，包括病理性肿瘤大小、病理性淋巴结状态、临床治疗反应（完全缓解和部分缓解 *vs.* 病情稳定和疾病进展）、手术切除标本的 ER 状态（Allred 评分 $\geq$ 3 分 *vs.* 0 分或 2 分）、组织学分级（1 级 *vs.* 2 级和 3 级）以及 Ki67 水平。经 IMPACT 临床试验证实，PEPI 评分为 0 分、1~3 分和 $\geq$ 4 分的复发风险分别是 10%、23% 和 48%[3]。0 分能够有效地分辨低风险人群，她们完全不需要 NAC。目前基于 PEPI 评分进行 NET 的长期获益尚不清楚，这推动了将 PEPI 评分与其他生物标志物（如 Ki67）结合起来的临床试验的设计和开展。

ALTERNATE 试验将 Ki67 水平按 10% 分类，并将其作为替代指标评估肿瘤对 NET 的反应，以便从 ER 阳性、HER2 阴性患者中辨识可能需要更强治疗（包括化疗）的人群，同时进一步评估 NET 治疗中的内分泌敏感率（endocrine-sensitive disease rates，ESDR）[4]。术后改良 PEPI 评分（mPEPI）为 0 分（即 pT_{1-2}，pN_0，Ki67<2.7%，或者获得 pCR）的病例占全部接受治疗患者的比例就定义为 ESDR。阿那曲唑、氟维司群单药和二者联合的新辅助治疗方案，目前还缺乏 RFS 的数据，但是二者的 ESDR 和保乳手术率并无明显差异[5]。通过与未行 NET 患者的历史数据相比，目前这类研究的 RFS 数据将会厘清下述疑问，即新辅助内分泌治疗是否比辅助治疗阶段单独应用内分泌治疗有额外的获益。

在提高内分泌治疗反应的病理因素中，相比浸润性导管癌，小叶癌患者通常激素受体（HR）阳性者占比更多，她们对新辅助化疗的反应不太一致[6]。总的来说，小叶癌对内分泌治疗（ET）的反应会更好。一项 II 期临床研究（NCT02206984）通过观察浸润性小叶癌（ILC）患者行新辅助治疗后唯一终点——Ki67 的变化水平，旨在对这个结果进行探索。新辅助治疗的方案包括他莫昔芬、阿那曲唑或氟维司群。NET 后 Ki67 降低的水平如果有意义，可能会改变目前 ILC 不考虑组织学类型的临床标准治疗方案。

CDK4/6 抑制剂联合 ET 的协同作用确立了这种新的方案在转移性 HR 阳性 / HER2 阴性乳腺癌患者治疗中的地位。基于这一背景下 CDK4/6 抑制剂（CDKIs）的良好效果，两项 II 期临床试验，即 PALLET[7] 和 neoMonarch[8] 分别证实，新辅助治疗阶段 CDK4/6 抑制剂（瑞博西利或阿贝西利）联合 ET 的短期治疗能够提高 Ki67 降低的水平，遗憾的是，在 PALLET 研究中未观察到有意义的临床反应。一项正在开展的 III 期临床试验（NCT03969121）旨在观察 CDK4/6 抑制剂（帕博西利）联合 ET 的获益，分别比较 PEPI 评分和 EndoPredict EPclin 评分在疗效评价方面的准确性。另外一项 III 期临床试验 SAFIA（NCT03447132）纳入了 Oncotype DX RS<31 分的患者，观察帕博西利联合氟维司群（绝经前患者联合戈舍瑞林）对 pCR 的影响[9]。同样，NSABP FB-13 试验尝试在绝经前人群中探索 PALLET 方案，即帕博西利联合来曲唑和戈舍瑞林。治疗后 Ki67<10% 的患者就是 NET 的适宜人群，可以安全地放弃 NAC[10]。PELOPS 试验是一项进行中的 II 期临床试验，纳入 ILC 患者，比较新辅助治疗方案即他莫昔芬和来曲唑（联合或不联合帕博西利）的 Ki67

水平和 pCR 率的差异。虽然 PELOPS 试验中未进行组织学分级（小叶癌 *vs.* 导管癌），但是试验纳入的主要人群是 ILC 患者，确保结果适用于这一亚群的患者。

由于免疫治疗（immunotherapy，IO）在三阴性乳腺癌（TNBC）中疗效的进步，很多研究都尝试探索 IO 对 HR 阳性乳腺癌患者的治疗效果。一项Ⅲ期临床试验（Checkmate 7FL）纳入了高风险 ER 阳性 /HER2 阴性乳腺癌患者，比较尼瓦鲁单抗（nivolumab）与安慰剂联合紫杉醇序贯蒽环联合环磷酰胺的新辅助治疗方案的效果，同时，辅助治疗阶段继续联合标准 ET 治疗[11]，试验的主要观察终点是 pCR 率和无事件生存（EFS）率。Keynote756 试验也采用了相似的设计，纳入了高风险患者，只是将免疫药物换成帕博利珠单抗（pembrolizumab）[12]。这些研究的中期分析结果目前尚未公布。

HER2 阳性乳腺癌

Ⅱ~Ⅲ期 HER2 阳性早期乳腺癌的标准治疗是新辅助化疗，高 pCR 率与患者的预后密切相关[13]，并且决定了患者的辅助治疗方案。当前的指南推荐 HER2 双靶向治疗，即曲妥珠单抗联合帕妥珠单抗（HP）的化疗方案[14-15]，后者优选紫杉类和卡铂[16]。辅助治疗阶段采用 HER2 单靶向治疗，即曲妥珠单抗联合卡铂和紫杉类方案，该方案与联合含蒽环和紫杉醇的方案相比，效果类似，副作用更低[17]。在双靶治疗的 pCR 率显著升高的背景下[13]，TRYPHAENA 试验显示，在新辅助治疗阶段，对比曲妥珠单抗和帕妥珠单抗联合无蒽环的方案，双靶治疗联合蒽环的方案并没有导致心血管毒性升高[18]。

由于 HER2 靶向治疗方案中加入蒽环并没有增加心脏毒性，TRAIN-2 试验继续评估了表柔比星联合曲妥珠单抗和帕妥珠单抗的效果（NCT01996267）。TRAIN-2 试验是一项Ⅲ期、多中心、开放标签的随机研究，旨在比较含蒽环和无蒽环方案的 pCR 率的差异，到目前为止，结果显示 pCR 率没有明显差异。采用含蒽环方案的队列的毒性明显较高，主要是 4 度粒细胞缺乏导致的粒细胞缺乏性发热率更高（18% *vs.* 6%）。因此，尽管该试验的长期生存数据还没有公布，但是引发了新辅助治疗阶段是否放弃使用蒽环类药物的争议[15]。

在预测预后方面，新辅助治疗阶段化疗和 HER2 靶向治疗的获益很明确。但是对于三阳性乳腺癌（HR 阳性、HER2 阳性），内分泌治疗的时长尚无定论。虽然 HR 阴性和 HER2 阳性患者接受化疗和 HER2 靶向治疗的联合方案能够获得很高的 pCR 率，但是 HR 阳性和 HER2 阳性患者在不同的临床试验中的 pCR 率很一致，有些试验中仅略低[13, 17, 19-21]。这说明肿瘤存在耐药机制，有些患者或许能从内分泌治疗和其他治疗中获益。

晚期乳腺癌和辅助治疗阶段，HER2 靶向治疗联合内分泌治疗可以明显改善预后[22-24]，新辅助治疗阶段缺乏类似的数据。一项小样本研究评估了新辅助 HER2 靶向治疗去化疗的效果，ER 阳性组联合来曲唑，pCR 率达到 21%，ER 阴性组的 pCR 率达到 36%[25]。

同样地，在 PerELISA 临床试验中，接受了 2 周新辅助来曲唑治疗的三阳性病例，如果 Ki67 水平降低至少 20%，则被归类为"分子反应者（molecular responder）"，后续方案会略过化疗。术前接受了 5 个周期 HP 治疗的患者，pCR 率达 20.5%[26]。另一项正在进行的Ⅲ期随机临床试验纳入了 HR+ 乳腺癌患者，采用标准化疗方案多西他塞、卡铂和 HP（docetaxel, carboplatin, and HP, TCHP），绝经前女性进行卵巢功能抑制（醋酸戈舍瑞林）联合芳香化酶抑制剂（AI）治疗，绝经后女性仅给予 AI 治疗。这项研究的目的是评估三阳性乳腺癌患者新辅助治疗阶段加入内分泌治疗的获益（NCT02003209）。值得注意的是，之前的 ADAPT 试验方案（NCT01745965）评估并对比了曲妥珠单抗联合内分泌治疗以及 T-DM1 联合或不联合内分泌治疗的效果。尽管无论是否联合内分泌治疗，T-DM1 组的 pCR 率远高于曲妥珠单抗组，但是联合内分泌治疗并未带来明显的额外获益[27]。

Neospeaks 试验进一步挑战了 TCHP 方案。该研究是一项Ⅱ期、随机的新辅助治疗研究，纳入 HR 阳性和 HR 阴性 /HER2 阳性早期乳腺癌患者，比较 TCHP 方案与 T-DM1 联合帕妥珠单抗（T-DM1+P）以及 TCHP 序贯 T-DM1 联合帕妥珠单抗（T-DM1+P）方案的效果。T-DM1+P 队列获得了更好的 pCR 率，特别是 ER 阳性患者（69% vs. 43.3%，TCHP-T-DM1+P vs. 单独 TCHP；P=0.047）。ER 阴性患者中，两组的差异并不显著[28]。总而言之，上述发现表明，HR 阳性 /HER2 阳性患者可能会从传统方案的更新换代中获益。

当 KATHERINE 研究结果公布之后[29]，T-DM1 的应用范围越来越广，研究者对 ADC 类药物的研发简直是如火如荼。马格妥西单抗（margetuximab）是另一种新的抗体偶联药物，该药物升高了抗体依赖的细胞介导的细胞毒作用（antibody-dependent cell-mediated cytotoxicity，ADCC）。马格妥西单抗被认为与 Fc 段受体有更高的亲和力（涵盖 CD16A 的双等位基因），相比曲妥珠单抗单药治疗，马格妥西单抗使晚期 HRE2 阳性乳腺癌患者的 PFS 有所提升[30-31]。一项Ⅰ期临床试验评估了未采用标准治疗方案的 HER2 阳性乳腺癌应用马格妥西单抗的效果，结果发现，接受疗效评价的患者中，超过一半的患者出现肿瘤缩小。此外，外周血单核细胞分析也显示，对比曲妥珠单抗，马格妥西单抗提高了 ADCC[32]。一项正在招募的Ⅱ期临床试验（MARGOT，MARGetuximab Or Trastuzumab，NCT04425018）纳入了Ⅱ~Ⅲ期 HER2 阳性乳腺癌患者，对紫杉醇、帕妥珠单抗、马格妥西单抗（TMP）方案和紫杉醇、帕妥珠单抗、曲妥珠单抗（THP）方案的 pCR 率进行比较。术后随访 10 年。如果术前 12 周 TMP 方案的缓解率良好，那么这部分患者将在术后完成 1 年的马格妥西单抗维持治疗[33]。

第三种针对 HER2 的新的靶向药物是德喜曲妥珠单抗（trastuzumab-deruxtecan）。基于纳入晚期乳腺癌患者的 DESTINY-Breast01 研究的数据[34]，一项新的Ⅱ期临床研究（NCT04553770）正在招募 HER2 低表达、HR 阳性的早期乳腺癌患者，旨在探索新辅助治疗阶段一线应用德喜曲妥珠单抗联合或不联合阿那曲唑的治疗效果。

基于实验室和临床证据，PD-L1 抑制剂作为一种新的治疗药物，能够提高获得性 T 细胞抗肿瘤活性。HER2 阳性乳腺癌中，肿瘤内 PD-L1 表达是 DFS 的独立、不良预后因子（HR=1.866，P=0.001），同时伴随肿瘤浸润淋巴细胞（tumor-infiltrating lymphocytes，TILs，P=0.011）的 PD-1 低表达 [35]。然而，最近的研究显示曲妥珠单抗能够提高获得性抗肿瘤免疫反应，而且，抗 CTLA-4 抗体可进一步提高该反应的效果 [36-37]。基于这个思路，学术界设计了 APTneo 临床试验（NCT03595592），这是一项 III 期、随机、开放标签的研究，纳入了符合新辅助治疗标准的早期高风险或局部晚期 HER2 阳性乳腺癌患者，对比紫杉醇联合卡铂和曲帕双靶治疗基础上、联合或不联合阿特丽珠单抗（atezolizumab）的治疗效果，主要观察终点是 EFS，次要观察终点包括病理学完全缓解（pCR）率、临床客观缓解率（COR）、无远处复发生存（DEFS）率、总生存（OS）率和副作用。值得注意的是，之前的 II 期 KATE2 临床试验（NCT02924883）评估了晚期乳腺癌患者应用阿特丽珠单抗联合曲妥珠单抗的效果，结果显示试验组和对照组的 PFS 没有显著差异，由于试验组疗效不佳且存在明显的副作用，该试验被终止 [38]。尽管 KATE2 试验的结果令人失望，但是学术界仍然想了解 APTneo 试验的结果能否带来新的希望。

同样地，Impassion050（NCT03726879）试验也旨在评估早期 HER2 阳性乳腺癌患者使用阿特丽珠单抗的有效性和安全性。患者接受阿特丽珠单抗及密集方案的多柔比星和环磷酰胺，序贯紫杉醇联合曲妥珠单抗和帕妥珠单抗治疗。主要研究终点是 PD-L1 阳性人群的 pCR 率，次要研究终点包括 PD-L1 阴性人群的 pCR 率以及不同 HR 状态人群的 pCR 率和 OS。

为了克服 HRE2 治疗耐药的情况，可采用另外一种治疗策略是树突状细胞疫苗。加载 HER2 肽段的 1 型树突状细胞（dendritic cell type 1，DC1）特异性激活 T 细胞对 HER2 的反应，该策略被称为先天（自身）激活转移免疫调节 [immune conditioning via activated innate （autologous） transfer （ICAIT）]。简言之，ICAIT 的第一步是体外将外周血中不成熟的 CD14+ 单核细胞快速激活为功能正常的 DCs。随后使用相似的分子和基于 HER2/neu 序列的肽段抗原加载 DCs，并注射回患者的淋巴结 [39]。一项正在进行的临床试验（NCT02061423）纳入了新辅助治疗后有残留癌的高风险 HER2 阳性乳腺癌患者，接受加载后的 DC1 疫苗治疗。主要观察终点是参与度、依从性和治疗相关副作用，次要观察终点是免疫原性和抗 HER2 免疫力。

由于 ER 阳性肿瘤的 HER2 靶向治疗效果略差于 ER 阴性肿瘤，学术界开始研究 Th1 中介的细胞因子反应。有趣的是，无论是否给予抗雌激素治疗，ER 阳性与 ER 阴性患者接受 DC1 疫苗治疗后外周血中的 Th1 反应无显著性差异。但是，相比于 ER 阴性患者，ER 阳性患者接受了抗 HER2 疫苗和抗雌激素治疗后，抗 HER2 治疗后的 Th1 反应率确实更高，这与 pCR 的表现很类似。ER 阳性、接受了疫苗和抗雌激素治疗的患者，pCR 率接近 ER 阴性患者（28.6% vs. 31.4%），但是明显高于未接受抗雌激素治疗的患者（4%，P=0.03）。这些结果促进了新辅助治疗阶段类似研究的进一步开展 [40]。

三阴性乳腺癌

三阴性乳腺癌（TNBC）没有明确的生物标志物，侵袭性强，是目前学术界的热点研究领域。尽管缺乏靶向治疗方案，但是免疫治疗对这类患者有独一无二的效果。而且，TNBC 患者存在 BRCA1/2 突变的比例更高，这说明她们对 DNA 损害修复通路的抑制剂反应可能会更明显。

Impassion 130 是第一项确立了免疫治疗在转移性 TNBC 中地位的研究。该试验采用阿特丽珠单抗联合紫杉醇一线治疗转移性乳腺癌，结果显示，PFS 延长，OS 有延长的趋势[41]。NSABP B-59/GBG 96-GeparDouze 和 NeoTRIPaPDL1 均为Ⅲ期临床试验，旨在探索阿特丽珠单抗在新辅助治疗阶段的获益，并且基于 PD-L1 状态对患者进行分层。同样地，Impassion031 试验的结果显示，试验组联合阿特丽珠单抗后，pCR 率更高（57.6% vs. 41.1%；Δ16.5%；5.9，27.1；单侧检验 P=0.0044），PD-L1 阳性队列有数值的提高（68.8% vs. 49.3%；Δ19.5%；4.2，34.8；单侧检验 P=0.021，统计学差异不显著）[42]。与阿特丽珠单抗相似，Keynote-522 试验中，新辅助治疗阶段加入帕博利珠单抗，相比使用安慰剂的对照组（51.2%），试验组中 64.8% 的患者达到了 pCR [95% CI（5.4，21.8），P<0.001][43]。

TNBC 和 BRCA1/2 突变肿瘤之间存在一些共有的分子特征，这促使研究者在 TNBC 研究设计中加入 PARP 抑制剂，后者会针对性地杀伤 DNA 同源重组修复缺陷（homologous repair-defcient，HRD）的肿瘤细胞。尽管基于此假设连续开展了多项临床试验，但是在 BrighTNess 试验中，新辅助含铂方案中加入维拉帕利（veliparib）并没有提高 pCR 率[44]。PARTNER 试验的设计是，基底样 TNBC 或胚系 BRCA 突变的患者，在新辅助治疗阶段采用的含铂方案中加入奥拉帕利。Neo-TN 试验（NCT01057069）从另一个角度设计了研究方案，旨在观察同源重组修复缺陷的肿瘤细胞，以及含烷化剂的密集新辅助治疗方案能否提高治疗反应率。

戈沙妥珠单抗（sacituzumab govitecan，SG）是一种新的抗体偶联药物，其中的人源化单克隆抗体靶向肿瘤抗原 Trop-2，偶联物为拓扑异构酶 1 的抑制剂 SN-38，后者是伊立替康（irinotecan）的活性代谢产物。最近的一些研究显示，晚期 TNBC 患者三线使用 SG 能够明显延长 OS[45]。新辅助治疗阶段的 NeoSTAR（NCT04230109）研究正在进行中。

手术治疗和治疗降阶梯

相比于绝大多数其他实体肿瘤，早期乳腺癌患者的 5 年、10 年生存率及无复发生存率都极好。多种模式治疗后的高成功率很大程度上是积极治疗的结果，反映了几十年的临床试验积累。但是，不是所有的患者采用推荐的标准治疗方案都能获得同样的益处，这一观点也逐渐得到了普遍认同。因此，学术界设计了多项研究，旨在更好地辨别从降阶梯治疗中获益的患者。

TRAIN-3 试验的目的是探索早期 HER2 阳性乳腺癌患者的降阶梯治疗方案，以减少术前化疗。这是一项单臂、多中心研究，经 3 周期或 6 周期新辅助治疗后获得影像学完全缓解（radiologic complete response，rCR）的患者会尽早接受手术治疗。新辅助治疗方案为紫杉醇、卡铂联合曲妥珠单抗和帕妥珠单抗双靶治疗。主要观察终点是 3 年 EFS，该研究的结果将推动以减少毒性治疗为目的的临床试验的开展[46]。

ELPIS 临床研究是一项前瞻性、单臂、开放标签、单中心、探索性研究，入组人群为 HER2 富集（HER2-enriched）、可手术切除的女性乳腺癌患者，在标准的抗 HER2 新辅助治疗获得完全治疗反应后，评估能否放弃乳腺原发灶和前哨淋巴结切除手术。主要观察终点是基于影像学检查和立体定位活检确诊 pCR 患者的 3 年局部无浸润性癌生存（iDFS）率。试验组略过手术，对照组正常进行手术治疗。两组的化疗方案相同，均为紫杉醇联合曲帕双靶治疗 5 周期。如果经立体定位活检未发现浸润性癌和原位癌，那么这些患者就能够放弃手术。随后，患者将继续完成曲妥珠单抗和帕妥珠单抗 1 年的治疗，免疫组化检查证实激素受体阳性的患者继续辅助内分泌治疗[47]。

虽然放弃有创手术的前景具有极大的吸引力，但是我们也得承认这种做法可能会导致存在假阴性的风险，就表示患者丧失了接受辅助 T-DM1 治疗的机会（参考 KATHERINE 试验[26]）。因此，精准地判断是否达到 pCR 至关重要。VISION-I（NCT042889935）试验使用了一种新的真空辅助活检（vacuum-assisted biopsy，VAB）技术，能更精确地评估新辅助治疗后残留癌的情况。VAB 技术除了有类似空芯针穿刺活检的优势以外，还能通过一个皮肤创口进行多处活检，包括对肿瘤的中心部位进行活检[48]。该试验比较了 VAB 技术和外科手术评估 pCR 的敏感度。

新辅助治疗阶段手术处理的研究方向是怎样确定合适的淋巴结探查和切除范围。基于这个问题，RISAS 临床试验（NCT02800317）探索了放射性碘粒子对腋窝 pCR 的预测效果[49]，操作过程是在新辅助化疗开始前在腋窝置入放射性碘离子。研究的主要观察终点是该方法检测腋窝 pCR 的敏感度、阴性预测值（NPV）和假阴性率（FNR）。未来如果这种方法被证明能够精准预测腋窝 pCR，那么我们可能就能够更自信地放弃腋窝淋巴结切除手术。

British ATNEC 是一项 Ⅲ 期临床试验（NCT04109079），纳入了新辅助治疗前腋窝淋巴结阳性但新辅助后腋窝无残留癌的患者，观察腋窝放疗替代腋窝淋巴结切除手术的可能。作者假设，腋窝放疗的 DFS 和 5 年淋巴水肿发生率不劣于腋窝手术，当然，这个假设还在验证中。尽管 Alliance A011202（NCT01901094）临床试验的具体方案与之前不同，但也试图回答类似的问题，该试验旨在评估标准新辅助治疗后患者的前哨淋巴结阳性时，单独腋窝和区域淋巴结放疗不劣于腋窝淋巴结清扫联合放疗。相比而言，NSABP B-51（NCT01872975）试验则观察了腋窝淋巴结阳性（N_1）但新辅助治疗后病理检查结果阴性（ypN_0）的患者放弃放疗的可能性。接受乳房全切术的患者随机接受或不接受胸壁和区域淋巴结放疗，接受保乳手术的患者随机接受全乳放疗联合或不联合区域淋巴结放疗。研究的主要终点是浸润性乳腺癌的无复发间期（invasive breast cancer recurrence-free interval，IBCR-FI），从而确认在这种情况下，何种程度的放疗能够改善预后[50]。

新的治疗策略

为了寻找能够客观确认新辅助治疗后达到 pCR 的高度敏感的工具,一些研究已经对残留循环肿瘤 DNA(circulating tumor DNA,ctDNA)进行了评估。对新辅助治疗中或治疗后残留 ctDNA 的时间连续分析显示,ctDNA 所显示的患者特异性基因突变下降与新辅助治疗反应呈正相关,特别是获得 pCR 的患者,其 ctDNA 浓度下降最大[51]。一项前瞻性的收集 ctDNA 的研究纳入了接受新辅助治疗和手术或者先手术后辅助化疗的早期女性乳腺癌患者,结果发现,在随访阶段检出 ctDNA 伴随着复发(HR=25.2,$P<0.001$),与 HER2 和 HR 状态无关。而且,初诊时检出 ctDNA 与 PFS 相关(HR=5.8,$P=0.01$),96% 的脑外远处转移者均能检出 ctDNA[52]。

为了拓宽 ctDNA 检测的临床价值,ALIENOR(NCT03357120)临床试验开始募集患者,旨在评估 ctDNA 突变的预后价值。所有样本都来自新辅助化疗后未达到 pCR 的浸润性乳腺癌患者。研究设计为术后每 6 个月进行 ctDNA 分析,持续 5 年。研究的主要观察终点是确认检出 ctDNA 突变对 3 年无复发间期的预后价值,次要观察终点包括 OS 和 3 年、5 年远处无转移间期(distant metastasis-free interval,DRFI)。

然而,考虑到新辅助治疗方案的选择,最新的治疗策略还是 I-SPY 试验模型。I-SPY2 研究将患者按照分子亚型分类,分为随机接受标准治疗组或包含新疗法和新药的试验组。研究者通过进入试验的患者所提供的实时随机化信息来评估 pCR 率与 EFS 和远处无复发生存(DRFS)率的关系。这项多中心研究纳入了 Ⅱ~Ⅲ 期可手术切除的女性乳腺癌患者,从未接受过手术或新辅助系统治疗,原发灶直径大于 2.5cm,仅纳入 HR 阳性 /HER2 阴性以及 70 基因检测评分高的患者。尽管不同亚型患者的 pCR 率不同,但是中位随访 3.8 年时,不论哪一种分子亚型,其 pCR 率与 EFS/DRFS 之间都存在强烈的相关性 [总体 HR=0.19,95%CI(0.12,0.31)][53-54]。I-SPY2 研究实现了首选新辅助治疗时,每个病例都能接受最有效的个体化药物治疗的目标。目前,这项能提供大量信息的试验尚未公布个体化治疗臂的结局。

未来研究方向

乳腺癌的处理已经变得越来越复杂,并且许多正在进行的临床试验的中期或终期分析报告也将指导和改变治疗的方向,因此,乳腺癌的处理也在持续改变和发展。随着多种新的治疗策略和新药的出现,患者的预后也在改变,当这些药物被用于更一线的治疗,比如新辅助治疗阶段,标准治疗方案就受到了挑战。由于乳腺癌患者的生存率很高,临床医生因此能够考虑对合适的患者进行降阶梯治疗。尽管我们对 HR 阳性患者新辅助内分泌后的治疗反应预测因素还了解甚少,但是对这些患者而言,这个方案能够避免细胞毒性药性治疗,因此特别具有吸引力。最重要的一点是,深思熟虑的试验设计才是关键,它可以帮助我们确认安全降阶梯治疗的参数,而非以损害患者的生存为代价达到这个目的。此外,如果要探索分子和细胞检测的作用,提高我们更加个体化治疗的能力,那么新辅助治疗阶段是很理想的研究平台。

(李孟轩 译,樊 菁 审校)

参考文献

[1] Fisher B, Brown A, Mamounas E, et al. Effect of preoperative chemotherapy on local-regional disease in women with operable breast cancer: fndings from National Surgical Adjuvant Breast and Bowel Project B-18. J Clin Oncol, 1997,15(7):2483–2493. https://doi.org/10.1200/JCO.1997.15.7.2483.

[2] Rastogi P, Anderson SJ, Bear HD, et al. Preoperative chemotherapy: updates of National Surgical Adjuvant Breast and Bowel Project Protocols B-18 and B-27 [published correction appears in J Clin Oncol, 2008 Jun 1,26(16):2793]. J Clin Oncol, 2008,26(5):778–785. https:// doi.org/10.1200/JCO.2007.15.0235.

[3] Ellis MJ, Tao Y, Luo J, et al. Outcome prediction for estrogen receptor-positive breast cancer based on postneoadjuvant endocrine therapy tumor characteristics. J Natl Cancer Inst, 2008,100(19):1380–1388. https://doi.org/10.1093/jnci/djn309.

[4] Suman VJ, Ellis MJ, Ma CX. The ALTERNATE trial: assessing a biomarker driven strategy for the treatment of post-menopausal women with ER+/Her2–invasive breast cancer. Chin Clin Oncol, 2015,4(3):34. https://doi.org/10.3978/j.issn.2304-3865.2015.09.01.

[5] Ma CX, Suman VJ, Leitch AM, et al. ALTERNATE: neoadjuvant endocrine treatment (NET) approaches for clinical stage II or III estrogen receptor-positive HER2-negative breast cancer (ER+ HER2- BC) in postmenopausal (PM) women: Alliance A011106. J Clin Oncol, 2020,38(15_suppl):504. https://doi.org/10.1200/JCO.2020.38.15_suppl.504.

[6] Truin W, Vugts G, Roumen RM, et al. Differences in response and surgical management with neoadjuvant chemotherapy in invasive lobular versus ductal breast cancer. Ann Surg Oncol, 2016,23(1):51–57. https://doi.org/10.1245/s10434-015-4603-3.

[7] Johnston S, Puhalla S, Wheatley D, et al. Randomized phase II study evaluating Palbociclib in addition to Letrozole as neoadjuvant therapy in estrogen receptor-positive early breast cancer: PALLET Trial. J Clin Oncol, 2019,37(3):178–189. https://doi.org/10.1200/JCO.18.01624.

[8] Hurvitz SA, Martin M, Press MF, et al. Potent cell-cycle inhibition and upregulation of immune response with Abemaciclib and Anastrozole in neoMONARCH, phase II neoadjuvant study in HR+/HER2− breast cancer. Clin Cancer Res, 2020,26(3):566–580. https://doi.org/10.1158/1078-0432.CCR-19-1425.

[9] Al-Saleh KA, Bounedjar A, Oukkal M, et al. Prediction of response to neoadjuvant hormonal therapy (NAHT) using upfront oncotype Dx recurrence score (RS): results from the SAFIA phase III trial. J Clin Oncol, 2020,38(15_suppl):594. https://doi.org/10.1200/JCO.2020.38.15_suppl.594.

[10] Puhalla S, Yothers G, Sing AP, et al. NSABP FB-13: An assessment of the biological and clinical effects of palbociclib with ovarian suppression and letrozole in the neoadjuvant treatment of pts (pts) with premenopausal (preM) estrogen-receptor positive/HER2-negative primary breast cancer [abstract]. Presented at the 2019 San Antonio Breast Cancer Symposium, San Antonio, TX, December 10–14, 2019. https://doi.org/10.1158/1538-7445.SABCS19-OT2-02-03.

[11] Loi S, McArthur HL, Harbeck N, et al. A phase III trial of nivolumab with neoadjuvant chemotherapy and adjuvant endocrine therapy in ER+/HER2- primary breast cancer: CheckMate 7FL. J Clin Oncol, 2020,38(15_suppl):TPS604. https://doi.org/10.1200/JCO.2020.38.15_suppl.TPS604.

[12] Cardoso F, Bardia A, Andre F, et al. KEYNOTE-756: randomized, double-blind, phase 3 study of pembrolizumab vs placebo combined with neoadjuvant chemotherapy and adjuvant endocrine therapy for high-risk, early-stage estrogen receptor–positive, human epidermal growth factor receptor 2–negative (ER+/HER2−) breast cancer. J Clin Oncol, 2019,37(15_suppl):TPS601. https://doi.org/10.1200/JCO.2019.37.15_suppl.TPS60.

[13] Harbeck N. Emerging strategies in neoadjuvant treatment of patients with HER2- positive early breast cancer. Breast, 2019,48(Suppl 1):S97–S102. https://doi.org/10.1016/S0960-9776(19)31134-8.

[14] Gianni L, Pienkowski T, Im YH, et al. 5-year analysis of neoadjuvant pertuzumab and trastuzumab

in patients with locally advanced, infammatory, or early-stage HER2-positive breast cancer (NeoSphere): a multicentre, open-label, phase 2 randomised trial. Lancet Oncol, 2016,17(6):791–800. https://doi.org/10.1016/S1470-2045(16)00163-7.

[15] NCCN Clinical Practice Guidelines in Oncology. Breast Cancer. Version 6.2020. Available at: https://www.nccn.org/professionals/physician_gls/pdf/breast_blocks.pdf.

[16] van Ramshorst MS, van der Voort A, van Werkhoven ED, et al. Neoadjuvant chemotherapy with or without anthracyclines in the presence of dual HER2 blockade for HER2-positive breast cancer (TRAIN-2): a multicentre, open-label, randomised, phase 3 trial. Lancet Oncol, 2018,19(12):1630–1640. https://doi.org/10.1016/S1470-2045(18)30570-9.

[17] Slamon DJ, Eiermann W, Robert NJ, et al. Ten year follow-up of BCIRG-006 comparing doxorubicin plus cyclophosphamide followed by docetaxel (AC→T) with doxorubicin plus cyclophosphamide followed by docetaxel and trastuzumab (AC→TH) with docetaxel, carboplatin and trastuzumab (TCH) in HER2+ early breast cancer. [abstract]. Presented at the 2015 San Antonio Breast Cancer Symposium, San Antonio, TX, December 8–12, 2015. https://doi.org/10.1158/1538-7445.SABCS15-S5-04.

[18] Schneeweiss A, Chia S, Hickish T, et al. Pertuzumab plus trastuzumab in combination with standard neoadjuvant anthracycline-containing and anthracycline-free chemotherapy regimens in patients with HER2-positive early breast cancer: a randomized phase II cardiac safety study (TRYPHAENA). Ann Oncol, 2013,24(9):2278–2284. https://doi.org/10.1093/annonc/mdt182.

[19] Salgado R, Denkert C, Campbell C, et al. Tumor-infltrating lymphocytes and associations with pathological complete response and event-free survival in her2-positive early-stage breast cancer treated with lapatinib and trastuzumab: a secondary analysis of the NeoALTTO Trial [published correction appears in JAMA Oncol, 2015 Jul,1(4):544] [published correction appears in JAMA Oncol, 2015 Nov,1(8):1172. Nucifero, Paolo [corrected to Nuciforo, Paolo]] [published correction appears in JAMA Oncol, 2019 Jan 1,5(1):122]. JAMA Oncol, 2015,1(4):448–454. https://doi.org/10.1001/jamaoncol.2015.0830.

[20] Fernandez-Martinez A, Krop IE, Hillman DW, et al. Survival, pathologic response, and genomics in CALGB 40601 (Alliance), a neoadjuvant phase III trial of paclitaxel-trastuzumab with or without lapatinib in HER2-positive breast cancer. J Clin Oncol, 2020,38(35):4184–4193. https://doi.org/10.1200/JCO.20.01276.

[21] Campbell JI, Yau C, Krass P, et al. Comparison of residual cancer burden, American Joint Committee on Cancer staging and pathologic complete response in breast cancer after neoadjuvant chemotherapy: results from the I-SPY 1 TRIAL (CALGB 150007/150012, ACRIN 6657). Breast Cancer Res Treat, 2017,165(1):181–191. https://doi.org/10.1007/s10549-017-4303-8.

[22] Kaufman B, Mackey JR, Clemens MR, et al. Trastuzumab plus anastrozole versus anastrozole alone for the treatment of postmenopausal women with human epidermal growth factor receptor 2-positive, hormone receptor-positive metastatic breast cancer: results from the randomized phase III TAnDEM study. J Clin Oncol, 2009,27(33):5529–5537. https://doi.org/10.1200/JCO.2008.20.6847.

[23] Montemurro F, Rossi V, Cossu Rocca M, et al. Hormone-receptor expression and activity of trastuzumab with chemotherapy in HER2-positive advanced breast cancer patients. Cancer, 2012,118(1):17–26. https://doi.org/10.1002/cncr.26162.

[24] Tripathy D, Kaufman PA, Brufsky AM, et al. First-line treatment patterns and clinical outcomes in patients with HER2-positive and hormone receptor-positive metastatic breast cancer from registHER. Oncologist, 2013,18(5):501–510. https://doi.org/10.1634/theoncologist.2012-0414.

[25] Rimawi MF, Mayer IA, Forero A, et al. Multicenter phase II study of neoadjuvant lapatinib and trastuzumab with hormonal therapy and without chemotherapy in patients with human epidermal growth factor receptor 2-overexpressing breast cancer: TBCRC 006. J Clin Oncol, 2013,31(14):1726–1731. https://doi.org/10.1200/JCO.2012.44.8027.

[26] Guarneri V, Dieci MV, Bisagni G, et al. De-escalated therapy for HR+/HER2+ breast cancer patients with Ki67 response after 2-week letrozole: results of the PerELISA neoadjuvant study. Ann Oncol, 2019,30(6):921–926. https://doi.org/10.1093/annonc/mdz055.

[27] Harbeck N, Gluz O, Christgen M, et al. De-escalation strategies in Human Epidermal Growth

Factor Receptor 2 (HER2)-positive early Breast Cancer (BC): fnal analysis of the West German Study Group adjuvant dynamic marker-adjusted personalized therapy trial optimizing risk assessment and therapy response prediction in early BC HER2- and hormone receptorpositive phase II randomized trial-effcacy, safety, and predictive markers for 12 weeks of neoadjuvant trastuzumab emtansine with or without Endocrine Therapy (ET) versus Trastuzumab Plus ET. J Clin Oncol, 2017,35(26):3046–3054. https://doi.org/10.1200/JCO.2016.71.9815.

[28] Masuda N, Ohtani S, Takano T, et al. A randomized, 3-arm, neoadjuvant, phase 2 study comparing docetaxel+carboplatin+trastuzumab+pertuzumab (TCbHP), TCbHP followed by trastuzumab emtansine and pertuzumab (T-DM1+P), and T-DM1+P in HER2-positive primary breast cancer. Breast Cancer Res Treat, 2020,180(1):135–146. https://doi.org/10.1007/ s10549-020-05524-6.

[29] von Minckwitz G, Huang CS, Mano MS, et al. Trastuzumab emtansine for residual invasive HER2-positive breast cancer. N Engl J Med, 2019,380(7):617–628. https://doi.org/10.1056/ NEJMoa1814017.

[30] Marti JLG, Hyder T, Nasrazadani A, et al. The evolving landscape of HER2-directed breast cancer therapy. Curr Treat Options Oncol, 2020,21(10):82. Published 2020 Aug 7. https://doi. org/10.1007/s11864-020-00780-6.

[31] Rugo HS, Seock-Ah I, Cardoso, et al. Phase 3 SOPHIA study of margetuximab + chemotherapy vs trastuzumab + chemotherapy in patients with HER2+ metastatic breast cancer after prior anti-HER2 therapies: second interim overall survival analysis [abstract]. Presented at the 2019 San Antonio Breast Cancer Symposium, San Antonio, TX, December 10–14, 2019. https://doi. org/10.1158/1538-7445.SABCS19-GS1-02.

[32] Bang YJ, Giaccone G, Im SA, et al. First-in-human phase 1 study of margetuximab (MGAH22), an Fc-modifed chimeric monoclonal antibody, in patients with HER2-positive advanced solid tumors. Ann Oncol, 2017,28(4):855–861. https://doi.org/10.1093/annonc/mdx002.

[33] Krop I. MARGetuximab Or Trastuzumab (MARGOT) (MARGOT), 2020. Available at: https:// clinicaltrials.gov/ct2/show/NCT04425018. Accessed January 18, 2021.

[34] Modi S, Saura C, Yamashita T, et al. Trastuzumab deruxtecan in previously treated HER2- positive breast cancer. N Engl J Med, 2020,382(7):610–621. https://doi.org/10.1056/ NEJMoa1914510.

[35] Tsang JY, Au WL, Lo KY, et al. PD-L1 expression and tumor infltrating PD-1+ lymphocytes associated with outcome in HER2+ breast cancer patients. Breast Cancer Res Treat, 2017,162(1):19–30. https://doi.org/10.1007/s10549-016-4095-2.

[36] Müller P, Kreuzaler M, Khan T, et al. Trastuzumab emtansine (T-DM1) renders HER2+ breast cancer highly susceptible to CTLA-4/PD-1 blockade. Sci Transl Med, 2015,7(315):315ra188. https://doi.org/10.1126/scitranslmed.aac4925.

[37] Iwata TN, Sugihara K, Wada T, et al. [Fam-] trastuzumab deruxtecan (DS-8201a)- induced antitumor immunity is facilitated by the anti-CTLA-4 antibody in a mouse model. PLoS One, 2019,14(10):e0222280. Published 2019 Oct 1. https://doi.org/10.1371/journal. pone.0222280.

[38] Emens LA, Esteva FJ, Beresford M, et al. Trastuzumab emtansine plus atezolizumab versus trastuzumab emtansine plus placebo in previously treated, HER2-positive advanced breast cancer (KATE2): a phase 2, multicentre, randomised, double-blind trial. Lancet Oncol, 2020,21(10):1283–1295. https://doi.org/10.1016/S1470-2045(20)30465-4.

[39] Koski GK, Koldovsky U, Xu S, et al. A novel dendritic cell-based immunization approach for the induction of durable Th1-polarized anti-HER-2/neu responses in women with early breast cancer. J Immunother, 2012,35(1):54–65. https://doi.org/10.1097/CJI.0b013e318235f512.

[40] Lowenfeld L, Zaheer S, Oechsle C, et al. Addition of anti-estrogen therapy to anti-HER2 dendritic cell vaccination improves regional nodal immune response and pathologic complete response rate in patients with ERpos/HER2pos early breast cancer. Oncoimmunology, 2016,6(9):e1207032. Published 2016 Jul 1. https://doi.org/10.1080/2162402X.2016.1207032.

[41] Schmid P, Adams S, Rugo HS, et al. Atezolizumab and nab-paclitaxel in advanced triplenegative breast cancer. N Engl J Med, 2018,379(22):2108–2121. https://doi.org/10.1056/ NEJMoa1809615. 42. Saji S, Mittendorf E, Harbeck N, et al. 3MO IMpassion031: results from a phase III study of neoadjuvant (neoadj) atezolizumab + chemo in early triple-negative breast cancer (TNBC). Ann Oncol, 2020,S1243–7534(20):43197. https://doi.org/10.1016/j.annonc.2020.10.024.

[43] Schmid P, Cortes J, Pusztai L, et al. Pembrolizumab for early triple-negative breast cancer. N Engl J Med, 2020,382(9):810–821. https://doi.org/10.1056/NEJMoa1910549.

[44] Loibl S, O'Shaughnessy J, Untch M, et al. Addition of the PARP inhibitor veliparib plus carboplatin or carboplatin alone to standard neoadjuvant chemotherapy in triple-negative breast cancer (BrighTNess): a randomised, phase 3 trial. Lancet Oncol, 2018,19(4):497–509. https:// doi. org/10.1016/S1470-2045(18)30111-6.

[45] Bardia A, Mayer IA, Vahdat LT, et al. Sacituzumab Govitecan-hziy in refractory metastatic triple-negative breast cancer. N Engl J Med, 2019,380(8):741–751. https://doi.org/10.1056/ NEJMoa1814213.

[46] van der Voort A, Dezentjé VO, van der Steeg WA, et al. Image-guided de-escalation of neoadjuvant chemotherapy in HER2-positive breast cancer: the TRAIN-3 study [abstract]. Presented at the 2018 San Antonio Breast Cancer Symposium, San Antonio, TX, December 4–8, 2018. https://doi.org/10.1158/1538-7445.SABCS18-OT2-07-07.

[47] Prat A, Pascual T. Omission of surgery in clinically low-risk HER2positive breast cancer with high HER2 addiction and a complete response following standard anti-HER2-based neoadjuvant therapy (ELPIS), 2020. Available at: https://clinicaltrials.gov/ct2/show/NCT04578106. Accessed on: January 18, 2021.

[48] Bennett IC, Saboo A. The evolving role of vacuum assisted biopsy of the breast: a progression from fne-needle aspiration biopsy. World J Surg, 2019,43(4):1054–1061. https://doi. org/10.1007/ s00268-018-04892-x.

[49] van Nijnatten TJA, Simons JM, Smidt ML, et al. A novel less-invasive approach for axillary staging after neoadjuvant chemotherapy in patients with axillary node-positive breast cancer by combining Radioactive Iodine Seed Localization in the Axilla With the Sentinel Node Procedure (RISAS): a Dutch Prospective Multicenter Validation Study. Clin Breast Cancer, 2017,17(5):399– 402. https://doi.org/10.1016/j.clbc.2017.04.006.

[50] Mamounas EP, Bandos H, White JR. NRG Oncology/NSABP B-51/RTOG 1304: Phase III trial to determine if chest wall and regional nodal radiotherapy (CWRNRT) post mastectomy (Mx) or the addition of RNRT to whole breast RT post breast-conserving surgery (BCS) reduces invasive breast cancer recurrence-free interval (IBCR-FI) in patients (pts) with pathologically positive axillary (PPAx) nodes who are ypN0 after neoadjuvant chemotherapy (NC). J Clin Oncol, 2019,37(15 suppl) https://doi.org/10.1200/JCO.2019.37.15_suppl.TPS600.

[51] McDonald BR, Contente-Cuomo T, Sammut SJ, et al. Personalized circulating tumor DNA analysis to detect residual disease after neoadjuvant therapy in breast cancer. Sci Transl Med, 2019,11(504):eaax7392. https://doi.org/10.1126/scitranslmed.aax7392.

[52] Garcia-Murillas I, Chopra N, Comino-Méndez I, et al. Assessment of molecular relapse detection in early-stage breast cancer [published correction appears in JAMA Oncol, 2020 Jan 1,6(1):162]. JAMA Oncol, 2019,5(10):1473–1478. https://doi.org/10.1001/jamaoncol.2019.1838.

[53] Esserman LJ, Berry DA, DeMichele A, et al. Pathologic complete response predicts recurrencefree survival more effectively by cancer subset: results from the I-SPY 1 TRIAL–CALGB 150007/150012, ACRIN 6657. J Clin Oncol, 2012,30(26):3242–3249. https://doi.org/10.1200/ JCO.2011.39.2779.

[54] I-SPY2 Trial Consortium, Yee D, DeMichele AM, et al. Association of event-free and distant recurrence-free survival with individual-level pathologic complete response in neoadjuvant treatment of stages 2 and 3 breast cancer: three-year follow-up analysis for the I-SPY2 adaptively randomized clinical trial. JAMA Oncol, 2020,6(9):1355–1362. https://doi.org/10.1001/ jamaoncol.2020.2535.